# 临床儿科常见疾病综合诊治

主编◎顾婷婷　南　慧　刘　刚
王志勇　庞彩云　陈艳梅

黑龙江科学技术出版社
HEILONGJIANG SCIENCE AND TECHNOLOGY PRESS

图书在版编目(CIP)数据

临床儿科常见疾病综合诊治 / 顾婷婷等主编. -- 哈尔滨：黑龙江科学技术出版社，2023.10（2024.3 重印）
ISBN 978-7-5719-2161-3

Ⅰ.①临… Ⅱ.①顾… Ⅲ.①小儿疾病-常见病-诊疗 Ⅳ.①R72

中国国家版本馆CIP数据核字(2023)第196819号

临床儿科常见疾病综合诊治
LINCHUANG ERKE CHANGJIAN JIBING ZENGHE ZHENZHI

作　　者　顾婷婷　南　慧　刘　刚　王志勇　庞彩云　陈艳梅
责任编辑　蔡红伟
封面设计　张顺霞
出　　版　黑龙江科学技术出版社
　　　　　地址：哈尔滨市南岗区公安街70-2号　邮编：150007
　　　　　电话：（0451）53642106　传真：（0451）53642143
　　　　　网址：www.lkcbs.cn
发　　行　全国新华书店
印　　刷　三河市金兆印刷装订有限公司
开　　本　787mm×1092mm　1/16
印　　张　21.5
字　　数　507千字
版　　次　2023年10月第1版
印　　次　2024年3月第2次印刷
书　　号　ISBN 978-7-5719-2161-3
定　　价　68.00元

# 《临床儿科常见疾病综合诊治》编委会

**主　编**

| | |
|---|---|
| 顾婷婷 | 济南市第四人民医院 |
| 南　慧 | 聊城市人民医院 |
| 刘　刚 | 临朐县人民医院 |
| 王志勇 | 昌乐齐城中医院 |
| 庞彩云 | 安丘市人民医院 |
| 陈艳梅 | 青岛市市南区金湖路街道山东路社区卫生服务中心 |

**副主编**

| | |
|---|---|
| 李好兰 | 枣庄市立医院 |
| 刘　琳 | 徐州市肿瘤医院 |
| 张　宁 | 成都市妇女儿童中心医院 |
| 刘艳飞 | 乐陵市中医院 |
| 钟艳青 | 潍坊市人民医院 |

# 前　言

随着现代医学和生命科学的飞速发展，越来越多的新理论和新技术被广泛应用于儿科临床。与此同时，患儿家属和社会对儿科医师的要求越来越高，但儿科医师仍需要通过详细地询问病史、仔细地进行体格检查和选择合适的辅助检查，才能对患儿做出最终诊断。并且，在当今多因素致病的模式下，以往应对单一因素致病的传统策略和处置方法，已经不能满足当前临床需要。作为奋战在儿科临床一线的医务工作者，只有不断学习儿科前沿知识，才能与时俱进、不断创新，跟上儿科发展的潮流，从而更好地为患儿服务。鉴于此，编者们总结、归纳了儿科学的理论知识和积累多年的诊治经验，编写了这本《临床儿科常见疾病综合诊治》。

本书首先对儿科学进行了，以及小儿生长发育、儿童保健进行了简要介绍。然后对临床儿科常见病展开详细阐述，包括新生儿常见病、营养障碍性常见病、消化系统常见病、呼吸系统常见病、循环系统常见病、泌尿系统常见病、内分泌系统常见病、血液系统常见病，针对不同疾病，在介绍常规诊治方法的基础上，结合国内外有关文献资料及大量的临床病例诊治经验，从发病机制、临床表现、实验室检查、诊断和鉴别诊断、治疗和预防等方面进行全面系统的阐述，力求做到诊疗方法安全可靠，文字通俗易懂。在病种的取舍方面，遵照面向基层、突出实用的精神，力求以常见病、多发病为重点，内容丰富，体裁独特，条理清楚，重点突出，既有一定深度和广度，又有实际应用价值，是一本专业性较强的读物，主要适用于儿科医师、进修医师参考。

本书的参编人员很多都是临床一线的知名专家，具有丰富的临床经验，但由于参编人员来自不同的医院、不同的科室，行文各有特点，在编写中难免出现疏漏或错误，希望各位读者及同行能够对书中的不当之处进行批评与指正。

编　者

# 目　录

# 第一章 绪 论

## 第一节 儿科学的范围和任务

儿科学是临床医学范畴中的二级学科，其研究对象是自胎儿至青春期的儿童，研究内容可以分为以下 4 个方面：①研究儿童生长发育的规律及其影响因素，不断提高儿童的体格、智能发育水平和社会适应性能力。②研究儿童时期各种疾病的发生、发展规律及临床诊断和治疗的理论和技术，不断降低疾病的发生率和病死率，提高疾病的治愈率。③研究各种疾病的预防措施，包括免疫接种、先天性遗传性疾病的筛查、科学知识普及教育等，这是现代儿科学最具有发展潜力的方面，将会占据越来越重要的地位。④研究儿童中各种疾病的康复可能性及具体方法，尽可能地帮助这些患儿提高他们的生活质量乃至完全恢复健康。

以上研究内容归结起来就是儿科学的宗旨：保障儿童健康，提高生命质量。

随着医学研究的进展，儿科学也不断向更深入专业的三级学科细化发展，同时也不断派生出新的专业。儿科学的三级学科分支类似内科学，主要以系统划分，如呼吸、消化、心血管、神经、血液、泌尿等，此外，还有传染病和急救医学等特殊专业。小儿外科学则为外科学范畴内的三级学科。上述学科虽然在分类上与内科学相似，但是其研究内容及内在规律与成人差别颇大，应予以注意，不能混淆或替代。

新生儿医学和儿童保健医学是儿科学中最具特色的学科，其研究内容是其他临床学科极少涉及的方面：新生儿期的病死率仍然非常高，占婴儿病死率的 60%～70%，此期疾病的种类和处理方法与其他时期有诸多不同，是一个非常时期；儿童保健医学是研究儿童各时期正常体格生长、智能和心理发育规律及其影响因素的学科，通过各种措施，促进有利因素，防止不利因素，及时处理各种偏离、异常，保证小儿健康成长。由于某些年龄阶段的儿童具有特殊的临床特点，近年来发展出了围生期医学。围生期医学实际上是介于儿科学和妇产科学之间的边缘学科，一般指胎龄 28 周至出生后不满 1 周的小儿，由于此期小儿受环境因素影响颇大，发病率和病死率最高，而且与妇产科的工作有密切联系，所以需要两个学科的积极合作来共同研究处理这一时期的问题。随着医学科学和技术的不断发展，儿科学必将向各个分支纵深分化，新的学科、边缘性的学科必将继续应运而生。然而，儿科学的分化发展趋势绝不是儿科学自身的肢解终结，在学习和研究儿科学某一分支学科时，切不可忽略对儿科学基础和学科总体的潜心研究和关注。

## 第二节 儿科学的特点

与其他临床学科相比，儿科学有其不同的特点，这些特点产生的根本原因在于儿科学研究的对象是儿童。儿童时期是机体处于不断生长发育的阶段,因此表现出的基本特点有 3 方面:①个体差异、性别差异和年龄差异都非常大,无论是对健康状态的评价,还是对疾病的临床诊断都不宜用单一标准衡量。②对疾病造成损伤的恢复能力较强,常常在生长发育的过程中对比较严重的损伤能实现自然改善或修复,因此,只要度过危重期,常可满意恢复,适宜的康复治疗常有事半功倍的效果。③自身防护能力较弱,易受各种不良因素的影响而导致疾病的发生和性格行为的偏离,而且一旦造成损伤,往往影响一生,因此应该特别注重预防保健工作。儿科学具有以下主要特点。

## 一、解剖

儿童随着体格生长发育的进展,身体各部位逐渐长大,头、躯干和四肢的比例发生改变,内脏的位置也随年龄增长而不同,如肝脏右下缘位置在 3 岁前可在右肋缘下 2 cm 内,3 岁后逐渐上移,6～7 岁后在正常情况下右肋缘下不应触及。在体格检查时必须熟悉各年龄儿童的体格生长发育规律,才能正确判断和处理临床问题。

## 二、功能

各系统器官的功能也随年龄增长逐渐发育成熟,因此不同年龄儿童的生理、生化正常值各自不同,如心率、呼吸频率、血压、血清和其他体液的生化检验值等。此外,某年龄阶段的功能不成熟常是疾病发生的内在因素,如婴幼儿的代谢旺盛,营养的需求量相对较高,但是此时期胃肠的消化吸收功能尚不完善,易发生消化不良。因此,掌握各年龄儿童的功能变化特点是儿科临床工作的基本要求。

## 三、病理

对同一致病因素,儿童与成人的病理反应和疾病过程会有相当大的差异,即或是不同年龄的儿童之间也会出现这种差异,如由肺炎链球菌所致的肺内感染,婴儿常表现为支气管肺炎,而成人和年长儿则可引起大叶性肺炎病变。

## 四、免疫

儿童的非特异性免疫、体液免疫和细胞免疫功能都不成熟,因此抗感染免疫能力比成人和年长儿低下,如婴幼儿时期 SIgA 和 IgG 水平均较低,容易发生呼吸道和消化道感染。因此适当的预防措施对小年龄儿童特别重要。

## 五、心理和行为

儿童时期是心理、行为形成的基础阶段,可塑性非常强。及时发现小儿的天赋气质特点,并通过训练予以调适;根据不同年龄儿童的心理特点,提供合适的环境和条件,给予耐心的引导和正确的教养,可以培养儿童良好的个性和行为习惯。

## 六、疾病种类

儿童中疾病发生的种类与成人有非常大的差别,如心血管疾病,在儿童中主要以先天性心脏病为主,而成人则以冠状动脉心脏病为多;儿童白血病中以急性淋巴细胞白血病占多数,而成人则以粒细胞白血病居多。此外,不同年龄儿童的疾病种类也有相当差异,如新生儿疾病常与先天遗传和围生期因素有关,婴幼儿疾病中以感染性疾病占多数等。

## 七、临床表现

儿科患者在临床表现方面的特殊性主要集中在小年龄儿童,年幼体弱儿对疾病的反应差,往往表现为体温不升、不哭、纳呆、表情淡漠，且无明显定位症状和体征。婴幼儿易患急性感染性疾病，由于免疫功能不完善，感染容易扩散甚至发展成败血症，病情发展快，来势凶险。因此儿科医护人员必须密切观察，随时注意病情的细微变化，不轻易放过任何可疑表现。

### 八、诊断

儿童对病情的表述常有困难且不准确，但仍应认真听取和分析，同时必须详细倾听家长陈述病史。全面准确的体格检查对于儿科的临床诊断非常重要，有时甚至是关键性的。发病的年龄和季节，以及流行病学史往往非常有助于某些疾病的诊断。不同年龄儿童的检验正常值常不相同，应该特别注意。

### 九、治疗

儿科的治疗应该强调综合治疗，不仅要重视对主要疾病的治疗，也不可忽视对各类并发症的治疗，有时并发症可能是致死的原因；不仅要进行临床的药物治疗，还要重视护理和支持疗法。小儿的药物剂量必须按体重或体表面积仔细计算，并且要重视适当的液体出入液量和液体疗法。

### 十、预后

儿童疾病往往来势凶猛，但是如能及时处理，度过危重期后，恢复也较快，且较少转成慢性或留下后遗症，常是儿科医师的慰藉。因此，临床的早期诊断和治疗显得特别重要，适时正确的处理不仅有助于患儿的转危为安，也有益于病情的转归预后。

### 十一、预防

已有不少严重威胁人类健康的急性传染病可以通过预防接种得以避免，此项工作基本上是在儿童时期进行的，是儿科工作的重要方面。目前许多成人疾病或老年性疾病的儿童期预防已经受到重视，如动脉粥样硬化引起的冠状动脉心脏病、高血压和糖尿病等都与儿童时期的饮食有关，成人的心理问题也与儿童时期的环境条件和心理卫生有关。

## 第三节　小儿的年龄分期

儿童的生长发育是一个连续渐进的动态过程，不应被人为地割裂认识。但是在这个过程中，随着年龄的增长，儿童的解剖、生理和心理等功能确实在不同的阶段表现出与年龄相关的规律性。因此，在实际工作中将小儿年龄分为 7 期，以便熟悉掌握。

### 一、胎儿期

从受精卵形成到小儿出生为止，共 40 周。胎儿的周龄即为胎龄，或称为妊娠龄。母亲妊娠期间如受外界不利因素影响，包括感染、创伤、滥用药物、接触放射性物质、毒品等，以及营养缺乏、严重疾病和心理创伤等，都可能影响胎儿的正常生长发育，导致流产、畸形或宫内发育不良等。

### 二、新生儿期

自胎儿娩出脐带结扎时开始至 28d 之前，按年龄划分，此期实际包含在婴儿期内。由于此期在生长发育和疾病方面具有非常明显的特殊性，且发病率高，病死率也高，因此单独列为婴儿期中的一个特殊时期。在此期间,小儿脱离母体转而独立生存,所处的内外环境发生根本的变化,但其适应能力尚不完善。此外,分娩过程中的损伤、感染延续存在,先天性畸形也常在此期表现。

### 三、婴儿期

自出生到1周岁之前为婴儿期。此期是生长发育极其旺盛的阶段,因此对营养的需求量相对较高。此时,各系统器官的生长发育虽然也在持续进行,但是不够成熟完善,尤其是消化系统常常难以适应对大量食物的消化吸收,容易发生消化道功能紊乱。同时,婴儿体内来自母体的抗体逐渐减少,自身的免疫功能尚未成熟,抗感染能力较弱,易发生各种感染和传染性疾病。

### 四、幼儿期

自1岁至满3周岁之前为幼儿期。体格生长发育速度较前稍减慢,而智能发育迅速,同时活动范围渐广,接触社会事物渐多。此阶段消化系统功能仍不完善,营养的需求量仍然相对较高,而断乳和转乳期食物添加须在此时进行,因此适宜的喂养仍然是保持正常生长发育的重要环节。此期小儿对危险的识别和自我保护能力都有限,因此意外伤害发生率非常高,应格外注意防护。

### 五、学龄前期

自3周岁至6～7岁入小学前为学龄前期。此时体格生长发育速度已经减慢,处于稳步增长状态;而智能发育更加迅速,与同龄儿童和社会事物有了广泛的接触,知识面能够得以扩大,自理能力和初步社交能力能够得到锻炼。

### 六、学龄期

自入小学始(6～7岁)至青春期前为学龄期。此期儿童的体格生长速度相对缓慢,除生殖系统外,各系统器官外形均已接近成人。智能发育更加成熟,可以接受系统的科学文化教育。

### 七、青春期

青春期年龄范围一般在10～20岁,女孩的青春期开始年龄和结束年龄都比男孩早2年左右。青春期的进入和结束年龄存在较大的个体差异,可相差2～4岁。此期儿童的体格生长发育再次加速,出现第二次高峰,同时生殖系统的发育也加速并渐趋成熟。

## 第四节　儿科学的发展与展望

与西方医学比较而言,我国的中医儿科起源要早得多,自扁鹊"为小儿医"以来已有2 400余年,自宋代钱乙建立中医儿科学体系以来也有近900年。此前在唐代已在太医署正规培养5年制少小科专科医师,隋、唐时代已有多部儿科专著问世,如《诸病源候论》和《小儿药证直诀》等,收集论述小儿杂病诸候6卷255候,建立了中医儿科以五脏为中心的临床辨证方法。16世纪中叶发明的接种人痘预防天花的方法比欧洲发明牛痘接种早百余年。进入19世纪后,西方儿科学发展迅速,并随着商品和教会进入我国。

20世纪30年代西医儿科学在我国开始受到重视,至20世纪40年代儿科临床医疗规模初具，当时的工作重点在于诊治各种传染病和防治营养不良。由于儿科人才日趋紧缺，儿科学教育应运而生。1943 年，我国现代儿科学的奠基人诸福棠教授主编的《实用儿科学》首版问世，成为我国第一部大型的儿科医学参考书，标志着我国现代儿科学的建立。

自 19 世纪至 20 世纪末，西医儿科学的重大贡献主要在于有效地防治传染病和营养不良方面，两者为当时儿童死亡的首要原因。预防多种传染病疫苗的研制成功，使得儿童中常见传染病的发生率明显下降，婴儿病死率逐年降低。同时，由于抗生素的不断发展和广泛应用，儿童中感染性疾病的发病率和病死率也大幅度下降。代乳食品和配方乳的研究和提供曾经拯救了大量儿童的生命，近年来大力提倡母乳喂养使得儿童的健康水平更加提高。

中华人民共和国成立以后，在城乡各地建立和完善了儿科的医疗机构，并且按照预防为主的方针在全国大多数地区建立起妇幼保健机构，同时普遍办起了各种形式的托幼机构。这些机构对于保障我国儿童的健康和提高儿童的生命质量起了至关重要的作用。通过这些机构，儿童的生长发育监测、先天性遗传性疾病的筛查、疫苗的预防接种、“四病”的防治得以落实，儿童中常见病、多发病能够得到及时的诊治。2011 年国务院发布了《中国妇女发展纲要（2011—2020 年）》和《中国儿童发展纲要（2011—2020 年）》，进一步把妇女和儿童健康纳入国民经济和社会发展规划，作为优先发展的领域之一。

尽管我国儿童目前的主要健康问题从总体上看还集中在感染性和营养性疾病等常见病、多发病方面，但是与 20 世纪比较而言，这些疾病的发生率和严重性已经降低；并且在某些发达地区，严重的营养不良和急性传染病已经少见。这些疾病谱的变化昭示我国儿科工作者的注意力应该开始向新的领域发展延伸，儿科学的任务不仅要着重降低发病率和病死率，更应该着眼于保障儿童健康，提高生命质量的远大目标。因此，研究儿童正常生长发育规律及其影响因素的儿童保健学日益受到重视，儿童保健的临床服务应该由大城市逐渐普及到中小城市和乡村，以保证儿童的体格生长、心理健康、智能发育和社会适应性得到全面均衡的发展。同时，研究儿童罹患各种疾病后得以尽量完善恢复的儿童康复医学应该受到重视，儿童时期疾病的后遗症将可能影响今后一生的健康和幸福，而处于生长发育阶段的儿童具有非常强的修复和再塑能力，在适宜的康复治疗下往往能获得令人难以想象的效果。此外，某些成人疾病的儿童期预防应该受到重视，疾病预防的范围不应仅局限于感染性疾病，许多疾病在成人后（或在老年期）出现临床表现，实际上发病的过程在儿童期已经开始，如能在儿童期进行早期预防干预，就可能防止或延缓疾病的发生、发展。最近世界卫生组织（WHO）和联合国儿童基金会通过制定名为《儿童疾病综合管理（IMCI）》的战略来进一步提高和维护儿童的健康水平。儿童疾病综合管理的目标是在 5 岁以下儿童中减少死亡、疾病和残疾的发生，并促进他们更好地成长和发育。儿童疾病综合管理包括家庭和社区，以及卫生机构实施的预防性和医疗性措施内容。在医疗卫生机构中，IMCI 战略促进了在门诊就对儿童期疾病做出准确的确认，保证了对所有重大疾病的综合治疗，加强对家长的咨询，并提高了严重患儿的转诊速度。在社区医疗服务机构和家庭里，该战略促进了寻求适宜保健的行为，提高了营养和预防保健，并保障医嘱的正确执行。

儿科学的研究和发展是依托现代医学的进步展开的。当前，现代医学的革命性突破及其引领的发展趋势应该受到儿科工作者的高度重视。相对其他科学领域而言，现代医学的发展历史并不长。迄今为止,虽然对于外部因素致病为主导的创伤、感染性等人类疾病的研究取得了令人瞩目的进展,但是对内部致病因素的研究,以及内部致病因素与环境因素相互作用导致疾病发生的研究相对滞后,这是目前疾病谱中肿瘤、心脑血管疾病和代谢性疾病居高不下的基本原因。著名的诺贝尔生理学与医学奖获得者杜伯克曾说:“人类的 DNA 序列是人类的真谛,这个世界上发生的一切事情都与这一序列息息相关,包括癌症在内的人类疾病的发生都与基因直接或间接有关……”。2005 年人类基因组 DNA 全序列测定最终完成,对于人类攻克目前威胁生命健康的疑难顽症具有里程碑的意义。基因组学在基因活性和疾病的相关性方面为破解疾病发生、发展的本源提供了有力的根据和方向,后基因组学、蛋白质组学、表观遗传学、生物信息学、模式生物学等学科的发展和交叉组合已经形成了系统生物医学。系统生物医学能够将各种致病因素的相互作用、代谢途径及调控途径综合起来,运用现代生物学的科学和技术,解析人类疾病发生的根本原因,从而寻求干预、治疗和预防的方法。系统生物医学对儿科学的进展将有不可估量的影响,因为这些研究必将涉及人类生命和健康的本质性问题,儿科学正是在解决这些问题路径的源头上。

诚然,儿科学目前发展的重点仍然是针对疾病的临床诊治,因为疾病依然是威胁人类生存的首要问题。然而,随着社会和经济的发展,生存将不再是人类生活的基本诉求,健康将逐渐成为人类生活的更高追求。随着人类对于生命质量的要求不断提升,对于健康的定义也在更新。早在 20 世纪 40 年代,世界卫生组织就对健康做了如下定义:“健康不仅是躯体无病,还要有完整的生理、心理状态和社会适应能力”。对照这样的目标,我国儿科学在探索如何维护和促进儿童的心理和行为发育,培养儿童具备优秀的社会适应能力方面还需要倍加努力,并将此项任务列入今后发展的重点内容之一。

# 第二章　小儿生长发育

## 第一节　生长发育规律

### 一、生长发育的连续性

小儿生长发育是一个连续的过程，但各年龄生长发育并非等速，除在母体宫内生长期外，出生后第1年末(婴儿期)身长为出生时的1.5倍，体重为出生时的3倍，此为生长发育的第一个高峰。至青春期，身高及体重生长又迅速加快，出现生长发育的第二个高峰。

### 二、各系统器官发育的不平衡性

各系统的发育快慢不同，各有先后。如神经系统发育较早，生殖系统发育较晚，淋巴系统则先快而后回缩，皮下脂肪发育年幼时较快，而肌肉组织则须到学龄期才发育加速(图2-1)。

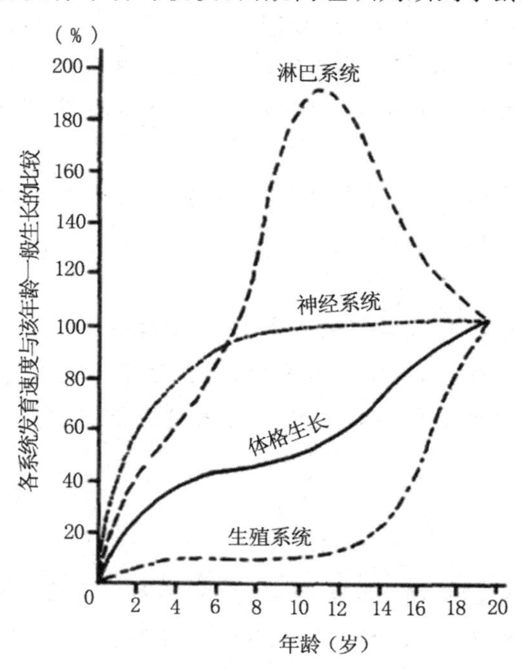


图2-1　出生后不同年龄各主要系统的生长规律

### 三、生长发育的一般规律

生长发育遵循由上到下、由近到远、由粗到细、由低级到高级、由简单到复杂的规律。如出生后运动发育：先抬头，后抬胸，再会坐、立、行(自上到下)；从臂到手，从腿到脚的活动(由远到近)；手拿物品先用全掌握持，以后发展到能以手指摘取(从粗到细)；先会画直线，进而能画圈，再画人(由简单到复杂)；先学会观看和感觉事物，认识事物，再发展到记忆、思维、分析、判断

(由低级到高级)。

### 四、生长发育的个体差异

小儿生长发育虽按上述一般规律发展,但由于受遗传、性别、环境、锻炼等的影响而存在很显著的个体差异,如矮身材父母的小儿与高身材父母的小儿相比,两者身长就可相差很多,但都属正常范围,故每个小儿有他自己的生长模式。因此所谓正常值不是绝对的,要考虑个体不同的影响因素,才能做出较正确的判断。体格上的个体差异一般随年龄增长而越来越显著,青春期差异更大。因此系统连续地观察比一次性调查更能反映小儿生长发育的真实情况,避免在评价时做出错误的判断。

## 第二节　影响生长发育的因素

### 一、遗传因素

染色体上的基因是决定遗传的物质基础。小儿生长发育的特征、潜力、限度、趋向,都受父母双方遗传因素的影响。人体生长发育多项指标,如身高、体重、皮下脂肪、血压、性成熟的迟早等都有家族倾向,尤以身高为明显,在良好的生活条件下,2 岁以后逐渐体现出遗传因素的影响,青春期后有极显著相关。小儿身高与父母平均身高相关最密切,可以根据父母平均身高来预测小儿的最终身高。因此在评价小儿体格生长时,必须考虑遗传因素。

### 二、性别因素

男女小儿生长发育各有特点,除青春早期外,一般女孩平均身长、体重较同年龄男孩为小,在评价小儿体格发育时男女标准应分开。

### 三、内分泌因素

内分泌腺的功能对生长发育起重要调节作用。内分泌疾病,如甲状腺功能低下,基础代谢缓慢,造成体格矮小,智力障碍;脑垂体功能不全,生长激素不足引起侏儒症;性腺可促使骨骺愈合,故青春期开始较早者比迟者身材矮小。各内分泌腺之间互相影响,与神经调节密切相关。

### 四、环境因素

#### (一)宫内环境

胎儿宫内发育受孕妇生活环境、营养、情绪、疾病等各种因素的影响。妊娠早期如患病毒性感染可导致胎儿先天性畸形;孕妇严重营养不良可导致流产、早产和胎儿发育迟缓;孕妇接受某些药物、X 线、环境毒物污染和精神创伤等,均可使胎儿发育受阻,因而影响出生后的生长发育。

#### (二)出生后的环境

1.营养

营养是小儿生长发育的物质基础,当营养摄入不足,首先导致体重不增甚至下降,长期营养不良最终也会影响身长。20 世纪以来,人类身材有逐渐增高的趋势,性发育也提前,这主要是经济生活水平提高,营养好转所致的。

2.疾病

急性感染性疾病常使体重减轻、生长迟缓，但只要在疾病恢复阶段为小儿提供良好的营养和生活条件，则小儿可“赶上生长”。但长期的慢性疾病，如哮喘反复发作、先天性心脏病，对体格发育有一定影响。

3.生活环境和心理因素

良好的居住环境，如充足的阳光、新鲜的空气、清洁的水源等，能减少小儿疾病，促进小儿生长发育。合理安排生活制度、护理、教养、锻炼，对小儿体格和智力的成长能起促进作用。家长的爱抚和良好的学校及社会教育对小儿性格、品德的形成、智能的发育具有深远影响。

4.物理和化学因素

X线照射，某些药物如细胞毒性药物、激素、抗甲状腺药物等，都可直接或间接影响生长，如长期应用肾上腺皮质激素者，身高增长减慢。

以上情况说明小儿的生长受遗传和环境两者的作用。遗传赋予人类生长的潜力，如种族特点、父母身高、体型和成熟速度等均制约着儿童的生长。生长潜力是否能充分表现出来，决定于环境因素，如战争和自然灾害对儿童体格生长有不利影响。随着人民生活水平的改善和医疗保健水平的提高，小儿生长速度逐年增加，但当遗传潜力充分发挥后，环境因素的影响越来越小，小儿体格生长的水平不再提高。

神经精神和智力发育也与体格生长一样，自始至终贯穿着遗传和环境的相互作用。研究证明遗传关系越亲近，智力发展越相似，同卵双生子之间的智商相关系数达0.9以上。遗传素质有缺陷，如染色体异常与多种代谢缺陷病都会引起严重的智力迟缓。

环境因素中凡影响体格生长的因素，都能影响神经精神的发育，脑细胞对缺氧和营养不良等因素特别敏感。在后天环境中教养是影响神经精神发育最主要的环境因素，家庭、学校及社会应密切配合，才能培养下一代成为德、智、体全面发展的人才。

了解小儿生长发育规律及遗传和环境因素的影响，使医务工作者在实际工作中可按照发育规律，较正确地评价小儿生长发育情况，及时发现问题，追查原因，予以矫治。另外也可根据不同年龄的生长发育特点，探索和加强有利条件，防止不利因素，以促进小儿的正常生长发育。

## 第三节　体格发育及评价

### 一、体格生长的常用指标

一般常用的形态指标有体重、身高(长)、坐高(顶臀长)、头围、胸围、上臂围、皮下脂肪等。

#### (一)体重的增长

体重为各器官、系统、体液的总重量，是衡量儿童生长与营养状况的重要指标，也是儿科临床作为计算药量、静脉输液量的重要依据。

新生儿出生体重与胎次、胎龄、性别以及宫内营养状况有关。我国九大城市城区调查结果显示平均男婴出生体重为(3.3±0.4)kg，女婴为(3.2±0.4)kg，与世界卫生组织的参考值相近(男3.3kg，女3.2kg)。生后1周内如摄入不足，加之水分丢失、胎粪排出，可出现暂时性体重下降或称生理性体重下降，在生后3～4d达最低点（下降3%～9%），以后逐渐回升，至出生后7～10d恢复到出生时体重。若体重下降超过10%或至第10天还未恢复到出生时的体重，则为病理状态，应分析其原因。生后及时合理喂哺，可减轻或避免生理性体重下降的发生。

小儿体重的增长不是等速的，年龄愈小，增长速率愈快。生后第一年内婴儿前3个月体重的增加值约等于后9个月内体重的增加值，即12个月龄时婴儿体重约为出生时的3倍（9kg），是生后体重增长最快的时期；生后第二年体重增加2.5～3.5kg，2岁时体重约为出生时的4倍（12kg）；2岁至青春前期体重增长减慢，年增长值约2kg。因此，小儿体重可按以下公式计算：

1～6个月婴儿体重（kg）＝出生体重（kg）＋月龄×0.7（kg）

7～12个月婴儿体重（kg）＝6kg＋月龄×0.25（kg）

2岁至青春前期体重（kg）＝年龄×2＋7（或8）（kg）

### （二）身材的增长

1.身高（长）

身高（长）指头顶到足底的垂直长度。3岁以下儿童应仰卧位测量，称为身长；3岁以上小儿一般立位测量，称为身高。身高（长）的增长规律与体重相似。年龄越小增长越快，也出现婴儿期和青春期两个生长高峰。出生时身长平均为50cm，生后第一年身长增长最快，约为25cm；前3个月身长增长11～12cm，约等于后9个月的增长值，1岁时身长约75cm；第二年身长增长速度减慢，约10cm，即2岁时身长约85cm；2岁以后身高每年增长5～7cm。故2～12岁身长的估算公式为：年龄×7＋70（cm）。

身高（长）的生长受遗传、内分泌、宫内生长水平的影响较明显，短期的疾病与营养波动不易影响身高（长）的生长。

2.坐高（顶臀长）

坐高指头顶到坐骨结节的高度。坐高增长代表头颅与脊柱的生长。

3.指距

指距是两上肢水平伸展时两中指尖距离，代表上二肢长骨生长。

### （三）头围的增长

头围的增长与脑和颅骨的生长有关。胎儿期脑生长居全身各系统的领先地位，故出生时头围相对大，为32～34cm；第一年前3个月头围的增长约等于后9个月头围的增长值（6cm），即1岁时头围约为46cm；生后第二年头围增长减慢，约为2cm，2岁时头围约48cm；以后增长更慢，至15岁后接近成人，为55～58cm。头围的测量在2岁以内最有价值，尤其是连续追踪测量头围更有意义。较小的头围常提示脑发育不良，头围增长过速往往提示脑积水。

### （四）胸围的增长

沿乳头下缘至肩胛骨下缘绕胸一周的长度，取呼、吸的平均值，即为胸围。胸围代表肺与胸廓的生长。出生时胸围32cm，略小于头围1～2cm，1岁左右胸围约等于头围。1岁至青春前期胸围应大于头围（约为头围＋年龄－1）。婴儿期应注意适度的啼哭和被动体操，练习爬行是促进婴儿胸廓发育的良好方法。

### （五）上臂围的增长

上臂围代表肌肉、骨骼、皮下脂肪和皮肤的生长。1岁以内上臂围增长迅速，1～5岁增长缓慢,1～2cm。因此,有人认为在无条件测体重和身高的情况下,可测量左上臂围筛查5岁以下儿童营养状况:大于13.5cm为营养良好,12.5～13.5cm为营养中等,小于12.5cm为营养不良。

### (六)身体比例与匀称性

在生长过程中,身体的比例与匀称性生长有一定规律。

1.头身比例

头的生长在宫内与婴幼儿期领先生长,而躯干、下肢生长则较晚,生长时间也较长。这样,头、躯干、下肢长度的比例在生长进程中发生变化,头长占身长(高)的比例在婴幼儿为1/4,到成人后为1/8(图2-2)。

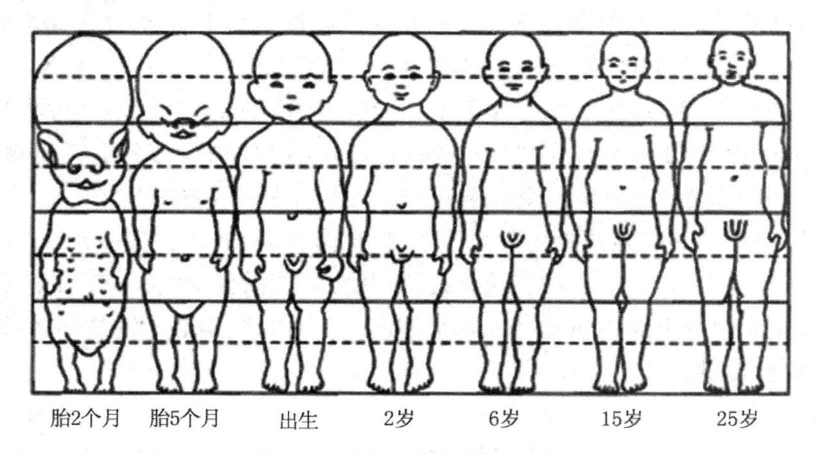


图2-2 头与身长比例的变化

2.体型匀称

表示体型(形态)发育的比例关系,如身高/体重(W/H),胸围/身高(身高胸围指数),体重/身高×1000(Quetelet指数),体重/身高$^2$×$10^4$(Kaup指数),年龄的体块指数(BMI/岁)等。

3.身材匀称

以坐高与身高的比例表示,反映下肢的生长情况。坐高占身高的比例由出生时的0.67下降到14岁时的0.53。任何影响下肢生长的疾病,可使坐高与身高的比例停留在幼年状态,如甲状腺功能低下与软骨营养不良。

4.指距与身高

出生时,指距略小于身高(长),到12岁左右二者相等。如指距大于身高1～2cm,对诊断长骨的异常生长有参考价值,如蜘蛛样指(趾)(马方综合征)。

## 二、骨骼和牙齿的生长发育

### (一)骨骼

1.头颅骨

除头围外,还可根据骨缝闭合及前后囟闭合时间来衡量颅骨的发育。小儿出生时颅骨缝稍有分离,于3～4个月时闭合。出生时后囟很小或已闭合,至迟生后6～8周闭合。前囟出生时1～2cm，以后随颅骨生长而增大，6个月左右逐渐变小，在1～1.5岁闭合。前囟检查在儿科临床很重要，如脑发育不良时头围小、前囟小或关闭早，甲状腺功能低下时前囟闭合延迟，颅内压增高时前囟饱满，脱水时前囟凹陷。颅骨随脑的发育而逐渐长大。

2.脊柱

脊柱的增长反映脊椎骨的生长。生后第一年脊柱生长快于下肢，以后四肢生长快于脊柱。1岁左右开始行走，形成3个自然弯曲，有利于身体平衡。到6～7岁自然弯曲才被韧带所固定。

3.长骨

长骨的生长和成熟与体格生长有密切关系。长骨干骺端的骨化中心按一定的顺序和部位有规律地出现，可以反映长骨的生长发育成熟程度。通过X线检查长骨骨骺端骨化中心的出现时间、数目、形态变化及其融合时间，可判断骨骼发育情况。一般摄左手X线片，了解其腕骨、掌骨、指骨的发育。腕部出生时无骨化中心，其出生后的出现顺序为：头状骨、钩骨（4～6个月后出现），下桡骨（约1岁），三角骨（2～3岁），月骨（3岁左右），大、小多角骨（3.5～5岁），舟骨（5～8岁），下尺骨骺（6～7岁），豆状骨（9～13岁），10～13岁时出齐，共10个，尺骨远端则6～8岁形成。故1～9岁腕部骨化中心的数目（称为骨龄）约为其岁数加1。临床上常测定骨龄以协助诊断某些疾病，如生长激素缺乏症、甲状腺功能减低症、肾小管酸中毒时明显落后；中枢性性早熟、先天性肾上腺皮质增生症则常超前。正常骨化中心出现的年龄差异较大，诊断骨龄延迟时一定要慎重。

### （二）牙齿

牙齿生长与骨骼有一定关系。人一生有乳牙（20个）和恒牙（32个）两副牙齿。出生后4～10个月乳牙开始萌出，12个月后未萌出者为乳牙萌出延迟。乳牙萌出顺序一般为下颌先于上颌、自前向后，约2.5岁时出齐。2岁以内的乳牙数目为月龄减4～6个。乳牙萌出时间个体差异较大，与遗传、内分泌、食物性状有关。6岁左右萌出第一颗恒牙，7～8岁乳牙按萌出先后逐个脱落代之以恒牙，17～30岁恒牙出齐。出牙为生理现象，出牙时个别婴儿可有低热、唾液增多、流涎、睡眠不安、烦躁等表现。

## 三、青春期的体格生长发育

青春期是儿童到成人的过渡期，受性激素等因素的影响，体格生长出现生后的第二个高峰（PHV），有明显的性别差异。男孩的身高增长高峰约晚于女孩2年，但持续时间长，且每年身高的增长值大于女孩，因此男孩比女孩高。一般来说男孩骨龄15岁，女孩骨龄13岁时，身高生长达最终身高的95%。女孩在乳房发育后（9～11岁）、男孩在睾丸增大后（11～13岁）身高开始加速生长，1～2年内生长达PHV，此时女孩每年身高增加8～9cm，男孩增加9～10cm，以下肢增长最快。在第二生长高峰期，身高增加值约为最终身高的15%。

青春期体重的增长与身高平行，同时内脏器官增长。女性有耻骨与髂骨下部的生长与脂肪堆积，臀围加大。男性则有肩部增宽，下肢较长，肌肉增强的不同体形特点。

生殖系统发育受内分泌系统的下丘脑－垂体－性腺轴的控制。小儿进入青春期后，下丘脑对性激素负反馈作用的敏感度下降，促性腺激素释放激素（GnRH）分泌增加，使垂体分泌的促卵泡激素（FSH）、促黄体生成激素（LH）和生长激素增多，性腺和性征开始发育，持续6～7

年，最终生殖系统完全成熟。

## 四、体格生长评价

生长评价主要是通过人体测量学指标以及常用辅助检查，根据各年龄段生长发育规律对小儿进行评价，及时发现生长障碍，给予适当的指导与干预，对促进儿童的健康生长十分重要。

### （一）资料分析方法

1.常用的体格生长评价方法

（1）均值离差法：适用于常态分布状况，以平均值（$\overline{X}$）加减标准差（$SD$）来表示，如68.3%的儿童生长水平在$\overline{X}\pm1SD$范围内；95.4%的儿童在$\overline{X}\pm2SD$范围内；99.7%的儿童在$\overline{X}\pm3SD$范围内。

（2）百分位数法：当测量值呈偏正态分布时，百分位数法能更准确地反映所测数值的分布情况。

（3）标准差的离差法（$Z$积分，SDS）：$Z$积分$=(\overline{X})/SD$，可进行不同体质人群间比较，用偏离该年龄组标准差的程度来反映生长情况，结果表示也较精确。其中$X$为实值。$Z$积分可为正值，也可为负值。

（4）中位数法：当样本变量为正态分布时中位数等于均数与第50百分位数。当样本变量分布不是完全正态时，因此时样本中少数变量分布在一端，用算术平均数作为中间值对个别变量值影响大，故用中位数表示变量的平均水平较妥。

2.界值点的选择

通常以均值离差法$\overline{X}\pm2SD$（包括总体的95%）为正常范围；百分位数法以$P_3\sim P_{97}$（包括样本的94%）为正常范围；标准差的离差值以$\pm2SD$以内为正常范围。

3.测量值的表示

（1）表格：将测量数值以表格形式列出，便于查询，但不够直观。

（2）生长曲线：按各等级的数值绘制成曲线图。优点是较等级数值直观，不仅能较准确地了解儿童的发育水平，还能对儿童某项指标进行定期纵向观察，易看出该小儿生长的趋势有无偏离现象，以便及早发现原因，采取干预措施。

### （二）体格生长评价

正确评价儿童体格生长状况，必须注意采用准确的测量用具及统一的测量方法。中国卫生部建议采用1995年中国九大城市儿童的体格生长数据为中国儿童参照人群值。儿童体格生长评价包括发育水平、生长速度及匀称程度3个方面。

1.发育水平

将某一年龄点所获得的某一项体格生长指标测量值（横断面测量）与参考人群值比较，得到该儿童在同质人群中所处的位置，即为此儿童该项体格生长指标在此年龄的生长水平，通常以等级表示其结果。生长水平包括所有单项体格生长指标，如体重、身高等，可用于个体或群体儿童的评价。对群体儿童的评价可了解该群体儿童的体格状况；对个体儿童评价仅表示该儿童已达到的水平，不能说明过去存在的问题，也不能预示该儿童的生长趋势。

2.生长速度

生长速度是对某一单项体格生长指标定期连续测量（纵向观察），将获得的该项指标在某一年龄阶段的增长值与参照人群值比较，得到该儿童该项体格生长指标的生长速度。以生长曲线表示生长速度最简单、直观，定期体检是生长速度评价的关键。生长速度的评价较发育水平评价更能真实了解儿童生长状况。生长速度正常的儿童生长基本正常。

3.匀称程度

匀称程度是对体格生长指标之间关系的评价。①体形匀称度：表示体形(形态)生长的比例关系。常选用身高和体重表示一定身高的相应体重增长范围，间接反映身体的密度与充实度。②身材匀称：以坐高/身高的比值反映下肢生长状况。按实际测量计算结果与参照人群值比较。

# 第四节　神经心理发育及评价

## 一、中枢神经系统的发育

神经、精神发育与中枢神经系统的发育成熟密切相关。胎儿时期神经系统发育最早。胚胎3周形成神经管，4周其两端的前后神经孔关闭，头端发育成脑泡，后端形成脊髓，5周脑泡形成前、中、后脑。此期胎儿若受到有害因素影响，则发生神经管发育障碍。

大脑皮质从胚胎第8周开始形成，第10～18周神经元大量增殖、移行，分布到大脑皮质基底神经节和小脑，如因致病因素使神经元增殖受阻，造成皮质体积减小，发生小头畸形。5个月时皮质细胞开始分化，并逐渐形成6层结构(分子层、外颗粒层、锥体细胞层、内颗粒层、巨大锥体细胞层和多形层)。大脑皮质细胞的增生、长大、分化在胎儿末期和新生儿初期达最高峰。小儿出生后，皮质细胞的数目不再增加，以后的变化主要是细胞增大、分化、功能发育成熟。

出生时脑重约370g，相当于体重的1/9～1/8，6个月时达600g，1岁时达900g，成人的脑重约1500g相当于体重的1/40。新生儿的大脑已基本上具备沟和回，但较成人为浅，灰质也较成人薄，细胞分化不全，树突与轴突少而短，3岁时细胞分化基本完成，8岁时已与成人无区别。

神经髓鞘的形成传导纤维形态学成熟的重要标志。其形成按一定顺序，至4岁神经纤维才完成髓鞘化。在婴幼儿时期，由于神经髓鞘形成不全，当外界刺激作用于末梢神经而传入大脑时，因无髓鞘的隔离，兴奋可波及邻近纤维，在大脑皮质就不能形成一个明确的兴奋灶，同时无髓鞘神经传导较慢，因而小儿对外界刺激反应较慢，而且易于泛化。

新生儿的皮质下系统如丘脑、苍白球在功能上已较成熟，但大脑皮质及新纹状体发育尚未成熟，新生儿活动由皮质下系统调节，因此新生儿出现很多无意识的手足徐动，肌肉张力高。以后脑实质逐渐增长成熟，运动主要由大脑皮质调节。延髓在出生时已基本发育成熟，有呼吸、循环、吸吮、吞咽等维持生命的重要中枢。脊髓在初生时已具备功能，重量2～6g，2岁时构造已接近成人。脊髓成长和运动功能的发育相平行。

新生儿的脑富于水分和蛋白质，而类脂质、磷脂和脑苷脂含量较少，脑化学成分至1.5岁以后和成人相同。蛋白质在婴儿为46%，成人为27%；类脂质在婴儿为33%，成人为66.5%。

## 二、神经、精神发育

小儿神经、精神活动能力的发育以神经系统组织结构上的不断发育成熟为其物质基础。常从大运动、细运动、语言及对周围人、物的反应等几方面进行评价。婴幼儿的发育程度大量反映在日常行为上，因此也称为“行为发育”。

### (一)感知觉的发育

1.视觉

视觉与整个心理发育关系甚大，视觉缺陷可造成学习障碍，小儿视觉的发育如下：

新生儿：已有瞳孔对光反射和短暂的原始注视，目光能跟随近距离缓慢移动的物体，能在19cm处调节视力和两眼协调。

1个月：开始出现头眼协调，眼在水平方向跟随物体在90°范围内移动。

3个月：调节范围扩大，头眼协调好。仰卧位时水平位视线可跟随180°，能看见直径0.8cm的物体，视觉集中时间可达7～10min。

6个月：视线跟随在水平及垂直方向移动的物体转动，并改变体位以协调视觉，可以注视远距离的物体，如飞机、汽车，并能主动观察事物。

9个月：较长时间地看相距3～3.5m以内人物的活动，喜欢鲜艳的颜色。

18个月：注意悬挂在3m处的小玩具。

2岁：区别垂直线与横线。

4岁：视力约20/40(Snellen表)，能区别基本颜色。

5岁：区别斜线、垂直线与水平线，视力约20/30。

6～9岁：视力达20/20。

10岁：正确判断距离与物体运动的速度，能接住从远处掷来的球。

2.听觉

近年的研究表明新生儿已有良好的听觉灵敏度，50～90dB的声响引起呼吸的改变。一般小儿到3个月时能感受不同方位发出的声音，转头向声源。4个月听悦耳声音时会微笑。6个月对母亲语音有反应。9个月寻找来自不同高度的声源。1岁听懂自己的名字。2岁听懂简单的吩咐。4岁听觉发育已较完善。

3.味觉

新生儿对不同味觉物质已有不同反应，半个月左右时对甜味做吸吮动作，露出愉快表情，对苦、酸、咸的物质则表示不安、皱眉、闭眼、恶心。3～4个月婴儿对食物的微小改变已能区分。

4.皮肤觉

皮肤觉(包括温、痛、触觉)是最早出现的感觉。新生儿触觉已很发达，当身体不同部位受到刺激时就会做出不同的反应。新生儿皮肤对刺激的敏感性已接近成人。新生儿对冷热的感觉十分灵敏，3个月的小儿已能分辨33℃和31℃的水温。新生儿对痛觉反应较迟钝，第2个月起对痛刺激才表示痛苦。

### (二)运动的发育(动作能)

随着大脑皮质功能逐渐发育以及神经髓鞘的形成，小儿运动发育渐趋完善。运动发育的规律是:由上而下,由近而远,由不协调到协调,由粗大到精细。运动的发育可分大运动和细运动(精细动作)。

1.大运动

大运动包括抬头、翻身、坐、爬、立、走、跑等方面。小儿大运动发育程序如下:

新生儿:俯卧位能将脸从一边转向另一边以避免窒息。仰卧位可出现颈紧张姿势。

1个月:能俯卧位抬头片刻。

2个月:能俯卧抬头45°,从仰位拉至坐位,头后仰。

3个月:俯卧位抬头90°,垂直位能抬头,但控制尚不稳定,出现头晃动。

4个月:仰卧头向中央,四肢对称;俯卧抬头高,并以肘支撑抬起胸部。

5个月:腰肌继颈肌发育,能直腰靠背坐。

6个月:已能用下肢支持身体,喜欢扶腋下跳跃。

7个月:会翻身,俯卧位能向左右旋转追逐物体。

8个月:长时间稳坐,开始学爬。

9个月:扶着栏杆能站立。

10个月:会自己从座位攀栏站起。

11个月:会扶栏行走或牵着一手走。

12个月:会独立片刻,约1/4小儿能独自行走。

15个月:一般小儿都会独走,会蹲下拣物。

18个月:行走快,很少跌跤,会自己扶栏一次一级地上楼梯,会倒退行走数步。

2岁:能跑。

3岁:双足交替登楼。

4~5岁:会单足跳,能奔跑。

2.细运动

细运动是指手及手指的功能,如取物、搭积木、绘图、扣纽扣等。视觉的发育是细运动发展的必要基础。新生儿手接触物体时出现握持反射。3个月左右随着握持反射消失,出现了主动抓握。5~6个月以后出现了以视觉为线索的抓握,并进而出现手、眼及其他部位肌肉的协调。手的功能发展也有成熟过程:①先用手掌尺侧握物,后用桡侧,再用手指。②先会用4个手指以一把抓方式取物,后用拇指与食指钳取。③先会抓握,后能主动放松。小儿细运动发育程序如下:

出生至2个月:紧握触手物。

2个月:能短暂留握如摇荡鼓一类物体。

3个月:两手放松,常拉自己的衣服及大人的头发。

4个月:两手在胸前玩弄,见到新鲜物体两臂会活动起来。

5个月:手伸向物体,碰到时会随手抓起。

6个月:双手能各拿一块边长2.5cm左右的方木。

7个月:可在两手间传递玩具。能用4个手指一把抓的方式取到小糖丸。

8个月:出现捏弄、敲打及抛掷玩具的动作。

9 个月:伸出食指拨弄小物件。此时拇、食指能配合用钳形动作摘拿小丸,但近尺侧腕部仍贴住桌面。

12 个月:拇、食指用钳形动作取小丸时已不需尺侧腕部的支持,称为“垂指摘”。

15 个月:试搭方木 2 块。能将小丸放入小瓶中。

18 个月:搭方木 3～4 块。会将小丸从瓶中倒出以取得小丸。开始会用笔在纸上乱画。

2 岁:搭方木 5～6 块。会模仿画竖线、横线。会逐页翻书。

2.5 岁:搭方木 8 块。会穿上短裤和便鞋。

3 岁:会模仿用 3 块方木“搭桥”,串木珠,解纽扣。会画“圆圈”“十”字。

4 岁:会画方形。

5 岁:会画人。

6 岁:会画三角,能折纸。

7～8 岁:会画菱形,能做手工、泥塑。

**(三)语言的发育(语言能)**

语言是人类所特有的一种高级神经活动形式,是表达思维和意识的一种形式。小儿语言的发育除受语言中枢控制外,还需要正常的听觉和发音器官。语言能分理解和表达两方面。小儿学语是先理解而后表达,先会发语音而后会用词和句。在词的理解应用上,先是名词而后为动词、形容词、介词。语言能力发展程序如下:

新生儿出生时能大声啼哭。

1 个月:能发很小喉音。

2～3 个月:能发 a(啊)、o(喔)等元音。

4 个月:在愉快的社交接触中能大声笑。

6～7 个月:发唇音,并能将元音与辅音结合起来,如 ma、da 等。

8 个月:常重复某一音节,如 ma-ma、da-da、ba-ba 等。

8～9 个月:能区别大人语气,对大人的要求有反应,如“拍手”。能模仿发 ma、ba 等音。

12 个月:懂得某些物体的名称,如“灯灯”“鞋鞋”“帽帽”,并会用手指出。同时还知道自己的名字。约半数 12 个月的小儿能有意识叫“爸爸”“妈妈”。

18 个月:能说 10 个左右有意义的词。会指出身体各部分。

2 岁:会说 2～3 个词构成的简单句。能说出身体各部分的名称。

3 岁:词汇增加很快。能说出姓名、性别,懂得介词(如上、下),能唱简单的儿歌。

4～5 岁:能听懂全部说话内容,能简单地叙说一件事情及讲故事。这年龄的特点为喜欢提问。

6 岁:说话流利,句法正确。

语言的发育是在第一信号系统基础上形成的,是小儿高级神经活动进入一个质变的阶段,语言发育加深了认识、理解、推理,使小儿智力更进一步发展。语言发育重要时期在生后 9～24 个月,应早期进行语言训练。

**(四)对周围人和物的反应(应人能、应物能)**

包括对周围人和物的反应和交往的能力以及独立生活能力。应人能、应物能是随年龄增长而逐渐发展的。其发展程序如下：

新生儿：对周围较淡漠，反复逗引方有反应。对强光反应较快。

1个月：喜欢看熟悉人的脸和颜色鲜艳的物体。

2个月：双眼会追随移动的物体，会注意母亲的脸，开始微笑。

3个月：认识母亲。

4个月：逗引时能发出笑声，能主动以笑脸迎人，母亲离去或不在时会表现不愉快。

5～6个月：能区别熟人和陌生人，喜欢做用手帕遮脸的游戏。会向镜中人微笑。能抚摸或抱着奶瓶。

7～8个月：能注意周围人的行动与表情。能体会说话人的语调，如大人用斥责语调说"不许动"，小儿可出现恐惧表现或马上停止动作。

9～10个月：能模仿成人动作，会招手表示"再见"，对外人表示疑惧。

12个月：对人有爱憎之分，能配合大人穿衣。

18个月：会用语言或手势表示要求，会表示大小便。

2岁：能自己用匙吃饭，动作准确，但吃不干净。基本能控制大小便。能听懂命令，执行简单任务。

3岁：会参加其他孩子的活动，会洗手。

4岁：好奇心强，求知欲强，不断提问。能自己上厕所，脱衣服。

5～6岁：喜欢集体游戏，常扮演想象中的角色，会做简单的家务劳动如抹桌、扫地等。

小儿中枢神经系统一切功能活动的发育，虽以神经、肌肉和骨骼系统正常发育为前提，但外界环境条件、训练和教养起着重要作用。多让小儿接触外界环境，加强教养、训练，会对小儿神经、精神的发育有促进作用。

#### (五)神经反射的发育

新生儿一出生即具有某些先天性反射活动，并持久存在，如觅食、吸吮、吞咽反射，对疼痛、寒冷、强光亦有反应。婴儿的暂时性反射如拥抱反射、紧张性颈反射、踏步反射、握持反射，以后随着小儿发育逐渐消退。一般握持反射和拥抱反射于3～4个月消失。腹壁和提睾反射于1岁时开始稳定，巴氏征在2岁时转阴。如这些反射在该出现时不出现，或应消失时不消失，特别表现出不对称时，常提示神经系统有异常。后天性反射(条件反射)是在先天性反射基础上随着大脑及各感觉器官的发育而产生的。小儿在出生后9～14d即出现第一个条件反射：母乳喂养儿9～14d开始，每当母亲刚一抱起小儿，乳头尚未放入小儿口中，小儿即出现吸吮动作。2个月起逐渐形成与视、听、味、嗅、触觉等感觉有关的条件反射。3～4个月开始出现兴奋性和抑制性条件反射。

### 三、小儿神经、精神发育的评价

为了检出小儿神经、精神发育是否异常，世界卫生组织提出可用动作发育和语言发育作为最简便的评定指标。运动方面如4个月时不能抬头，10个月不会坐，1岁不会站，1岁半不能走；语言方面如出生时哭声不洪亮，4个月不会微笑，6个月不会大笑，不能发出"啊"声，10个月不能发出"爸爸""妈妈"等复音，1岁半不会说单词均提示小儿神经、精神发育异常，应首先从环境因素和教养、训练等方面找原因，其次应探查有无神经系统器质性病变。

检查时可先参考小儿神经、精神发育进程表(表2-1)进行评价,如与该表偏离过大,可采用智能筛查方法。

**表2-1　小儿神经、精神发育进程表**

| 年龄 | 动作 | 语言 | 接触人物的反应(智力) | 感觉和反射 |
| --- | --- | --- | --- | --- |
| 新生儿* | 不协调动作 | 能哭叫 | 不能注视 | 有觅食、吸吮、吞咽、拥抱、握持等先天性反射,对疼痛、寒冷、强光有反应 |
| 1月* | 直立和俯卧位时能抬头 | 发出和谐的喉音 | 微笑 | 握持反射减弱,腹壁和提睾反射不易引出 |
| 2月* | 从俯卧位扶起时能仰头 | 发出和谐的喉音 | 注意人面和玩具 | |
| 3月* | 仰卧扶起时头不后垂 | 咿呀发声 | 认识奶头,头转向声源 | 握持反射可消失,屈肌张力高,克氏、巴氏征阳性 |
| 4月* | 坐头竖直,会翻身 | 大声发笑 | 抓面前物件 | 拥抱反射消失 |
| 6月* | 扶腋下能站立、跳跃、抱奶瓶 | 发单音,听到叫喊声有反应 | 伸手取物,能辨认生人 | |
| 7月* | 会爬,独坐,将玩具从一手换到另一手 | 能发出爸爸、妈妈等复音 | 能听懂自己的名字 | |
| 9月* | 坐稳,扶站 | 能听懂较复杂的词句,如再见等 | 见熟人要抱 | |
| 12月* | 能独立,但不稳,用拇指、食指捡物 | 能叫出物品名字,指出自己手指 | 能指出物件表示需要 | 吸吮反射逐渐开始消失,腹壁和提睾反射开始稳定 |
| 15月* | 走得稳,能蹲着玩 | 听懂一些日常用语 | 能叠2块方木 | |
| 18月 | 爬台阶,扶栏上楼 | 认识身体各部分 | 能表示大、小便 | |
| 2岁 | 能跑,会踢球 | 会说2～3字拼成的句子 | 能完成简单的动作,如戴帽 | 巴氏征阴性 |
| 3岁 | 会骑三轮车,会洗手、脸,脱衣服 | 说短歌谣,数3个数 | 认识画中物 | |
| 4岁 | 能爬梯子,会穿鞋 | 能唱歌 | 能分辨颜色 | |
| 5岁 | 能单腿跳,会系鞋带 | 开始认字 | 分辨4种颜色 | |
| 6～7岁 | 参加简单劳动 | 讲故事,开始写字 | 数几十个数 | |

*:世界卫生组织提出的衡量婴幼儿神经、精神发育主要动作和语言出现的月龄。

下面介绍几种常用的智能筛查方法:

### (一)丹佛发育筛选检查

丹佛发育筛选检查(DDST)在世界范围内广泛应用,我国也已进行标准化。DDST适用于出生至6岁小儿。共有105个项目,分属4个能区:①应人能力(个人—社会)——小儿对周围人们应答及料理自己生活的能力。②精细动作——包括手、眼协调,手指精细动作(摘小物体,画图,叠方木等)。③语言能力——听觉、理解及言语表达能力。④大运动(粗动作)——抬头、坐、站立、行走、跳等的能力。

DDST测验表顶边线和底边线有年龄标度,每一项目以自左向右排列的横条来表示(图

2-3)，4 个箭头所指之点，分别提示 25%、50%、75%及 90%的正常小儿能完成该项目的年龄。

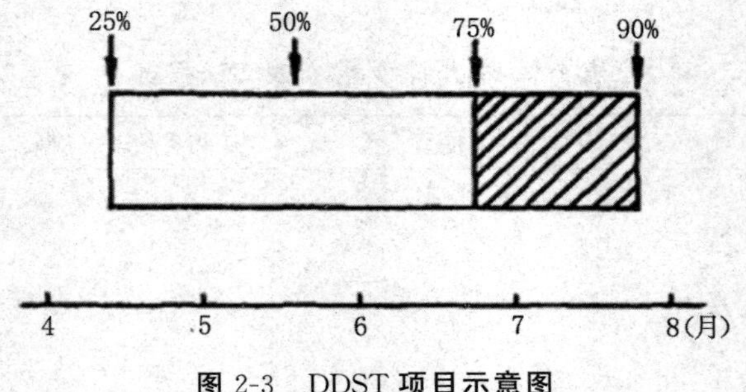


图 2-3 DDST 项目示意图

DDST 仅作筛查之用，筛查结果评为正常、可疑、异常、无法测定，评定主要根据“迟长”项目数。凡在年龄线以左的项目，如小儿失败称为“迟长”。本测验应用工具简便，操作时间约 20min，易为小儿接受。

20 世纪 70 年代原作者对 DDST 进行改进，称为 DDST-R，项目排列成阶梯式。90 年代针对 DDST 的不足再行修订，称为 Denver Ⅱ 儿童发育筛查量表，共有 125 个项目，语言能项目增加较多。

**(二)50 项测验**

50 项测验或称入学合格测验，操作方法简便，评分明确，可作为 4～7 岁儿童筛选方法之一。内容包括问题和操作两大类，共 50 题。具体有：①自我认识 13 项，指出身体部分，说出姓名等。②运动能力13 项，包括大运动及精细动作。③记忆能力 4 项，复述数字、句子、故事内容。④观察能力 6 项，指出图画中缺损、错误，拼图等。⑤思维能力 9 项，包括左右概念、日期概念、分析推理。⑥常识 5 项，认识颜色、几何图形、动物名称。每题 1 分，满分为 50 分。再以实际得分查得相应的能力商(采用离差法)。

**(三)绘人试验**

绘人试验是简单易行的儿童智力测试方法，可反映小儿的观察力、注意力、记忆力、空间和方位知觉及眼手协调等方面的能力。

工具简单，取一张图画纸，大小为 21cm×27cm，1 支铅笔及 1 块橡皮。让小儿画一张全身人像，不限时间。可用于 5～12 岁儿童，较适合的范围为 5～9 岁。根据所画人像评分(满分为 50 分)，再查出智商。

**(四)图片、词汇测试法**

图片、词汇测试法(PPVT)适用于 3.25～9 岁小儿，尤其对语言障碍、性格内向的儿童比较合适。我国修订本工具为 120 张图片，每张图片上有 4 幅不同的图画，由易到难。若 8 张中连续失败 6 次即停止，以最末一张的总数减去总错误数，即为总分，再算出智商。

**(五)瑞文测验**

瑞文测验原名“渐进矩阵”，是一种非文字智力筛查方法。现常用的是瑞文测验联合型，适用范围为5 岁至成人。测验有 6 个单元共 72 幅图，结果以智商表示。

**(六)0～6 岁发育筛查测验**

0～6 岁发育筛查测验(DST)适用于我国 0～6 岁小儿。该测验采用运动、社会适应及智力3个能区的模式,共120个项目。结果以智力指数(MI)和发育商(DQ)表示。

以上所介绍的智能筛查方法如第一次检查结果有问题应于2～3周后予以复试,复试时应更为慎重,选择更为适宜的时间和环境。如复试结果仍有问题,应采用智能诊断方法进行更详细深入地检查。目前国际上所推崇的智能诊断量表,婴幼儿为盖泽儿发育诊断法及贝利婴儿发育量表。学龄前期及学龄期阶段为斯坦福-比奈量表(S-B量表)及韦氏智力量表。后者包括学龄前与学龄初期(4～6.5岁)儿童智力量表(WPPSI);儿童(6～16岁)智力量表(WISC);成人智力量表(WAIS)。如肯定智力低下应转至有关专业科(心理、神经、视、听觉、遗传等科)做进一步检查和治疗。

## 第五节　心理行为异常

儿童在发育过程中出现行为异常较为多见,对儿童的健康发育影响很大。近年调研资料表明,我国少年儿童的行为问题检出率为8.3%～12.9%。儿童行为异常表现在儿童日常生活中,容易被家长忽略或被严重估计。因此,区别正常和异常行为非常必要。儿童的行为异常一般可分为:①生理功能行为异常,如遗尿、遗便、多梦、睡眠不安、夜惊、食欲不佳、过分挑剔饮食等。②运动行为异常,如咬指甲、磨牙、吸吮手指、咬或吮衣物、挖鼻孔、咬或吸唇、活动过多等。③社会行为异常,如破坏、偷窃、说谎、攻击等。④性格行为异常,如惊恐、害羞、忧郁、社交退缩、交往不良、违拗、易激动、烦闹、胆怯、过分依赖、要求注意、过分敏感、嫉妒、发脾气等。⑤语言问题,如口吃等。男孩的行为问题常多于女孩,男孩多表现为运动与社会行为问题,女孩多表现为性格行为问题。儿童行为问题的发生与父母对子女的期望、管教方式、父母的文化、学习环境等显著相关。多数儿童的行为问题可在发育过程中自行消失。常见的儿童行为异常有以下几种:

### 一、屏气发作

屏气发作是指儿童因发脾气或需求未得到满足而剧烈哭闹时突然出现呼吸暂停的现象。多发于6个月至3岁的婴幼儿,5岁前会逐渐自然消失。呼吸暂停发作常在情绪急剧变化时,如发怒、恐惧、剧痛、剧烈叫喊时出现。常有换气过度,使呼吸中枢受抑制。哭喊时屏气,脑血管扩张、脑缺氧可有昏厥、口唇发绀、躯干四肢挺直,甚至四肢抽动,持续0.5～1min后呼吸恢复,严重者可持续2～3min以后逐渐减轻。必要时可用苯巴比妥钠减少发作,症状缓解,全身肌肉松弛而入睡,1d可发作数次。这种婴儿性格多暴躁、任性、好发脾气,应加强家庭教养,遇矛盾冲突时应耐心说理解释,避免粗暴打骂,尽量不让孩子有发脾气、哭闹的机会。

### 二、吮手指癖、咬指甲癖

吮手指癖、咬指甲癖是指儿童反复自主或不自主地吸吮手指或咬指甲的行为。3～4个月后的婴儿正常会吸吮手指尤其是吮拇指以安定自己,这是一种生理现象,常发生在饥饿和睡前,多随年龄增长而消失。但1岁以后小儿因心理上得不到满足、精神紧张、恐惧焦急、未获父母充分的爱抚,又缺少音画玩具等听视觉刺激,孤独时便吮手指、咬指甲自娱,渐成习惯,独自读书或玩耍时也常发生,直至年长时尚不能戒除。长期吮手指可影响牙齿、牙龈及下颌发育,致下颌前突、齿列不齐，妨碍咀嚼。咬指甲行为因经常发生，使指甲凹凸不平，不能覆盖指端，少数重者将指甲和指甲周围皮肤咬破，严重者可合并感染如甲床炎、甲沟炎，有的甚至致整个指甲脱落或变形。对这类孩子要多加爱护和关心，消除其抑郁孤独心理。当吮拇指或咬指甲时，应将其注意力分散到其他事物上，鼓励小儿改正坏习惯，切勿打骂、讽刺，使之产生自卑心理；对于较严重的行为可采用厌恶疗法，即手指上涂辣椒水、辣酱等或戴手套，经过儿童吸吮时厌恶刺激的多次训练，可减轻吸吮手指、咬指甲行为。亦可采用习惯矫正训练法：当患儿想咬指甲时，家长立即握住患儿手。

## 三、遗尿症

正常小儿在2～3岁时已能控制排尿，如在5岁后仍发生不随意排尿即为遗尿症，大多数发生在夜间熟睡时，较少发生在白天。遗尿症可分为原发性和继发性两类。原发性遗尿症较多见，多半有家族史，男多于女，无器质性病变，多因控制排尿的能力迟滞所致；继发性遗尿症大多由于全身性或泌尿系疾病，在原发疾病处理之后症状即可消失。原发性遗尿发生频率不一，可以每周1～2次或每夜1次、甚至1夜数次不等。疲倦、过度兴奋或紧张、情绪波动等可使症状加重。约50%患儿可于3～4年内发作次数逐渐减少而自愈，也有一部分患儿持续至青春期或成人，往往造成严重心理负担，影响正常生活与学习。原发性遗尿症的治疗首先要取得家长和患儿的合作，建立信心，坚持训练，指导家长安排适宜的生活制度和坚持排尿训练，绝对不能在小儿发生遗尿时加以责骂、讽刺、处罚，否则会加重患儿心理负担。午后应适当控制入水量，使排尿间隔逐渐延长；睡前不宜过度兴奋，排尿后再睡，熟睡后父母可在其经常遗尿时间之前唤醒，使其习惯于觉醒时主动排尿。常用治疗药物为去氨加压素(DDAVP)，属抗利尿药，100μg/次，晚饭前口服，疗程3～6个月。

## 四、儿童习惯性擦腿综合征

儿童习惯性擦腿综合征是儿童反复用手或其他物件擦自己外生殖器而引起兴奋的一种行为障碍。在儿童中并不少见，女孩与幼儿更多见。多随年龄增长而逐渐自行缓解。儿童智力正常，发作时神志清醒，多在睡前、醒后或玩耍时发作，可被分散注意力而终止。常表现为双腿内收摩擦双腿，或将被子枕头等塞到两腿中间。女孩喜坐硬物，手按腿或下腹部，双下肢伸直交叉夹紧，手握拳或使劲抓住东西；男孩多表现俯卧在床上、来回蹭，或与女孩类似表现。女孩发作后外阴充血，分泌物增多或阴唇色素加重；男孩阴茎勃起，尿道口稍充血，有轻度水肿。有人认为儿童擦腿综合征是因外阴局部受刺激形成的反复发作习惯，亦有人认为与儿童性激素水平紊乱有关。使患儿生活轻松愉快，解除心理压力，鼓励其参与各种游戏活动等心理行为治疗是公认的必要措施。发作时以有趣事物分散儿童的注意力，睡前让儿童疲倦以很快入睡，醒后立即起床等均可减少发作机会。

## 五、注意力缺乏多动症

为学龄儿童中常见的行为问题。主要表现为注意力不集中、多动、冲动行为，常伴有学习困难，但智能正常或接近正常。男孩发生率明显高于女孩。病因尚不清楚。

# 第三章　儿童保健学

## 第一节　儿童保健发展史

### 一、命名的由来

最初中国“儿童保健”的称谓由来或中国“儿童保健”命名的由来可能与20世纪50年代学习苏联医学模式有关。且长期以来国内对儿童保健的英文翻译也未统一，有直译为“Child Health Care”，或意译为“Primary Child Care”。1988年中华医学会儿科学分会成立儿童保健学组，儿童保健专业才正式被中国儿科界接纳。

多年来除儿童保健专业外，中华医学会儿科学的其他专业都有与国际儿科学对应的专业，如儿科血液专业、儿科心血管专业、新生儿专业等。查阅近年来美国儿科的发展情况，发现有了一些改变，增加与我国儿童保健工作内容相近的专业。如马萨诸塞州儿童医院北岸医学中心成立儿科基础保健专业，负责健康的或疾病婴儿至青少年的保健，如预防接种、早期发育筛查测试、体格检查、青少年综合保健服务以及儿童哮喘和过敏的专业指导，参加儿科基础保健的医生需要通过儿科或家庭医学的严格考试。同时，也出版相关书籍，如Catherine E.Burns主编的*Pediatric Primary Care*（2013年第5版）。可见儿童保健专业已逐渐被国际认同，时代的要求使儿童保健专业成为一门独立的学科。

### 二、发展史

新中国成立后的儿童保健事业发展有很强的历史特点，分为3个阶段。

#### （一）第一阶段

儿童生存保障，为儿童保健初级阶段。20世纪50—70年代传染病肆虐中国儿童生命，如50—60年代婴儿死亡率为157‰～150‰。当时儿童健康的主要任务是改善儿童生存环境，与贫困、落后、疾病斗争。因此，中国的儿童保健发展起步于儿童疾病的预防。传染病管理、预防接种、新法接生成为当时卫生工作的基本任务。20世纪50年代初原卫生部（现国家卫生和计划生育委员会）在北京成立了“中央妇幼保健实验院”，主要任务是防治传染病；防治疾病的同时，逐渐意识到预防疾病的关键是加强儿童体质，开始在北京地区建立实验地段，包括建立儿童健康卡、托幼机构管理，初步开展儿童卫生保健、营养和体格锻炼，获得经验后曾向全国推广。通过新法接生、预防接种、抗生素的应用、妇幼卫生机构的成立等措施，使儿童死亡率显著下降和营养不良状况明显改善。中国儿童保健机构的发展主要在1958—1962年期间（第二个五年计划），1958年前城市儿童保健所仅10个，1965年已发展到40个，1958年儿童保健院（所、站）达4315个。

早期中国儿童保健的前辈均出自儿科界的泰斗，如上海医科大学复旦儿科医院院长陈翠贞教授曾在1950年《中华儿科杂志》创刊号的编者言中明确指出“本志创刊之目的，在阐扬科学，鼓励学术研究；推广保健学识，促进儿童健康，中华儿科学会职责所在，义不容辞。儿科医师与保健事业关系甚大，应肩起促进我国儿童与民族健康之重任……”。1954 年陈翠贞教授亲自领导建立上海医科大学复旦儿科医院儿童保健科，开设儿童保健门诊，开展地段和幼托机构的儿童保健，制订各种儿保工作规范，成为国内较早的儿童保健实施和教学基地。1950 年宋杰教授发表内容较全面的“健康婴儿检查”，已涉及儿童体格生长、营养、生活习惯、预防接种、与人交往、适应环境等丰富内容。1951 年余鼎新教授开始在我国引进 Wetzel 生长发育表监测营养不良婴儿。1952 年叶恭绍教授发表儿童保健专著“儿童生长发育的规律”，用体格生长、儿童生长标准、动作发育、语言发育、情绪发育阐明儿童生长的连续性。20 世纪 70 年代已有中国儿童保健的雏形内容，但由于历史的原因中国儿童保健停滞发展 10 年。

**(二)第二阶段**

20 世纪 80—90 年代为儿童保健发展阶段。儿童保健从儿童生存向提高质量发展，与社会经济文化发展同步开展儿童保健的国际交流、应用先进技术，使以儿童生存、保护和发展为目标的初级儿童保健事业显著改善。1976 年以后一批积极推进儿童保健工作的前辈，如北方的薛心冰、林传家、王丽瑛、张璇、李同、魏书珍、叶恭绍等教授，南方的郭迪、刘湘云、宋杰、钱情、余鼎新等教授，西南的樊培录、郑德元、郑惠连等教授，开始组织各种基层培训活动。20 世纪 80 年代世界卫生组织(WHO)与联合国儿童基金会(UNICEF)的资助项目让中国儿科界的前辈们有机会出国学习，同时迎来前所未有的与国际合作发展机遇，使国内儿童保健工作逐步与国际儿童健康发展内容接轨，如人乳喂养、生长监测、疾病防治等基础措施。为提高专业水平，前辈们深知需要有专业人员和相应组织。1977—1978 年各大城市医院儿童保健科先后成立。部分大专院校建立儿童保健教研室，承担儿科学中有关儿童生长、发育的教学、科研任务。至今已有 15 所大专院校设立儿童保健教学内容，承担不同层次儿童保健教学。全国有 15 个儿童保健硕士授予点，8 个儿童保健博士授予点。

儿童保健的前辈们在中国儿童保健发展的早期就意识到儿童健康不仅仅是指身体没有疾病，还需要心理行为健康。1978 年上海市儿童医院宋杰教授应用盖泽尔等人的智能诊断法、丹佛智能筛选检查及韦氏学龄前儿童智能发育进行调查研究工作，并制定出我国城市 6 岁以下儿童行为和智力发育标准。郭迪教授是中国儿童行为心理发育研究的先知之一，第一个开展儿童智能测试全国合作课题研究，引进国外多种儿童心理行为测试方法，奠定中国儿童行为心理发育发展的基础。近 30 年来随着人们生活水平的提高，儿童疾病谱发生改变，儿童神经心理行为发育问题逐渐显露，各地纷纷因临床实践的需要在儿童健康常规检查中设立发育筛查，部分地区与医院开展相关门诊。儿童保健专业内有一群对儿童神经心理行为发育感兴趣的医生开始投身于儿童发育与行为的临床工作与研究，学术活动频繁开展。这样，中国儿童保健从 30～40 年前以保障儿童生存为主的初级保健阶段，逐渐进入儿童健康全面发展的二次卫生革命阶段。

儿童保健专业进入中国儿科学也是 20 世纪 80 年代的事件。1988 年、1989 年中华医学会儿科学分会儿童保健学组和中华预防医学会儿童保健分会相继成立，90 年代后各大城市陆续成立儿童保健学组。1989 年郭迪教授、刘湘云教授主编第一部较系统的儿童保健学参考书出版，1999 年、2005 年二次修订再版，在儿童保健知识更新迅速、交叉学科越来越多的基础上

2011年第4版问世。为适应大专医学院校开设有关教学内容，1992年郑惠连教授主编的第一部儿童保健学全国高等医学院校教材出版，2009年再版。2012年是中国儿童保健杂志创刊20周年，为中国从事儿童保健事业的基层专业人士提供发表文章的平台。

### （三）第三阶段

新时期儿童健康问题控制与国际社会接轨阶段。快速经济出现的工业化、城市化、现代化和全球化给儿童健康带来新的问题，包括环境、社会、行为和生活方式的对儿童健康的影响。如传染病的威胁依然存在，包括已得到控制的传染病回升以及新的传染病的出现；慢性非传染性疾病在儿童疾病发病率和死亡率中构成比疾病增加，如损伤和中毒、肿瘤、先天畸形、慢性呼吸道疾病和神经系统疾病；儿童精神和卫生问题，包括对处境困难儿童的特殊照顾；成人疾病的儿童期预防，如宫内发育不良、超重/肥胖与成人期代谢综合征；环境因素对儿童健康的影响，包括自然环境和社会环境。因此，21世纪后的儿童保健与国际社会接轨，进入一个全新的阶段，强调儿童保健以早期发展为主，以提高儿童身心素质为重点。

现代科学与文明的进步使儿童保健成为各国卫生工作的重要内容之一。为使全世界儿童人人都健康，个个都有更好的未来，WHO与UNICEF采取了系列重大决策和部署。1990年联合国召开世界儿童首脑会议，中国政府和参会的各国首脑签署了《儿童权利公约》以及《儿童生存、保护和发展世界宣言》。1991年经全国人大批准，中国成为儿童权利公约的签约国。《中国儿童发展纲要(2011—2020)》也明确提出了儿童发展的目标、任务和措施。这样，中国儿童保健发展目标一儿童优先和儿童生存、保护和发展得到国际、国内的政策支持。

## 三、我国儿童保健状况

### （一）完善的儿童保健网

为解决当时农村缺医少药的现状，从1949年新中国成立到20世纪80年代初我国逐渐建立健全县、乡、村三级医疗卫生组织。目前我国三级医疗卫生组织已从农村扩展到城市，逐步达到配套齐全、功能完备、运转协调的医疗卫生服务体系，即以县妇幼保健院或综合性医院为龙头、社区卫生服务中心或乡卫生院为枢纽、社区或村卫生室为网底的三级城乡医疗预防保健网，开展综合实施医疗、预防及保健等各项卫生工作措施，在防病治病、促进基层健康水平的提高取得了显著成就。中国的医疗预防保健网的建立得到WHO和各国卫生组织的赞扬。

三级儿童保健网是农村医疗卫生服务体系的重要部分，是各项儿童保健措施得以成功推广的组织保障。各级儿童保健网有明确的服务功能，如县妇幼保健机构承担对社区卫生服务机构、乡(镇)卫生院和其他医疗机构技术指导、业务培训和工作评估，协助开展儿童保健服务；乡(镇)卫生院、社区卫生服务中心掌握辖区内儿童健康基本情况，完成辖区内各项儿童保健服务与健康状况数据的收集、上报和反馈；对村卫生室、社区卫生服务站的儿童保健服务、信息收集、相关监测等工作进行指导和质量控制；村卫生室和社区卫生服务站在在上级指导下，开展或协助开展儿童保健健康教育和服务，收集和上报儿童保健服务与健康状况数据。20世纪90年代以来建立的儿童保健三级网使我国儿童保健管理率覆盖率逐年上升，2005年城、乡＜7岁儿童保健管理率达82.3%与69.7%，2009年＜7岁儿童儿童保健管理率平均已达80%。三级儿童保健网使政府的各项儿童保健措施得以执行与推广，可使大多数儿童获得定期健康检查、生长监测、疾病的早期筛查，有利与疾病预防与儿童健康生长。儿童保健三级网的建立保证高的预防接种率，显著降低和控制严重传染病的流行。如20世纪60年代初中国向全世界宣布消灭了天花，比世界消灭天花提早了19年。2011年中国7种疾病（卡介苗、百日咳、白喉、破伤风、脊髓灰质炎、麻疹、乙型肝炎）疫苗接种已覆盖99%以上的婴儿。

**（二）中国儿童生存状况**

UNICEF采用的新生儿死亡率（NMR）、婴儿死亡率（IMR）和5岁以下儿童死亡率（U5MR）是国际社会公认的反映一个国家或地区儿童健康状况的指标。自新中国成立以来，我国新生儿死亡率、婴儿死亡率和5岁以下儿童死亡率逐年下降。1990年至2011年，5岁以下儿童死亡率从49‰下降到15‰，降低了69%；新生儿死亡率从33.1‰下降到9‰；婴儿死亡率从39‰下降到13‰。5岁以下儿童死亡率的明显下降，充分反映了我国社会的进步和经济的发展。UNICEF将193个国家的5岁以下儿童死亡率从高到低排序。中国5岁以下儿童死亡率逐年的下降，使中国在193个国家排序从2003年的第85位（39‰）上升到2009年的105位（24‰），2011年达115位（15‰），接近发达国家水平。即2003—2011年中国5岁以下儿童死亡率8年来降低60%以上，在193个国家排序中提升30位，显示近年来我国儿童健康状况显著改善。

中国5岁以下（U5MR）儿童主要死因已由上世纪的肺炎和腹泻等感染性疾病转变为早产或低出生体重和出生窒息等与产科技术有关的新生儿疾病。从U5MR死因顺位变化可见意外伤害发生率和死亡率逐年上升，对儿童的生命与健康构成严重威胁，但意外死亡是一种可避免的死亡。因此，降低U5MR的关键一是降低婴儿和新生儿的死亡，尤其是出生未满1周新生儿的死亡；二是降低意外死亡。

**（三）中国儿童生长状况**

儿童的生长发育是儿童健康重要领域。保障、促进儿童的生长发育将成为儿童保健越来越重要的任务。营养是儿童健康的基本保障，儿童体格发育状况可最直接、最简单地反映儿童营养状况。1995—2000年UNICEF、WHO的资料显示我国<5岁儿童中10%为中、重度低体重，17%为中、重度矮小，2003—2009年分别下降至7%、15%，2007—2011年降至4%。2007—2011年<5岁儿童中的10%为生长迟缓，3%消瘦。1975年、1985年、1995年、2005年连续4次全国大规模的7岁以下儿童体格发育调查结果显示1975—2005年城市和郊区男女儿童体重、身（长）高均显著增长。如6～7月龄城市和郊区男、女童平均体重分别增长0.53kg、0.51kg和0.78kg、0.74kg，身长分别增长1.7cm、1.4cm和2.4cm、2.2cm；6～7岁龄城市和郊区男、女童平均体重分别增长3.26kg、2.88kg和2.68kg、2.68kg，身长分别增长5.3cm、5.0cm和7.6cm、7.5cm。2005年我国儿童体格发育的参照标准已接近或部分超过WHO参考标准。1975—2005年4次全国范围的儿童体格发育调查资料显示我国儿童的体格生长状况不断改善，提示我国儿童的线性生长潜力逐渐充分发挥，也是我国儿童体格生长水平达到历史上最好的时期的有力证据之一。

我国儿童仍然存在不同程度营养不良问题，包括营养不足和营养过度双重负担。1992年中国居民营养与健康状况调查结果显示5岁以下城市儿童生长迟缓发生率为19.1%，2002年降至4.9%，农村儿童生长迟缓发生率从35.0%降至17.3%；1992年5岁以下城市儿童低体重发生率为10.1%，2002年降至3.1%；农村儿童低体重发生率从20.0%降至9.3%，提示我国儿童的营养状况和生长发育还存在着明显的城乡差别和地区差别，农村儿童营养不足高于城市3～4倍。2013年UNICEF的资料报道2007—2001年中国儿童中、重度超重为7%。因此，儿童营养不足、促进儿童的生长发育是农村和边远地区主要问题，预防儿童营养过度是较发达的城市地区较突出的问题。

## 第二节　儿童保健目标

21世纪儿童保健的目标是促进或改变儿童健康轨道，包括生命初期的健康准备、生长过程中的健康保护以及健康促进。儿童保健研究的基本内容涉及儿童健康的全过程，包括体格生长发育、营养、神经心理行为，是控制疾病的第一道防线。

儿童保健研究方法有别于微观的疾病研究，尤其适合采用流行病学的研究方法。流行病学最基本的方法学框架有助儿童保健工作者进行前瞻性的随访观察，评估干预效果，不断修正和优化服务技术。

儿童保健的发展方向包括儿童体格生长资料的积累、个体化的儿童营养处方儿童心理、行为发育研究与环境安全与儿童健康。

### 一、儿童保健目标及研究范围

#### (一)儿童保健目标

医学模式由传统的生物医学模式向生物一心理一社会医学模式的转变，改变了人们的健康观和疾病观。进入21世纪以来，儿童健康的基本概念已转变为使儿童处于完好的健康状态，保障和促进生理、心理和社会能力充分发育的过程。美国国家医学院(IOM)、美国国家科学研究委员会(NRC)定义儿童健康为：①儿童个体或群体能够发展和实现其潜能。②满足儿童的需要。③使儿童能成功利用生物学的、自然界的和社会环境发展儿童的能力。健康在人的生命历程中发展是一个人的健康轨迹。因此，21世纪儿童保健的目标是促进或改变儿童健康轨道，包括生命初期的健康准备、生长过程中的健康保护以及健康促进。

儿童健康轨迹有关键时期，健康发展关键时期因基因与环境的相互作用使儿童有不同的健康发展结果。因此，有效的健康促进策略可降低危险因素，有益健康发展。影响健康的危险因素有母亲抑郁、贫困、缺乏卫生服务、家庭不和睦，健康促进策略包括父母受教育、情绪健康、有文化(能给儿童阅读)、有教养，儿童有卫生服务、能参加学前教育等等。

#### (二)儿童保健的研究范围

儿童保健涉及儿童健康的全过程，控制儿童高死亡率、降低发病率保障儿童生存，尽可能消除各种不利因素，保护和促进儿童身体、心理和社会能力的充分发展，使儿童健康进入成人期。因此，疾病控制的第一道防线是保健。按《儿童权利公约》第一部分第一条关于儿童的定义"儿童系指18岁以下的任何人，除非对其适用之法律规定成年年龄低于18岁"，中国儿童保健对象由婴儿扩展到3岁内婴幼儿，现已逐步开展0～18岁儿童的保健。

儿科学是临床医学中唯一以人的生命发展阶段(年龄)划分的学科，其中儿童保健又是儿科学中最具特色的学科之一，属临床医学的三级学科。儿童保健内容涉及临床儿科学、发育儿科学、预防儿科学、社会儿科等多学科知识。

生长发育是儿童生命过程中最基本的特征。发育儿科学是研究儿童体格生长和神经心理发育规律的一门学科，是儿童保健学的核心学科。儿童为弱势人群，易受疾病、环境等各种不良因素影响造成身心损伤。研究儿童体格生长和神经心理发育规律、影响因素和评价方法，保证和促进儿童身心健康，及时发现生长发育偏离，给予必要的干预处理是儿童保健学的重要的基础组成部分。

预防儿科学是研究提高儿童生命质量的学科，根据疾病发展的规律采取预防措施，防患于未然。近年来医学模式已逐渐从生物医学模式向生物、心理、社会医学模式转变，扩展的预防内容除预防器质性疾病和精神心理、行为问题等，还涉及预防社会、环境等因素所致疾病。预防儿科包括三级：一级预防或基础预防，是疾病发生前的干预、促进性措施，如健康教育、营养、环境保护、心理卫生、预防接种、母亲孕期用药指导等。二级预防是未出现疾病症状前的干预措施，及早发现偏离或异常，包括定期体格检查、生长监测、疾病早期筛查（如新生儿遗传代谢性疾病筛查、听力筛查、语言发育障碍筛查、视力筛查、运动发育障碍筛查、贫血筛查、血铅筛查等）、产前检查，目的是疾病早期阶段诊断、干预与治疗，避免严重后果（如治疗先天性甲状腺功能减低症预防精神发育迟滞）。三级预防即彻底治疗疾病，防止并发症和后遗症，争取全面康复，包括家庭护理、心理治疗和促进功能恢复等措施。预防儿科学是儿童保健学的主要内容。目前，中国儿童保健由单一的传染性疾病预防管理到儿童体格发育、系统疾病筛查与防治，包括体格生长疾病、营养性疾病、心理行为疾病、新生儿疾病、听力及视力疾病、口腔疾病。因此儿童保健涉及的专业也从儿童生长发育、儿童营养、流行病学，逐步扩展到儿童传染病、儿童神经学、儿童心理学、新生儿学、儿童免疫学、儿童皮肤学、儿童五官学、环境医学、青春医学、遗传学、伤害医学等多学科。

社会儿科是建立从关注个体儿童到社区所有儿童的理念，认识到家庭、教育、社会、文化、精神、经济、环境和政治的力量对儿童健康有重要意义作用；将临床实践与公共健康原则中有关儿童保健内容结合；充分利用社区资源与其他专业人员、媒介，父母合作，以获得理想的、高质量的儿童服务。完整的儿科学应是儿科医生的专业知识与社会责任的结合。儿童保健医生面对不同年龄的儿童和不同的家长，需要鉴别疾病，回复、解释儿童和家长的各种生理的、非生理的问题，这是儿童保健专业艺术不同于其他儿科医生的闪光之处。社会儿科是儿童保健的工作范围。

临床儿科学研究儿童疾病发生发展规律、治疗和预后，主要研究疾病的发生发展机制，以个体儿童为主，属三级预防内容。临床儿科学是儿童保健学的基础学科，儿童保健是临床儿科学的基础内容。有丰富临床儿科经历的儿童保健学专业医生在临床实践中可表现较强的疾病鉴别与处理能力，具有较好发展潜力。

儿童保健学是预防儿科学与临床儿科学在新的生物－心理－社会医学模式下整合的新学科，以预防为主、防治结合，群体保健干预和个体保健服务相结合，包括一级、二级预防和部分三级预防内容，关注儿童的整体发展，内涵在实践中不断拓展。为满足社会需求和学科发展，各儿童保健亚专业的发展应在体格生长发育、营养、神经心理行为等基本的内容基础上侧重发展，但亚专业不能替代儿童保健学科的建设。

## 二、儿童保健工作方法及特点

儿童保健工作的目的是促进或改变儿童健康轨道，包括生命初期的健康准备、生长过程中的健康保护以及健康促进，服务对象是儿童个体，但我国儿童保健的优势是儿童人群大，良好的三级工作网有利于开展多中心研究。同时，儿童保健研究方法适合采用流行病学的研究方法，有别于微观的疾病研究。流行病学最基本的方法学框架也有助儿童保健工作者进行前瞻性的随访观察，评估干预效果，不断修正和优化服务技术。流行病学研究方法主要分为观察性研究和实验流行病学，儿童保健工作者可根据研究内容与条件，选择适合的、可行的方法。

### (一)观察性研究

根据对照设计情况分为描述性研究(无对照)与分析性研究(有对照)两类。观察性研究与实验研究的主要区别是有无人为实施暴露因素的分配。

1.描述性研究

利用已有资料(如常规检测记录)或设计调查获得的资料(包括实验室检查结果、门诊调查、人群调查等)，按不同地区、不同时间及不同人群特征分组，描述人群中有关疾病或健康状况及暴露因素的分布情况。

描述性研究是流行病学研究方法中最基本的类型，其主要目的是通过对疾病或健康状态及其暴露因素的分布情况进行分析、归纳，初步了解导致疾病发生的可能因素以及对该病防治采取的措施及效果等，从而对所研究的问题提出假设，作为进一步研究的依据或起点。因此，描述性研究是其他研究方法的基础，所利用的数据资料必须真实可靠。

描述性研究包括横断面研究、纵向研究、生态学和病例报告等。横断面研究是儿童保健工作者最常使用的方法。

横断面研究：又称为现况研究，是在特定时间段与特定人群范围内开展调查，了解疾病或健康状况及其相关危险因素的分布特征。因收集所观察时点或时间段的资料，既不回顾过去的情况，也不追踪未来的情况，故又称为现况研究。因此，观察指标只能获得某一特定时间内调查群体中某病的患病率，也称患病率研究。

横断面研究根据研究目的确定研究对象，其研究对象包括人群整体，不需要将人群根据暴露状态或疾病状态先进行分组。研究重点关注的是在某一特定时点上或某一特定时期内某一人群中暴露及疾病的联系，特定时点可以是某个疾病的诊断时间，也可以是患者入院时间、出院时间等。横断面研究不能区分暴露与疾病发生的时间关系，因此不能直接推断因果关系；但如暴露因素是研究对象具有疾病发生前就存在的固有因素(如性别、种族、血型、基因型等)，且固有因素不因疾病发生而改变时，则横断面研究的结果可提供相对真实的暴露和疾病发生的时间先后顺序关系，有助进行因果推断。如果在同一人群中定期进行重复的横断面研究也可以获得发病率资料。

横断面的研究结果有助于了解儿童的健康和保健水平；确定某种疾病的高危人群，指出当前疾病防治和卫生防疫的主要问题及对象；对某种疾病重复开展多次横断面调查的结果可获得患病率的变化趋势，有助于考核干预措施的效果或评价相关因素的变化对儿童人群发病风险的影响。儿童保健研究中应用横断面研究方法最多，如我国原卫生部自 1975 年以来每 10 年开展的全国性儿童生长发育的调查，至今已累计 4 次；其他，如儿童贫血、佝偻病、食物过敏的患病率调查等。虽然疾病与影响因素处于同一时间点而无法得到因－果结论，但横断面研究可提供病因研究线索。如三聚氰胺污染奶粉与儿童泌尿系结石关联性的横断面研究，通过比较服用污染奶粉与未污染奶粉两组儿童中泌尿系结石的患病率，初步获得被三聚氰胺污染奶粉可能是引起儿童泌尿系结石的初步病因学线索，为进一步病因研究与干预研究提供依据。

2.分析性研究

观察所研究的人群中可疑病因或危险因素与疾病或健康状况之间关系的研究方法。分析性研究的主要目的是检验病因假设，估计危险因素与疾病的关联强度。根据研究的因果时序，分析性研究分为队列研究与病例对照研究。

(1)队列研究：将研究对象按是否暴露于某种因素或暴露的不同水平分组，追踪各组的结局，比较不同组间结局的差异，判断暴露因素与结局关联及关联程度的一种分析性研究方法称为队列研究。

队列研究的特征属于观察性研究方法，按研究对象进入队列时的原始暴露状态分组，暴露为客观存在因素，即非人为分配。研究过程在自然状态中进行，不进行任何干预。因研究暴露因素对疾病的影响，故队列研究需设立对照组，即无暴露因素的人群，比较暴露人群与无暴露因素人群的疾病结局。如 20 世纪 60 年代德国医生 Von Masselbach 教授在产科门诊前瞻性观察 350 位孕妇，其中 7 人为暴露组，即怀孕前半期曾服反应停，其余为非暴露组(对照组)。随访观察发现暴露组共有 3 名出生畸形婴儿，非暴露组无 1 例畸形婴儿出生。统计学分析显示 2 组差别具有统计学意义，得出孕早期服用反应停可能与婴儿畸形有关的判断。队列研究的设计决定研究方向是纵向的、前瞻性的，由“因”至“果”，即首先确认研究对象有暴露，再分别追踪暴露与对照组的结局。队列研究证实暴露与结局的因果关系力度强于横断面研究。队列研究可应用于研究儿童生长发育与疾病自然史，如通过长期随访一群儿童研究生长发育特点与规律；或观察和描述暴露于某种危险因素的儿童疾病发生、发展至结局自然过程，明确疾病自然病史。如芬兰、英国维特岛、丹麦、荷兰和挪威 5 个国家或地区采用出生队列研究获得确切的婴儿牛奶过敏发病率。队列研究是前瞻性研究，可用于探讨多种因素与多种疾病的关联，检验病因假设，如随访观察胚胎期营养不良与成人期非感染性疾病的影响。队列研究可评价预防效果，如观察母亲孕期补充叶酸预防神经管畸形作用的研究中对补充叶酸(暴露组)和未补充叶酸(对照组)的育龄期女性进行登记、随访，结果发现母亲孕期补充叶酸(暴露组)的胎儿神经管畸形发病率低于孕期未补充叶酸(对照组)胎儿，提示孕妇补充叶酸可降低胎儿发生神经管畸形的风险。

队列研究根据研究结局出现时间分为前瞻性队列研究和回顾性队列研究。前瞻性队列研究开始时无研究结局，据研究对象的暴露状况分组，随访观察一定时间获得研究结局。回顾性队列研究开始时已有研究结局，但需在过去某个时点暴露状况的历史资料基础上开展回顾性队列研究，完成研究结局的测量。如米杰教授团队进行的出生体重对成人期慢性病发病风险的研究方法即为回顾性队列研究。如在回顾性队列研究基础上再进行前瞻性随访研究对象为双向性队列研究。

(2)病例对照研究：是一种分析性研究方法。按研究对象是否患某病分为病例组与对照组，对照组与病例组在非研究因素(一般为年龄、性别等)之间要具有可比性，回顾性调查两组人群既往暴露于某个(些)因素的情况及暴露程度,以判断暴露因素与该病之间是否存在关联及关联程度。如 1948—1952 年 Doll 与 Hill 两名医生收集伦敦与附近 20 余家医院诊断的肺癌住院患者,每收集到 1 例肺癌患者,选同期住院的其他肿瘤患者为对照,要求年龄、性别、居住地区、经济情况等与肺癌组有可比性。回顾性调查收集两组人群吸烟史和吸烟量。经过比较两组人群既往吸烟情况,发现肺癌组吸烟的比例高于对照组,差别有统计学意义,推断吸烟可能与肺癌发生有关联,结果为病因研究提供证据。

病例对照研究方法属于观察性研究方法,研究对象分组是客观存在的,整个研究过程是在自然状态下进行的,无任何人为干预。对照选择是病例对照研究结果体现真实的因与果关联的关键。因病例对照研究是在疾病发生之后追溯假定的致病因素,故病例对照研究的因果论证强度比队列研究弱。

病例对照研究可用于检验病因假设、疾病预后因素以及遗传流行病学研究。病例对照研究适于研究病因复杂、潜伏期长的罕见病的危险因素研究。采用病例对照研究筛选和评价影响疾病预后的因素时,以发生某种临床结局者作为病例组,未发生该结局者为对照组,回顾性追溯影响 2 组不同结局的有关因素,通过对比分析确定影响疾病预后的主要因素,从而指导临床实践。如研究出生巨大儿(出生体重≥4000g)2 岁时的肥胖状态的影响因素,可以出生巨大儿为研究对象,将 2 岁时是否肥胖分为病例组和对照组,利用儿童保健记录或回顾调查收集生后两年的喂养、体格发育和疾病等因素,通过对比分析以发现影响出生巨大儿 2 岁时肥胖状态的可能因素。另外,遗传关联性研究或全基因组关联分析(GWAS)研究的设计多采用病例对照研究的原则。

**(二)实验流行病学**

据研究目的按设计方案将研究对象随机分为试验组与对照组,研究过程人为给试验组增加或减少某种处理因素,追踪随访该处理因素的结果,比较分析两组或多组人群的结局及效应差异,判断处理因素的效果。实验性流行病学是流行病学研究的重要方法之一,据研究目的和研究对象分为临床试验、现场试验和社区试验。临床试验适用于对治疗措施进行严格的效果评价,而现场试验和社区试验则适用于对儿童保健措施的实施效果进行评价。

1.临床试验

设计是以患者或健康志愿者为受试对象,施加或去除某种干预措施(如药物、检查方法、治疗手段等),追踪随访干预措施对受试对象健康状态或疾病的影响,并对干预措施的效果和安全性进行检验和评价。

临床试验为前瞻性研究,须直接追踪随访受试对象,同时施加一种或多种干预措施,有平行的试验组和对照组。临床试验在人体进行,因研究者将主动实施各项干预措施,受试对象需自愿参加研究,鼓励和劝说受试对象接受新的干预措施,或停用可能影响试验结果的药物或其他措施是不当的。

临床试验据研究对象分组方法分为随机对照临床试验(RCT)和非随机对照临床试验。随机对照临床试验要求研究对象随机分为试验组和对照组,结果更加真实可靠,但设计和实施复杂。非随机对照临床试验中研究对象因客观原因限制或伦理学问题而难以或无法实施随机分组,因此论证强度要低于随机对照临床试验,如非随机同期对照试验、自身前后对照试验、交叉设计对照试验、序贯试验及历史对照试验。

临床试验可用于临床疗效与安全性评价、疾病预后研究以及病因验证。如新药物及治疗方案效果与安全性实验，RCT 被认为是临床疗效评价的金标准。疾病预后指疾病发生后的结局，疾病治疗后的转归包括治愈、缓解、迁延、慢性化、恶化、复发、残疾、发生并发症及死亡。对疾病预后开展临床试验可克服凭临床经验判断预后的局限性，了解影响疾病预后的各种因素，帮助临床医生做出合理的治疗决策，改善并干预疾病结局，促进治疗水平的提高。临床试验用于证实病因假说的真实性是通过对干预组施加或去除某种因素，比较干预组和非干预组人群发病或死亡水平的差异。

2.现场试验和社区试验

研究者在严格控制的现场条件下，以自然人群为研究对象，针对某种疾病的干预措施进行效果评价的试验。其中干预措施包括生物医学治疗或预防措施，健康教育和行为生活方式改变措施，以及生物或社会环境改变措施等。现场试验接受干预措施的基本单位是个体，社区试验接受干预措施的基本单位是社区，有时也可是某一人群的各个亚群。

现场试验和社区试验研究的是预防疾病的发生，不是疾病的后果。因此，现场实验和社区实验的目的是改变人群中某因素暴露情况，观察该因素与某疾病发病率和死亡率的关系，寻找影响疾病发病或死亡的因素。

现场试验和社区试验常用于评价健康人群推行新的预防接种、药物预防以及通过健康教育改变不良行为等措施的效果，效果考核是预防疾病的发生。现场试验和社区试验通常是比较干预后疾病的死亡率、患病率及发病率等，在有统计学显著性差异的情况下计算干预措施的保护率和效果指数。

**(三)理论流行病学**

是流行病学研究方法的重要组成部分，用数学符号和公示表达疾病及其影响因素之间的关系。采用数学公式明确地和定量地表达病因、宿主和环境之间构成的疾病流行规律、人群健康状况以及卫生事件分布，即理论流行病学从理论上探讨疾病流行的发生机制和评价预防措施的防制效应。

理论流行病学属理论性研究，故研究对象宜标准化、研究状态理想化，即假定研究对象是在某种理想状态下存在的无差异、相对独立的个体；研究因素、研究对象和研究条件均具有相对的独立性。理论流行病学需要有完整的人群发病资料，以比较研究对象发病的理论期望值与实际观察值之间的符合程度，从理论上探讨疾病流行的发生机制。因此，理论流行病学研究结果可预测疾病发展趋势。

理论流行病学模型中的各种参数定量表达各种因素对疾病流行的影响，即可定量研究各种因素对疾病流行的影响，如对年龄、文化水平、生活习惯等可能影响疾病流行的因素给出定量的估计值。理论流行病学设计和评价控制疾病流行的方案，如建立疾病数学模型后，据目标人群中的基本数据模拟某病在该人群中流行过程及转归，然后将不同控制措施输入模型，评价不同控制措施的效果。实际应用中，理论流行病学可用来评价某种治疗方法对疾病的治疗效果和效益，帮助医生做出科学的临床决策。同时，理论流行病学可解析疾病流行过程，预测流行趋势。如更改疾病数学模型的参数，包括易感者比例、有效接触率大小、潜伏期长短等，获得不同参数下各种疾病的流行趋势，结果帮助全面预防疾病。疾病数学模型可用于建立计算机模拟诊断系统，如在模型中输入患者舌象、脉象、消谷善饥等症候表现进行中医的辨证论治，获得有关的中医诊断。远程教育亦可利用数学模型在远离疾病流行现场的环境中模拟各种疾病在人群中的流行过程进行教学和培训。

### 三、儿童保健发展方向

#### （一）儿童体格生长资料的积累

生长是几乎涉及每个儿童与家庭的课题，是儿童健康的基础内容。中国 2005 年中国儿童体格生长参数已接近 WHO/NIHS 的标准。因此，中国的儿科/儿童保健医生可根据工作的需要采用 WHO/NIHS 的标准，也可用中国 2005 年中国儿童体格生长参数，从生长水平、生长速度以及匀称状况三方面评价儿童生长发育。在基层儿童保健机构普及体格生长速度与增值评价方法，可帮助基层儿童保健及时发现生长速率异常的儿童。随社会与科学的发展，需要不断深入研究儿童生长发育的规律及其影响因素。中国是人口大国，约 3.6 亿儿童与青少年。2003 年 UNICEF 报告中国每年有 1870 万新生儿，按 3 岁以下儿童系统管理率 81.5%、每个儿童 7 次体格测量计算，至 2013 年应有 3.5 亿余份 3 岁以下儿童生长资料。但人口大国丰富的儿童生长发育资料未被重视与收集。中国应向先进发达国家学习积累儿童生长发育资料，进行多中心、多学科的纵向研究。应在全国 3000 余个妇幼保健机构建立体格测量数据的积累保存，其中涉及统一体格测量标准，包括工具、方法、技术。积累儿童生长发育资料将是一个很有价值的、大的基本工程建设，可从各个县妇幼保健机构为龙头的三级儿童保健网局部逐步开展。5 年、10 年后中国儿童生长发育资料基础数据库将是世界上样本量最大的儿童生长资料，将可提供获得许多珍贵的信息，包括不同儿童人群的生长资料，如青少年、早产儿/低出生体重儿、宫内营养不良儿，也可获得各种急慢性疾病的发生率、患病率、死亡率，如贫血、佝偻病、智力低下、孤独症谱系障碍。

近年早产儿、宫内发育不良儿童的生长结局是一比较棘手的临床问题，包括生长追赶、智能水平。20 世纪 90 年代初提出的“程序化”理论，即胎儿发育关键时期受到不利因素影响胎儿组织器官形态结构、发育与代谢等，造成远期的功能障碍。成年期代谢性疾病与其胎儿起源有关，预防胎儿、成年和老年疾病将成为儿童保健学的一新的研究领域。除了营养和早期干预的介入外，更重要的是需要儿童保健与妇产医学共同研究母亲妊娠期、哺乳期的营养，降低早产儿、宫内发育不良的发生率。

#### （二）个体化的儿童营养处方

包括婴儿引入其他食物时间与种类、特殊儿童的生长、<5 岁儿童营养不良状况和评估。

近 30 余年人乳喂养、4～6 月龄婴儿引入其他食物、微量营养素的概念已基本深入基层儿童保健医生和每个家庭。但在临床工作中需要研究据儿童的生理发育水平或生理年龄判断给出个体化的儿童营养处方，而不是简单、统一按（实际）年龄处理。儿童的生理发育水平或生理年龄判断包括综合出生时生长水平、生长的速度、消化道发育状况、新陈代谢水平以及神经心理发育水平等。扩大、深化人乳喂养概念，对无法进行人乳喂养的婴儿选择适当的配方喂养，保证婴幼儿生长所需营养。研究儿童平衡饮食、基础食物的选择对儿童生长的作用，不推行以单一营养素，特别是单一微量营养素或某一营养成分的实验室研究结果替代食物的作用。近年的研究已证实蛋白质、能量充足时可满足微营养素的需要，即玉米、大米、小麦、豆子、水果、蔬菜等含有所有微量营养素而不需要另外补充。因此，应以促进以食物为基础的研究代替现在微量营养素补充或强化食物的政策。预防的关键是提高家长的营养知识，改变喂养儿童的行为。

研究食物的营养素密度对儿童生长的作用，包括特殊儿童的营养，如早产儿/低出生体重儿、宫内生长受限儿以及营养不良儿童。婴幼儿喂养是儿童发育的基础保健，研究家长改善喂养方法或行为对改善儿童能量和营养素的摄入的作用。

全世界5%～15%的儿童消瘦，多发生6～24岁；20%～40%儿童2岁时仍矮小。以证据为基础的干预和治疗营养不足的成本效益分析结果显示胎儿期和生后24月龄(1000d)是最高的投资回报率的关键期。有资料显示发展中国家儿童发生营养不良的关键年龄为3月龄至18～24月龄。人力资本核心是提高人口质量与教育，最好的预测因子是2岁时的身高。儿童期营养不足的后果是低的人力资本。因此，理想的婴幼儿喂养对儿童的生长非常重要，生后2年是预防儿童生长落后的关键期。

经典的按体格发育指标判断<5岁儿童营养不良状态的指标有W/age、L(H)/age和W/L(H)3种情况，其中一项异常则提示儿童存在营养不良状况。近年有研究显示给低体重儿童补充能量治疗营养不良时出现超重/肥胖。因此，WHO建议改进营养评估和营养不良分类方法，即以W/H判断<5岁儿童营养不良状况和评估干预情况，包括营养低下和营养过度(超重/肥胖)两种情况。

达到科学的个体化营养处方的最新方法是进行营养基因组学研究。20世纪营养学科关注与健康相关的营养问题，维生素、矿物质缺乏性疾病、肥胖和2型糖尿病。伴随着基因组学、生物信息学等的迅猛发展及其在生命科学领域的应用，2000年提出的一种新的营养理论，即从分子水平研究营养素和其他食物的生物活性成分与基因间的关系，研究营养素在分子水平维持细胞、组织、器官和身体的最佳状态。营养研究已从流行病、生理功能转到基因水平，涉及营养学、基因组学、分子生物学、生物化学、生物信息等多学科，产生营养基因组学。营养基因组学中营养素被看成是在身体内的特殊细胞信号，不同的食物可引出不同的基因、蛋白质表达和代谢产物。营养基因组学将促进理解营养素影响代谢的旁路和体内平衡，可预防食物所致的慢性疾病，如肥胖和2型糖尿病。同时，营养基因组学研究食物中的营养素及其他天然物质来源的活性成分达到人体最佳状态的基因表现，进而促进身体的健康。营养基因组学将成为营养学研究新的前沿，但目前仍是处于发展初期的新兴学科。

**(三)儿童心理、行为发育研究**

医学专业的分化是科学发展的必然，如儿科是在成人内科基础上发展的，普儿科又逐渐发展分化以系统为主的各个儿科亚专业，但普儿科仍是各专业的基础。儿童保健深入发展到一定时期则首先分支出发育－行为儿科，同样儿童保健也是发育－行为儿科的基础。与各儿科亚专业一样，发育－行为儿科的专业性强，有条件的儿科专科医院、或医学院校应成立发育－行为儿科。儿童的发育与行为问题发生率高而严重度低，需要在一、二级儿童保健网的综合全面保健基础上进行发育和行为筛查，对发育和行为有偏离的儿童进行早期干预，对发展为发育和行为问题的儿童转诊至二级儿童保健机构进行诊断性测试、干预，发展为发育/行为疾病或障碍者转诊至三级或高级发育一行为专科进行评估、诊断、治疗；对健康儿童进行预见性指导、促进早期发展。

1982 年美国成立行为儿科学专业，1994 年更名为发育与行为儿科学会(SDBP)。2011 年中华医学会儿科学分会儿童发育行为学组成立，标志中国儿科学发展完全与国际接轨一已具备同样的专业分支。但相同专业分支不等于有相同的学术水平，需要认识到中、美两国儿科医生有 30 年以上的基础医学差距，我国与国际发育一行为儿科学尚存在明显差距。为与国际同步发展，学科建设任重道远，如规范综合性评估，强化多纬度诊断、疗效评价等；同时需要加紧培养中国的高级发育一行为儿科医生，强化专业队伍的基础知识，特别是用神经生理学基础知识解释儿科发育与行为临床现象。

**(四)环境安全与儿童健康**

儿童环境包括社会与自然环境。社会经济的发展对儿童的健康有正面影响，也有严重的负面影响。确保儿童在良好的环境中健康成长是一重要而艰巨的任务，需要建立有利于儿童健康的社会环境和生活方式。

**(五)以指南、建议规范工作**

医学科学的发展过程积累了丰富的控制疾病的经验和理论。健康促进内容比疾病控制复杂，是疾病控制的基础。

有效的健康促进需要指南规范正确的理念、适宜的方法和措施。发达国家医学界制定各类指南，并不断完善。指南使各级医生有章可循，各级医生也视指南为“医学法规”认真执行。美国儿科学会(AAP)制定了各种指南，涉及婴儿喂养、人乳喂养、儿科果汁应用、佝偻病诊治、缺铁性贫血诊治以及儿童的运动方式、运动量等。中国预防医学会儿童保健学分会自 20 世纪 90 年代制定了有关儿童保健评价、体格生长与营养的 4 个常规。2006—2013 年以中国医学会儿科分会儿童保健学组为主制定《儿童注意缺陷多动障碍诊疗建议》《儿童缺铁和缺铁性贫血防治建议》《维生素 D 缺乏性佝偻病防治建议》《婴幼儿喂养建议》《婴儿过敏性疾病预防、诊断和治疗专家共识》《儿童微量营养素缺乏与防治建议》《婴儿食物过敏防治建议》《牛奶蛋白过敏防治循证建议》等多项建议。儿童保健实际工作应以指南、建议规范日常工作，同时需要定期组织专家对已发表的常规、建议再进行研究、评价，用新的数据、理论修改。

## 第三节 儿童保健工作内容

### 一、工作内容

儿童保健服务需按三级处理，因一级儿童保健机构(村卫生室和社区卫生服务站)、二级儿童保健机构(乡、镇卫生院，社区卫生服务中心)和三级儿童保健机构(省、市、县妇幼保健机构，专科或医学院、研究所)有不同的职责与任务。

**(一)一级儿童保健机构工作内容**

1.基础儿童保健服务

一级儿童保健机构为基层儿童保健机构，在上级儿童保健机构指导下承担基础的儿童保健服务工作,包括收集和上报儿童保健服务与健康状况数据,儿童疾病管理(体格发育异常、营养性疾病、发育一行为异常)。

2.常规工作内容

参见国家卫生和计划生育委员会《儿童营养性疾病管理技术规范》《儿童健康检查服务技术规范》《儿童喂养与营养指导技术规范》。

(1)新生儿家庭访视:新生儿出产院后进行家庭医学访视,了解新生儿健康状况,指导家长做好喂养、护理和疾病预防。通过健康检查,早期发现问题,及时指导和治疗,促进新生儿健康。

(2)定期健康检查:通过健康检查,对儿童生长、发育进行定期监测和评价。2015年《中华儿科杂志》编辑委员会中华医学会儿科学分会儿童保健学组撰写《中国儿童体格生长评价建议》中建议婴儿期9次健康检查。

(3)生长监测:采用儿童生长曲线图是儿童体格评价常用的方法,追踪儿童体格生长趋势和变化情况,及时发现生长偏离。

(4)心理发育一行为监测:常规进行儿童发育和行为筛查,或据家长反映儿童有不明原因的行为“过多”、或睡眠差、喂养困难,日常生活行为中不合作等偏离正常同年龄儿童行为的现象进行随访与早期干预。

(5)预见性指导:包括营养指导与心理行为发育的预见性指导。即对儿童家长进行乳类喂养(包括人乳、婴儿配方、特殊婴儿配方)、食物转换、平衡膳食、饮食行为等科学喂养知识的指导,以及预防营养性疾病。根据个体化原则,注重儿童发育的连续性和阶段性特点给予科学的预见性指导,如母婴交流、情绪安抚、促进其感知觉的发展、依恋建立、认知训练、生活自理能力与良好行为习惯培养等。

3.高危儿保健

指产前、产时和产后存在危险因素影响的儿童,包括早产儿、极低体重儿(<1500g),宫内发育迟缓(IUGR)或小于胎龄儿(SGA);新生儿严重疾病(缺氧缺血性脑病、惊厥、颅内出血、化脓性脑膜炎),持续头颅B超CT/MRI异常(脑室扩张或不对称、脑室周围白质软化、脑穿通、小脑畸形等);使用ECMO(体外膜肺),慢性肺部疾病,呼吸机辅助治疗等;持续性喂养问题,持续性低血糖,高胆红素血症,家庭或社会环境差等;母亲孕期感染(TORCH)等医学情况。

(1)高危新生儿:出院(或家庭分娩)后3d内进行首次访视,根据具体情况酌情增加访视次数,同时进行专案管理。访视时重点了解疾病发生情况,如呕吐、腹泻等;测体温,指导保暖方法;预防吸吮能力差的极低出生体重早产儿发生呛奶;监测体重变化,观察神志、面色、呼吸、吸吮力、皮肤、二便情况,发现疑难病情及异常情况,及时转送医院就诊。

(2)听力障碍高危儿:存在听力损失高危因素,如出生体重<1500g,Apgar评分低(1min 0～4分或5min 0～6分);住新生儿重症监护室>24h,机械通气时间>5d;宫内感染史;颅面形态畸形,包括耳郭和耳道畸形等;高胆红素血症达换血指征;细菌性脑膜炎史;母亲孕期用过耳毒性药物;儿童期永久性听力障碍家族史;临床诊断或疑诊听力障碍的综合征或遗传病以及新生儿听力筛查未通过者,需于6、12、24和36月龄复查听力。

4.转诊

基层儿童保健机构的日常基础工作中发现异常情况处理有困难时需及时转诊上级儿童保健机构或专科，同时随访转诊儿童的治疗情况，对提高基层医生、儿童保健医生水平非常重要。

(1)体格检查异常情况：如前囟张力过高，颈部活动受限或颈部包块；眼外观异常、视力筛查异常；耳、鼻有异常分泌物，听力复查未通过者；龋齿；心脏杂音；四肢不对称、活动度或肌张力异常，疑发育性髋关节发育不良者。

(2)体格发育异常：体重、身长、头围＜P $3^{rd}$，或＞P $97^{th}$，体重或身长向上或向下跨 2 条主百分位线；连续 2 次指导体重增长不满意者，或营养改善 3～6 月龄后身长或身高仍增长不足者。

(3)营养性疾病治疗效果欠佳情况：贫血儿童经铁剂正规治疗 1 个月后无改善或进行性加重者，或重度贫血；活动期佝偻病经维生素 D 治疗 1 个月后症状、体征、实验室检查无改善；肥胖儿童怀疑有病理性因素、存在并发症或经过干预肥胖程度持续增加的肥胖儿童。

(4)发育—行为问题：持续偏离者。

**(二)二级儿童保健机构工作内容**

1.掌握辖区内儿童健康基本情况

完成辖区内各项儿童保健服务与健康状况数据的收集、上报和反馈。

2.指导和质量控制

对村卫生室、社区卫生服务站的儿童保健服务、信息收集、相关监测等工作进行指导和质量控制。

3.筛查与初步干预

对一级儿童保健机构转诊体格发育异常、营养性疾病治疗效果欠佳者明确诊断，调整治疗方案；可疑或异常的儿童开展心理发育—行为筛查、初步检查与初步干预。

4.转诊

(1)生长障碍与疑难疾病。

(2)喂养困难。

(3)疑诊发育—行为异常者。

**(三)三级儿童保健机构工作内容**

1.技术指导、业务培训和工作评估

承担对社区卫生服务机构、乡(镇)卫生院和其他医疗机构技术指导、业务培训和工作评估，协助开展儿童保健服务。

2.体格生长、营养问题评估、诊断、治疗

对一、二级儿童保健机构转诊的生长障碍与喂养困难的疑难疾病明确诊断，调整治疗方案后返回一、二级儿童保健机构管理。

3.发育—行为问题评估、诊断、治疗

对二级儿童保健机构初步诊断有发育—行为问题的儿童采用诊断性技术进行确诊、综合治疗及干预服务，或明确诊断、制定干预方案后返回一、二级儿童保健机构进行干预和管理。

4.教学与科研

结合儿童保健临床问题，开展教学与相关研究，提高基层儿童保健服务水平。

5.转诊

涉及相关专业的疾病。

(1)生长障碍与疑难疾病。

(2)喂养困难(难以原发营养不良解释者)。

## 二、儿科医生、家长在儿童保健中的作用

### (一)儿科医生在儿童保健中的作用

社会对健康儿童发育的期望是所有儿童都能正常生长和发育，并顺利进入成人期，为社会发展提供成功的服务，成为一个对社会有益的人。因此，儿童保健医生的主要任务是监测和评估儿童的健康发育状况，针对性地提出有效的建议。但监测儿童健康发育比治疗儿童疾病的内容更广泛，包括对儿童体格生长、认知和心理发育水平的评估，以及鉴别与处理儿童生长发育相关问题。多年来儿童保健已在控制多种传染病和处理某些慢性疾病方面取得显著成绩。但在21世纪新的环境下出现新的儿童健康问题，包括儿童发育、行为以及智力等方面的健康问题。

因此，儿科、儿童保健医生应具备坚实的医学基础知识，以最合理的方案诊治儿童疾病；能利用各种医疗信息系统，如网络和电子健康记录，以最快的速度获得对儿科、儿童保健医生本人以及家长有用的最新知识；有明确的关于健康儿童发育概念，对疾病病理生理的认识已从单一的病因模式转到基因与环境相互作用的新的模式。21世纪的儿科医生还应具有有效与家长交流的能力，能仔细、认真倾听家长对儿童生长发育的意见，给家长提供有关儿童生长发育的知识和教育，并及时给家长预见性指导意见；与家长和儿童建立相互信任的关系；同时，为促进和支持儿童健康，努力获得与其他领域的人士合作的有效技能。

21世纪的社会、经济和人口学的显著变化直接影响到家庭和儿童的健康，儿科医生、儿童保健医生应继续发挥促进儿童健康的作用，采用各种措施减少环境变化对儿童健康的影响，特别是社会、文化的影响。随着儿童与家长医学科普知识的增加，儿童保健的重点亦应随之发生相应的变化，发展以儿童或家长为主的医疗保健中心是重要的内容之一。

1.生命初期的健康准备

胎儿期是儿童发育最早、最敏感的时期，也是生长发育最迅速的时期，是最易受环境不良因素的干扰和影响而发生缺陷与畸形的时期，又称为致畸敏感期。

胎儿的健康发育与母亲的生理状况、神经精神因素密切相关，如母亲健康与营养状况、疾病、生活环境和情绪等。儿科医生、儿童保健医生需要与产科医生、遗传代谢专家密切配合，监测、保护胎儿健康生长发育、安全出生，属一级预防保健，重点为预防胎儿因环境因素导致的畸形与出生缺陷、宫内发育迟缓、宫内感染、窒息等。

2.生长过程中的健康保护

(1)婴儿。①评价神经系统的稳定性：包括交感神经系统和副交感神经系统。通过新生儿家访，检测新生儿心律、呼吸次数、体温控制以及皮肤颜色改变判断。②监测生长与发育：婴儿期是出生后生长和发育最快的时期，尽早发现生长或发育迟缓，及时处理对改善预后可能有积

极作用。有效地评估儿童生长与发育则需要定期观察，内容包括测量体重、身长、头围，记录睾丸下降情况；了解婴儿喂养和睡眠规律；完成免疫接种程序；2 岁左右幼儿的如厕训练，以及监测 2～3 岁儿童性格形成问题等。③筛查策略：采用体格生长曲线评估婴儿生长状况。婴儿的发育问题筛查工具包括 Brazelton 新生儿行为筛查量表、新生儿成熟度筛查、Denver 发育筛查(DDST)等方法。常规筛查：先天性髋关节发育不良、贫血筛查。高危儿童的听力、视觉、血铅水平筛查。

(2)幼儿与学龄前儿童。①加强营养。②监测生长与发育。定期观察，内容包括测量体重、身长；与家长交流，判断儿童生长、发育状况，早期发现儿童生长或发育问题，包括营养不良问题(营养不足和营养过度)；了解儿童营养与进食行为和睡眠规律，儿童遵守纪律、牙与眼健康(3 岁)情况等；4～6 岁完成免疫接种。③筛查策略：采用体格生长曲线评估幼儿与学龄前儿童的生长状况，特别注意评估身高发育水平与速度的变化。幼儿的发育问题筛查工具多采用"Denver 发育筛查(DDST)""学前儿童学习能力筛查"等可用于发育问题筛查。常规筛查：视力(3 岁)、听力(4 岁)、血压(3 岁后)、贫血(2 岁)、尿筛查(隐匿性泌尿系统疾病)。高危儿童应进一步筛查血铅水平、是否有结核感染。

(3)学龄儿童与青少年。①监测生长与发育：定期观察，记录身高和性发育阶段；与家长讨论特殊问题，如儿童的学校表现与学习情况，避免药物滥用、饮酒；进行性教育、牙健康、卫生和体育锻炼的指导等。②筛查策略：采用体格生长曲线评估学龄儿童与青少年的生长状况，特别注意评估身高发育水平与速度的变化。学龄儿童的行为发育问题可采用"学前儿童能力筛查(50 项)""绘人测验""图片词汇测验""Conners儿童行为量表"等筛查方法。常规筛查：脊柱侧弯、贫血(月经期的女童)、尿筛查(隐匿性泌尿系统疾病)、视力、血压。高危筛查试验：听力、结核感染。

3.预见性指导

儿科医生与家长交流了解婴儿的生长、发育状况，发现问题，通过教育家长和预见性的指导可使婴儿早期的生长、发育问题获得改善。预见性指导过程可帮助家长学习知识，婴儿的生长、发育状况改善也增加家长的信心和依从性。但要避免给家长过多或复杂的信息，特别是年轻的家长，应进行分阶段、个体化的指导，给家长提供新的、可接受的方法，以达到更好的效果。

4.健康教育与健康促进

健康教育和健康促进的目的是通过有效的健康促进和教育的形式、内容和手段，消除或减轻影响健康的危险因素，达到预防疾病，促进健康和提高生活质量。通过信息传播和行为干预，帮助个人和群体掌握卫生保健知识，树立健康观念，自愿采纳有利于健康行为和生活方式的教育活动与过程。健康促进与健康教育相辅相成的，目标一致。

儿科医生与儿童抚养人接触过程都需要有效的健康教育。健康教育和健康促进涉及儿童与家庭、社会，方式多种：

(1)社会咨询活动及应用传播媒体：效果不确切，不易评估。

(2)健康咨询：开设专门的咨询门诊，针对家长提出的问题进行详细的解答，有条件时应该在门诊工作中兼做健康教育工作。医生和家长之间的交流，可随时得到信息反馈，针对性强，家长对所授知识多能接受，效果确切。

(3)家长学校(父母学校):针对某一年龄组儿童家长所面临的主要问题,举办系列健康讲座,并可配合一些实际操作练习,图文并茂,感官冲击。公示健康教育课程表,家长可根据自己的需求选择课程,在有效且较短的时间内掌握一些实用技术。

(4)小组讨论:由专业人员组织8～10位有共同经历的家长在一起,就一个方面或多个方面的问题展开讨论,提供家长之间互相交流经验的机会,说服力强,并可随时得到专业人员的指导。

### (二)家长在儿童保健中的作用

儿童健康发育主要依靠家长,因此提高家长对健康的认识和科学知识水平是保证儿童健康发育的关键。

1.父母对儿童成长负有首要责任

1989年11月20日第44届联合国大会通过《儿童权利公约》中明确规定"父母对儿童成长负有首要责任""儿童有权享有可达到的最高标准的健康;每个儿童均有权享有足以促进其生理、精神、道德和社会发展的生活水平;儿童有受教育的权利;学校执行纪律的方式应符合儿童的人格尊严;教育应本着谅解、和平和宽容的精神培育儿童。"因此,父母需要自己承担抚养儿童的所有义务,没有特殊原因,不可将儿童完全交给祖父母或他人代抚养。

2.学习婴儿营养、护理、生长、发育的相关知识

儿童生长、抚养中的问题多数是可以避免的,究其原因,主要是父母缺乏相关知识所致,包括很多日常生活中的简单问题。部分父母多从祖父母、邻居、同事,甚至保姆(月嫂)了解抚育儿童的方法。21世纪的生存环境、生活条件改变,卫生、医疗保健和教育的改善,敦促家长学习婴儿营养、护理、生长、发育以及与儿童健康相关的其他知识,使家长有能理解和预见自己婴儿的能力,是积极促进婴儿健康发育的关键。

3.积极配合定期观察

儿童生长发育过程具有连续、分阶段的特点,特别在生命的早期需要1～2个月健康检查,以早期发现问题,早期干预与纠正,促进健康发展。因此,家长的积极配合是儿童保健顺利进行的关键。

4.与婴儿建立密切关系

(1)建立好的依恋关系:父母、祖父母对儿童进入学校顺利学习、成为有自信、具有主动学习能力的人的培养过程具有重要作用,首先需要在婴儿期建立好的依恋关系,支持健康的社会一情感发展是整个儿童期心理健康的基础。

(2)每日爱的互动:虽然婴儿尚没有开始学习、读书和书写,但出生后儿童在每日爱的互动中已开始学习语言与言语技能,如唱歌、说话、讲故事、读书,促进儿童认知能力的发展;选择适合儿童年龄的玩具促进动作协调,发展想象、思维能力等。重视与幼儿的语言交流,创造机会让儿童参加各种活动,如通过游戏、讲故事、唱歌等学习语言和交流,促进认知能力的发展;选择促进小肌肉动作协调发育的玩具、形象玩具以发展幼儿想象力和思维能力。

5.培养自我生活能力

安排有规律地生活,培养儿童独立生活的能力,逐步养成良好的生活习惯,并自觉遵守,准备适应学校生活。

6.培养学习习惯

提供适宜的学习条件，引导和培养良好的学习兴趣与习惯，注意通过各种形式发展儿童想象力与思维能力，通过游戏、体育活动增强体质，在游戏中学习遵守规则和与人交往，培养合作精神，实现全面发展。

## 第四节　儿童保健评价指标

通过评价儿童保健状况获得儿童生命、健康信息，为宏观制定儿童卫生发展战略、规划和疾病防治提供依据。

### 一、生物学指标

是评价儿童保健和儿童健康状况最重要指标。

#### (一)生命指标

反映儿童生存状况。如围产期死亡率、早产儿死亡率、新生儿死亡率、婴儿死亡率、1～4岁儿童死亡率、5岁以下儿童死亡率、5岁以下儿童死亡下降率、死亡率/死因专率(归类死因死亡率)、伤残调整生命年(DALY)等，其中围产期死亡率、早产儿死亡率、新生儿死亡率是反映妇女保健、产科质量和儿童保健的综合指标。因战争、自然灾害、贫困等首先影响婴儿死亡率；同时婴儿死亡率不受人口构成影响，也是人均期望寿命研究的重要参考数据，故是国际社会衡量一个国家或地区经济、文化、人民健康和卫生保健事业水平重要指标。因0～4岁儿童生存状况综合反映一个国家或地区对儿童营养、预防疾病、医疗保健服务投入，故UNICEF、WHO更重视5岁以下儿童死亡率。

注：①围产儿死亡率＝胎龄＞28周胎儿死胎数＋出生后7d内新生儿死亡数总数/同年同地区胎龄＞28周胎儿死胎数＋生后7d内活产新生儿总数×1000‰。②婴儿死亡率(IMR)＝婴儿死亡数/同年同地区活产婴儿总数×1000‰。③新生儿死亡率(NMR)＝＜28天新生儿死亡数/同年同地区＜28d活产新生儿×1000‰。④＜5岁儿童死亡率(U5MR)＝＜5岁儿童的死亡人数/同年同地区活产新生儿总数×1000‰。⑤死亡率/死因专率＝某一时期人群中某一疾病死亡人数/同期平均人群患同一疾病的总数(1/10万)。⑥伤残调整生命年(DALY)作为疾病负担的衡量指标。DALY减少是指生命年的丧失或有能力的生命年减少。通过计算DALY可以估计疾病的相对重要性、疾病对社会的整体负担，以及评估干预措施的成本－效益和考虑合理分配健康资源。疾病负担以DALY为单位进行测量，其含义是疾病从其发生到死亡所损失的全部健康生命年，包括早逝生命损失年YLLs和残疾生命损失年YLDs，二者在不同程度上反映了人的健康生命。

#### (二)疾病指标

最常用的指标是发病率和患病率。发病率是某一时期内(年、季、月)特定儿童人群中发生某种疾病的新发生病例的频率(‰)(增加率的调查)，如急性传染病、急性感染、新生儿破伤风等。患病率是横断面调查受检儿童中某疾病的现患情况(%)，患病率可按观察时间的不同分为期间患病率和时点患病率两种。时点患病率较常用。通常患病率时点在理论上是无长度的，一般不超过1个月。而期间患病率所指的是特定的一段时间，通常多超过1个月。如儿童贫血、佝偻病、龋齿、弱视、伤残等调查。

注：某病的发病率＝某新发生病例数/同期平均总人数×‰

如：新生儿破伤风发病率(‰)＝新生儿破伤风病例数/同年活产新生儿数×‰

时点患病率＝某一时点一定人群中现患某病新旧病例数/该时点人口数(被观察人数)

期间患病率＝某观察期间一定人群中现患某病的新旧病例数/同期的平均人口数(被观察人数)×100%

如：儿童贫血患病率＝儿童贫血患患者数/同期同地区儿童血红蛋白检查人数×100%

儿童超重(肥胖)率＝儿童超重/肥胖人数/同期同地区儿童体格检查人数×100%

**(三)生长发育和营养状况指标**

采用体格发育指标评价儿童生长与营养状况，神经心理行为指标评价儿童发育水平。

注：①儿童低体重率＝儿童低体重人数/同期同地区儿童体重检查人数×100%。②儿童生长迟缓率＝儿童生长迟缓人数/同期同地区儿童身长/身高检查人数×100%。③儿童消瘦率＝儿童消瘦人数/同期同地区儿童体格检查人数)×100%

## 二、工作指标

是反映儿童保健机构服务能力的指标，如<3岁儿童系统管理率、<7岁儿童保健管理率、<5月龄婴儿人乳喂养率、新生儿访视率、预防接种率等。

<3岁(<36月龄)儿童系统管理率＝3岁以下儿童系统管理合格人数/同年同地区3岁以下儿童数×100%

<7岁(<72月龄＝儿童保健管理率＝7岁以下儿童接受≥1次体格检查人数/同年同地区7岁以下儿童总数×100%

<5月龄(<150日龄＝婴儿人乳喂养率≤150日龄纯人乳喂养婴儿数/同年同地区<150日龄婴儿总数×100%

新生儿(0～28日龄)访视率＝该年接受≥1次访视的新生儿人数/同期同地区活产新生儿数×100%

新生儿(0～28日龄)纯人乳喂养率＝纯人乳喂养新生儿数/同期同地区<28日龄访视有喂养记录的新生儿数)×100%

某疫苗接种率＝按疫苗免疫程序实际接种人数/应该接种人数×100%

# 第四章　新生儿常见病

## 第一节　新生儿重症监护和呼吸支持治疗

### 一、新生儿重症监护

近数十年来，随着新生儿重症监护室（NICU）的普遍建立，新生儿病死率和远期发病率明显下降。新生儿重症监护的定义是：对病情不稳定的危重新生儿给予持续的护理；复杂的外科手术前、后处置；连续的呼吸支持或其他强化干预。目前，新生儿重症监护已被广泛认为是最高等级的治疗措施。

**（一）监护对象**

需要重症监护的新生儿包括以下几种状况：①应用辅助通气及拔管后24h内的患儿。②病情不稳定的心肺疾病（包括呼吸暂停）患儿。③曾施行过大手术，尤其是在手术后24h内的患儿。④胎龄小于30周、生后48h内，或胎龄小于28周、出生体重小于1 000 g的所有新生儿。⑤重度围生期窒息儿（1或5minApgar评分＜3）。⑥接受全胃肠外营养患儿。⑦惊厥患儿经处理24h内不缓解者。⑧所有需要急救的有严重器官功能衰竭（如休克、DIC、肺出血、心力衰竭、肾衰竭等）的新生儿。⑨有中心性导管或需要做较大处置如换血术等的新生儿。

**（二）监护内容**

危重新生儿往往处于生命垂危状态或具有潜在威胁生命的因素，必须进行不间断的临床观察，同时应用监护仪器、微量快速检验和影像设备等手段对生命信息和病理生理变化实施连续不断的监测，以便早期发现病情变化和给予及时处理。

1.心脏监护

主要监测危重患儿的心电活动，观察心率、节律和波形改变，如：心率增快、减慢；各种心律紊乱和电解质紊乱的特征表现等。

2.呼吸监护

包括：①呼吸运动监测，常用阻抗法监视呼吸波形和频率改变，发出呼吸暂停警报等。②肺通气量和呼吸力学监护，应用双向流速和压力传感器连接于呼吸机，持续监测机械通气患儿的气体流速、气道压力改变，作为调节通气参数的依据。

3.血压监护

直接测压法（创伤性测压法）为经动脉（脐动脉）插入导管，由传感器将压力转变、连续显示于荧光屏，操作复杂，并发症多，临床仅在周围灌注不良时应用；间接测压法（无创性测压法），NICU常用Dinamap血压测定仪，方法简便，可定时、自动显示收缩压、舒张压和平均动脉压。

4.体温监测

置婴儿于已预热的辐射热式抢救台上或暖箱内，以体温监测仪（传感器）同时监测腹壁皮肤温度和核心温度(肛门温度)或环境温度。婴儿于最佳环境温度(中性温度)下,其代偿产热量小,氧耗值最低,有利于正常体温的维持。体温监测仪通常和心脏、呼吸、血压监护仪组合,称为生命体征监护仪。

5.血气监测

呼吸衰竭患儿,尤其在应用机械通气时,应定期(2～4h)监测动脉血气,包括无创性经皮氧分压($TcPO_2$)和二氧化碳分压($TcPCO_2$)监测。因脉搏氧饱和度监护仪具有无创、连续、自动、准确、使用简便和报警可调等优点,已成为ICU中血氧动态监护的主要方法之一。

6.微量血液生化测定

包括血糖、电解质、钙、尿素氮、肌酐、胆红素等。

7.影像学检查

根据病情需要,选择进行床边胸(腹)部X线摄影,或脑、心、腹部超声检查,必要时还需进行CT或MRI等检查。虽然大部分NICU监护工作是借助监测仪器和化验检查来完成的,但是仔细的临床观察仍是极为重要的,必须强调医护人员守护在危重患儿床边的监护与急救的作用。危重患儿的监护除NICU外,尚应包括患儿发病现场的急救和转运途中的监护、处理。

## 二、呼吸支持治疗

### (一)应用呼吸囊正压通气给氧

1.应用指征

凡新生儿经过清理呼吸道和触觉刺激等初始复苏处理仍然无自主呼吸;或虽有自主呼吸,但不充分,心率仍低于100次/min者,均应立即应用复苏囊和面罩或气管插管正压通气给氧,以建立和改善呼吸。

2.操作方法

(1)保持气道通畅是应用复苏囊进行正压通气给氧的前提,应使新生儿处于颈部仰伸体位,利于呼吸道开放,并吸净气道分泌物。

(2)操作者站于新生儿头侧或左侧,便于操作和观察胸廓。

(3)选择适当大小的面罩或气管导管。

(4)应用90%～100%的高浓度氧,送气压力随新生儿大小和肺部情况而异,通常选用15～40 $cmH_2O$(1.47～3.92 kPa)。

(5)通气频率一般为40次/min。

3.效果评估

见效的指标为:①心率增加并稳定在100次/min以上,或正常。②出现自主呼吸,呼吸频率和深度达到正常。③肤色好转呈粉红色。根据上述指标改善或恶化的程度,决定进一步复苏的措施。

### (二)气道持续正压(CPAP)呼吸

1.作用和应用指征

CPAP的作用是使有自主呼吸的婴儿在整个呼吸周期中(吸气和呼气)都接受高于大气压(正压)的气体;在呼气时可防止小气道和肺泡陷闭,并可使一部分萎陷的肺泡扩张,增加肺容量和功能残气量,改善通气分布,从而使进行气体交换的肺泡表面积加大,改善通气/灌注比值，减少肺内静一动脉分流，使动脉血氧分压（$PaO_2$）增加。

主要用于新生儿肺透明膜病、肺不张、肺炎、湿肺、肺水肿和胎粪吸入综合征等疾病；亦用于反复发作的呼吸暂停、准备撤离呼吸机和预防拔管后肺不张等情况。

患儿必须有自主呼吸；动脉血二氧化碳分压（$PaCO_2$）正常或接近正常，＜6.7 kPa（50 mmHg）；吸入氧分压（$FiO_2$）为 0.3～0.5 时，$PaO_2$＜8.0 kPa（60 mmHg）。

2.操作方法

开始时将 CPAP 调到 0.392～0.588 kPa（4～6 $cmH_2O$）；$FiO_2$ 与用 CPAP 前相同，或 0.4～0.6；供气流量一般为 3～5 L/min。连接患者后 10～15min 测血气，如 $PaO_2$ 仍低，每次增加 CPAP0.098～0.196 kPa（1～2 $cmH_2O$），最高限值为 0.98～1.17 kPa（10～12 $cmH_2O$）；$FiO_2$ 每次增加 0.05～0.1，最高可达 0.8～1.0，维持 $PaO_2$ 在 6.7～9.3 kPa（50～70 mmHg）。若 $PaO_2$ 仍低，一般＜8.0 kPa（60 mmHg）时即用呼吸机治疗。当临床症状好转，血气改善，$PaO_2$＞9.3 kPa（70 mmHg）时，每次降低吸入氧浓度 0.05，至降到 0.04 时，再降低 CPAP，每次 0.196 kPa（2 $cmH_2O$）；当 CPAP 降到 0.196 kPa（2 $cmH_2O$）时病情仍稳定、$PaO_2$ 在 6.7～9.3 kPa（50～70 mmHg）范围，即可拔管、撤离 CPAP，改用头罩吸氧。

### （三）新生儿机械通气的应用

1.目的和指征

使用呼吸机对新生儿进行机械通气的目的是纠正各种病因引起的呼吸衰竭。由于新生儿的肺生理特点和不同疾病时的肺病理机制差异，新生儿机械通气的方法也不完全相同。使用呼吸机时，应采用尽可能低的氧浓度和吸气压力，使血气维持在正常范围内。

新生儿应用机械通气的指征包括：

（1）频繁的呼吸暂停，严重呼吸困难，呼吸节律不整。

（2）严重高碳酸血症，$PaCO_2$＞9.3 kPa（70 mmHg）。

（3）严重低氧血症，在 CPAP 下吸入氧浓度≥60%，或压力≥0.78 kPa（8 $cmH_2O$）时，$PaO_2$ 仍＜6.67 kPa（50 mmHg）者。

（4）有下述情况，尽早使用：①已诊断新生儿呼吸窘迫综合征（RDS）的小早产儿（出生体重＜1 350 g）。②肺出血的进展期。③各种原因引起的心跳、呼吸暂停经复苏后仍未建立有规则的自主呼吸者。

2.机械参数及其初调值

新生儿呼吸机应具有压力限制、时间循环和持续气流等特点，可选择 CPAP、IMV、IPPV＋PEEP 等各种辅助通气形式。呼吸机可调定流量、$FiO_2$、PIP、PEEP、TI、TI/TE 比值和呼吸频率，有的呼吸机还可显示平均气道压力（MAP）。

（1）最大吸气压力（PIP）：PIP 是决定潮气量的主要参数，改变 PIP 即可调节潮气量大小，从而影响通气状态。提高 PIP 即可增加潮气量和每分通气量改善通气，从而使 $CO_2$ 排出增多、$PaCO_2$ 下降；反之则 $CO_2$ 排出减少、$PaCO_2$ 增高。增加 PIP 时，还可使平均气道压力增高而改善氧合；但 PIP 值如＞4.0 kPa（30 $cmH_2O$），则会增加肺气压伤和支气管肺发育不良（BPD）发生的机会。PIP 的一般初调值在新生儿无呼吸道病变（如早产儿呼吸暂停）为 1.47～1.76 kPa（15～18 $cmH_2O$）；有肺不张病变（如 RDS）或阻塞性病变（如胎粪吸入综合征、肺炎等)为1.96～2.46 kPa(20～25 $cmH_2O$)。

(2)呼气末正压(PEEP):PEEP可稳定呼气时的肺容量,改善肺内气体分布和通气/血流比值。提高PEEP可使功能残气量增加,潮气量和每分通气量减少,$CO_2$ 排出减少,$PaCO_2$ 升高;反之,则相反。PEEP过低时,肺顺应性降低,易发生肺不张和 $CO_2$ 潴留;提高PEEP可使MAP增加而改善氧合作用,但PEEP过高也会使肺顺应性降低。PEEP初调值在无呼吸道病变者为0.196～0.294 kPa(2～3 $cmH_2O$);在有肺不张型病变、功能残气量减少者为0.39～0.58 kPa(4～6 $cmH_2O$);在有阻塞性病变、功能残气量增加者为0～0.29 kPa(0～3 $cmH_2O$)。

(3)呼吸频率(RR或VR):RR是决定每分钟(肺泡)通气量及 $CO_2$ 排出量的另一主要因素。RR初调值在健康肺为20～25次/min;有病变肺为30～45次/min。提高RR时,通气量和 $CO_2$ 排出量增加,$PaCO_2$ 降低;反之则相反。新生儿机械通气在应用较快频率(＞60次/min)时,可用较低PIP,有减少肺气压伤的优点。但RR过快则吸气时间不足,潮气量将下降,且影响气道压力波形,使MAP下降,导致 $PaCO_2$ 降低。RR减慢(＜20次/min)加自主呼吸,即为间歇指令呼吸(IMV),常用于撤离呼吸机时。

(4)吸气与呼气时间比(I/E比值):一般呼吸机治疗常设定吸气时间等于或短于呼气时间。提高I/E比值可使MAP增加,吸气时间较长,有利于气体分布,改善氧合作用。I/E比值在肺不张型病变应为1∶(1～1.2);在阻塞性病变宜为1∶(1.2～1.5);在健康肺吸气时间(TI)宜为0.5～0.75s。

(5)流量(FR)及气道压力波形:流量是达到一定高度PIP及气道压力波形(方形波)的决定因素。一般至少应为每分通气量的两倍(正常新生儿每分通气量为200～260 mL/kg),4～10 L/min。

(6)吸入氧气浓度($FiO_2$):呼吸机的可调氧浓度为0.21～1.0。提高 $FiO_2$ 可使 $PaO_2$ 增加。由于 $FiO_2$ 和MAP均可改善氧合作用,一般欲提高 $PaO_2$ 时,首先增加 $FiO_2$ 至0.6～0.7后再增加MAP;撤离呼吸机时,首先降低 $FiO_2$(在0.4～0.7之间),然后降低MAP。因为保持适宜的MAP可明显降低 $FiO_2$ 的需要。但如MAP已很高时,则应先降MAP,后降 $FiO_2$。常用的 $FiO_2$ 初调值在无呼吸道病变时为＜0.4,在有肺部病变时为0.4～0.8。

3.根据血气调节呼吸机参数的方法

在机械通气过程中应密切注意临床反应,如观察胸廓运动和肺呼吸音以了解肺内进气情况;观察血压、心率以了解心肺功能;观察皮肤和面色以了解血氧情况等。血气分析是判定呼吸机参数调定是否适宜的唯一指标,每次调节参数后10～20min,或病情突变时均应进行血气分析,作为是否需要继续调节参数的依据。

(1)新生儿血气分析参考值:pH7.35～7.45;$PaO_2$ 9.31 kPa(70 mmHg);$PaCO_2$ 4.655～5.850 kPa(35～45 mmHg)。

(2)影响血气的呼吸机参数和每次调整范围:调整的原则是采用尽量低的氧浓度和吸气峰压、维持 $PaO_2$ 在8～12 kPa(60～90 mmHg)之间。一般每次调整一个或两个参数(其中之一常是 $FiO_2$)。调整范围:①RR2～10次/min。②PIP0.196～0.294 kPa(2～3 $cmH_2O$)。③PEEP0.098～0.196 kPa(1～2 $cmH_2O$)。④TI或TE0.25～0.50s。⑤$FiO_2$ 为0.05,当 $PaO_2$ 接近正常时为0.02～0.03,当＞13.3 kPa(100 mmHg)时为0.10。

(3)调节方法:①提高 $PaO_2$ 可采用:增加 $FiO_2$、增加 PIP、增加呼吸频率、增加 PEEP(功能残气量不足时);延长吸气时间;延长吸气平台等方法。②降低 $PaCO_2$ 可采用:增加 PIP;增加 RR;降低 PEEP(功能残气量增多时)等方法。③调整参数后,根据临床表现和复查的血气值再确定如何进一步调节。

4.准备撤离呼吸机

当患儿病情好转时可逐渐减少呼吸机支持,直至撤离呼吸机。此过程可短于 24h 或长达数日至数周(如支气管肺发育不良,BPD)。可根据病种、严重程度、恢复快慢、并发症、日龄和体重等综合考虑。

(1)停用呼吸机的指征:①自主呼吸有力,呼吸机的支持已明显小于自主呼吸的作用。②$FiO_2 \leqslant 0.4$,PIP≤1.96 kPa(20 $cmH_2O$),血气正常。③呼吸道分泌物不多,能耐受每 2h1 次的吸痰操作,无全身情况恶化。④RDS患儿日龄>3d。

(2)撤机步骤:①撤机过程中要密切监测临床表现,如自主呼吸、循环和全身情况等,每次调整呼吸机参数后均应检测血气,维持血气在正常范围,如发现异常,即应回复至原来参数。②当 PIP 降到1.47~2.16 kPa(15~22 $cmH_2O$)、PEEP≤0.49 kPa(5 $cmH_2O$)、$FiO_2 < 0.5$ 时考虑转入准备撤离呼吸机;对控制呼吸和应用肌松剂及吗啡的患儿,首先停用两药,待自主呼吸出现,使呼吸机与患儿自主呼吸同步。③自主呼吸良好,血气正常,改用 IMV,并逐渐降低 PIP、PEEP、$FiO_2$ 及 RR,吸气时间 TI 维持在0.5~1.0s,锻炼自主呼吸,减少呼吸机支持。④待PIP 降到 1.176~1.760 kPa(12~18 $cmH_2O$)、PEEP 0.196~0.392 kPa(2~4 $cmH_2O$)、$FiO_2 \leqslant 0.4$,RR6 次/min,血气正常时,即改用 CPAP,此时应提高 $FiO_2$0.05~0.10以补偿停用 IMV 后呼吸功增加,预防缺氧;如果耐受良好,逐渐降低 $FiO_2$0.05/次、CPAP 0.098 kPa(1 $cmH_2O$)/次。⑤待 $FiO_2$ 为 0.25~0.40、CPAP 为 0.19 kPa(2 $cmH_2O$)时,于患儿最大吸气时拔管。拔管后用面罩吸氧,或用鼻塞 CPAP,并逐渐降低 $FiO_2$0.05/次,直至改为空气吸入。

# 第二节　早产儿呼吸暂停

早产儿呼吸暂停为呼吸停止 20 s 以上伴心动过缓(心率<100 次/min)及发绀。心动过缓及发绀常在呼吸停止 20 s 后出现,当呼吸停止 30~40 s 后出现苍白、肌张力低下,此时婴儿对刺激反应可消失。

胎龄越小呼吸暂停的发作越多,发作持续时间并不一致,但到达 37 周时即停止发作,严重反复发作的呼吸暂停如处理不当可因脑缺氧损害造成脑室周围白质软化及耳蜗背侧神经核受损导致脑性瘫痪及高频性耳聋,故呼吸暂停必须及时发现迅速纠正。

## 一、病因及发病机制

早产儿呼吸暂停可分为特发性及继发性两类。

### (一)特发性呼吸暂停

指无任何原发疾病而发生的呼吸暂停,发病机制可能与下列因素有关。

(1)与脑干神经元的功能有关:早产儿脑干神经细胞间树状突少,神经元细胞间突触少,呼吸控制不稳定，当神经元传入冲动少时，呼吸中枢传出冲动亦少，即引起呼吸暂停，胎龄越小，中枢越不成熟，脑干听觉诱发反应示传导时间延长，随着胎龄增加传导时间缩短，呼吸暂停发作亦随之减少。

(2)与胎龄大小及对 $CO_2$ 的敏感性有关：胎龄越小中枢越不成熟，对 $CO_2$ 升高的反应敏感性低，尤其低氧时化学感受器对 $CO_2$ 的刺激反应更低易使呼吸抑制。

(3)与快速眼动相睡眠期有关：早产儿快速眼动相睡眠期占优势，此期内呼吸不规则，肋骨下陷，肋间肌抑制，潮气量降低，肺容量降低 30%，$PaO_2$ 下降后呼吸功增加，早产儿膈肌的氧化纤维数量少易疲劳而产生呼吸暂停。

(4)与上气道呼吸肌张力有关：上气道呼吸肌，如颏舌肌，能起着吸气时保持咽部开放的作用，早产儿颏舌肌张力低下，快速眼动相期常可引起梗阻性呼吸暂停发作。

(5)与神经递质有关：早产儿神经递质儿茶酚胺量低，致使化学感受器敏感性差，易造成低通气及呼吸暂停。

**(二)继发性呼吸暂停**

(1)低氧血症：早产儿肺透明膜病当肺广泛萎陷时，动脉导管开放左向右分流肺血流增加肺顺应性降低时，感染性肺炎时的低氧血症均可导致呼吸暂停发作，当上述疾病出现呼吸暂停发作时常为疾病恶化的象征。

(2)中枢疾病：早产儿易发生脑室及脑室周围出血，严重时可发生呼吸暂停。严重的中枢缺氧性损害及中枢感染时均易导致呼吸暂停发作。

(3)异常高反射：由于贲门、食管反流或其他因素所致的咽部分泌物积聚，通过喉上神经可反射性抑制呼吸，吮奶时奶汁刺激迷走神经，<32 周龄者吞咽常不协调及放置胃管刺激咽部时均可引起呼吸暂停。

(4)早产儿贫血：医源性失血，超过总血容量的 10%时，因中枢灌注压降低可引起呼吸暂停发作，早产儿晚期贫血亦可导致严重呼吸暂停发作。

(5)感染：如败血症时。

(6)代谢紊乱：早产儿易倾向发生低血糖、低血钙、代谢性酸中毒等均易导致呼吸暂停发作。

(7)环境温度：相对高的控制环境温度可诱发呼吸暂停发作。

(8)体位不当：颈部过度屈曲或延伸时因上气道梗阻可引起呼吸暂停。

(9)药物抑制：镇静剂用量太大，速度太快时可引起呼吸暂停。

继发于上述病因呼吸暂停发作时又分 3 种类型：第一类为中枢性呼吸暂停，发作时无吸气动作；第二类为梗阻性呼吸暂停，发作时有呼吸动作但因气道阻塞无气流进入；第三类为混合性呼吸暂停，先为气流阻塞性呼吸暂停继之发生中枢性呼吸暂停。

## 二、监护

所有小于 34 周龄的婴儿生后的第 1 周内，条件许可时必须以呼吸暂停监护仪监护，或以心、肺监护仪监护心率及呼吸，并设置好心率的呼吸暂停时间报警值，当心率小于 100 次/min 出现报警时应检查患儿有无呼吸运动，以及有呼吸运动而无气流进入，每个有呼吸暂停发作的婴儿均应详细记录呼吸暂停发作的时间、发作时的严重情况及经过处理等。

## 三、诊断

根据上述定义即可诊断。

早产儿特发性呼吸暂停往往在生后第 2～6 天发生，生后第一天或 1 周后出现呼吸暂停发作者常有原因可以找到，在做出早产儿特发性呼吸暂停诊断时必须排除可能存在的继发因素，应从病史、体检着手考虑，出生第一天发生呼吸暂停常示肺炎、败血症或中枢缺氧缺血性损害；根据不同情况考虑行动脉血气、血糖、血钙、血电解质、血细胞比容、胸片、血培养及头颅 B 超检查以明确病因诊断。

## 四、治疗

早产儿频繁发作的呼吸暂停(指每小时发作 3 次以上者)，当无继发因素可查得时可按下列步骤进行治疗。

### (一)增加传入神经冲动，防止触发因素

(1)给予刺激增加传入冲动：发作时可先用物理刺激如弹拍足底、摇动肩胸部等，并可置振荡水袋于患儿背部，定时加以振荡刺激(给予前庭及本体感受刺激)以减少呼吸暂停发作。

(2)防止触发因素：置于低限的中性环境温度中，保持皮肤温度于 36.2 ℃可减少发作，避免寒冷刺激面部，面罩或头罩吸氧均需加温湿化，避免咽喉部用力吸引，摆好头位勿屈颈及过度延伸头颈部，以免引起气道梗阻。

### (二)给氧

反复发作有低氧倾向者在监测 $PaO_2$ 情况下(可用经皮测氧分压、脉搏血氧饱和度仪及血气)可给低浓度氧，一般吸入氧浓度不超过 25%，将 $PaO_2$ 保持在 6.65～9.31 kPa。$SpO_2$ 保持在 85%～95%之间，轻度低氧引起呼吸暂停发作者给氧可减少呼吸功及/或可减少中枢因低氧所致的抑制反应。

### (三)俯卧位

俯卧位可改善肺的通气功能，可减少呼吸暂停发作。

### (四)皮囊加压手控通气

上述治疗无效，发作严重时需以面罩皮囊加压手控通气，使呼吸立刻恢复，并可同时加用药物治疗。

### (五)药物治疗

可用甲基黄嘌呤类药物(茶碱、氨茶碱、咖啡因)。

(1)茶碱或氨茶碱(含茶碱量 85%)：国内常用氨茶碱，可静脉注射或口服，剂量随妊娠周龄、生后年龄而异，推荐负荷量为 4～6 mg/kg，隔 6～8h 后用维持量每次 1.4～2.0 mg/kg，作用机制包括：①增加延髓化学感受器对 $CO_2$ 的敏感性，使呼吸规则，潮气量增加；②抑制磷酸二酯酶，增加环磷酸腺苷水平，作用于多种神经介质；③增加呼吸的驱动作用；④增加膈肌收缩减少膈肌疲劳；⑤增加儿茶酚胺的作用，从而增加心脏搏出，改善组织氧合。应用茶碱或氨茶碱时如条件许可应行血浓度监测，血清浓度应保持在6～12 μg/mL间，峰浓度应在用维持量 3 剂后测定，静脉给药者在给药后 0.5～1.0h 采血测定，口服者在用药后 2h 测定，药物平均半衰期为 30h，生后 3～4 周后半衰期可缩短至 20h。茶碱在体内的代谢可受某些同时应用的药物影响，并与体内某些脏器的功能有关，如红霉素可使茶碱在体内的代谢率减慢，充血性心力衰

竭、严重肝脏疾病时代谢率亦可减慢，如有上述情况可延长给药间隔时间，茶碱的毒性与血浆浓度有关，新生儿期当血浓度为 20 μg/mL 时可发生心动过速(心率可大于 180 次/min)，继之出现激惹、不安及胃肠道症状如呕吐、腹胀及/或喂养不耐受等；当与洋地黄类药物一起应用时可出现心动过缓，血浓度如大于 50 μg/mL 时可出现抽搐，茶碱又可增加肾小球滤过率引起利尿、利钠，在应用过程中因对糖皮质激素及儿茶酚胺的刺激会导致高血糖及游离脂肪酸增加，茶碱亦可使脑血管收缩，增加脑血管阻力，减少脑血流，但对中枢功能的影响不大。

(2)咖啡因：常用枸橼酸咖啡因(10 mg 枸橼酸咖啡因中含咖啡因基质 5 mg)，此药对中枢刺激作用较茶碱强，但不良反应较茶碱弱。治疗量与中毒量间的范围较大，较为安全。负荷量为枸橼酸咖啡因20 mg/kg，口服或静脉注射，负荷量应用 24h 后用维持量 5～10 mg/kg，1 日 1 次(或可分为 1 日 2 次)，口服能完全吸收。作用机制与茶碱同，能增加中枢对呼吸的驱动作用及增加对 $CO_2$ 的敏感性，有条件时应做血浓度监测，将浓度维持在 10～20 μg/mL，血液平均半衰期为 100h，毒性小无心血管、胃肠道不良反应，降低药物代谢的因素与茶碱相同。血浓度大于 50 μg/mL 时有激惹不安，静脉给药时亦可产生高血糖及游离脂肪酸增加。

### (六)持续气道正压(CPAP)

可用鼻塞或气管插管进行，压力可置于 0.196～0.392 kPa，由于用 CPAP 后能将气体阻滞于肺内，增加功能残气量可改变肺的牵张感受器，达到稳定胸壁顺应性，消除吸气时对肋间反射的抑制，使呼吸暂停发作的次数减少。

### (七)机械通气

上述治疗无效者，严重反复发作持续较长时间者可用机械通气，无肺部疾病者呼吸机初调值：吸气峰压 1.47～1.76 kPa，吸气时间 0.75～1.00 s，呼吸率 20～25 次/min，吸入氧浓度 0.25 左右(一般与应用呼吸机前一致)。

### (八)病因治疗

如短期内医源性失血量达总血液 10%时应及时输血。

生后 1 个月左右一般情况良好的早产儿呼吸暂停缓解后再次出现时，必须检查血红蛋白或细胞比容以排除贫血引起的呼吸暂停，有贫血时输血治疗可使呼吸暂停迅速停止。

### (九)警惕婴儿猝死综合征

对于一般情况良好体重已达 2 kg 左右待出院早产儿如再次出现呼吸暂停又无病因可查得时可重新应用氨茶碱治疗，条件许可对于这类患儿应作脑干听觉诱发反应测定，如脑干功能异常除继续应用氨茶碱外，应警惕婴儿猝死综合征的发生，出院时应教会其父母亲或家属做正确的心肺复苏。

## 第三节　新生儿窒息与复苏

新生儿窒息是指婴儿出生后 1min 内未起动自主呼吸或未建立有效通气的呼吸动作，呈现外周性(四肢肢端)及/或中央性(面部、躯干和黏膜)发绀甚至肤色苍白，肌张力不同程度的降低(严重时四肢松软)，心率可能下降至＜100 次/min，甚至＜60 次/min，血压正常或下降，最严重者甚至无心跳。主要是由于产前或产程中胎儿与母体间的血液循环和气体交换受到影响，致使胎儿发生进行性缺氧、血液灌流降低，称胎儿窒息或宫内窘迫。少数是出生后的因素引致的。产前、产时或产后因素导致的窒息可统称为围生期窒息。

几十年来，为降低围产新生儿窒息的发生率、病死率和致残率，我国围产新生儿学工作者进行了十分艰苦的努力。近年来在卫计委和中华医学会的领导和组织下，参照国外成功的经验，成立了"中国新生儿复苏专项专家组"，制订了新生儿窒息复苏指南，广泛开展复苏人员培训，同时大力推动复苏所需设备、用品的国产化，我国新生儿窒息复苏工作揭开了崭新的一页，各地纷纷报道执行复苏指南取得的成效。然而，在许多地区新生儿窒息仍是新生儿死亡和导致智力障碍的主要因素之一。如何做到凡有婴儿出生的地方，都有经过复苏培训的人员，都具备合适的复苏场所和应有的设备、用品，还需要我们继续进行十分艰苦的努力。

## 一、病因

产前或产程中，常见的因素如下：

(1)母亲因素：任何导致母体血氧含量降低的因素都会引致胎儿缺氧，如急性失血、贫血(Hb＜100 g/L)、一氧化碳中毒、低血压、妊娠期高血压疾病、慢性高血压或心、肾、肺疾患及糖尿病等。另外要注意医源性因素：①孕妇体位，仰卧位时子宫可压迫下腔静脉和腹主动脉，前者降低回心血量，后者降低子宫动脉血流；②孕妇用药：保胎用吲哚美辛可致胎儿动脉导管早闭，妊娠期高血压疾病用心痛定可降低胎盘血流，孕妇用麻醉药，特别是腰麻和硬膜外麻可致血压下降。

(2)脐带因素：脐带＞75 cm(正常 30～70 cm)时易发生打结、扭转、绕颈、脱垂等而致脐血流受阻或中断。

(3)胎盘因素：胎盘功能不全，胎盘早剥，前置胎盘等。

(4)胎儿因素：宫内发育迟缓，早产，过期产，宫内感染。

(5)生产和分娩因素：常见的因素是滞产，现代妇产科学将第一产程分潜伏期和活跃期，初产妇潜伏期正常约需 8h，超过 16h 称潜伏期延长，初产妇活跃期正常需 4h，超过 8h 称活跃期延长，或进入活跃期后宫口不再扩张达 2h 以上称活跃期停滞；而第二产程达 1h 胎头下降无进展称第二产程停滞。以上情况均可导致胎儿窘迫。其他因素有急产、胎位异常、多胎、头盘不称、产力异常等。

少数婴儿出生后不能启动自主呼吸，常见的原因是：中枢神经受药物抑制(母亲分娩前30min至 2h 接受镇静剂或麻醉药)，早产儿，颅内出血，先天性中枢神经系统疾患，先天性肌肉疾患，肺发育不良等。

## 二、病理生理

### (一)生化改变

由于缺氧，糖原进入无氧酵解，导致大量乳酸堆积，即代谢性酸中毒。同时二氧化碳潴留致高碳酸血症，即呼吸性酸中毒。故婴儿出现严重混合性酸中毒和低氧血症，血气分析可见 $PaO_2\downarrow$、$SaO_2\downarrow$、$PaCO_2\downarrow$、$pH\downarrow$、$BE\downarrow$。此外，很快出现低血糖(由于糖原耗竭)、低血钙和高血钾，并见氧自由基、心钠素等释放，以及血清肌酸激酶同工酶(CPK-MB)和乳酸脱氢酶增高。

### (二)血流动力学改变

新生儿窒息后,回复到胎儿型循环,此时肺血管收缩,阻力增加,肺血流量减少,故左心房血流量亦减少,压力降低,通过卵圆孔右向左分流增加,新生儿即出现青紫。如此状态持续则可诊断为“持续胎儿循环”或“肺动脉高压”。另外,窒息初期,血液重新分配,肠、肾、皮肤、肌肉、肺血管收缩,心排出量和血压基本正常,保持了脑、心、肾上腺的血液供应。但这种代偿时间短暂,随着窒息持续,缺氧、酸中毒和低血糖等代谢紊乱造成脑和心等重要脏器损伤,血压、心率下降,加重缺氧、酸中毒和器官损伤,形成恶性循环。

### (三)再灌注损伤

近年来研究发现,窒息过程的缺氧、缺血、酸中毒等对重要脏器(如脑)的损伤只是初步的,更重要的损伤往往发生在经过复苏、血液再灌注之后,由于一些有害的兴奋氨基酸的释放、钙内流以及大量氧自由基产生,造成重要脏器更多细胞凋亡和坏死。

### (四)重要脏器损伤

(1)脑:对缺氧最敏感。动物实验发现,窒息 8min,部分动物出现脑损伤;窒息 12.5min,全部动物发生脑损伤。主要改变是脑水肿、出血、脑实质坏死和白质软化。

(2)心脏:缺氧、酸中毒、ATP 减少、钙离子内流,以及心肌糖原耗竭均可致心肌受损,使心排出量、血压和心率下降。有报道缺氧可致心脏乳头肌坏死,导致房室瓣反流而发生心力衰竭。

(3)肾脏:窒息后不少新生儿出现尿少[尿量<1 mL/(kg · h)]、血尿、蛋白尿和管型尿,少数因重度窒息致肾皮质及/或肾小管坏死而致肾衰竭,监测尿 $\alpha_1$ 及 $\beta_2$ 微球蛋白有助早期发现肾功能减退。

(4)胃肠道:可发生应激性溃疡并出血,早产儿窒息可诱发坏死性小肠结肠炎。

(5)肝脏:缺氧可全面影响肝脏功能,包括转氨酶升高、黄疸加重、凝血因子生成障碍而引起出血等。

(6)肺脏:缺氧、酸中毒可引起肺血管收缩及血管活性介质释放,而导致持续肺动脉高压;又由于肺泡上皮细胞坏死、脱落,形成透明膜,而发生肺透明膜病;同时肺毛细血管亦受损伤,如凝血因子减少(肝脏受损所致),加上医源性因素(如心功能受损情况下,仍大量输入碳酸氢钠、全血、清蛋白等),可发生肺出血;如窒息同时有胎粪吸入,则可发生肺不张、张力性气胸等严重并发症。

## 三、临床表现

正常分娩过程,胎儿要经历短暂缺氧,这是由于子宫阵阵收缩,子宫、胎盘和脐带受到挤压而使血流间歇性减少甚或中断,致胎儿间歇性缺氧即窒息。但时间短暂,每次宫缩历时 50~75 s,宫缩停止,血流便恢复。90%的胎儿可以耐受此过程,娩出后 2~5 s 内便发出第一声哭声,起动自主呼吸,1min 内出现规律呼吸。约 10%的胎儿受到一些病理因素的影响,出生后起动自主呼吸有困难,表现为轻或中度窒息:发绀,心率 100 次/min 左右,肌张力尚可或稍差,需简单复苏支持。其中约 1%则因缺氧严重,表现为重度窒息:中央性发绀,甚或肤色苍白,肌张力低,心率<100 次/min 甚至<60 次/min,需强有力的复苏措施。90%的新生儿窒息发生在产前或产时,前者称孕期胎儿窘迫,多为慢性缺氧,后者称产时胎儿窘迫,多为急性缺氧或慢

性缺氧急性加重。

### (一)慢性缺氧或慢性窒息

较多见。由于上述各种致病因素影响，使胎儿间歇发生缺氧缺血。开始通过血液重新分配进行代偿，如病因不去除，胎儿由于缺氧和酸中毒逐渐加重，出现胎动异常，胎心率不规则(＜120 或＞160 次/min)，排出胎粪。如生物物理学监测(BPP，生物物理学监测包括胎儿呼吸、胎动、肌张力、胎儿心率反应、羊水量等)、心音图(CTG)异常或胎儿头皮血 pH＜7.2(正常7.25～7.35)，如接近足月，应考虑结束妊娠。此时婴儿娩出，多为轻度窒息，发绀可能主要是外周性(四肢肢端)，呼吸轻度抑制，对复苏反应良好，少有后遗症。如胎儿窘迫持续，发展为严重酸中毒和低血压，必然导致重要脏器损伤。此时婴儿娩出，虽经积极复苏抢救，难免发生并发症和后遗症。可见，早期检出胎儿窘迫并密切观察十分重要，这有待产科、儿科医师密切合作，共同研究，必要时提早分娩，即宁要一健康的、接近足月的早产儿，而不应等发生了脑损伤才让婴儿娩出，此时娩出的可能是一个足月儿，但将来可能是个智残儿，这是我们一定要避免发生的。

### (二)急性缺氧或急性窒息

临床上并不少见，如产程中突然发现持续的脐血流受阻或中断。急性窒息的典型过程，根据在猕猴所做的实验(正常、足月猕猴胎儿剖宫产娩出，未开始呼吸便将其头放入一袋盐水内)，分为 4 个期：

(1)原发性呼吸增快：1～2min，一阵阵喘气，肢体挣扎，皮色红，反应良好、活跃。

(2)原发性呼吸停止：约 1min，发绀，心率下降，约 100 次/min，肌张力及对刺激反应尚可，刺激它可恢复自主呼吸。

(3)继发性呼吸增快：5～6min，深而不规则的连续喘气，发绀加重，血压开始下降。

(4)继发性(终末性)呼吸停止：约在窒息开始后 8min 出现，呼吸动作完全停止，刺激不能诱发自主呼吸，肌张力进行性降低，显著苍白，心率和血压进一步下降。如不复苏抢救，于数分钟内死亡。

在实验性窒息过程中，$PaO_2$ 在 3min 内从 25 mmHg(3.33 kPa)降至 0，$PaCO_2$ 按 10 mmHg(1.33 kPa)/min 速度升高，即在 10min 内从 45 mmHg(6 kPa)升至 150 mmHg(20 kPa)，血中乳酸含量从 15 mmol/L 升至 10 mmol/L，pH 在 10min 内从 7.3 降至 6.8～6.5。终末期并出现高钾血症，血钾高达 15 mmol/L。

临床上很难准确判定一名窒息婴儿是处在原发性呼吸停止或继发性(终末性)呼吸停止。凡婴儿出生后无呼吸或只阵发性喘气(无效的呼吸动作)，说明婴儿极需辅助通气，故均应认真进行复苏抢救。有条件者，可测血中 pH，如 pH＞7.25，则多属原发性呼吸停止，即轻或中度窒息，经处理很快出现自主呼吸；如 pH 在 7.00～7.10，可能是原发性也可能是继发性呼吸停止，经刺激，可能出现微弱自主呼吸，但不足以建立肺泡通气，需短时间的复苏支持；如 pH＜7.00，多为严重窒息，肌肉松弛，心率＜60 次/min，肯定是处在继发性(终末性)呼吸停止阶段，如仍得不到正确的复苏抢救，婴儿最终死亡，全过程在足月儿约 20min。

## 四、诊断

主要根据临床表现做出诊断，并决定是否需要进行复苏。

新生儿窒息的诊断标准至今尚未统一。美国麻醉科医师 Virginia Apgar 提出 Apgar 评分(表 4-1),包括 5 个项目,每一项目分 0、1 和 2 分 3 个分度。婴儿娩出后 1、5min 各进行 1 次评分,1min 评分在 4～7 分为轻度窒息,0～3 分为重度窒息;如 1min 评分正常(8 分及以上),但 5min 评分在 7 分或以下,仍应诊断为窒息。必要时在 10、15 和 20min 再行评分。Apgar 评分提出后在国外继而在国内广为应用,对及时发现和处理窒息以及不良预后的判断起了很好的作用。但现在人们认识到,婴儿出生后第一秒钟便要进行初步评估,以确定该婴儿是正常分娩或需要复苏支持;一名窒息婴儿生后 1min 已经经历了至少 2 次甚至 3 次评估以及一系列的处理,故 1min Apgar 评分已不可能反映婴儿出生时状况,但是 5、10、15 和 20min 的 Apgar 评分,对估计婴儿对复苏的反应以及对不良预后的判断仍有参考价值。在实际工作中,除使用 Apgar 评分,将当时的复苏情况予以详细记录也十分重要。

**表 4-1 Apgar 评分表**

| 体征 | 评分 | | |
|---|---|---|---|
| | 0 | 1 | 2 |
| 心率/(次/min) | 0 | ＜100 | ＞100 |
| 呼吸 | 无 | 不规则,喘气 | 规则,哭声响亮 |
| 肌张力 | 松软 | 降低或正常,但无活动 | 正常伴活跃动作 |
| 对咽插管反应 | 无 | 面部有少许反应 | 反应好,咳嗽 |
| 躯干颜色 | 苍白 | 紫蓝 | 红润 |

由于 Apgar 评分存在局限性,美国儿科学会(AAP)和美国妇产科学会(ACOG)共同制订了新生儿窒息诊断标准:①脐动脉血显示严重代谢性或混合性酸中毒,pH＜7.0;②Apgar 评分 0～3 分,并且持续时间＞5min;③有神经系统表现,如惊厥、昏迷或肌张力低;④多脏器损伤。我国也有学者在探讨新生儿窒息的诊断标准,这有待大家展开讨论,最后由有关学会共同商定。制订统一的新生儿窒息诊断标准十分必要。

## 五、新生儿窒息的复苏术

美国心脏协会(AHA)和美国儿科学会(AAP)于 2006 年发表他们 2005 年修订的《新生儿复苏指南》[以下简称《美国指南(05)》]。我国参照美国的方案,于 2007 年发表由《中国新生儿复苏项目专家组》修订的《新生儿窒息复苏指南》[以下简称《指南(07)》],这是我国实施新生儿窒息复苏的指导性文件。以下简要介绍"指南(07)"的一些特点及一些参考意见。

(1)首先强调 3 个 30 s:第 1 个 30 s 决定是否要复苏,不要等待 1min 进行 Apgar 评分后认为"有窒息"再开始复苏,而是生后立即用几秒钟时间进行快速评估 4 项指标(是否足月? 羊水是否清? 是否呼吸或哭? 肌张力好否?),如全为"是",不必进行复苏,但只要四项中有一项为"否",则进行初步复苏(进入 A 即通畅的气道:包括保暖、头轻度仰伸体位、清理气道、擦干全身、触觉刺激诱发自主呼吸)。以上快速评估及初步复苏共需时 30 s。第 2 个 30 s 根据评估 3 项生命体征:呼吸、心率和肤色,决定是否需要进入 B(B 即人工正压通气)。第 3 个 30 s 再次评估 3 项生命体征,特别是心率(可听诊心脏或触摸脐带根部脐动脉搏动)。心率＞100 次/min 说明病情稳定,心率＜60 次/min 需进入 C(C 即胸外心脏按压)和 D[D 即应用肾上腺素及/或扩容剂]。

(2)羊水胎粪污染的处理问题:国内、外对是否早期插管吸引或用表面活性物质冲洗等存在不同意见。指南(07)和美国指南(05)都明确规定:羊水胎粪污染不论稀或稠,不再推荐头娩出后肩娩出前插管吸引,只要婴儿有活力(呼吸规则或哭声响亮,肌张力好,心率>100 次/min),则继续初步复苏而不插管,如无活力(上述 3 项中有 1 项不好者),立即插管吸引。

(3)用氧或空气复苏问题:国内、外近年来都有用空气(含 21%的氧)进行新生儿窒息复苏的成功经验,主要是用于足月儿,至于对早产儿,其安全性及效果尚不清楚。总之,对用空气进行复苏尚需进行更深入的研究。指南(07)及美国指南(05)仍首先推荐用纯氧进行复苏,也可用 21%～100%的氧,但如 90 s 病情无改善,应将吸氧浓度($FiO_2$)提高至 100%(即纯氧)。至于早产儿,动脉血氧过高有伤害性,用氧浓度要特别小心[详见指南(07)第五部分]。

(4)用药问题:复苏一般不再推荐使用碳酸氢钠,但经加压通气及心脏按压改善通气和循环以后,如确定存在代谢性酸中毒,特别是较重的酸中毒,可以适当使用碳酸氢钠。纳洛酮一般也不再推荐使用,除非指征明确:①正压人工呼吸使心率和肤色恢复正常后,出现严重的呼吸抑制。②母亲分娩前 4h 有注射麻醉药史;则推荐静脉内给药。若母亲是吸毒者,则一定不能使用纳洛酮,否则会使病情加重。肾上腺素要静脉内给药,药量是 1 : 10 000 每次 0.1～0.3 mL/kg。

(5)专项强调早产儿[特别是出生体重<1 500 g 的极低出生体重(VLBW)儿和<1 000 g 的超低出生体重(ELBW)儿],复苏需关注的 6 个方面,如保暖特别重要。初步复苏中的擦干身只适用于足月儿,对早产儿(特别是 VLBW 儿和 ELBW 儿)则不应费时去擦身,而是除头颅外,全身立即放入聚乙烯塑料袋(保鲜袋)内并放在辐射保暖台上。但无论是早产儿或足月儿都要避免高体温,缺血后高体温可加重脑损伤。

(6)人工正压通气问题:新生儿窒息复苏首先是要让肺泡有良好的通气和换气,建立稳定的功能残气量,避免肺内分流。要达此目标就要正确进行人工正压通气,正确应用 PEEP 和 CPAP,特别是早产儿及早应用 CPAP 可减少插管和正压通气的并发症。指南(07)在这方面作了十分详尽的介绍。

(7)强调每次高危分娩都有一名熟悉新生儿复苏的人员参加,要达此目标:①要有计划广泛开展理论与实践相结合的人员培训,让各级医疗机构凡有分娩的地方都要有人熟悉进行新生儿复苏;人员掌握的技术可分两个层次:多数人掌握保持气道通畅和让肺膨胀的技术(如用面罩气囊加压通气),少数人掌握较全面的复苏技术如气管插管、正压通气、胸外按压以及用药等。②要建立良好的产儿合作机制,提高预见性,及早发现高危分娩。③国外用复苏现场录影带作回顾研究,发现即使是高年资的顾问医师在复苏时都有不规范的动作,因此强调复训的重要性。

(8)强调事前做好准备,包括场所(保暖、抢救台、光照、电源等)、设备、药物及各种用品等

(9)强调各级政府和医疗机构的有力领导和支持,才有可能保证上述各项的实现。

(10)总之,新生儿窒息复苏成功的关键在于:①预见性。根据存在的高危因素预测婴儿出生时需要复苏。②足够的准备,包括熟悉复苏的人员、场所、设备、药品和用品等。③正确的评估。④迅速开始各项支持措施。

(11)还特别强调复苏后继续监护,包括体温、生命体征、血液生化及血气,以及各重要脏器的功能,并积极防止感染。

# 第四节　新生儿呼吸窘迫综合征

新生儿呼吸窘迫综合征(NRDS)多见于早产儿,肺发育不成熟,产生或释放肺泡表面活性物质(PS)不足,引起广泛的肺泡萎陷和肺顺应性降低,临床表现为生后不久即出现呼吸窘迫并进行性加重。

## 一、诊断程序

### (一)是不是呼吸窘迫综合征

重要疑诊线索:

(1)多见于早产儿,糖尿病母亲的婴儿,剖宫产婴儿,双胎的第二婴,男婴。

(2)生后 2～6h 后出现进行性呼吸困难,呼吸窘迫呈进行性加重。表现为呼吸加快,青紫,胸廓吸气性凹陷和呼气性呻吟,早期听诊双肺呼吸音减弱,可闻及细湿啰音。

### (二)会不会不是呼吸窘迫综合征引起的呼吸困难

排除线索:

1.湿肺

(1)多见于足月剖宫产儿,症状轻,病程短,不易和轻型新生儿呼吸窘迫综合征区别。但重症湿肺较难与新生儿呼吸窘迫综合征区别。

(2)生后数小时内出现呼吸加快、发绀、呻吟、呼吸音减弱,甚至有湿啰音,但症状多在24～48h 内进行性改善,也有个别持续较长时间。

(3)X 线胸片显示如下征象:①肺门血管影增加,肺血增多、肺纹理增粗,由肺门放射向外延伸。②肺泡积液,肺野可见斑片状毛玻璃样或云雾状密度增高影。③叶间积液,可见网状条纹状影。④叶间胸膜积液和胸腔积液.叶间胸膜积液常发生于右肺上叶、中叶闻,胸腔积液量少。

2.宫内感染性肺炎

尤其 B 组溶血性链球菌肺炎不易与新生儿呼吸窘迫综合征区别,如孕妇有羊膜早破或妊娠晚期感染史需考虑患儿有发生 B 组溶血性链球菌感染的可能,可结合辅助检查、胃液培养、细菌培养、呼吸机参数及抗生素治疗效果来鉴别。

3.膈疝

腹部凹陷,患侧胸部呼吸音减弱甚至消失,可闻及肠鸣音,X 线胸片见患侧胸部有充气的肠曲或胃泡影及肺不张,纵隔向对侧移位。

4.成人呼吸窘迫综合征(ARDS)

目前认为新生儿期亦可发生 ARDS,临床表现似 NRDS。这类患儿在生后最初几天尚未发生 NRDS,而是在缺氧、肺炎或重症感染后发生继发性肺表面物质缺乏,病情常因原发病的控制而缓解。

### (三)确诊的重要依据

X 线胸片典型改变早期为细颗粒状及网状阴影,分布于两肺野,肺充气不足;重则全肺透亮度消失呈毛玻璃样,可见支气管充气征;最重时可呈“白肺”改变,心影看不清,支气管充气征不明显。

确诊的其他依据:

(1)泡沫实验:取患儿胃液 1 mL 加 95%酒精 1 mL 振荡 15 s,静置 15min 沿管壁有多层泡沫可排除 NRDS,反之则考虑为 NRDS。

(2)肺泡表面活性物质(PS)测定:卵磷脂/鞘磷脂比值(L/S)在 1.5~2.0 之间可疑,<1.5 提示肺未成熟。

(3)血气分析:pH 和动脉氧分压降低,动脉二氧化碳分压升高,碳酸氢根减低是 NRDS 的常见改变。

(4)确诊新生儿呼吸窘迫综合。

**(四)临床评估**

(1)呼吸急促为增加肺泡通气量,代偿潮气量的减少。

(2)鼻翼扇动增加气道横截面积,减少气道阻力。

(3)呼气呻吟呼气时声门不完全开放,使肺内气体潴留,防止肺泡痿陷。

(4)吸气性三凹征呼吸辅助肌参与呼吸的结果。

(5)发绀提示氧合不足的表现。

(6)支气管肺发育不良长期应用高浓度、高吸气峰压,对氧产生依赖,胸片可证实。

## 二、治疗程序

**(一)一般治疗**

保温,保证液体和营养供应,纠正酸中毒,关闭动脉导管,根据肺内继发感染的病原菌(细菌培养和药敏试验)应用相应抗生素治疗。

**(二)供氧和机械呼吸**

氧疗和辅助通气。

(1)根据发绀程度选用鼻导管、面罩或头罩给氧,如无缓解,可选择持续气道正压通气(CPAP)。

(2)如吸入氧分数($FiO_2$)已达 0.8,而动脉血氧分压($PaO_2$)仍在 6.65 kPa(50 mmHg)以下则需作气管插管,使用人工呼吸机,吸气峰压不超过 2.9 kPa(30 $cmH_2O$),平均气道压<0.98 kPa(<10 $cmH_2O$),呼吸频率 35~45 次/min,吸气时间(I)∶呼气时间(E)=1∶(1~2)。$FiO_2$ 开始时高,以后逐减至 0.4。依病情和血气监测结果来调整呼吸机参数。

(3)除人工呼吸外也可采用高频呼吸,用较小潮气量和较高通气频率进行通气,由于吸气时间短,故吸气峰压和平均气道压均低,胸腔内压亦低,有利于静脉回流,常用的方法是高频振荡通气(HFOV)。因早产儿易发生氧中毒,故以维持 $PaO_2$ 50~70 mmHg(6.7~9.3 kPa)和经皮血氧饱和度($TcSO_2$)87%~92%为宜。

**(三)PS 替代疗法**

(1)PS 目前已常规用于预防或治疗 NRDS,一旦确诊,力争生后 24h 内经气管插管注入肺内,视病情轻重,可给予 2~4 次。

(2)吸入一氧化氮治疗与 PS 合用可提高疗效,剂量$(5\sim20)\times10^{-6}$(质量分数)。

### 三、临床经验与注意事项

(1)严密观察有发生 NRDS 可能性的新生儿,尤其是胎龄较小的早产儿,一旦生后 12h 内出现无诱因的呼吸困难应考虑发生 NRDS 的可能。

(2)胸部 X 线片是 NRDS 最客观的诊断依据。NRDS 与重症湿肺在临床上有时很难鉴别,需借助X 线片。

(3)NRDS 一旦确诊,应尽早予以 CPAP 或机械通气治疗,目的在于防止正常肺泡发生萎陷,使已萎陷的肺泡重新膨胀。

(4)因 PS 的黏滞可发生气道阻塞,故在 PS 从呼吸道扩散到肺泡内之前,应适当增加机械通气的压力,应用 PS 之后,2h 内尽量不吸痰,当潮气量迅速增加时,应及时下调吸气峰值压(PIP)、$FiO_2$ 以免发生肺气漏及氧中毒。

(5)预防性应用 PS 时,应尽量避免因气管插管时间过长而发生低氧血症,甚至导致早产儿脑损伤。

(6)重视预防,应强调产科和儿科的协作预防,产前或分娩过程中采集羊水检测卵磷脂、鞘磷脂,产妇应用类固醇,对预防 NRDS 的发生有重要意义。

## 第五节　新生儿颅内出血

新生儿颅内出血(ICH),是围生期新生儿常见的脑损伤。

既可单独发生,亦可作为缺氧缺血性脑病的一种表现,主要见于早产儿。

### 一、发生率与病死率

随着产科监护技术的进步,足月儿产伤性 ICH 已显著减少,但早产儿缺氧性 ICH 发生率仍高。早产儿 ICH 发生率,国外报道为 20%,国内报道为 40%～50%,病死率为 50%～60%。

### 二、病因

产前、产时及产后一切能引起胎儿或新生儿产伤、脑缺氧缺血或脑血流改变之因素,均可导致 ICH,有时几种因素同时存在。国内新生儿感染率高,整个新生儿期重症感染亦可引起颅内出血。

#### (一)产伤

多见于足月儿,常为胎头过大、头盆不称、先露异常(臀位、横位)、骨盆狭窄、急产、滞产、不适当助产(吸引产、钳产、不合理应用催产素)、产道肌肉僵硬等所致。

#### (二)缺氧

多见于早产儿。①母亲因素:母亲患糖尿病、妊娠期高血压疾病、重度贫血、心肾疾病、低血压、产时用镇静剂、镇痛剂;②胎儿、胎盘因素:胎盘早剥、产程延长、脐带受压、宫内窘迫;③新生儿因素:窒息、反复呼吸暂停、呼吸窘迫综合征,其中以新生儿窒息最常见。

#### (三)脑血流改变

(1)波动性脑血流:见于不适当机械通气、各种不良刺激(剧烈疼痛、汽车上头部的振动或摇晃、气道刺激致剧咳等),可致脑灌注压剧烈波动。

(2)脑血流增快：见于血细胞比容低下(血细胞比容每减少5%，每100 g脑组织脑血流量增加11 mL/min)、体循环血压升高、动脉导管开放、高血压、快速扩容、快速输注高渗液、高碳酸血症、低血糖、惊厥等，可明显增加脑血流。

(3)脑血流减慢：见于低血压、低碳酸血症、低体温、心力衰竭等。

(4)脑静脉压升高：阴道分娩、钳产、高PEEP通气、气胸等，可使颅内静脉压升高。

### (四)感染

重症肺炎、败血症等。

### (五)其他

维生素K缺乏症、弥散性血管内凝血等。

## 三、病理生理

### (一)机械损伤

各项产伤因素均可致胎儿头部在分娩过程中骤然受压或过度牵引，使颅骨过度变形，引起大脑镰等撕裂出血。

### (二)凝血功能未成熟

由于凝血因子不能经母胎转运，须由胎儿未成熟的肝脏合成，故新生儿生后1周内血浆大多数凝血因子水平不足，其中4个维生素K依赖因子(Ⅱ、Ⅶ、Ⅸ、Ⅹ)和4个接触因子(Ⅺ、Ⅻ、PK、HMWK)仅为成人的50%，Ⅴ因子、Ⅷ因子虽高，但半衰期短而不稳定，Ⅰ因子水平与成人接近，但因存在胎儿纤维蛋白原，含较多唾液酸而活性弱，转化为纤维蛋白较慢。此外，新生儿抗凝血酶Ⅲ(AT-Ⅲ)活性亦低下，血小板也处于低值。由于新生儿凝血物质不足，抗凝活性低下，故常有生理性出血倾向并致出血难止，早产儿尤甚。

### (三)脑血管发育不成熟

(1)血管缺乏基质保护：生发基质位于侧脑室底的室管膜下，其最突出部分位于尾状核头部，从侧脑室前角延至颞角、第三、四脑室顶部。胎龄26～32周，侧脑室生发基质区和脉络丛微血管基质发育滞后于脑实质其他部位，部分早产儿细胞外基质Ⅳ型胶原纤维、粘连蛋白和纤维联结蛋白含量少，致无连续完整基膜。侧脑室生发基质于胎龄32周后才逐渐萎缩，而脉络丛微血管膜亦于足月后才发育成熟。在此期间，侧脑室生发基质区的血管密度和面积明显高于白质区，尽管周围微血管丰富，但因缺乏基质保护，由单层内皮细胞所组成的、缺少平滑肌及弹力纤维支持的血管，对抗血流冲击能力差，在缺氧、缺血、酸中毒、脑血流速波动等影响下，生发基质区易发生破裂出血。随着孕龄的增加，出血多来自脉络丛。

(2)长穿支血管少：在脑血管发育过程中，脑皮质血液供应来自软脑膜动脉，有较好的侧支循环，供应皮层下白质区为动脉的短穿支，均不易发生缺血性损害。供应脑室周围深部白质为动脉长穿支，早产儿越不成熟，长穿支越少，且缺少侧支循环，一旦缺血，该区最易受损。

(3)血管呈U字形曲折：脑白质引流的静脉通常呈扇形分布于脑室周围白质，在脑室旁经生发基质区汇入终末静脉，此静脉在侧脑室马氏孔后方、尾状核部前方呈U字形曲折，汇入大脑内静脉。当静脉压增高时，血液回流受阻，U字形曲折处压力升高，易发生充血、破裂出血或出血性梗死。

### (四)脑血流波动

(1)被动压力脑循环:指脑血流随血压的变化而变化的形式。早产儿脑室周围循环血流分布不匀,存在高容量血流区和侧脑室生发基质低容量血流区,该区血流量极低,每 100 g 脑组织血流量<5 mL/min,而正常脑血流量为每 100 g 脑组织 40～50 mL/min。早产儿脑血管自主调节功能差,调节范围窄,因此,各种原因引起的脑血流改变,均可导致 ICH。

(2)脑血管对二氧化碳敏感:$PaCO_2$ 每增加 1 mmHg,脑血管扩张导致脑血流增加 8.6%,若 $PaCO_2$ 增加过多,超过脑血管扩张极限,可致血管破裂出血。反之,若 $PaCO_2$ 减少,则脑血管收缩,脑血流减少,使低血容量区缺氧缺血,导致血管变性或缺血再灌注损伤,同样亦会引起 ICH。

## 四、颅内出血部位与相应临床表现

### (一)硬膜下出血(SDH)

SDH 多见于足月儿,且多为产伤性,如头盆不称、先露异常(横位臀位等)、产道肌肉僵硬、骨盆狭窄、骨盆变形能力差(高龄初产等)、急产、滞产、不适当助产(胎头吸引、钳产、不合理应用催产素等)、胎儿颅骨易变形等,多伴有颅骨骨折,部分可无任何诱因。

随着产科技术的进步,SDH 发生率已显著下降至 7.9%。SDH 以颅后窝小脑幕下和幕上出血为常见。临床表现因出血部位与出血量的不同而异:

#### 1.小脑幕撕裂

为大脑镰与小脑幕交叉部撕裂,引起直窦、Galen 静脉、横窦及小脑幕下静脉损伤,导致颅后窝小脑幕上和/或幕下出血,但以幕上出血较常见。幕上出血量少者可无症状,出血量多者,生后 1d 即出现呕吐、易激惹或抽搐,甚或有颅内压增高表现。幕下出血早期可无症状,多在生后 24～72h 出现惊厥、呼吸节律不整、神志不清,出血量多者数分钟至数小时后转入昏迷、瞳孔大小不等、角弓反张,甚或因脑干受压而死亡。

#### 2.大脑镰撕裂

少见,为大脑镰与小脑幕连接部附近撕裂,致下矢状窦破裂出血。出血如不波及小脑幕下,常无临床症状,如波及致小脑幕下出血,症状与小脑幕撕裂同。部分幕下出血尚可流入蛛网膜下腔或小脑而表现为蛛网膜下腔出血或小脑出血。

#### 3.大脑浅表静脉破裂

出血多发生在大脑凸面,常伴蛛网膜下腔出血。轻者可无症状,或新生儿期症状不明显,数月后发生慢性硬膜下血肿或积液,形成局部脑膜粘连和脑受压萎缩,导致局限性抽搐,可伴贫血和发育迟缓。重者于生后 2～3d 内发生局限性抽搐、偏瘫、眼向患侧偏斜。

#### 4.枕骨分离

常致颅后静脉窦撕裂,引起颅后窝小脑幕下出血并伴小脑损伤,症状同小脑幕下出血,常可致死。

### (二)原发性蛛网膜下腔出血(SAH)

SAH 是指单独发生而非继发于硬膜下或脑室内出血的蛛网膜下腔出血,是 ICH 中最常见的类型(占 43%～76%),多见于早产儿,足月儿仅占 4.6%～18.3%,73%为缺氧所致,少由产伤引起。临床可分 3 型:

(1)轻型:多见于早产儿,为软脑膜动脉吻合支或桥静脉破裂所致。出血量少,56%无症状,或仅轻度烦躁、哭声弱、吸吮无力,预后好。

(2)中型:多见于足月儿。生后2 d起出现烦躁、吸吮无力、反射减弱,少有发绀、抽搐、阵发性呼吸暂停,检查偶见前囟胀满、骨缝裂开、肌张力改变,全身状态良好,症状与体征多于1周内消失,预后良好。约1/3病例可并发缺氧缺血性脑病,偶可发生出血后脑积水。

(3)重型:多伴重度窒息及分娩损伤,常因大量出血致脑干受压而迅速死亡,病死率为SAH的4.5%,但本型少见。头部CT可见前、后纵裂池、小脑延髓池、大脑表面颅沟等1处或多处增宽及高密度影。

**(三)室管膜下生发基质-脑室内出血(SHE-IVH)及脑室周围出血(PVH)**

开始为室管膜下生发基质出血,出血量大时可突破生发基质而进入侧脑室,导致脑室内出血,并继而经第四脑室进入蛛网膜下腔甚或进入脑实质,引起脑室周围出血或脑实质出血。SHE-IVH及PVH均由缺氧所致,其发病率与胎龄密切相关,多见于出生体重<1 500 g、孕龄<32周的早产儿,是早产儿颅内出血中最常见的类型,也是早产儿脑损伤最常见病因。国外发病率25%,重度者占5.6%,国内则分别为56.6%及16.3%,远高于发达国家的发病率,而足月儿脑室内出血发病率为8.6%~22.0%。

1.临床分型

因出血程度不同,临床可分3型:

(1)急剧恶化型:多为Ⅲ~Ⅳ级出血(出血分级见影像学检查),生后数分钟至数小时内出现发绀、抽搐、阵发性呼吸暂停、软瘫、昏迷。病情于24~48h内迅速发展,50%~60%于72~96h内死亡,幸存者于第4~5天渐趋稳定。

(2)普通型:多为Ⅱ级、偶为Ⅲ级出血。上述部分症状50%见于生后24h内,25%见于生后第2天,15%见于生后第3天,因而90%于生后72h内发生。其余可于2周内发生。症状于数小时至数日内发展,但可有缓解间隙,表现为神志异常、肌张力低下,但不发生昏迷,大部分存活,少数发展为出血后脑积水。

(3)无症状型:占25%~50%,多为Ⅰ~Ⅱ级出血,临床症状不明显,多在影像检查时发现。

2.并发症

(1)出血后脑积水:脑室内出血的主要并发症是出血后脑室扩大(头围每周增加<2 cm)及出血后脑积水(头围每周增加>2 cm)。其发生主要与脑脊液吸收障碍有关:出血后脑脊液中大量血细胞成分及纤维蛋白,可凝成血块,堵塞脑脊液循环通道如第四脑室流出道及天幕孔周围脑池等处,使脑脊液循环不良和积聚,导致以梗阻为主的脑室扩大及早期脑积水,若不及时清除,更可致蛛网膜炎而发生以交通性为主的脑室扩大及晚期脑积水。脑室的进行性扩大,可压迫脑室周围组织致其缺血性坏死,最终导致患儿死亡或致残。国外报道脑室内出血伴脑室扩大/脑积水的发生率为49%,其中Ⅲ、Ⅳ级脑室内出血引起者分别占40%及70%,常于出血后15~70 d内发生。

(2)慢性脑室扩大:有25%的脑积水可发展为慢性脑室扩大(PVD,脑室扩大持续2周以上)。Ⅲ级以上脑室内出血的慢性脑室扩大发生率可高达80%,有38%自然停止发展、48%非手术治疗后停止发展，34%最终必须手术治疗。

(3)脑室周围出血性梗死(PHI)/脑室周围白质软化(PVL)：80%的严重 SHE-IVH，常于发病第 4 天，伴发脑室周围出血一脑室周围出血性梗死(PVH-PHI)或脑室周围白质软化(PVL)。PHI 位于与脑室内出血同侧的侧脑室角周围，呈扇形分布，与静脉回流血管分布一致(静脉梗死)。

**(四)脑实质出血(IPH)**

为产伤或缺氧所致。

(1)大脑实质出血：可见于足月儿，为血管周围点状出血；或见于早产儿，多为生发基质大面积出血，并向前、外侧扩展，形成额顶部脑实质出血，少数为生发基质出血并向下扩展进入丘脑，形成丘脑部脑实质出血。余临床表现为早期活动少，呼吸与脉搏慢弱，面色尚好，持续 6～10 d 后，转为激惹、肌张力低下、脑性尖叫，有 15%患儿无症状。本型特点为起病缓慢，病程较长，死亡较迟。

(2)小脑实质出血：多见于出生体重<1 500 g 或孕龄<32 周的早产儿，由缺氧所致，发病率为15%～25%，可为灶性小出血或大量出血。临床分 3 型：①原发性小脑出血；②小脑静脉出血性梗死；③脑室内出血或硬膜下出血蔓延至小脑的继发性出血。症状于生后 1～2 d 出现，主要表现为脑干受压征象，常有脑神经受累，多于 12～36h 内死亡。

**(五)硬膜外出血(EDH)**

多见于足月儿，常由产伤所致，为脑膜中动脉破裂，可同时伴有颅骨骨折。出血量少者可无症状，出血量多者亦可表现为明显的占位病变表现、颅内压增高、头部影像学见明显中线移位，常于数小时内死亡。

**(六)混合性出血**

可同时发生上述 2 个或 2 个以上部位的出血，症状可因出血部位与出血量的不同而异。由产伤所致者主要为硬膜下出血，脑实质出血及蛛网膜下腔出血；由缺氧窒息所致者主要为脑室内-脑室周围出血。胎龄<3 周以脑室内。脑室周围出血及小脑出血为主，胎龄 32～36 周以脑实质出血、脑室内-脑室周围出血及蛛网膜下腔出血为主，胎龄≥37 周以脑实质出血、硬膜下出血及蛛网膜下腔出血为主。

## 五、临床表现

重度窒息及产伤所致的 ICH，常于生后 2～3 d 内出现症状，表现为：

(1)神经系统兴奋症状呻吟、四肢抖动、激惹、烦躁、抽搐、颈强直、四肢强直、腱反射亢进、角弓反张、脑性尖叫等。

(2)神经系统抑制症状反应低下、吸吮无力、反射减弱、肌张力低下、嗜睡、软瘫、昏迷等。

(3)眼部症状凝视、斜视、眼球震颤、瞳孔扩大或大小不等、对光反射迟钝等。

(4)其他呼吸与心率快或慢、呼吸暂停、发绀、呕吐、前囟饱满、体温不稳定等。

早产儿 ICH 症状多不典型，常表现吸吮困难、肢体自发活动少或过多、呼吸暂停、皮肤发灰或苍白、血压与体温不稳、心率增快或持续减慢、全身肌张力消失。

## 六、影像学检查

### (一)头颅B超

头颅B超用于诊断ICH及其并发症,其敏感性及特异性分别高达96%及94%,是ICH最有效的筛选方法。因ICH多在生后1~7 d内发生,故检查宜在此期进行,并应每隔3~7 d复查1次,直至出血稳定后,仍须定期探查是否发生出血后脑积水。超声(US)对诊断SEH和IVH的敏感性最高,这与US对颅脑中心部位高分辨率的诊断特性以及对低血红蛋白浓度具有较高敏感性有关。研究显示,即使脑室少量出血、脑脊液中血细胞比容低至0.2%时,或在出血吸收、血红蛋白分解、出血部位血红蛋白降至70~80 g/L,出血部位与周围组织密度相等,CT难以发现出血时,US仍可分辨并做出诊断,因此US诊断颅内出血的时间通常可延至出血后3个月或更久,故头颅B超在很大程度上已可代替CT检查。

SEH-IVH的头颅B超表现及诊断标准,按Papile分级法分为4级:Ⅰ级:单或双侧室管膜下生发基质出血。Ⅱ级:室管膜下出血穿破室管膜,引起脑室内出血,但无脑室增大。Ⅲ级:脑室内出血伴脑室扩大(脑室扩大速度以枕部最快,前角次之),可测量旁矢状面侧脑室体部最宽纵径,6~10 mm为轻度扩大,11~15 mm为中度扩大,>15 mm为重度扩大;也可由内向外测量旁矢状面脑室后角斜径,≥14 mm为脑室扩大;或每次测量脑室扩大的同一部位以作比较。Ⅳ级:脑室内出血伴脑室周围出血性梗死:后者于沿侧脑室外上方呈球形或扇形强回声反射,多为单侧。

SHE-IVH按出血程度分为:轻度出血:单纯生发基质出血或脑室内出血区占脑室的10%以下。中度出血:脑室内出血区占脑室的10%~50%。重度出血:脑室内出血区占脑室的50%以上。

### (二)头颅CT

头颅CT适用于早期快速诊断颅内出血,但分辨率及对脑实质病变性质的判断不及磁共振显像,一般在生后1周内分辨力最高,故宜于生后1周内检查。头颅CT可检查到各部位的出血,对SHE-IVH分级与B超分级相同,但分辨率明显逊于US,对室管膜下及少量脑室内出血敏感性亦不及US。7~10 d后随着出血的吸收,血红蛋白逐渐减少,血肿在CT中的密度也明显降低,等同于周围组织的密度。此时CT对残余积血不敏感。

### (三)头颅磁共振显像(MRI)

对各种出血均有较高诊断率,分辨率高于头颅B超与CT,并可准确定位及明确有无脑实质损害。但对新鲜出血敏感性较差,故宜在出血3d后检查。由于新鲜血肿内主要为氧合血红蛋白,$T_1$加权像上仅表现为等信号或稍低信号,在$T_2$加权像上表现为高信号。7~10 d后,氧合血红蛋白转变为脱氧血红蛋白和高铁血红蛋白,血肿在MRI中的信号也随之变化,在$T_1$和$T_2$加权像上均表现为高信号。因此,MRI中不同的出血信号,可以估计出血时间。

CT和MRI可很好辨别第三、第四脑室内出血以及SDH和SAH,但US未能诊断上述部位的出血,此与US对颅脑边缘以及后颅窝部位的病变分辨率差有关。较大量的脑实质出血,US、CT和MRI均能做出很好诊断。

## 七、诊断

### (一)病史

重点了解孕产妇病史、围产史、产伤史、缺氧窒息史及新生儿期感染史。

### (二)临床表现

对有明显病因且临床出现抽搐者易于诊断,但有部分病例诊断困难,包括:①以呼吸系统症状为主要特征,神经系统症状不明显者,易误诊为肺部疾病,误诊率20%~65%;②晚期新生儿ICH多与其他疾病并存,尤以感染为多见,由于感染症状明显,常致忽略ICH的诊断,漏诊率达69.7%;③轻度ICH亦可因无临床症状而漏诊。故应提高警惕,对可疑病例加强检查。由于窒息缺氧既可引起肺部并发症、又可引起ICH,两病亦可同时并存,故仅靠病史、体检常难以做出诊断,如无影像学配合,ICH临床总误诊率高达55.4%~56.2%,多误诊为呼吸系统疾病。

### (三)影像学检查

影像学检查是确诊ICH的重要手段,头颅B超使用方便,可在床边进行,可作连续监测,可对各项治疗的效果进行追踪与评估,价格便宜,应作首选。头颅CT会有X线辐射,头颅MRI诊断率高,但扫描时间长,价格较贵。可根据实际情况选用。

### (四)脑脊液检查

由于影像学的进展,目前已很少做脑脊液检查。急性期脑脊液常为均匀血性,红细胞呈皱缩状,糖定量降低且与血糖比值<0.6(正常0.75~0.80),蛋白升高。脑脊液改变仅可考虑蛛网膜下腔出血,但仍未能明确是原发或继发,故诊断价值有限。一周后脑脊液转为黄色,一般可持续4周左右。

## 八、治疗

### (一)一般治疗

保持绝对安静、避免搬动、头肩高位(30°)、保暖、维持正常血气、消除各种致病因素、重者延迟24~48 h开奶、适当输液。

### (二)纠正凝血功能异常

补充凝血因子,可用血凝酶0.5 kU加0.9%氯化钠2 mL静脉注射,隔20min重复1次,共2~3次,可起止血作用。或用维生素$K_1$0.4 mg/kg静脉注射。必要时输血浆,每次10 mL/kg。

### (三)镇静与抗惊厥

对于无惊厥者用苯巴比妥10~15 mg/kg静脉注射以镇静及防止血压波动,12h后用维持量5 mg/(kg·d),连用5 d。有惊厥者抗惊厥治疗。对Ⅳ级脑室内出血伴生后1个月内仍有惊厥发作者,因80%以上于1个月后仍可发生迟发性惊厥,可使用抗癫痫药物。

### (四)脑水肿治疗

(1)于镇静、抗惊厥治疗12h后,可给予呋塞米1 mg/kg静脉注射,每日3次,至脑水肿消失。

(2)地塞米松0.5~1.0 mg/kg静脉注射,每6h1次,连用3 d。本药能降低脑血管通透性,减轻脑水肿,增强机体应激能力而不会加重出血。

### (五)穿刺放液治疗

(1)硬膜下穿刺放液:用于有颅内高压之硬膜下出血,每日穿刺放液1次,每次抽出量<5 mL,若10d后液量无显著减少,可做开放引流或硬膜下腔分流术。

(2)腰椎穿刺放液:用于有蛛网膜下腔出血或Ⅲ级~Ⅳ级脑室内出血者。腰椎穿刺放液于B超确诊后即可进行,每日穿刺放液1次,每次放液量5~15 mL,以降低颅内压,去除脑脊液中血液及蛋白质,减少日后粘连,避免发生脑积水。当B超显示脑室明显缩小、或每次只能放出<5 mL液量时,改隔日或隔数日1次,直至脑室恢复正常为止。

(3)侧脑室引流:对有Ⅲ级~Ⅳ级脑室内出血、腰椎穿刺放液未能控制脑室扩大者,或伴有颅内压增高的急性脑积水者,均可做侧脑室引流,首次引流液量10~20 mL/kg。此法常可控制脑室扩大及急性脑积水。为防感染,一般仅维持7 d即应拔管。

(4)手术治疗:侧脑室引流效果不佳者,应行脑室一腹腔分流术。

### (六)出血后脑积水(PHH)治疗

早产儿脑室内出血,其血性脑脊液引起化学性蛛网膜炎,脑脊液吸收障碍,导致脑室扩大,虽较常见,但87%能完全恢复,只有约4%的IVH可发展为出血后非交通性脑积水(Ⅲ级78%、Ⅳ级100%可发生脑积水)。后者乃脑室内血性脑脊液沿脑脊液通路进入蛛网膜下腔,引起脑脊液循环通路阻塞所致,以中脑导水管梗阻为多。

#### 1.连续腰椎穿刺

对严重ICH,可作连续腰椎穿刺放液,以控制出血后脑积水,成功率为75%~91%,连续腰椎穿刺应做到早期应用(病后1~3周)、放液量不宜过少(应每次5~8 mL)、间隔期应短(1~2 d)、疗程足够(1个月左右),并避免腰椎穿刺损伤。对连续腰椎穿刺效果欠佳者,可联合应用乙酰唑胺治疗。有人认为反复腰椎穿刺放液并不能减少PHH的发生,反而会增加颅内感染的机会,因而提出反对。但因持续的颅内高压可破坏神经元轴突和损伤白质的少突胶质细胞,轴突的损伤亦可累及皮层的神经元,已证实腰椎穿刺放液能使皮层灰质容积明显增加,因此连续腰椎穿刺放液对控制持续颅内高压,防止脑积水发生确有其实际意义。

#### 2.脑脊液生成抑制剂

乙酰唑胺40~100 mg/(kg·d)口服。由于出血后脑积水的发病机制主要是脑脊液吸收障碍而不是分泌增加,故不主张单独应用。

#### 3.其他

过去用于溶解血凝块的尿激酶、链激酶,抑制脑脊液生成的甘油、呋塞米等,均已证实未能减少脑积水发生而停止使用。

#### 4.手术治疗

采用脑室腹腔分流术(V-P分流术),指征为:

(1)每周影像检查提示脑室进行性增大。

(2)每周头围增长>2 cm。

(3)出现心动过缓、呼吸暂停、惊厥、昏迷等颅内高压征。

(4)术前脑脊液蛋白量<10 mg/mL。术后常见并发症为感染及分流管梗阻。

经正规治疗的ICH患儿,大多于5~7 d后痊愈。

## 九、预防

### (一)产前预防

(1)预防早产,预防可导致产伤的各种因素,治疗孕产妇高危疾病如妊娠期高血压病。胎膜早破孕妇应用抗生素防感染。

(2)早产孕妇产前应用糖皮质激素:糖皮质激素促肺成熟的同时,亦可促进生发基质毛细血管发育成熟,明显降低新生儿 ICH 的发生率。其不良反应为可导致低出生体重及头围缩小,但主要发生在多疗程使用糖皮质激素者。为避免产生不良反应,可仅于分娩前 24～48h 内给予地塞米松 10 mg 或倍他米松12 mg静脉滴注,于 1 日内 1 次或分 2 次滴入,必要时可连用 2 d(第 2 次应用应与分娩时间间隔 24h 以上),可明显降低早产儿颅内出血发生率。

(3)早产孕妇产前应用维生素 $K_1$:目的是促使胎儿血浆Ⅱ、Ⅶ、Ⅹ 3 种凝血因子水平升高,从而降低早产儿颅内出血发生率。可于分娩前给予维生素 $K_1$ 静脉或肌肉注射,每日 1 次,连用 2～7 d(最后 1 次应用应与分娩时间间隔 24h 以上),同样有良好效果,如出生早期给予早产儿注射活性因子Ⅶ,效果更佳。

(4)产前联合应用糖皮质激素及维生素 $K_1$:联合应用比单用糖皮质激素或维生素 $K_1$ 效果更佳,两药用法同上,可使 PVH-IVH 发生率下降 50%以上,重度出血减少 75%。

(5)其他:早产孕妇产前应用苯巴比妥,经循证医学分析,无良好效果,不能用于早产儿颅内出血的预防。亦有介绍产前联合应用硫酸镁(每次 4.0 g)及氨茶碱(每次 240 mg)静脉滴注 12h,然后每 12h1 次,直至分娩或疗程已达 48h。

### (二)产前产后联合预防

由于 ICH 多发生在宫内或生后 1～6h,故生后 6h 才注射苯巴比妥,确实不能预防早产儿颅内出血的发生,若于生后 1～3h 内注射该药,虽仍不能降低颅内出血发生率,但可减少重度出血的发生及减少轻度出血转为重度出血。故可于产前采用糖皮质激素及维生素 $K_1$,而于婴儿出生 3h 内注射苯巴比妥,可获得更好的预防效果。

### (三)产时预防

采用延迟结扎脐带。已证实早产儿脱离母体后 30～45 s 结扎脐带(延迟结扎脐带),与脱离母体后10 s内结扎脐带(即刻结扎脐带)比较,早产儿颅内出血发生率明显降低。

### (四)新生儿药物预防

(1)苯巴比妥:尽管有报道早产儿应用苯巴比妥后,可使脑室内出血发生率从 43.9%～54%降至7.1%～28.2%,并使重度脑室内出血发生率从 20%～33.3%降至 0～11%。于生后 6～12 s 及大于生后 12 s 给药,脑室内出血发生率分别为 15.6%、32.8%及 44.9%。故可于生后 6 s 内应用,苯巴比妥负荷量20 mg/(kg·d),分 2 次,间隔 12h 静脉注射,24 s 后维持量 5 mg/(kg·d),共用 3～5 d。但国外经循证医学分析后认为,于生后 6h 内应用苯巴比妥,对降低 ICH 及 ICH 后遗症、病死率均无效,且可增加对机械通气的需求,因而不推荐使用。

(2)吲哚美辛:能调节脑血流,促进室管膜下生发基质成熟。出生体重＜1 250 g 之早产儿,于生后6～12h给予吲哚美辛0.1 mg/kg,24h 后重复 1 次;或生后 6～12h 给予 1 次,此后每 12h1 次,连用2～3 d,可使脑室内出血发生率降低 66%,但对男婴效果好于女婴,且可升高坏死性小肠结肠炎发生率。

(3)维生素 $K_1$:至今为止,采用维生素 $K_1$ 预防维生素 K 缺乏所致之 ICH,其用药方法、用药途径、使用剂量均未统一,多认为口服比肌肉注射更为合适。尽管证实维生素 K,作为氧化剂,对患 G-6-PD 缺乏症新生儿的红细胞不会发生氧化损害,亦不会发生 DNA 损伤,但尚未能排除导致儿童期白血病的可能。目前多建议:①由于肌肉注射维生素 $K_1$,短期内可引起机体非常高的维生素 $K_1$ 水平,对新生儿可能会有潜在损害,故非必要不作肌肉注射。②足月儿生后可有维生素 K 缺乏,于生后第 1 天及第 4 天分别口服水溶性混合微胶粒制剂(内含维生素 $K_1$ 2 mg 及卵磷脂、甘氨胆酸)2 mg,维生素 K 缺乏性出血症可减少 61.1%,从而预防维生素 K 缺乏性 ICH。对单纯母乳喂养者,亦可每周口服 2 mg,采用少剂量多次口服,安全性更高。③早产儿维生素 K 依赖性凝血因子减少,不是维生素 K 缺乏所致,而是蛋白质合成不足造成,且早产儿维生素 K 缺乏并不明显,给予维生素 $K_1$ 效果不佳,故早产儿生后前几周应适当减少维生素 $K_1$ 的供给,不必过早给予。④对不适宜口服者可予静脉注射维生素 $K_1$0.4 mg/kg,效果与口服3 mg者相同。⑤对服用抗生素、抗结核药及抗癫痫药物的孕妇,于分娩前 15～30 d 口服维生素 $K_1$ 10～20 mg/d,该新生儿生后应立即静脉注射维生素 K,亦有预防作用。

(4)其他:尚有报道应用泮库溴铵、维生素 E、酚磺乙胺、钙拮抗剂等者,但多认为效果不大。

## 十、预后

### (一)影响 ICH 预后的因素

(1)临床症状:若临床出现:①昏迷或半昏迷;②中枢性呼吸衰竭;③重度惊厥;④原始反射全部消失。具备上述项目越多,预后越差。其中严重室管膜下生发基质一脑室内出血发生后遗症率>35%,若伴发脑室周围出血一脑室周围梗形脑室周围白质软化者可高达 90%,常表现为半身瘫,认知障碍。

(2)出血部位及出血量:严重硬膜下出血、严重原发性蛛网膜下腔出血、严重脑室内出血及小脑实质出血,均预后不良。常见的脑室内出廊,其预后与出血程度有关:轻度出血者几乎全部存活,后遗症率0～10%;中度出血病死率 5%～15%,后遗症率 15%～25%;重度出血病死率 50%～60%,后遗症率65%～100%。

(3)脑室围周出血性梗形脑室周围白质软化:严重后遗症的发生可能与下列因素有关:①生发基质损伤,可使神经细胞分化障碍及板下区神经元损伤,导致髓鞘、皮层发育异常而发生运动、认知障碍;②脑室周围白质、特别是对应中央区、顶枕区白质损害,皮质脊髓视放射及丘脑投射纤维损害,导致双下肢痉挛瘫,视觉损害及认知障碍;③持续颅内高压及脑积水,可导致神经发育迟缓;④皮层神经元损伤,可导致认知障碍。

室管膜下生发基质一脑室内出血后所导致的脑实质损害与神经发育的关系见表 4-2。

**表 4-2 脑实质损害与神经发育的关系**

| 白质损害 | 例数 | 神经发育 | | |
|---|---|---|---|---|
| | | 正常 | 轻度异常 | 重度异常 |
| 无 | 43 | 25 | 17 | 1 |
| 轻度 | 20 | 11 | 8 | 1 |
| 重度 | 9 | 0 | 4 | 5 |

### (二)常见后遗症

(1)脑积水:主要由 IVH 所致。54%可于 8 周后自然缩小并恢复正常;部分可继续扩大超过 6 个月,然后渐消退,并于 1 岁左右恢复正常;另一部分保持稳定或继续发展成严重脑积水。过去曾广泛采用乙酰唑胺[100 mg/(kg·d)]及呋塞米[1 mg/(kg·d)]治疗,但最后证实不但无效,反可增加死亡率及伤残率。过去亦曾于脑室内注射链激酶,亦证明无效。而脑室—腹腔引流则可有一定疗效。

(2)智力、运动发育障碍:多由 PVH-IVH 所致,包括有运动、认知障碍,视觉损害及脑性瘫痪。

# 第六节　胎粪吸入综合征

胎粪吸入综合征(MAS)是由胎儿在宫内或产时吸入混有胎粪的羊水而导致,以呼吸道机械性阻塞及化学性炎症为主要病理特征,以生后出现呼吸窘迫为主要表现的临床综合征。多见于足月儿或过期产儿。

## 一、病因和病理生理

### (一)胎粪吸入

若胎儿在宫内或分娩过程中缺氧,使肠道及皮肤血流量减少,继之迷走神经兴奋,最终导致肠壁缺血痉挛,肠蠕动增加,肛门括约肌松弛而排出胎粪。同时缺氧使胎儿产生呼吸运动(喘息),将胎粪吸入气管内或肺内,或在胎儿娩出建立有效呼吸后,使其吸入肺内。也有学者根据早产儿很少发生羊水混有胎粪,而过期产儿发生率则高于 35%这一现象,推断羊水混有胎粪也可能是胎儿成熟的标志之一。

### (二)不均匀气道阻塞和化学性炎症

MAS 的主要病理变化是由于胎粪的机械性阻塞所致。

1.肺不张

部分肺泡因其小气道被较大胎粪颗粒完全阻塞,其远端肺泡内气体吸收,引起肺不张,使肺泡通气/血流降低,导致肺内分流增加,从而发生低氧血症。

2.肺气肿

黏稠胎粪颗粒不完全阻塞部分肺泡的小气道,则形成“活瓣”,吸气时小气道扩张,使气体能进入肺泡,呼气时因小气道阻塞,气体不能完全呼出,导致肺气肿,致使肿泡通气量下降,发生 $CO_2$ 潴留;若气肿的肺泡破裂则发生肺气漏,如间质气肿、纵隔气肿或气胸等。

3.正常肺泡

部分肺泡的小气道可无胎粪,但该部分肺泡的通换气功能均可代偿性增强。由此可见,MAS 的病理特征为不均匀气道阻塞,即肺不张、肺气肿和正常肺泡同时存在,其各自所占的比例决定患儿临床表现的轻重。

因胆盐是胎粪组成之一,故胎粪吸入除引起呼吸道的机械性阻塞外,也可刺激局部引起化学性炎症,进一步加重通换气功能障碍。胎粪尚有利于细菌生长,故 MAS 也可继发细菌感染。此外，近年来有文献报道，MAS 时Ⅱ型肺泡上皮细胞受损和肺表面活性物质减少，但其结论尚需进一步研究证实。

### （三）肺动脉高压

严重缺氧和混合性酸中毒使肺小动脉痉挛，甚至血管平滑肌肥厚（长期低氧血症），导致肺动脉阻力增加，右心压力升高，发生卵圆孔水平的右向左分流；肺血管阻力的持续增加，使肺动脉压超过体循环动脉压，从而导致已功能性关闭或尚未关闭的动脉导管发生导管水平的右向左分流，即新生儿持续肺动脉高压（PPHN）。上述变化将进一步加重低氧血症及混合性酸中毒，并形成恶性循环。

## 二、临床表现

### （一）吸入混有胎粪的羊水

吸入混有胎粪的羊水是诊断 MAS 的前提。①分娩时可见羊水混有胎粪。②患儿皮肤、脐带和指、趾甲床留有胎粪污染的痕迹。③口、鼻腔吸引物中含有胎粪。④气管插管时声门处或气管内吸引物可见胎粪（即可确诊）。

### （二）呼吸系统表现

患儿症状轻重与吸入羊水的性质（混悬液或块状胎粪等）和量的多少密切相关。若吸入少量或混合均匀的羊水，可无症状或症状轻微；若吸入大量或黏稠胎粪者，可致死胎或生后不久即死亡。常于生后开始出现呼吸急促（$>60$ 次/min）、发绀、鼻翼翕动和吸气性三凹征等呼吸窘迫表现，少数患儿也可出现呼气性呻吟。体格检查可见胸廓前后径增加，早期两肺有鼾音或粗湿啰音，以后出现中、细湿啰音。如呼吸窘迫突然加重，并伴有呼吸音明显减弱，应怀疑气胸的发生。

### （三）PPHN

多发生于足月儿，在有文献报道的 PPHN 患儿中，75％其原发病是 MAS。重症 MAS 患儿多伴有 PPHN，主要表现为持续而严重的发绀，其特点为：当 $FiO_2>0.6$，发绀仍不能缓解；哭闹、哺乳或躁动时发绀加重；发绀程度与肺部体征不平行（发绀重，体征轻）。部分患儿胸骨左缘第 2 肋间可闻及收缩期杂音，严重者可出现休克和心力衰竭。

尽管发绀是 PPHN 的主要临床表现，但常需与青紫型先天性心脏病或严重肺部疾病所导致的发绀相鉴别，故应作如下实验：①高氧试验：吸入纯氧 15min，如动脉氧分压（$PaO_2$）或经皮血氧饱和度（$TcSO_2$）较前明显增加，提示为肺实质病变；PPHN 和青紫型先心病则无明显增加。②动脉导管前、后血氧差异试验：比较动脉导管前（右桡或颞动脉）和动脉导管后（左桡、脐或下肢动脉）的 $PaO_2$ 或 $TcSO_2$，若动脉导管前、后 $PaO_2$ 差值$>15$ mmHg（2 kPa）或 $TcSO_2$ 差值$>4\%$，表明动脉导管水平有右至左分流；若无差值也不能除外 PPHN，因为也可有卵圆孔水平的右至左分流。③高氧一高通气试验：应用气管插管纯氧复苏囊通气，频率 60～80 次/min，通气 10～15min，使动脉二氧化碳分压（$PaCO_2$）下降和血 pH 上升，若 $PaO_2$ 较通气前升高$>30$ mmHg（4 kPa）或 $TcSO_2>8\%$，则提示 PPHN 存在。

严重 MAS 可并发红细胞增多症、低血糖、低钙血症、HIE、多器官功能障碍及肺出血等。

## 三、辅助检查

### (一)实验室检查

血气分析:pH 及 $PaO_2$ 降低,$PaCO_2$ 增高;血常规、血糖、血钙和相应血生化检查;气管内吸引物及血液的培养。

### (二)X 线检查

两肺透过度增强伴有节段性或小叶性肺不张,也可仅有弥漫性浸润影或并发纵隔气肿、气胸等(图 4-1、图 4-2)。临床统计尚发现部分 MAS 患儿胸片改变不与临床表现成正比,即胸片严重异常者症状却很轻,胸片轻度异常甚或基本正常,症状反而很重。

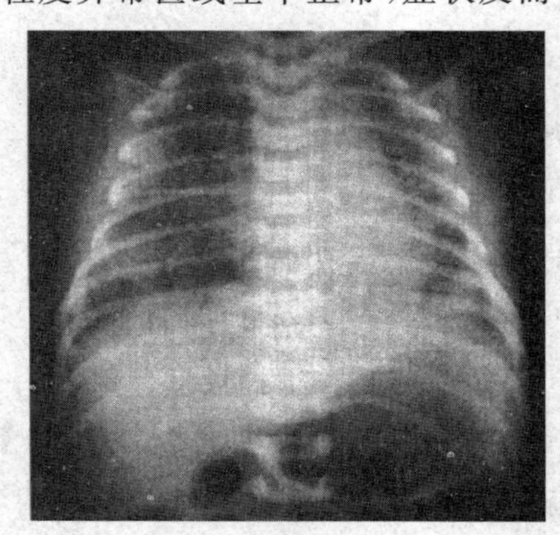

图 4-1 MAS 的 X 线胸片

双肺纹理增强、模糊,见模糊小斑片影,双肺野透过度增高,右侧水平叶间胸膜增厚

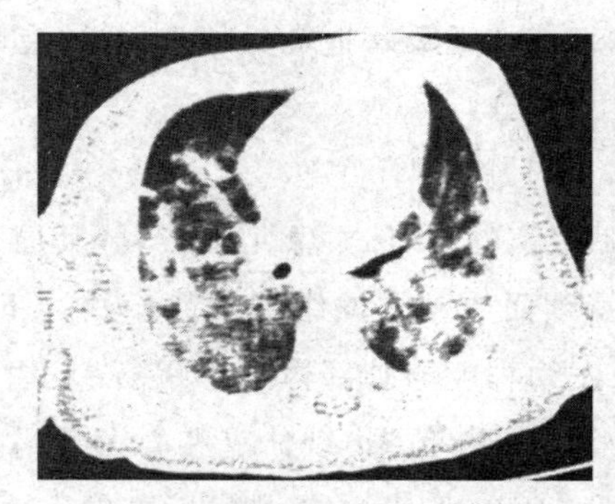

图 4-2 MAS 的肺 CT(肺窗)

双肺纹理增强、模糊,双肺见沿纹理走行散在斑片状模糊高密度影,以双肺下叶明显

### (三)超声波检查

彩色 Doppler 有助于 PPHN 的诊断。

## 四、治疗

### (一)促进气管内胎粪排出

为促进气管内胎粪排出,可采用体位引流、拍叩和震动胸部等方法。对病情较重且生后不久的 MAS 患儿,可气管插管后进行吸引,胎粪黏稠者也可气管内注入 0.5 mL 氯化钠溶液后再行吸引,以减轻 MAS 的病变程度及预防 PPHN 发生。此外,动物实验结果表明,即使胎粪进入气道 4h 后,仍可将部分胎粪吸出。

### (二)对症治疗

1.氧疗

当 $PaO_2$<60 mmHg(8.0 kPa)或 $TcSO_2$<90%时,应依据患儿缺氧程度选用鼻导管、面罩或氧气涵等吸氧方式,以维持 $PaO_2$ 60～80 mmHg(8.0～10.6 kPa)或 $TcSO_2$ 90%～95%为宜。若患儿已符合上机标准,应尽早机械通气治疗。

2.纠正酸中毒

(1)纠正呼吸性酸中毒:可经口、鼻或气管插管吸引,保持气道通畅,必要时进行正压通气。

(2)预防和纠正代谢性酸中毒:纠正缺氧,改善循环,当血气结果中碱剩余为－10～－6时,应在保证通气的前提下予以碱性药物。

3.维持正常循环

出现低体温、苍白和低血压等休克表现者,应用血浆、全血、5%清蛋白或氯化钠溶液等进行扩容,同时静脉点滴多巴胺和(或)多巴酚丁胺等。

4.其他

(1)限制液体入量:严重者常伴有脑水肿、肺水肿或心力衰竭,应适当限制液体入量。

(2)抗生素:不主张预防性应用抗生素,但对有继发细菌感染者,根据血、气管内吸引物细菌培养及药敏结果应用抗生素。

(3)肺表面活性物质:目前有应用其治疗 MAS 的临床报道,但病例数较少,确切疗效尚有待证实。

(4)预防肺气漏:需机械通气病例,PIP 和 PEEP 不宜过高,以免引起气胸等。

(5)气胸治疗:应紧急胸腔穿刺抽气,可立即改善症状,然后根据胸腔内气体的多少,可反复胸腔穿刺抽气或行胸腔闭式引流。

(6)其他:保温、镇静,满足热量需要,维持血糖和血钙正常等。

### (三)PPHN 治疗

去除病因至关重要。

1.碱化血液

碱化血液是治疗 PPHN 经典且有效地方法之一。采用人工呼吸机进行高通气,以维持动脉血气:pH 7.45～7.55,$PaCO_2$ 25～35 mmHg(3.3～4.7 kPa),$PaO_2$ 80～100 mmHg(10.6～13.3 kPa)或$TcSO_2$ 96%～98%,从而降低肺动脉压力。

但应注意,低碳酸血症可减少心搏量和脑血流量,特别是早产儿增加了脑室周围白质软化的发生机会,故 PPHN 治疗中应避免造成过度的低 $PaCO_2$。此外,静脉应用碱性药物如碳酸氢钠,对降低肺动脉压也有一定疗效。

2.血管扩张剂

静脉注射妥拉唑林虽能降低肺动脉压,但也引起体循环压相应或更严重下降,鉴于妥拉唑林可使肺动脉和体循环压同时下降,其压力差较前无改变甚或加大,故非但不能减少反而可能增加右向左分流,目前临床已很少应用。近年来,磷酸二酯酶抑制剂如西地那非等,可选择性扩张肺血管,被试用于新生儿 PPHN,也取得一定疗效。

3.一氧化氮吸入(iNO)

NO是血管舒张因子,由于iNO的局部作用,使肺动脉压力下降,而动脉血压不受影响,故不乏是PPHN治疗的选择之一。近年来的临床试验也表明,iNO对部分病例有较好疗效。

4.其他

在PPHN的治疗中,有报道肺表面活性物质能使肺泡均匀扩张,降低肺血管阻力;关于是否应用糖皮质激素及CPAP治疗尚存在争议;液体通气尚在试验中;高频振荡通气取得一定效果;体外膜肺(ECMO)对严重MAS(并发PPHN)疗效较好,但价格昂贵,人员及设备要求高。

**(四)预防**

积极防治胎儿宫内窘迫和产时窒息,尽量避免过期产,及时纠正低氧血症和混合性酸中毒对预防PPHN至关重要。

# 第七节　新生儿感染性肺炎

新生儿感染性肺炎是新生儿期的常见病,也是引起新生儿死亡的重要病因。据统计,其病死率为5%~20%。新生儿肺炎可由细菌、病毒、支原体或原虫等不同病原体感染引起,可发生在宫内、分娩过程中和产后,分别称为产前、产时和产后感染性肺炎。

## 一、病因和感染途径

由于新生儿呼吸道黏膜清除功能不成熟,气道窄,免疫力低下,易罹患肺部感染。新生儿肺炎常通过宫内感染、分娩过程中感染和出生后感染3种途径引起。

**(一)宫内感染**

宫内感染主要是通过胎盘传播,主要的病原体为病毒,如巨细胞病毒、单纯疱疹病毒、肠道病毒等,常由母亲妊娠期间原发感染或潜伏感染复燃、病原体经血行通过胎盘感染胎儿,引起胎儿肺、肝、脑等多系统感染。因此,肺炎通常为宫内全身感染的一部分,疾病严重程度与宫内感染时间有关。孕母细菌(大肠埃希菌、克雷伯菌)、原虫(弓形虫)或支原体等感染也可经胎盘感染胎儿,但较少见。近年来,国内梅毒螺旋体感染呈上升趋势,主要发生在妊娠20~24周后经胎盘感染胎儿;其次,孕母阴道内细菌或病毒上行感染羊膜,引起羊膜绒毛膜炎,污染了羊水,胎儿吸入污染的羊水,发生感染性肺炎,据报道羊膜早破超过72h,羊膜炎发生率高达50%以上。

**(二)分娩过程中感染**

分娩时胎儿通过产道吸入污染的羊水或母亲宫颈分泌物感染肺炎。常见病原体为大肠埃希菌、肺炎链球菌、克雷伯菌、李斯特菌、B族溶血性链球菌(美国多见)等,也有病毒、解脲支原体或沙眼衣原体。早产、滞产、产道检查过多更易诱发感染。

**(三)出生后感染**

远较上述两种途径发生率高,主要感染途径有以下几种。

1.呼吸道途径

与呼吸道感染患者接触，病原体经飞沫传给新生儿，先发生上呼吸道感染，继之向下呼吸道蔓延导致肺炎。病原体常为病毒，以呼吸道合胞病毒、流行性感冒病毒、腺病毒多见。

2.血行感染

病原体随血液进入肺而致肺炎，常为败血症的一部分。

3.医源性途径

由于医用器械如吸痰器、雾化器、供氧面罩、气管插管等消毒不严，或呼吸机使用时间过长，或通过医务人员手传播等引起感染性肺炎。病原体以金黄色葡萄球菌、大肠埃希菌多见。近年来随着气管插管、导管等普遍使用及极低出生体重儿抢救成活率提高，机会致病菌如克雷伯菌、表皮葡萄球菌、铜绿假单胞菌、枸橼酸杆菌等感染日益增多。广谱抗生素使用过久易发生假丝酵母菌肺炎。

## 二、临床表现

### (一)宫内感染性肺炎

宫内感染性肺炎发病较早，多在生后 3 日内发病。临床表现差异很大，出生时常有窒息史，复苏后可有气促、呻吟、青紫、呼吸困难。肺部体征出现较晚，部分患者可有呼吸音粗糙、减低或湿性啰音。严重者可出现呼吸衰竭、心力衰竭、DIC、休克或持续肺动脉高压。经胎盘感染者常缺乏肺部体征，而表现为黄疸、肝大、脾大、视网膜炎和脑膜脑炎等多系统受累。也有生后数月进展为慢性肺炎者。

### (二)分娩过程中感染性肺炎

分娩过程中感染性肺炎常经过一定的潜伏期后才发病。发病时间因不同病原体而异，一般在出生数日至数周后发病，如细菌性感染在生后 3～5h 发病，Ⅱ型疱疹病毒感染多在生后 5～10d。而衣原体感染潜伏期长，生后 3～5d 出现衣原体结合膜炎，3～12 周发生衣原体肺炎，先出现上呼吸道感染症状，随之出现呼吸急促、窘迫，肺部哮鸣音、湿性啰音，病程可达数周或 1 个月以上。

### (三)出生后感染性肺炎

出生后感染性肺炎主要症状有呼吸困难、口吐泡沫、口周青紫、反应低下、吸气三凹征、发热或体温不升等，少数患者有咳嗽。肺部体征在发病早期常不典型，可有呼吸音粗糙或减低，逐步出现肺部啰音，严重病例可出现呼吸衰竭、心力衰竭等并发症。血行感染者中毒症状重，以黄疸、肝大、脾大、脑膜炎等多系统受累为主。金黄色葡萄球菌肺炎患者常并发化脓性脑膜炎、脓气胸、肺脓疡、肺大疱、骨髓炎等。呼吸道合胞病毒性肺炎可表现为喘息，肺部听诊可闻哮鸣音。早产儿肺炎表现不典型，常表现为呼吸暂停、不吃、不哭、体温不升等。

## 三、辅助检查

### (一)影像学检查

影像学检查对肺炎的诊断具有重要价值，并且有助于与其他引起呼吸窘迫的疾病鉴别。宫内感染性肺炎影像学表现为双肺弥漫性毛玻璃样、网状等间质性改变；吸入性肺炎表现为双肺沿支气管分布小片状模糊影、支气管壁增厚影、肺气肿、肋间肺膨出等，少数可见阶段性肺不张、胸腔积液。细菌感染性肺炎主要为肺泡炎症，表现为肺纹理增粗、边缘模糊、小斑片状密度增高影，病情进展时病灶可融合成片；金黄色葡萄球菌肺炎常并发脓气胸、肺大疱。病毒性肺炎以间质性肺炎为主.表现为支气管、血管周围的纤维条状密度增高影，肺间质呈网状影，可伴有肺气肿。部分患者生后第1日胸片无改变，应动态观察肺部X线变化，可发现相应病变。CT分辨率高，采用薄层扫描可提高图像分辨率，显示早期病变，对于肺部其他疾病的鉴别诊断也有极大的帮助。

### （二）实验室及其他辅助检查

宫内感染性肺炎患者周围血常规白细胞数可正常、减低或增高；部分巨细胞病毒、弓形虫或梅毒螺旋体感染者红细胞、血小板计数降低；脐血或外周血IgM大于200～300 mg/L提示宫内感染；血清特异性IgM抗体增高对病原学诊断有价值。生后立即进行胃液涂片可发现胃液中有白细胞和有与孕母产道相同的病原体；或取患者血标本、气管分泌物等进行涂片、培养和对流免疫电泳等检测有助于病原学诊断。血C-反应蛋白增高为感染性肺炎的敏感指标；支气管肺泡灌洗液中细胞总数及中性粒细胞增高、灌洗液上清中白介素-1、白介素-6、白介素-8、肿瘤坏死因子-α升高，有助于感染性肺炎的诊断。细菌感染性肺炎常伴败血症，血培养和药敏试验有助于明确致病菌。对怀疑病毒感染患者可进行病毒分离、免疫学检查或PCR检查。另外，应动态监测血气变化，有条件者可作肺功能检查，以协助判断肺炎的严重程度。

## 四、鉴别诊断

应与新生儿湿肺、新生儿肺透明膜病、胎粪吸入综合征、新生儿颅内出血等相鉴别。

## 五、治疗

### （一）呼吸管理

反复吸净口、鼻、咽分泌物，必要时雾化吸入，确保呼吸道通畅。痰多者积极加强肺部物理治疗，定期翻身拍背，以利分泌物排出，改善肺不张。

### （二）供氧

根据病情选择鼻导管、面罩、头罩或鼻塞持续气道正压给氧。呼吸衰竭时可采用气管插管和机械通气治疗，维持动脉血氧分压在6.65～10.7 kPa。同时注意呼吸机应用可能存在的并发症。

### （三）抗病原体治疗

应针对病原选用药物。细菌性肺炎者可参照败血症选用抗菌药。医院内感染者耐药菌发生率较高，应根据当地病原菌特点选择抗菌药，并结合药敏试验结果调整药物。B族溶血性链球菌可选用青霉素200 000～400 000 U/(kg·d)、氨苄西林100～200 mg/(kg·d)，疗程10～14d；李斯特菌肺炎可用氨苄西林；解脲支原体或衣原体肺炎可选用红霉素30～50 mg/(kg·d)，疗程2～3周；巨细胞病毒性肺炎可用更昔洛韦，单纯疱疹病毒性肺炎可用阿昔洛韦10 mg/(kg·d)，呼吸道合胞病毒可选用利巴韦林雾化吸入3～7d。因氨基糖苷类抗菌药对母体和胎儿均有毒性作用，故应避免使用氨基糖苷类抗菌药。

### （四）肺泡表面活性物质的应用

肺部炎症可使肺泡表面活性物质大量灭活，致使表面活性物质不足，肺泡塌陷，补充肺泡表面活性物质可有效改善肺功能，减少机械通气及用氧时间。

### (五)对症及支持疗法

注意保暖,使患者皮肤温度达 36.5 ℃,湿度在 50%以上。及时纠正酸中毒、电解质紊乱,保证充足的能量和营养供给,喂养以少量多次为宜,热量不足时可给予静脉营养。每日输液总量60～100 mL/kg,输液速度应慢,以免发生心力衰竭及肺水肿。烦躁不安及惊厥时可给予镇静药如苯巴比妥。酌情静脉输注血浆、清蛋白和免疫球蛋白,以提高机体免疫功能。

### (六)并发症治疗

合并心力衰竭时应用洋地黄或毛花苷 C 纠正心力衰竭,合并脓胸或脓气胸时及时行胸腔穿刺或胸腔闭式引流。

# 第八节　新生儿黄疸

新生儿期黄疸较常见,引起的因素较多,且可导致胆红素脑病,是个重要的临床问题。

## 一、新生儿胆红素代谢特点

新生儿胆红素代谢与成人及其他年龄阶段的小儿比较,有其一定的特点:①按每千克体重计算胆红素生成相对较多,据计算成人每天生成胆红素量 3.8 mg/kg,而新生儿是8.5 mg/kg。②肝细胞对胆红素的摄取能力不足,因其肝细胞内 Y、Z 蛋白含量低。③形成结合胆红素的功能低,与 UDPG 脱氢酶、UDPGT 的量或活性不足有关。④肠壁吸收胆红素增加,因刚出生的新生儿肠内无细菌,不能将胆红素转化为尿胆素原和尿胆素,而进入肠道的结合胆红素经 β-葡萄糖醛酸苷酶的作用脱去葡萄糖醛酸基而成未结合胆红素,又被肠壁吸收到血循环中。

概括地说,新生儿胆红素代谢特点是肝细胞胆红素负荷大,而肝脏清除胆红素能力不足。

## 二、新生儿生理性黄疸

新生儿生理性黄疸是指单纯因其胆红素代谢特点而引起的暂时性黄疸。这类黄疸一般在出生后第2～3 天发生,第 5～7 天达高峰,血清胆红素峰值足月儿一般＜205 μmol/L(12 mg/dL),早产儿＜256.5 μmol/L(15 mg/dL),继而黄疸逐渐减轻,足月儿在生后10～14 d消退,早产儿可再迟些。在此期间小儿一般情况良好,不伴有其他临床症状,血清结合胆红素＜25.7 μmol/L(1.5 mg/dL)。绝大多数新生儿生理性黄疸并不会产生不良后果,但少数极低出生体重儿及其他高危新生儿虽然其胆红素值在生理性黄疸范围却可引起胆红素脑病。故生理性黄疸的临床重要性在于:①应与病理性黄疸相鉴别。②防止因其他病理因素而导致胆红素脑病。

不同种族的新生儿生理性黄疸胆红素水平不同,我国汉族胆红素水平高,上述的标准参考国际上通用的标准。

## 三、病理性黄疸

当新生儿有下列表现之一时应考虑为病理性黄疸:①出生后 24h 内肉眼已观察到黄疸。②血清胆红素值每天上升超过 85.5 μmol/L(5 mg/dL)。③足月儿血清胆红素＞205.2 μmol/L(12 mg/dL),早产儿＞256.5 μmol/L(15 mg/dL)。④血清结合胆红素＞25.7～34.2 μmol/L(1.5～2.0 mg/dL)。⑤黄疸迟迟不退。

引起新生儿黄疸的原因很多,未结合胆红素升高与结合胆红素升高的原因不同(表 4-3)。

表 4-3 新生儿病理性黄疸的病因

| 新生儿病理性黄疸的病因 |
| --- |
| 未结合胆红素升高 |
| 1.胆红素形成过多 |
| (1)溶血性同族免疫性(母婴 Rh、ABO 等血型不合)G6PD 缺陷,遗传性球形红细胞增多症,感染性疾病 |
| (2)血肿或内出血引起红细胞破坏增多 |
| (3)红细胞增多症引起红细胞破坏相对增多 |
| (4)低血糖 |
| 2.葡萄糖醛酸转移酶活性不足 |
| (1)活性低下:早产儿、甲状腺功能低下 |
| (2)酶缺乏:Crigler-Najjar 综合征(Ⅰ,Ⅱ型) |
| (3)酶活性受抑制:暂时性家族性高胆红素血症(Lucey-Driscoll 综合征),药物(新生霉素),感染性疾病,半乳糖血症(早期) |
| 3.胆红素经"肠一肝"循环重吸收增加 |
| (1)胎粪延迟排出 |
| (2)肠梗阻 |
| (3)母乳性黄疸 |
| 结合胆红素升高 |
| 1.感染性疾病:TORCH 综合征,败血症 |
| 2.代谢性疾病:半乳糖血症,果糖不耐受症,$\alpha_1$ 抗胰蛋白酶缺乏 |
| 3.胆管畸形:胆管闭锁,胆总管囊肿 |

### (一)溶血

在溶血性疾病中以母婴血型不合引起的新生儿溶血病为多见。因红细胞 G6PD 缺陷而发生溶血可引起新生儿病理性黄疸,樟脑丸、维生素 $K_3$、维生素 $K_4$ 等能促使 G6PD 缺陷者溶血,但在新生儿期未使用该类化学药物亦会发生溶血,该病在我国广东、广西、四川等地较多见。

### (二)红细胞破坏增多

头颅血肿、脑室内出血或肝包膜下血肿等均使红细胞破坏增加而引起病理性黄疸。

### (三)红细胞增多症

当新生儿静脉血的红细胞压积>0.65 或血红蛋白>220 g/L(22 g/dL)时称细胞增多症,可因出生时夹脐带较晚、宫内慢性缺氧、母血输入胎儿、孪生胎儿之间输血等因素引起。

### (四)低血糖

新生儿低血糖时体内高血糖素及肾上腺素分泌增加,这两种激素使血红蛋白加氧酶活性增加,胆红素形成因而增多。

### (五)感染

感染是新生儿病理性黄疸的一个重要原因,感染引起黄疸的环节有多方面:①因细菌毒素使红细胞破坏加速。②葡萄糖醛酸转移酶的活性受抑制。③感染导致食欲差、低血糖而加重黄疸。上述各环节均可导致未结合胆红素升高。感染亦可损害肝细胞,甚至引起巨细胞样变性,导致结合胆红素升高。

### (六)母乳性黄疸

占母乳喂养者的0.5%～2%,其发生机制尚不明确,目前认为是由于未结合胆红素自肠壁吸收增加。母乳性黄疸常紧接“生理性黄疸”而发生,黄疸高峰在出生后2周左右,胆红素峰值大多在170～340 μmol/L(10～20 mg/dL)(个别>420 μmol/L),其中结合胆红素很少>17 μmol/L(1 mg/dL),暂停母乳喂养3～4 d后黄疸会有较明显减轻,在继续母乳喂养情况下,黄疸往往历时1～2个月自然消退。

### (七)胎粪延迟排出

正常新生儿胎粪150～200 g,而每克胎粪中含胆红素1 mg,故胎粪中所含胆红素的总量为新生儿体内每天生成的胆红素量的5～10倍,当胎粪排出延迟则胆红素自肠道重吸收的量增加,导致黄疸加重。

### (八)结合胆红素升高

结合胆红素升高是指血清胆红素升高中结合胆红素占15%以上,有的小儿粪便颜色甚至呈陶土色,又名为“新生儿肝炎综合征”。结合胆红素升高的病因有多种,对它们的处理方针亦不同,应注意鉴别。对那些可以治疗的疾病应尽力做到及时诊断与治疗,以改善预后。

## 四、胆红素脑病

胆红素脑病是指胆红素引起脑组织的病理性损害,又称核黄疸。受累部位包括脑基底核、视丘下核、苍白球、壳核、尾状核、小脑、大脑半球的白质和灰质。

### (一)发病机制

主要有以下两种学说:

1.游离胆红素致病论

没有和清蛋白联结的未结合胆红素称游离胆红素,它可通过血脑屏障引起脑组织损害。游离胆红素升高见于:①血清未结合胆红素浓度过高。②血清清蛋白含量低。③存在与胆红素竞争清蛋白联结位点的夺位物质(如游离脂肪酸、磺胺异噁唑、苯甲酸钠、水杨酸等)。

2.血脑屏障暂时性开放

某些病理情况(脑膜炎或脑病、脱水、血渗透压高、缺氧、高碳酸血症)下血脑屏障可暂时性开放,此时与清蛋白联结的结合胆红素亦可通过血脑屏障进入脑组织。

胆红素损伤脑细胞的确切机制尚未完全阐明,在体外实验中发现胆红素能抑制神经细胞膜生物功能,使细胞内核酸与蛋白质合成障碍,并影响线粒体的能量代谢。

### (二)典型临床表现

较多在生后3～7d发生,包括警告期、痉挛期、恢复期及后遗症期(表4-4)。

**表4-4　胆红素脑病典型表现**

| 分期 | 表现 | 时间 |
|---|---|---|
| 警告期 | 肌张力下降,吸吮力弱 | 0.5～1.5d |
| 痉挛期 | 肌张力增高,发热,抽搐,呼吸不规则 | 0.5～1.5d或死亡 |
| 恢复期 | 肌张力正常 | 不一定 |
| 后遗症期 | 听力下降,抬头乏力,手足徐动症,牙釉质发育不全,智力落后 | |

低出生体重儿发生胆红素脑病常缺乏上述典型症状而表现为呼吸暂停、心动过缓、循环呼吸功能急骤恶化等。

## 五、新生儿黄疸的诊断

先要区分其黄疸是生理性还是病理性。这主要从黄疸出现的时间、黄疸程度及持续时间及有无伴随症状等方面加以鉴别。

### (一)非结合胆红素升高

(1)以溶血性与感染性较多见,应结合临床表现选择相应的实验室检查,以明确是否存在上述疾病。

(2)因血肿、胎粪延迟排出、肠梗阻等引起高胆红素血症并不少见,通过体检及了解胎粪排出情况对诊断很有帮助。

(3)甲状腺功能低下、半乳糖血症虽不多见,但应高度警惕,以期及早发现并处理,能改善预后。

(4)母乳性黄疸的小儿一般情况好,无其他异常。要除外其他原因的黄疸,必要时暂停或减少母乳3～4 d,黄疸即见减轻,但不要终止母乳喂养。

(5)黄疸出现的日期有一定参考意义:①生后第 1～2 天迅速发展的黄疸应首先考虑为母婴血型不合引起的溶血病,其次考虑为先天性感染。②出生 2 d 后迅速发展的黄疸,感染性疾病要着重考虑,在我国广东、广西等地 G6PD 缺陷发病率较高,要警惕该病。头颅血肿、胎粪延迟排出等导致的黄疸加深在出生后第 4～5 天较明显。③持续 2 周以上非结合胆红素升高,感染性仍要考虑,一般情况良好的母乳喂养者在除外其他原因的基础上可考虑为母乳性黄疸。半乳糖血症、甲状腺功能低下所致黄疸亦在此阶段明显。

### (二)结合胆红素升高

病因不少,血特异抗体检查(如巨细胞病毒、风疹病毒、弓形虫感染),生化检查(如半乳糖血症、$\alpha_1$ 抗胰蛋白酶缺乏),尿液检查等诊断感染性或代谢性疾病有一定价值。B 超对诊断胆管畸形有一定帮助。$^{99m}$Tc标记 IDA 衍生物闪烁显像对鉴别胆管闭锁与非外科疾患引起的“新生儿肝炎症候群”很有价值,必要时作肝穿刺胆管造影来鉴别结合胆红素升高是否为外科性。

## 六、新生儿黄疸的处理

新生儿病理性黄疸的治疗是综合性的,并应根据患儿的不同情况,个体化处理。要治疗引起黄疸的基础疾病,并应从降低血清胆红素及保持机体内环境的稳定等方面进行综合治疗。

### (一)减少血清胆红素

光疗波长(420～470 nm)使胆红素形成构形异构体(IXaZZ 型转变成 IXaZE 或 EE 型)或结构异构体(光红素),利于胆红素排出;酶诱导剂(鲁米那、尼可刹米)加速胆红素代谢,但呈现效果较慢,对早产儿效果尤差,不能作为主要治疗方法;交换输血以换出胆红素;提早开乳、胎粪延迟排出者灌肠均可减少胆红素经肠壁再吸收;锡－原卟啉或锡－中卟啉可竞争性抑制血红素加氧酶,减少胆红素形成。

### (二)减少溶血

通过交换输血换出抗体和被致敏的红细胞;控制感染;G6PD 缺陷者应避免用具有氧化作

用的药物;红细胞增多症者做部分换血。这些均能减少红细胞的破坏。

**(三)保护肝脏酶活性**

控制感染,纠正缺氧。甲状腺功能低下者服甲状腺片,避免使用对肝酶活性有抑制的药物(如新生霉素)。

**(四)增加清蛋白与胆红素的联结**

适当输血浆或清蛋白,禁用有夺位作用的药物(如 SIZ、苯甲酸钠),应避免寒冷损伤及饥饿以防止体内游离脂肪酸过多起夺位剂作用。

**(五)防止血脑屏障暂时性开放**

及时纠正呼吸性酸中毒及缺氧,避免高渗性药物快速注入。

交换输血与光疗指征应根据小儿出生体重、有无并发症(呼吸窘迫、缺氧、低体温)及血清胆红素水平等因素综合考虑。

## 第九节 新生儿溶血症

新生儿溶血症(HDN)是母婴血型不合,母亲的血型抗体通过胎盘引起胎儿、新生儿红细胞破坏的同族免疫性溶血性疾病。

胎儿从父亲方面遗传来的显性抗原恰为母亲所缺少,当此抗原进入母体后,产生免疫抗体,通过胎盘绒毛膜进入胎儿血循环,与胎儿红细胞发生凝集,使之破坏,出现溶血,继而引起贫血、水肿、肝脾大。在胎内溶血产生的胆红素通过胎盘由母亲代谢,故娩出时黄疸不明显,生后胆红素由新生儿自身代谢,由于生理因素致胆红素代谢不足,生后短时间内出现进行性重度黄疸,甚至胆红素脑病。

人类血型系统有 26 个,虽然多个系统可发生新生儿溶血病,但以 ABO 血型不合溶血病(下称 ABO HDN)最常见,趾血型不合溶血病(下称 Rh HDN)次之。据上海报道,国人前者占 HDN 的 85.3%,后者占 HDN 的 14.6%,其他如 MN、Kell、DuRy 系统 HDN 少见。

多数 ABO HDN 母亲为 O 型,胎儿为 A 或 B 型(占 45.1%),是因为隐性无抗原,后者显性成为抗原所致;母为 A 或 B 型杂合子,胎儿为 A、B 或 AB 型也有少数发病(8.2%),是由于后者的显性抗原进入缺少该显性抗原杂合子的母体,与 O 基因的卵子结合所致。以后儿胎的发病与否,取决于胎儿抗原基因属纯合子或杂合子。因自然界广泛存在类似 A 或 B 型抗原,可刺激母体产生 IgG 抗 A、抗 B 抗体(α 或 β 凝集素),因此,ABO HDN 也可发生在第 1 胎。

Rh 血型系统中有 6 种抗原,分 3 组:Cc、Dd、Ee,每组任意 1 个抗原,共 3 个抗原组成一个基因复合体。每个人有二组基因复合体,各来自父母,均无 D 抗原者称 Rh 阴性,有 D 抗原者称 Rh 阳性。纯合子有 2 个 D 抗原,杂合子仅 1 个 D 抗原。Rh 抗原性依 D→E→C→c→e 顺序依次减弱,D 抗原至今尚未发现。我国汉族 Rh 阳性者占 90.66%,故 Rh HDN 发病率低,Rh HDN 以 D 因子不合产生的溶血最重,一般发生在第一胎以后,母亲 Rh 阴性、子 Rh 阳性者,但母子均 Rh 阳性,仍可发生由 E、e、C、c 等母子血型不合溶血病,以抗 E 较多见。Rh 抗体多由后天获得,无天然抗体,故溶血程度依胎次增加而加重,甚至流产、死胎、死产,除非母亲有输血史或流产史，否则第1胎不发病。Rh系统抗体只能由人类的红细胞引起，若母亲有接受Rh阳性输血史，且Rh血型又不合；或母亲Rh阴性出生时被Rh阳性的外祖母D抗原致敏，第1胎也可发病，即："外祖母学说"。

本病轻型患者需补充葡萄糖或光疗，不作特殊处理即能很快痊愈。重型病例死亡率极高，生后及时治疗，也能很快好转，若早期胆红素脑病换血后仍有痊愈的可能；晚期胆红素脑病幸存者有"胆红素脑病四联征"，即手足徐动、听觉障碍、眼球运动障碍、牙釉质发育不全等后遗症。

## 一、诊断依据

### (一)病史

新生儿生后24h内出现黄疸，并迅速加重，或出生时即有严重贫血和水肿；母子血型不合，尤其母为O型者；或母既往有不明原因的流产、早产、死胎、死产；或上一胎新生儿有重症黄疸、贫血，均应注意母子血型不合的可能。应了解Rh阴性母亲既往有无接受Rh阳性血液的输血史，并进一步检查免疫抗体以确诊。

### (二)临床表现

与溶血程度有关，ABO HDN与Rh HDN症状基本相同，一般说来ABO HDN症状较轻，偶有重者，Rh HDN症状多较严重。

1.轻型

多见于ABO HDN。出生时与正常新生儿无异，或稍有嗜睡、拒食，1～2d后逐渐出现黄疸和贫血，易被忽略为"生理性黄疸"，以后病情日益加重，血清胆红素可达256 μmoL/L以上，少数超过342 μmol/L，如不及时处理，亦可并发胆红素脑病。

2.重型

症状的严重程度和母亲抗体的量、胎儿红细胞被致敏的程度及胎儿代偿能力等因素有关。多见于Rh HDN。

(1)胎儿水肿：患儿全身水肿、苍白、皮肤瘀斑、胸腔积液、腹水、心音低纯、心率加快、呼吸困难、肝脾大。活产的水肿儿大多数为早产，如不及时治疗常于生后不久即死亡。不少胎儿水肿者为死胎。水肿与低血浆蛋白有关，肝脾大与髓外造血有关，缺氧及髓外造血影响肝功能。部分患儿发生心力衰竭时也可加剧水肿。

(2)黄疸：生后随着抗体对红细胞破坏的强弱，而决定黄疸出现的早晚和进展的速度。黄疸出现越早，进展越快，则病情越重，黄疸加深程度与时俱增。黄疸出现早、上升快是Rh溶血病患儿的特点，一般在生后24h内(常在4～5h)出现黄疸并迅速加深，生后3～4d黄疸达峰值，超过342 μmol/L者不少。血清胆红素以非结合胆红素为主，但有少数患儿在病程恢复期结合胆红素明显升高，出现"胆汁淤积综合征"，这类患儿肝脏有广泛的髓外造血灶及大量多核巨细胞形成，胆管增殖，胆栓淤积在胆管及毛细胆管内，门脉区纤维化和肝小叶中心区细胞坏死等病理变化。部分严重贫血，尤其胎儿水肿的患儿，可有"阻塞性黄疸"，与髓外造血、毛细胆管阻塞有关。

(3)贫血：程度不一，测脐带血的血红蛋白，轻度＜140 g/L，重度＜80 g/L，常伴胎儿水肿。生后若继续溶血，则贫血较刚出生时明显。部分Rh HDN患儿生后2～6周发生明显贫血

(Hb<80 g/L),称为晚期贫血,由于其早期症状轻,无须换血治疗,但由于 Rh 抗体在体内持久(>1~2 个月)存在,而导致晚期贫血。严重贫血、水肿可发生心力衰竭而死亡。

(4)肝脾大:程度不一,轻者不明显,重症胎儿水肿患儿肝脾大很明显,甚至发生脾破裂,肝脾大为体外造血所致。

(5)胆红素脑病:足月儿一般在生后 2~5 日出现,早产儿常在生后 7d 左右出现。

血清总胆红素:若足月儿>340 μmol/L(20 mg/dL),早产儿>257 μmol/L(15 mg/dL),极低出生体重儿>170 μmol/L(10 mg/dL),有发生胆红素脑病的可能。胆红素脑病为胆红素通过血一脑脊液屏障与脑组织结合,引起脑神经细胞核黄染,并出现一系列临床表现。文献报告低出生体重儿胆红素浓度仅56 μmol/L(3.3 mg/dL)者尸检有脑黄染现象,并证实了脑胆红素摄取因部位和日龄而异。

胆红素脑病发生率早产儿远远高于足月儿,故应密切观察并及时处理。胆红素脑病临床特征为:黄疸明显加重,厌食、嗜睡、肌张力减低等先兆症状,持续时间为 12~24h,如不及时处理,很快出现发热、眼凝视、尖叫、惊厥、角弓反张、呼吸困难或暂停,部分患儿发生呼吸衰竭、DIC、肺出血死亡。存活者 1~2d 后逐渐恢复,首先是吸吮能力,继之呼吸情况好转,痉挛症状减轻或消失。2~3 个月后出现四肢徐动、眼向上转动困难、听觉障碍、牙釉质发育不良、不规则不自主抽搐、发音困难、智力低下等。

**(三)辅助检查**

1.产前检查

(1)绒毛膜检查:孕 12 周以内,取绒毛膜检查 Rh 型。

(2)血清 Rh 抗体测定:孕 28、32、36 周时,测 Rh 抗体滴度,>1∶16 或 1∶32 时宜做羊水检查,>1∶64即可诊断 Rh HDN。

(3)羊水胆红素测定:正常羊水中胆红素浓度随孕周增加而降低,故羊水透明五色,重症 HDN 的羊水呈黄色,孕 28~30 周查羊水胆红素可预测胎儿是否发病及发病程度。用分光光度计测定羊水光密度,Ⅰ区提示胎儿未发病或病情轻度,Ⅱ区提示病情属中度,Ⅲ区表示病情严重,但并非绝对。

(4)聚合酶链反应(PCR)检测胎儿 RhD 型:羊膜穿刺 PCR 技术鉴定胎儿 RhD 型可降低 3/4 围产儿病死率,证明 PCR 检测羊水 Rh,血型的可取性,是近年来发展的一个新项目。

(5)化学光反应(CL)测定母亲抗 D 功能活性:用于了解 Rh 阳性胎儿出生后 HDN 的严重程度。所测出的可结合单核细胞的 IgG 抗体,可阻断 Fcr-RI 和抑制单核细胞对单克隆抗 D 致敏红细胞的化学光反应。现研究已表明 CL 抑制试验是一项较为简便的、针对性与敏感性均较强的技术,可用于检测及调查有减轻 HDN 严重度的 Fcr-RI 阻断抗体,这也是近年来的又一新技术。

(6)测 IgG 抗 A(B)、抗人球蛋白效价:ABO HDN 时测孕妇血清 IgG 抗 A(B)盐水效价(≥128)及测定抗人球蛋白效价,可作为预报的指标。

(7)影像检查:全身水肿胎儿 X 线摄片可见软组织增宽的透明带,四肢弯曲度较差。B 超对肝脾大、胸腹腔积液都有较高的分辨率,胎儿水肿时可见周身皮肤及头皮双线回声。

2.产时检查

HDN时,由于胎盘水肿,胎盘重量与患儿体重之比可达1∶3～1∶4(正常1∶7),羊水颜色也为黄色。

3.生后检查

(1)血液学检查:红细胞减少、血红蛋白下降、网织红细胞显著增加,末梢血片中可见到有核红细胞。

(2)血清胆红素测定:以非结合胆红素增高为主,当早产儿总胆红素＞256.5 μmoL/L,足月儿＞205.2 μmol/L时,即可诊断高胆红素血症。

(3)丙二醛(MDA)检测:HDN时MDA活性明显升高。而超氧化物歧化酶(SOD)活性明显降低,通过检测MDA可判断病情的轻重程度。

(4)母子血型检查:若母为Rh阴性,子为Rh阳性要考虑Rh HDN,若母子Rh均阳性,应进一步排除E、e、C、c等母儿血型不合。若母儿ABO血型如表4-5所列不配合者,应考虑ABO血型不合。

**表4-5 母子ABO血型配合与否的判定**

| 血型 | 母 | | 子女血型 | |
|---|---|---|---|---|
| | 血球中抗原 | 血清中抗体 | 不配合 | 配合 |
| O | — | 抗A、抗B | A型、B型 | O型 |
| A | A | 抗B | B型、AB型 | A型、O型 |
| B | B | 抗A | A型、AB型 | B型、O型 |
| AB | AB | — | — | A型、B型、AB型 |

(5)特异抗体检查:取父、母、婴三者血液做改良抗人球蛋白试验、抗体释放试验、游离抗体试验,前两项阳性表明患儿红细胞已致敏,可确诊。其中抗体释放试验阳性率较高,可了解是哪种Rh血型抗体。将患儿血清与各标准细胞(CCDee、ccDEE、ccDee、ccdEe、ccdee)做抗人球蛋白间接试验,阳性结果表明有血型抗体存在,然后根据出现凝集的标准红细胞间哪些抗原是共同的,而不凝集的标准红细胞缺少此种抗原,可推断出抗体的类形。

(6)尿、粪检查:尿胆原增加;胆管阻塞时,大便灰白色,尿检可见胆红素。

(7)其他检查:病情危重者血浆清蛋白、凝血酶原、纤维蛋白原、血小板等均降低,出血时间延长,血块收缩不良。

## 二、治疗措施

### (一)产前治疗

1.注射抗Rh(D)IgG

预防新生儿HDN的根本方法是预防母亲发生Rh或ABO同种免疫。首先,育龄妇女应避免输注不必要的血液,在Rh阴性妇女怀Rh阳性胎儿28周及产后72h内各肌肉注射抗Rh(D)IgG300 μg,因本品为特异性抗Rh的免疫球蛋白,属主动免疫治疗,用于预防抗Rh(D)介导的新生儿HDN,可以有效地预防母亲发生同种免疫;如多胎、前置胎盘、胎盘娩出困难等,抗Rh(D)IgG剂量加倍应用;孕妇在妊娠中、后期做羊水穿刺后,皆肌肉注射抗Rh(D)IgG

100 μg；它还用于流产后（孕龄<12 周用 50 μg，>12 周用100 μg）、产前出血、宫外孕、妊娠高血压综合征、输入 Rh 阳性血等情况。输血时抗 Rh（D）ISC 剂量 20 μg/mL；输红细胞 35 μg/mL，输血小板、中性粒细胞、血浆均注射 300 μg。Pollock 等推算不同孕期注射抗 Rh（D）IgG 剂量：孕 25 周500 μg，26 周 400 μg，27 周 300 μg，29 周 200 μg，32 周 100 μg，可参考使用。

2.血浆置换术

目的是换出抗体、降低效价、减少溶血、提高胎儿存活率。对分娩过 Rh HDN 儿的产妇或产前诊断可能发生 ABO 或 Rh HDN 的孕妇要监测抗体效价，抗人球蛋白法测定效价>1∶64，或直接菠萝蛋白酶法>1∶32，应考虑做血浆置换术。方法：用血液成分分离机将孕母血液细胞做间断流动离心分离，用枸橼酸右旋葡萄糖保养液（ACD 保养液），每次采出母血浆 1～1.5 L，将浓缩红细胞以氯化钠溶液悬浮后输回，用新鲜冷冻血浆或清蛋白作置换剂，一般在胎龄 20 周后，每周 1 次或视病情而定，以保持抗体低于治疗前效价水平。

3.宫内输血

可以纠正胎儿贫血，防止胎儿宫内死亡。仅用于羊水分光光度计检查光密度达 450 nm、胆红素膨出部在Ⅲ区（提示胎儿受累程度重，有死亡的可能），且肺部尚未发育成熟的胎儿，一般于孕 28 周起采用宫内输血。方法：选用 Rh 阴性的与母交叉配血无凝集的新鲜 O 型血，血红蛋白 220～250 g/L，在超声波定位引导下注入胎儿腹腔，注入的红细胞能完整地通过淋巴管进入胎儿循环，输血量=（胎龄－20）×10 mL，20min 内完成。也可视孕周而定，20～22 周 20 mL，22～24 周 40 mL，24～32 周 100 mL，隔周再输，以后每 3～4 周 1 次，直至检测羊水 L/S≥2，估计胎儿娩出后多能成活为止。但每次输血量过多、腹压超过脐静脉压力时可致循环停止，甚至胎儿死亡。因此，腹腔压力>输血前 1.33 kPa 时应停止输血。近年来采用在B超引导下用特制的长针穿刺胎儿脐带或肝脏内血管采血定血型，测血红蛋白及红细胞比容，若血红蛋白<60 g/L，应立即输血，60～70 g/L酌情决定，血液选用同胎儿的 ABO 血型 Rh 阴性血，输入血应浓缩，红细胞比容 80%，以减轻心脏负担，每次 5～10 mL，使胎儿红细胞比容≥35%，若未达此值，1 周后再输。由于本方法有引起感染、出血、早产的可能，刺激胎盘又可导致胎儿更多血液流入母体，加重病情，故一般不用。

4.终止妊娠

若既往有死胎或分娩黄疸婴儿史或本胎 Rh 抗体效价上升至 1∶32～64，或突然降低；胎心出现杂音，孕晚期腹围、体重过度增加，或全身乏力、胃纳不佳；羊水超声波诊断有胎儿水肿、腹水、肝脾大；羊水分光光度测定胆红素膨出部值位于Ⅲ区且羊水 L/S≥2，可考虑终止妊娠。多选在 35～38 周引产，以防止病情加重，且成活率较高。

5.综合治疗

在妊娠早、中、晚期各进行 10 天西药综合治疗，用维生素 $K_1$ 5 mg 静脉注射，维生素 C 500 mg加 25% 葡萄糖液 40 mL 静脉注射，每日 1 次。吸氧 20min，每日 1 次。维生素 E 30 mg口服，每日 3 次，孕全期服用，可减少死胎、早产、流产，并减轻新生儿症状。产前孕妇服苯巴比妥 10～30 mg，每日 3 次，连服1～2 周，可减少新生儿肺透明膜病，增加新生儿肝细胞酶的活力，减轻新生儿黄疸。

6.中药防治

对已致敏的孕妇,用益母草 500 g,当归 250 g,川芎 250 g,白芍 300 g,广木香 12 g,共研细末,炼蜜成丸,每丸重 9 g,孕 4 个月起服用,每日 1～3 次,每次 1 丸,直至分娩。用茵陈 15 g,黄芩 9 g,大黄 3 g,甘草 1.5 g,制成茵陈冲剂药包,每次 1 包,每日 2 次,ABO HDN 孕妇 5 个月起服用 2～3 个月,Rh HDN 孕妇从确诊起服用至分娩。

**(二)产时处理**

尽可能准备好献血员、器械、换血人员。一般 ABO HDN 以足月自然分娩为好,Rh HDN 不需换血者提早终止妊娠可做剖宫产。由于红细胞在胎内已有破坏,缺氧较明显,出生时易窒息,需做好防范,胎儿娩出时立即钳夹脐带,以免脐血流入过多,加重病情。断脐时留残端 5～6 cm,远端结扎,裹以无菌纱布,滴上 1∶5000 的呋喃西林液,保持湿润,以备换血时用。

**(三)生后治疗**

生后重点防治贫血,心力衰竭和黄疸,尤其是胆红素脑病。近来有报道,为防止溶血性高胆红素血症引起胆红素脑病,当足月儿总胆红素 257～324 μmol/L、血清非结合胆红素(B)/清蛋白(A)<1 时,可仅做光疗;总胆红素 343～428 μmol/L 时,若 B/A<1,开始治疗时间<48h,应光疗及输清蛋白,若B/A≥1,或开始治疗时间>48h,应换血;当总胆红素≥428 μmol/L 时,无论 B/A 比值或开始治疗时间如何,均应迅速换血。

1.光照疗法(光疗)

高非结合胆红素血症是进行光疗最好的适应证,应该首选。它具有方法简便、安全、不良反应少等优点,光疗需要进行 12～24h 血清胆红素才能下降,故光疗不能代替换血。

(1)原理:胆红素能吸收光线,以波长 450～460 nm 的光线最强,蓝光主峰波长 425～475 nm,白光波长 550～600 nm,绿光波长 510～530 nm,故蓝光为人工照射的最好光源,也可选用绿光和白光。光疗对非结合胆红素比对结合胆红素的分解作用大 2～3 倍,非结合胆红素在光的作用下导致分子中双键构型转变方向,影响分子内部氢键形成,使非结合胆红素ⅨaZ 型在光氧化、异构化作用后转化为异构ⅨaE 型的水溶性胆红素,经胆汁或尿液排出,从而使血清胆红素降低。

(2)方法:单面光疗法、双面光疗法、毯式光纤黄疸治疗法。光疗总瓦数为 200～400W。

(3)时间:分连续和间歇照射。前者为 24h 连续照射;后者为照射 10～12h,间歇12～14小时。无论哪种照射,均视病情而定,一般 24～48h 即可获满意效果。有研究表明连续与间歇照射疗效相同,而后者还可减少不良反应 。

(4)指征:①足月儿脐血胆红素>51.3 μmol/L,24h 内血清胆红素>102.6 μmol/L,48h 内>153.9 μmol/L,或每日升高>85.5 μmol/L,可作为早期照射的标准。②早产儿脐血胆红素>51.3 μmol/L,24h 内血清胆红素>136.8 μmol/L,48h 内或以上>171 μmol/L。③患儿总胆红素在 204～255 μmol/L 以上者。④早期(生后 36h 内)黄疸并进展较快,不必等到总胆红素达 204～255 μmol/L,低体重儿黄疸者指征可放宽。⑤产前诊断胎儿 Rh HDN,生后黄疸出现时即可光疗。⑥换血前做准备工作时争取光疗,换血后继续光疗,可减少换血次数,提高疗效。

在广泛采用光疗以后，换血的病例已大为减少。光疗只适用于各种原因引起的新生儿非结合胆红素增高者，血清结合胆红素>68.4 μmol/L，同时有高卟啉血症时，光疗会产生青铜症，属禁忌。

(5)不良反应：①发热，为荧光灯的热能所致。②腹泻，为光疗分解物经肠道排出时刺激肠壁所致，轻症不必处理，严重者停止光疗。③皮疹，原因不明，可能为光过敏，消退后不留痕迹。若数量不多者，继续光疗，严重者停止光疗。因光疗时可使血小板数量减少，故应同时检测血小板。④维生素 $B_2$ 缺乏与溶血，光疗可造成维生素 $B_2$ 分解并因维生素 $B_2$ 水平降低而影响黄素腺嘌呤二核苷酸合成，导致红细胞谷胱甘肽还原酶活性降低，加重溶血。⑤低血钙，一般症状不明显，只要使用钙剂或停止光疗，低血钙症即可得到恢复。严重的低血钙可发生青紫，甚至引起喉痉挛而危及生命。⑥青铜症，当血清结合胆红素高于68.4 μmoL/L且有肝功能损害，肝转氨酶升高，碱性磷酸酶升高，肝大，皮肤黏膜呈现青铜色，即为青铜症，可能是胆汁淤积，光疗阻止了胆管对胆红素光氧化物的排泄，应停止光疗。光疗停止后，青铜症可自行消退。

(6)注意事项：①灯管连续使用 2 000h 需更换新灯管。在治疗 Rh HDN 等重症高胆红素血症时，应更换新灯管。灯管光源距婴儿 35～40 cm，距离过远或光源过近、过热均影响疗效。最好采用冷光源。②光疗箱要预热，待灯下温度在 30 ℃左右时才将患儿置入箱内，箱温维持在 30～32 ℃，相对湿度在 50%左右，夏季应注意通风。③光疗时用黑色、稍硬、不透光纸片或布遮盖双眼，尿布遮盖外生殖器。若用单面光隔 2h 翻身 1 次。④光疗箱应有自动控温装置，每隔 4h 测体温 1 次，两次喂奶间补喂开水1 次，因光疗时不显性失水增加，因此光疗时液体入量需增加 20 mL/kg，或 15%～20%[以 mL/(kg · d)计]。⑤每日补充维生素 $B_2$5.0 mg。⑥光疗期间需密切监测血清胆红素浓度，一般 12～24h 测定1 次，对溶血病及血清胆红素浓度接近换血指征者，应每 4～6h 测定血清胆红素和红细胞比容。光疗结束后，连续监测 2 d，以观察有无反跳现象。光反跳值超过光疗前水平时，需再次光疗。

2.换血疗法

换血是治疗高胆红素血症最迅速的方法。对于黄疸和高胆红素血症的处理用光疗及中西药物治疗，大多能缓解，但应尽快移去抗体和致敏红细胞、减轻溶血、降低胆红素浓度、防止胆红素脑病、纠正贫血、改善缺氧、防止心力衰竭等，均需要换血，由于换血偶有血栓、空气栓、心力衰竭、心脏停搏等危险和感染(尤其艾滋病病毒、乙型肝炎病毒)的可能，应严格掌握指征。

(1)换血指征：①产前确诊为 HDN，出生时血红蛋白<120 g/L，伴水肿、肝脾大、心力衰竭者立即换血。②血清胆红素(主要是非结合胆红素)或脐血胆红素>68.4 μmol/L，或血清胆红素生后 24h>171 μmol/L，24～48h>257 μmol/L，每日胆红素上升速度>85 μmol/L，或经综合治疗血清总胆红素继续上升达 342 μmol/L。③生后 12h 血清非结合胆红素迅速升高，>11.97 μmol/(L · h)。④虽一般情况良好，无嗜睡、拒食症状的较大体重儿，但胆红素≥427.5 μmol/L。⑤无论血清胆红素高低，凡有早期胆红素脑病症状者。⑥早产儿及前一胎 HDN 病情严重者或前一胎有死胎、全身水肿、严重贫血者可放宽换血指征。

换血及光疗指征可参考表 4-6。

表 4-6 换血及光疗参考指征

| 血清胆红素(mol/L) | 出生体重(g) | <24h | ~48h | ~72h | >72h |
|---|---|---|---|---|---|
| <85.5 | 正常或低 | | | | |
| ~153.9 | 正常或低 | 如有溶血进行光疗 | | | |
| ~239.4 | <2500 | 如有溶血 | 光疗 | 光疗 | 光疗 |
| | >2 500 | 考虑换血 | 光疗 | 光疗 | 光疗 |
| ~324.9 | <2 500 | 换血 | 换血 | 换血 | 换血 |
| | >2500 | 换血 | 换血 | 光疗 | 光疗 |
| ≥342 | 正常或低 | 换血 | 换血 | 换血 | 换血 |

(2)血液选择:①RhHDN 用 Rh 血型与母同型,ABO 血型与新生儿同型(或 O 型)血。在 Rh(抗 D)HDN 无 Rh 阴性血时,也可用无抗 D(IgG)的 Rh 阳性血。②ABO HDN 最好采用 AB 型血浆和 O 型红细胞混合后换血,也可选用 O 型或与子同型血液换血。③对有明显心力衰竭的患儿,可用血浆减半的浓缩血来纠正贫血和心力衰竭。④血液首选新鲜血,在无新鲜血的情况下使用深低温保存的冷冻血。换血前先将血液在室内预热,使之与体温接近。

新生儿溶血病换血血液选择参考表 4-7。

(3)抗凝剂:①首选肝素化血,每 100 mL 加肝素 3~4 mg,多数患儿肝素可在 6h 内分解,重症者则不能,因肝素可引起血小板及凝血因子减少,需在换血后用肝素半量的鱼精蛋白中和,又由于肝素血血糖低,换血时可发生低血糖,故每换 100 mL 血,可通过脐静脉注射 50%的葡萄糖 5~10 mL。②一般输血常用枸橼酸右旋葡萄糖保养液(ACD 保养液),抗凝剂占血量的 1/5,血液被稀释,纠正贫血效果差,并可结合游离钙,引起低钙,故每换 100 mL 血应用 10%葡萄糖酸钙 1 mL,换血结束时,再用 2~3 mL,均以葡萄糖液 3 倍稀释后静脉注射,ACD 保养液还可引起酸中毒及低血糖,应注意观察,对症处理。3d 以上的库血会引起高钾血症,不宜使用。

表 4-7 新生儿溶血病换血血液选择

| 新生儿 | 换血的血型选择次序 |
|---|---|
| Rh 溶血病有抗 D 者 | 1.Rh 阴性,ABO 型同患儿 |
| | 2.Rh 阴性,O 型血 |
| | 3.无抗 DIgG 的 Rh 阴性,ABO 型同患儿 |
| | 4.无抗 DIgG 的 Rh 阳性,O 型血 |
| Rh 溶血病有抗 C,E 等者 | 1.Rh 型同母,ABO 型同患儿 |
| | 2.Rh 型同母,O 型血 |
| | 3.无抗 C、E 等 IgG 的任何 Rh 型,ABO 型同患儿 |
| | 4.无抗 C、E 等 IgG 的任何 Rh 型,O 型血 |
| ABO 溶血病 | 1.O 型红细胞,AB 型血浆 |
| | 2.O 型血 |
| | 3.同型血 |
| 不明原因的高胆红素血症 | 1.同型血 |
| | 2.O 型血 |

(4)换血途径:①脐静脉换血:脐静脉插管:保留脐带者,导管直接插入脐静脉;脐静脉切开:脐带脱落断面愈合不能利用者,则在腹壁上做腹膜外脐静脉切开;脐静脉和脐动脉同步换血:分别插管脐动、静脉,优点是减少静脉压波动,避免了单一导管每次抽注浪费 1 mL 血液,并缩短了换血时间,缺点是多插一导管,多一条血管穿破出血和感染的可能性,脐动脉插管经过 3 个转折比较麻烦,有人改用脐静脉插管抽血,换血结束时再用硫酸鱼精蛋白中和。②中心静脉换血:如导管不能进入脐静脉时,可采用肘前窝的中心静脉,中心静脉导管的位置应使用 X 线定位。③大隐静脉:必要时可行大隐静脉切开。导管向上通过股静脉进入下腔静脉,但此静脉接近会阴部,容易污染,应高度注意。

(5)换血步骤:①术前准备:换血前先照蓝光,静脉滴注清蛋白 1 g/kg,加 5%葡萄糖液稀释成 5%的浓度或血浆 20mL(应注意经输血引起的传播性疾病),可换出更多的胆红素,必要时肌肉注射苯巴比妥,既可镇静又可诱导肝酶,术前停喂奶一次或抽出胃内容物以防呕吐吸入。②环境准备:换血应在手术室或净化室进行,室温 24~26 ℃,换入的血液先置室内预温,用螺旋加温管使血液达 37 ℃再输入体内更佳。③人员安排:手术者、助手、观察记录者、手术护士、巡回护士各一人。手术者负责插管、换血、测静脉压、应急处理、换血全过程的操作。助手消毒皮肤、准备器械、插管、换血(抽血注血)、固定导管、结扎脐带等。观察记录者记录手术情况、出入血量及患儿状态。手术护士准备器械,供应敷料、药物,冲洗器械,照料血瓶等。巡回护士负责更换血瓶、供应其他药物、器械、接送标本等。④药物准备:500 mL 氯化钠溶液 3 瓶,10%葡萄糖酸钙 2 支,肝素 1 支,呋喃西林 100 mL,10 mL 氯化钠溶液 5 支,硫酸鱼精蛋白 1 支等。⑤器械准备:大字形五通活塞 2 个,20 mL 注射器 20~30 副,换血塑料导管或硅胶导管 2 根,盛器 3 个(盛盐水、废血、肝素盐水)。长针头 4 支(套上橡皮管),测静脉压钢尺 1 把,探针 2 支,毛巾钳 4 把,蚊式钳 8 把(直、弯各 4 把),持针钳 1 把,眼科小解剖镊 1 把,眼科中解剖镊 2 把(有齿、无齿各 1 把)。眼睑拉钩 2 把,3 号刀柄 1 把,小组织剪刀 1 把,小尖头剪刀 1 把,"0"号丝线 1 圈,细圆针 2 支,直血管钳 2 把(消毒皮肤用),10 mL、5 mL、2 mL 针筒若干副,滤血器 2 副,标本试管 4 支。无大字形五通活塞,也可选用四通活塞或 14 号粗针头插入静脉点滴用的塑料管内,接上两个三通串联起来进行换血,但衔接处易发生凝血块阻塞,也可用 20 mL注射器连接针头和塑料管,但抽、注要反复接、脱数十次,增加感染机会,浪费血液,增加忙乱及延长手术时间。用涂过硅油的大字形五通活塞,两个注射器可同时抽血或注血,保持两种血液经常流动于活塞各通道间密闭进行,可减少血液凝结和污染机会。⑥体位:患儿仰卧于远红外线抢救台上,固定四肢。若脐静脉老化或干燥,可用盐水浸泡 30~60min,软化后易插入导管。接上心脏监护导线或将听诊器用胶布固定于心前区,以便监测。

(6)测静脉压:将导管与注射器分离,垂直提起,在手术野立置厘米钢尺,根据血柱高低,标尺上读数即为静脉压,正常新生儿静脉压<0.78 kPa(8 $cmH_2O$)。每换血 100 mL,测静脉压 1 次,若静脉压>0.78 kPa(8 $cmH_2O$),宜多抽少注,以免发生血容量过多致充血性心力衰竭;静脉压低者,宜少抽多注,以免发生失血性休克,一般出入差<50 mL。体重低、病情重、有明显贫血及心力衰竭者,每次抽液量减半,以减少静脉压波动,换血量亦可酌减,并用血浆减半的浓缩血。

(7)换血量及换血速度:换血总量 150~180 mL/kg,约为新生儿全血的 2 倍,总量 400~

600 mL,可换出 85%～90%的致敏红细胞和循环中 60%的胆红素及抗体。每次抽注血量 10～20 mL(3～5 mL/kg),不能超过总换血量的 10%,输注速度要均匀,每分钟 10 mL,但应根据新生儿个体对换血的耐受力而定。每 2min 换注 1 次,换血全过程为 1～2h。所需总血量可按2×80mL×kg(体重)算。

(8)换血的注意事项:①思想集中,动作轻巧,反应敏捷。②库血应置室温下预温,保持在 27～37 ℃,如血瓶外加温应<37 ℃,以免溶血。③应使用<3d 的库血,以免高钾血症致室颤。④换血过程切忌空气及血块注入,发现注射器内层粘紧时须随时更换,并在肝素氯化钠溶液中冲洗。⑤脐静脉插管操作用力过大可致静脉穿孔引起出血,而导管插入太深致导管顶端与心肌接触或由于快速直接向心脏注血而引起反复的心律不齐,故操作应轻巧,插管不能太深。⑥换血同时有静脉补液者,应减量、减速,否则影响静脉压,致输液量过多,引起心力衰竭。⑦严格无菌操作,防止败血症。⑧换血过程门脉系统产生反压,影响血流到肠道,可致坏死性小肠结肠炎及肠穿孔,应予重视。⑨换血前先纠正缺氧、酸中毒、低血糖、休克等。⑩换血过程中和换血后都必须密切监护,做好详细记录,尤其在换血过程中要记录每次进、出血量及液量,记录生命体征和尿量。⑪换血前后测胆红素及红细胞比容。若换血后胆红素>345 μmol/L,可再换血,使胆红素不超过 273.6 μmoL/L。⑫每换 100mL 血摆动输血瓶 1 次,以防红细胞沉积。⑬每换 100 mL 血,缓慢注入 10%葡萄糖酸钙 1 mL(用 10%葡萄糖液 4 mL 稀释),以防因枸橼酸钠抗凝剂所引起的低血钙症。⑭近来报道换血中中心静脉压及体温应为换血过程中的重要监测点,由于换血量的增加达100 mL/kg时,中心静脉压上升至 0.78 kPa(8 $cmH_2O$),此时由于体温的下降而心率并未上升,应高度重视,换血过程中中心静脉压对指导换血速度具有极其重要的意义。

(9)换血后处理:①脐带包以无菌纱布,倒上消过毒的 1∶5000 呋喃西林液,保持湿润,以备再用。②患儿继续光疗,重点护理。测心率、呼吸,观察黄疸、嗜睡、拒食、烦躁、抽搐、神经反射等情况,每 30min1 次,共 4 次,以后每 2h1 次,共 4 次,再后每 4h1 次,黄疸减轻即可解除。若胆红素又升高,>343 μmol/L可考虑再次换血。③术后禁食 6h,情况良好可每 4h 试喂糖水 1 次,无呕吐等异常情况可正常喂养,黄疸减轻后母乳喂养。④术后常规用青霉素 5 万～10 万 U/(kg·d),分 2 次静脉注射共3 日,以预防感染。⑤术后每 1～3d 查血常规 1 次,12～24小时查血清胆红素 1 次,以观察病情变化,黄疸减轻可予停止。出院后在生后 2 个月内每 2 周复查红细胞、血红蛋白 1 次。若血红蛋白<70 g/L,应小量输血,5～10 mL/kg,以纠正贫血。

3.药物治疗

(1)酶诱导剂:新生儿肝脏葡萄糖醛酸转移酶活性仅为成人的 1%～2%,故非结合胆红素不能有效地与葡萄糖醛酸结合。酶诱导剂能诱导肝细胞微粒体,增加葡萄糖醛酸转移酶的生成,从而增加肝脏清除胆红素的功能,使胆红素下降。酶诱导剂需用药 2～3d 才会呈现疗效,早产儿疗效差,应及早用药。常用的有苯巴比妥和尼可刹米,苯巴比妥疗效优于尼可刹米,合用则提高疗效。苯巴比妥还可增加肝细胞内 Y 蛋白含量,增加肝细胞膜通透性,从而增加肝细胞摄取非结合胆红素的能力。苯巴比妥剂量5 mg/(kg·d),分 2～3 次口服;尼可刹米 80～100 mg/(kg·d),分 3 次口服,孕妇可在临产前 2 周服用,剂量 50～100 mg/d。

（2）抑制溶血过程：①静脉注射免疫球蛋白（IVIG）：由于 IVIG 具有免疫增强和免疫抑制的双重作用，临床上常利用其免疫抑制作用来防治 HDN。其作用机制为：大剂量 IVIG 可反馈抑制母体产生 IgG，IgG 可直接抑制 B 淋巴细胞增殖，又可促进 T 抑制细胞（Ts）功能，间接抑制 B 淋巴细胞而使抗体生成减少。IgG 通过胎盘需经过胎盘滋养层细胞表面的 Fc 受体介导，大剂量 IVIG 可竞争此受体，故可阻止母体抗体经胎盘进入胎儿。大剂量 IVIG 进入胎儿体内后，可与胎儿单核－巨噬细胞上的 Fc 受体结合起到封闭作用而阻止胎儿红细胞被破坏，还有人认为 HDN 的效应细胞属大颗粒淋巴细胞中的 K（杀伤）细胞，溶血是通过抗体依赖性细胞介导的细胞毒（ADCC）作用而发生的，K 细胞的 Fc-IgG 受体与致敏红细胞 IgG 抗体结合可导致红细胞死亡及溶血，IVIG 治疗免疫性 HDN 主要是通过阻断 ADCC 导致的溶血。孕妇在 28 周前 IVIG 400 mg/kg，每日 1 次，4～5 日 1 疗程，以后每 2～3 周重复 1 疗程直至分娩，尤其使用在无胎儿水肿时疗效更好；在 B 超引导下，经母腹壁进入羊膜腔行胎儿脐静脉穿刺将 IgG 注入，可阻止胎儿溶血；IVIG 在新生儿的应用尚无确定剂量，有每次 500 mg/kg，2h 内滴入，也有1 000 mg/kg，6～8h 静脉滴注，也有用800 mg/kg，每日1 次，连用 3d，上述方法均显示有效，有人报道以第二种方法疗效更好。由于 IVIG 只能减轻溶血，不能降低体内已产生的胆红素水平，故仍需联合光疗等其他措施。②糖皮质激素：可活跃肝细胞酶系统，加强葡萄糖醛酸与胆红素结合的能力，并可抑制抗原抗体反应，减少溶血，减少换血次数，对较重的患儿可静脉滴注氢化可的松 5～8 mg/(kg・d)或地塞米松0.5～1 mg/(kg・d)，轻症患儿口服泼尼松1～2 mg/(kg・d)。黄疸消退时减量，一般不作常规使用。有人认为糖皮质激素临床应用不能减轻黄疸程度或缩短病程，又因其不良反应，故使用糖皮质激素治疗 HDN 应十分慎重。

（3）减少胆红素吸收：可提前喂奶，及时建立肠道菌群，分解肠内胆红素为尿胆原，尽快排出胎粪，减少肠内胆红素，减少其再吸收。也可口服药用炭 0.4 g，每 4～6h1 次，至黄疸减退为止，药用炭可吸附胆红素，减少肠道再吸收。

（4）减少胆红素的形成：锡－原卟啉（SnPP）通过抑制血红素氧合酶（HO）活性，竞争性地结合 HO，增加肝对胆红素的摄取及排泄，增加胆红素的光分解作用而降低血清胆红素。锡－原卟啉的半衰期为 3.7h，抑制 HO 活性可维持 7d，该药代谢主要从胆汁排泄，毒性很低，用量 0.5～0.75 μmol/kg（相当于 0.25 mL/kg），一般用 1 次。Kappas报道在生后 5.5h 给药 1 次，24h 后再给第 2 次，剂量从 0.5 μmol/kg 增至0.75 μmol/kg，如血清胆红素值＞171 μmol/L者，间歇 24h 再给第 3 次，剂量仍为0.75 μmol/kg，可降低血清胆红素达 20％，96h 测血胆红素值与对照组比较有显著性差异。临床不良反应少，仅有一过性皮肤红斑，均自然消退。

（5）减少游离的非结合胆红素：1 g 清蛋白可与 16 mg 胆红素联结，因此，清蛋白具有保护机体免受游离的未结合胆红素对脑细胞损伤的作用而预防胆红素脑病的发生。清蛋白的用量：1 g/kg，加 5％葡萄糖稀释成 5％浓度静脉滴注，心力衰竭者禁用。无清蛋白可用血浆每次 25 mL，静脉滴注，每日 1 次。

（6）高结合胆红素排出剂的应用（利胆药）：新生儿溶血病进行治疗后，即有血清结合胆红素增高，可用茵栀黄注射液 10 mL 加 10％葡萄糖液 40 mL 静脉滴注，每日 1 次，10d 为 1 疗程。或用胆酸钠每次25～50 mg，每日 1～3 次，口服，疗程由病情决定。

（7）纠正酸中毒：酸中毒时血－脑脊液屏障通透性增加，游离的非结合胆红素更易透过血一脑脊液屏障进入脑实质。纠正酸中毒可加强清蛋白与游离胆红素的结合，降低游离胆红素。因此，纠正酸中毒也是预防胆红素脑病的重要措施之一。碳酸氢钠所需量可根据血气分析结果计算：

碳酸氢钠毫摩尔数＝1－BEI×kg(体重)×0.3

5％碳酸氢钠 1mL＝0.6mmol 碳酸氢钠。应以 2.5 倍液体稀释后静脉滴注。葡萄糖供给热量，也可减轻酸中毒和预防低血糖。

(8)中药治疗：用茵栀黄注射液 5～10 mL，加入 10％葡萄糖液 1～2 倍稀释后静脉滴注，每日 1 次；或口服茵陈三黄汤(茵陈 9 g，黄芩 4.5 g，黄柏 4.5 g，黄连 1.5 g，大黄 1.5 g，山栀 3 g)每日 1 剂，少量多次喂服，均可促进退黄。口服茵陈 15 g，黄芩 9 g，制大黄 3 g，甘草 1.5 g，每日 1 剂，分次吃奶前服，连用3～5d，也可促进退黄。使用时出现明显腹泻时，可考虑暂时停用。

4.一般治疗

(1)注意保暖，供给足够的热量。

(2)补充碱性溶液，注意酸碱、水电解质平衡。

(3)避免使用可引起溶血或抑制肝酶活性的夺位性药物，如非那西丁、磺胺类、新生霉素类、毛花苷丙、吲哚美辛等。

(4)换血后贫血严重者可输洗涤红细胞或与患儿同型的全血，但可不换血。

# 第十节　新生儿缺氧缺血性脑病

## 一、概述

新生儿缺氧缺血性脑病(HIE)是指由各种围生期因素引起的部分或完全缺氧、脑血流减少或暂停而导致胎儿和新生儿脑的缺氧缺血性损害而表现中枢神经系统异常的一种疾病。早产儿发生率明显高于足月儿，但由于足月儿在活产新生儿中占绝大多数，所以仍以足月儿多见，是导致小儿神经系统后遗症的常见病之一。

## 二、临床表现

### (一)一般表现

(1)宫内窘迫史或出生后窒息史。

(2)出生后 24h 内出现神经系统症状。

### (二)临床表现

生后 12～24h 内出现以下异常神经系统症状，并根据临床表现，将本病分为轻、中、重 3 度。

1.轻度

兴奋，拥抱反射稍活跃。

2.中度

嗜睡、迟钝，肌张力减低，拥抱、吸吮反射减弱，常伴惊厥，可有轻度中枢性呼吸衰竭，瞳孔缩小,前囟紧张或稍膨隆。

3.重度

昏迷,松软,拥抱反射、吸吮反射消失,惊厥常见或持续性,常有中枢性呼吸衰竭,瞳孔不对称扩大,对光反应消失,前囟膨隆、紧张。

## 三、辅助检查

### (一)血清酶学检查

(1)神经元特异性烯醇化酶(NSE):HIE 时血浆中 NSE 活性升高。

(2)血清磷酸肌酸激酶(CPK):同工酶 CK-BB 升高可作为早期诊断,估计病情(分度),判断预后较特异的指标。

(3)血清乳酸脱氢酶(LDH),天门冬氨酸转氨酶(AST,即谷草转氨酶 GOT):即 3 日后活性明显增高,则示预后不良,但不能作为诊断 HIE 和分类的依据。

### (二)B 超

可见缺氧性病变(如脑水肿,基底神经节和丘脑损伤)及缺血性病变(如脑动脉梗死,脑室周围白质软化)。

### (三)CT

脑室周围呈弥漫性或不对称性低密度区,与 B 超相比,CT 对近颅骨部位的病变诊断率较高,对脑软化的显示较明显。

## 四、诊断

### (一)诊断依据

同时具备以下 4 条者可确诊,第 4 条暂时不能确定者可作为拟诊病例。

(1)有明确的可导致胎儿宫内窒息的异常产科病史,以及严重的胎儿宫内窘迫表现[胎心<100 次,持续 5min 以上;和(或)羊水Ⅲ度污染]。

(2)出生时有重度窒息,指 Apgar 评分 1min≤3 分,并延续至 5min 时仍≤5 分;或者出生时脐动脉血气 pH≤7.00。

(3)出生后 24h 内出现神经系统表现,如意识改变(过度兴奋、嗜睡、昏迷),肌张力改变(增高或减弱),原始反射异常(吸吮、拥抱反射减弱或消失),惊厥,脑干症状、体征(呼吸节律改变、瞳孔改变、对光反应迟钝或消失)和前囟张力增高。

(4)排除低钙血症、低血糖症、感染、产伤和颅内出血等为主要原因引起的抽搐,以及遗传代谢性疾病和其他先天性疾病所引起的神经系统疾患。

### (二)鉴别诊断

1.先天性病毒感染

新生儿巨细胞病毒、弓形虫等感染可出现惊厥、病理性黄疸、肝脾大、特异性抗原、抗体等阳性,头颅 CT 及 B 超常显示脑钙化灶或脑水肿。

2.中枢神经系统感染

常有感染病史或感染灶,并有发热、抽搐、全身中毒症状及脑膜刺激征、血 C-反应蛋白升高,脑脊液异常。

3.其他疾病

先天性脑发育异常、低钙血症、产伤、母产前使用麻醉剂、镇静剂等,有相应病史与实验室检查特点。

## 五、治疗

维持良好通气，稳定内环境，改善脑血流及促进神经细胞代谢，积极对症处理，早期进行干预和康复训练，力争恢复受损神经细胞的功能，减少或减轻后遗症的发生。

### （一）一般治疗

加强护理、保暖。根据病情尽早开始喂奶或喂糖水。监测血气、血生化指标，动态观察头颅B超等，根据各项指标分析病情，指导治疗，维持生命体征稳定。

### （二）用药治疗

1.生后3日内的治疗

其可归纳为“三维持”和“三对症”治疗。

(1)维持良好的呼吸功能和稳定的内环境：窒息复苏后吸氧，遇呼吸困难、缺氧明显者，适当加大氧浓度和延长吸氧时间，使血氧分压($PaO_2$)维持在6.7～9.3kPa(50～70mmHg)；重度呼吸性酸中毒者，可行呼吸机辅助呼吸并拍摄胸片了解肺部病变性质；小剂量碳酸氢钠纠正酸中毒，保持正常pH。

(2)维持良好的循环，保持心率和血压在正常范围：当心率<120/min、心音低钝，或皮肤苍白、肢端发凉(上肢达肘关节，下肢达膝关节)，前臂内侧皮肤毛细血管充盈时间延长≥3s时，应考虑缺氧缺血性心肌损害存在，可给予小至中剂量多巴胺2.5～5.0μg/(kg·min)静脉滴注，根据病情还可加用多巴酚丁胺和果糖。

(3)维持血糖的适当水平：为保证神经细胞代谢水平，降低脑损伤程度，HIE患儿的血糖应控制在正常值的高限5.0mmol/L，可通过调整葡萄糖输入调节血糖，速度以6～8mg/(kg·min)为宜。若患儿一般症状尚可，无明显颅压增高、呕吐、腹胀和频繁惊厥等表现，应尽早经口或鼻饲糖水或奶，以防白天血糖过高，夜间血糖过低。

(4)限制液量和降低颅内压：生后3d内，新生儿脑水肿较明显，静脉输液量应限制在60～80mL/(kg·d)，速度控制在3mL/(kg·h)左右，并保证所有液体在24h内匀速滴入；颅压增高多于生后4h出现，在24h左右表现最明显，若患儿生后第1日即表现前囟张力增加，可应用小剂量20%甘露醇0.25～0.5g/kg，每4～6h可重复给药1次，必要时还可加用呋塞米0.5～1mg/kg静脉注射，力争使颅压在2～3d内明显降低。甘露醇应在症状改善后逐渐延长用药间隔时间，逐渐停药。对有肾功能损害者，甘露醇应慎用。

(5)控制惊厥：HIE惊厥常在12h内发生，止痉药首选苯巴比妥钠，负荷量为15～20mg/kg缓慢静推或肌肉注射，12h后改为5mg/(kg·d)维持量，分2次应用。若惊厥未能控制，也可在首次给药间隔15～20min后追加用药，每次5mg/kg，直至最大负荷量达30mg/kg；反复出现惊厥时可加用短效镇静剂，如水合氯醛50mg/kg灌肠；必要时也可缓慢静推地西泮，每次0.1～0.3mg/kg。对呈现兴奋、易激惹的重度窒息患儿，也可早期即应用苯巴比妥钠，每次10～20mg/kg。

(6)消除脑干症状：重度HIE患儿可出现深度昏迷，呼吸节律不齐或呼吸暂停等呼吸中枢受抑制表现；皮肤苍白、肢端发凉、心音低钝，皮肤毛细血管充盈时间延长；瞳孔缩小或扩大，对光反射消失；眼球固定或有震颤；或频繁发作惊厥且用药物难以控制等症状，此时可考虑应用纳洛酮，剂量为0.05～0.10mg/kg静脉注射，随后改为0.03～0.05mg/(kg·h)静点，持续4～

6h,连用2～3d或直至症状明显好转。

(7)其他:生后24h后即可开始应用促进神经细胞代谢的药物;合并颅内出血者,可静脉注射或肌肉注射维生素$K_1$ 5mg/d,连用2～3d;为有效清除氧自由基,可静脉滴注维生素C0.5g/d或口服维生素E 10～50mg/d。

2.生后4～10d的治疗

(1)促进神经细胞代谢的药物:生后24h即可开始应用胞二磷胆碱100～125mg/d,或丽珠赛乐(国产脑活素)2～5mL/d,加入50mL液体内静点,10～14d为1个疗程,上述二药可任选一种或合用。

(2)复方丹参注射液:复方丹参注射液每日6～10mL,分2次静点,能有效调节微循环,改善脑缺血区血液的供应,生后24h即可开始应用,连用10～14d为1个疗程。

(3)判定治疗效果:①经以上治疗后,中度和部分重度患大多从第4～5天病情即开始出现好转,表现惊厥停止、颅压增高消失、肌张力逐渐恢复、会哭和吮乳,至第7天,最多至第9天病情会明显好转,此类患儿继续治疗至10～14d便可出院。②部分重度HIE患儿,经治疗10d左右后病情可仍无明显好转,意识淡漠或消失,肌张力低下,原始反射引不出,或仍有惊厥和颅压增高,提示预后不良,此时需要延长治疗时间和进行强化治疗,同时应注意供给足够的奶量和热量,以防低血糖。

3.出生10d后的治疗

其主要是针对重度HIE患儿并经上述治疗效果不满意者,需继续治疗以防止或减轻神经系统后遗症。

(1)促进神经细胞代谢药物强化治疗:尚存在争议,有待进一步深入研究,常用丽珠赛乐、复方丹参注射液、神经节苷酯(GM-1),可反复应用2～3个疗程,以强化治疗效果。有条件者还可加用碱性成纤维细胞生长因子(bFGF)治疗。

(2)新生儿期的干预:①视觉刺激法:逗引患儿让其看人脸,或将色彩鲜艳的气球挂在患儿床头,反复引起其注意。②听觉刺激法:每日播放音调悠扬而低沉的优美乐曲,每次15min,每日3次,乐曲不宜频繁更换。③触觉刺激法:在音乐背景下柔和地抚摩和按摩患儿,被动屈曲其肢体,以及不断变换体位等。④前庭刺激法:拥抱患儿时给予适当的摇晃和振荡。

(3)动态监测:注意感官、智力和运动功能等方面的动态监测,遇有异常者,应尽早地在专业医生指导下进行康复训练。

#### (三)其他治疗

目前,谷氨酸受体拮抗剂、NO合成抑制剂、钙通道阻滞剂、氧自由基清除剂、促红细胞生成素、亚低温、大剂量苯巴比妥等新疗法尚在研究中,且多仅用于动物实验。亚低温疗法(降低脑温或体温2～4℃)逐渐受到关注,现已进入临床研究阶段。

### 六、护理

#### (一)一般护理

保持室内空气新鲜,定时通风,室内每天消毒。各项护理和治疗集中进行,动作轻柔,尽量减少对患儿的刺激,并加强口腔、皮肤、脐部、眼睛护理,防止并发症的发生。

#### (二)饮食护理

由于患儿常有呕吐及拒乳,吸吮能力差,甚至有的患儿吸吮反射及吞咽反射消失,使得摄入量减少，热量供给不足。因此要观察患儿热量及液体摄入情况，以保证机体生理需要。如果不能吸吮，可采用鼻饲管喂养，也可采用从胃管持续点滴，以保证充足的热量供给。同时应严密观察患儿的面色、呼吸、有无呕吐，防止窒息的发生。

**(三)症状护理**

1.惊厥

HIE 常引起惊厥，惊厥可增加脑组织氧耗，加重脑缺氧及脑损伤。新生儿抽搐症状不典型，持续时间短，有时数秒，如不仔细观察，不易发现。因此应密切观察患儿有无双眼凝视、面肌抽动、面色发绀、呼吸暂停及前囟饱满等抽搐表现，及时发现并采取相应措施控制惊厥。①保持呼吸道通畅，及时清除口、鼻分泌物，防止乳汁及口鼻分泌物吸入引起的窒息。②保持环境安静，减少探视。治疗、护理集中进行，动作轻柔，尽量减少刺激。③遵医嘱予镇静、脱水药及改善脑代谢的药物，以减少神经系统的损害。

2.颅内高压

密切观察患儿神志、呼吸、前囟张力、瞳孔的改变，出现颅内高压症状时，及时采取相应措施，防止颅内压进一步增高。尽可能减少神经系统后遗症。

3.呼吸衰竭

(1)密切观察患儿呼吸节律、频率的变化及有无呼吸暂停等，呼吸不规则是本病恶化的主要表现。

(2)新生儿 HIE 患儿首先要清除呼吸道分泌物，用吸管吸净鼻、口腔及咽喉中黏液和异物，保持呼吸道畅通。

(3)轻度 HIE 呼吸变化不明显，重症 HIE 可出现中枢性呼吸衰竭，在观察中如出现呼吸不规则、呼吸暂停。应立即给予氧气吸入，同时给予呼吸兴奋药，并通知医生抢救，建立有效呼吸和完善循环功能，尽量减少缺氧对脑细胞的损伤。

(4)脑组织对缺氧极为敏感，及早合理给氧是提高血氧浓度、减轻脑损伤的关键。因此，应根据病情变化选择适当的给氧方式。轻度 HIE 可面罩给氧，重度 HIE 则用呼吸机辅助通气，待出现规则的自主呼吸，皮肤转红后改用面罩供氧。吸氧过程中应注意防止因用氧过度引起肺不张及晶体后纤维增生等不良反应。

4.低(高)体温

HIE 患儿窒息后机体各器官功能均可有损害，要维持机体内环境稳定和各器官的正常功能，在观察过程中应注意保持体温在正常范围内。体温过高，脑细胞代谢增加，使其对缺氧更不能耐受；体温过低，脑血流减少，不利于脑细胞代谢的恢复。因此 HIE 患儿常规 4h 测体温 1 次，体温不升、四肢冰冷的患儿给予热水袋保温，有条件者将患儿置于暖箱中，注意调整温湿度，保持肛温在 36.5～37 ℃为宜。体温高者，即松包或减少盖被，并给予温水擦浴，或予以枕冰袋降温。

**(四)亚低温治疗的护理**

亚低温治疗采用人工诱导的方法将体温下降 2～4 ℃，减少脑组织的基础代谢，保护神经细胞；改善血管通透性，减轻脑水肿；提高血中氧含量，促进有氧代谢。降温的方式可以采用全身性或选择性头部降温，前者能迅速、稳定的将脑部温度降到预期的温度，但易并发新生儿硬肿症。而后者既能避免其缺点，又能发挥脑保护作用。目前亚低温治疗新生儿 HIE，仅适用于足月儿，对早产儿尚不宜采用。

1.降温

亚低温治疗时采用循环水冷却法进行选择性头部降温，起始水温保持10～15 ℃，直至体温将至35.5 ℃时开启体部保暖，头部采用覆盖铝箔的塑料板放射热量。脑温下降至34 ℃时间应控制在30～90分钟，观察温度传感器有无脱落，机器运转是否正常，及时调整颅脑降温仪设定温度，掌握降温幅度，降温过大易引起寒战，而降温过少则达不到治疗目的。

2.维持亚低温治疗

维持亚低温治疗是使头颅温度维持在34～35 ℃，由于头部的降温，体温亦会相应的下降，易引起新生儿硬肿症等并发症，因此治疗期间应注意保暖，维持室温恒定和机温稳定，避免体温过低。可给予远红外或热水袋保暖。远红外保暖时，肤温控制在35～35.5 ℃，肤温探头放置于腹部。热水袋保暖时，使热水袋水温维持在50 ℃，冷却后及时更换，注意防止烫伤。在保暖的同时要保证亚低温的温度要求。患儿给予持续的肛温监测，以了解患儿体温波动情况，维持体温在35.5 ℃左右。

3.复温

亚低温治疗结束后，必须给予缓慢复温。采用自然复温方法，时间大于5h，保证体温上升速度不高于每小时0.5 ℃，以避免复温过快而出现并发症，如低血容量性休克，反跳性高血钾，凝血功能障碍等。因此复温的过程中仍需肛温监测。若体温不能自行恢复，可采用加盖被子、温水袋等方法协助复温。体温恢复正常后，需每4h测体温1次。

4.监测

在进行亚低温治疗的过程中，应给予持续心电监护、肛温、血氧饱和度、呼吸及血压监测。①体温监测是亚低温治疗中的一个重点项目，亚低温治疗是否有效，是否有并发症发生，在一定程度上与体温的控制情况密切相关。②神经系统症状和体征是观察HIE病情发展和转归的重要指标。因此应注意观察患儿意识、反应、四肢肌张力情况及有无抽搐，做好详细记录和对症处理。③低温可使新生儿的心率减慢、血压降低，温度降低过深易引起心血管功能紊乱，出现心律失常，严重者可因心室颤动而死亡，因此应注意心率的变化，发现异常及时告知医生是否停止亚低温治疗。④低温致呼吸减慢，换气量和潮气量下降，咳嗽反射，吞咽反射减弱。需监测呼吸频率、节律的变化，及时清除呼吸道分泌物，预防肺部感染。⑤窒息后体内血流重新分布，易引起消化道缺血缺氧，故亚低温治疗患儿应延迟哺乳，给予静脉营养，24h均匀输入。观察腹部体征和消化道症状变化。⑥详细记录24h出入液量。

**(五)用药护理**

新生儿心肺发育不完善，需在保证患儿对液体及能量需要的前提下严格控制输液速度和量，特别是在应用血管活性药时。要精确控制输液量和速度；观察输液通路是否通畅、有无局部液体外渗，一旦发生外漏，立即更换输液部位。应用多巴胺维持循环时应定时测量血压，检查有无血压升高、心率增快等不良反应。应用脱水药、利尿药时应密切观察患儿精神状态、前囟、皮肤弹性、尿量及色泽的变化，以防脱水过度导致水电解质平衡失调。

# 第五章　儿科营养障碍性常见病

## 第一节　维生素 A 缺乏症

维生素 A 又称为视黄醇，主要存在于各种动物的肝脏中，乳类及蛋类中含量也较多。胡萝卜素在人体内可转化为维生素 A，故含胡萝卜素丰富的食物如胡萝卜、番茄、红薯、南瓜、豆类及深绿色蔬菜也是重要的维生素 A 的来源。如果小儿摄入上述食物较少或者由于消化吸收等障碍而引起维生素 A 缺乏则称为维生素 A 缺乏症。

### 一、诊断

#### （一）病史

婴幼儿多见，男孩多于女孩。长期食用脱脂牛奶、豆浆、大米粥等喂养而未能及时增加辅食，膳食中脂肪含量过低；小儿长期患消化不良、肠结核等慢性疾病引起低蛋白血症。较大儿童可述眼干不适，结膜、角膜干燥。

#### （二）体格检查

当维生素 A 缺乏数周或数月后，可出现以下症状及体征。

1.眼部表现

夜间视物不清（夜盲症），眼泪减少，自觉眼干不适，眼部检查可见角膜边缘处干燥起褶皱，角化上皮堆积形成泡沫状白斑，称之为结膜干燥斑。继而角膜发生干燥、混浊、软化、溃疡、坏死，眼部疼痛，畏光，经常眨眼或用手揉搓导致感染。严重者出现角膜穿孔、虹膜脱出乃至失明。

2.皮肤表现

全身皮肤干燥，鳞状脱屑，角化增生，常发生丘疹样角质损害，触之有粗沙砾样感觉，以四肢伸面、两肩及臀区为著。毛囊角化引起毛发干燥，失去光泽，易脱落。指甲多纹，失去光泽，易折裂。

3.生长发育障碍

严重者身高落后，牙质发育不良，易发生龋齿。

#### （三）辅助检查

（1）小儿血清维生素 A 浓度降至 200 μg/L 即可诊断。

（2）血清视黄醇结合蛋白水平低于正常范围则有维生素 A 缺乏的可能。

（3）取 10 mL 新鲜中段尿，加 1% 甲紫溶液数滴，摇匀后在显微镜下做上皮细胞计数。除泌尿系统感染外，若每立方毫米中上皮细胞超过 3 个以上，提示维生素 A 缺乏；高倍镜检查尿沉淀，如有角化上皮细胞更有助于诊断。

（4）用暗适应对视网膜电流变化进行检查，如发现暗光视觉异常则有助于诊断。

#### (四)诊断要点

有维生素 A 摄入不足史或慢性消化吸收障碍史,加上眼部和皮肤症状体征可以做出诊断。

### 二、治疗

#### (一)改善饮食

增加富含维生素 A 及类胡萝卜素的食物,积极治疗原发病如消化道疾病。

#### (二)维生素 A 治疗

早期可口服维生素 A 制剂,每日总量 10 000～25 000 U,分 2～3 次服。一般数日后眼部症状改善,逐渐减量至完全治愈。对重症或消化吸收障碍者,可肌肉注射维生素 A,每次 25 000 U/d,一般 2～3 次见效,眼部症状消失后改预防剂量,不宜长期大量服用以防中毒。

#### (三)眼病局部疗法

早期局部用硼酸溶液洗眼,涂抗生素眼膏或眼水防治感染。对重症患儿用 1%阿托品扩瞳,以防虹膜粘连。检查和治疗时切勿压迫眼球,防止角膜溃疡穿孔。

治疗后,夜盲改善最快,数小时即可见效。注意防止维生素 A 中毒。

### 三、预防

注意平衡膳食,经常食用富含维生素 A 的食物。孕妇、乳母应食富含维生素 A 及类胡萝卜素的食物,婴儿时期最好以母乳喂养。人工喂养儿应给维生素 A 较多的食物,推荐每日维生素 A 摄入量1500～2000 U。如有消化道功能紊乱或慢性疾病患者,应及早补充维生素 A,必要时肌肉注射。

## 第二节　维生素 B 缺乏症

B 族维生素包括维生素 $B_1$、$B_2$、$B_6$、$B_{12}$、烟酸(维生素 PP)及叶酸。它们不是组成机体结构的物质,也不是供能物质,但参与体内辅酶的组成,调节物质代谢。有溶于水的特性,不能在体内合成,必须由食物提供,过剩则由尿排泄,不存储体内,故须每日供给,过量无毒性,若缺乏迅速出现临床症状。

### 一、维生素 $B_1$ 缺乏病

维生素 $B_1$ 是嘧啶噻唑化合物,其中含硫及氨基,故又称硫胺素。体内以焦磷酸硫胺素的形式存在,作为辅酶参与糖代谢及 $\alpha$-酮酸的氧化脱羧反应,维持神经、心肌的活动功能,调节胃肠蠕动,促进生长发育。若饮食中缺乏维生素 $B_1$ 3 个月以上,即会出现临床症状。

1.病因与病理生理

(1)病因:乳母缺乏维生素 $B_1$,婴儿未加辅食,可发生缺乏维生素 $B_1$。在以精白米为主食地区,习惯淘洗米过多或弃去米汤或加碱煮粥等,使维生素 $B_1$ 损失多而致摄入不足。儿童生长发育迅速时期,维生素 $B_1$ 要量增加而不补充,也易引起缺乏。长期腹泻或肝病是导致维生素 $B_1$ 吸收利用的障碍,临床可出现缺乏症状。

(2)维生素 $B_1$ 缺乏的病理生理:维生素 $B_1$ 在小肠内吸收后,在肝、肾等组织中磷酸化,转为焦磷酸硫胺素，是丙酮酸脱氨酶的辅酶，参与 α-酮酸的氧化脱羧作用；又是转酮酶的辅酶，参与磷酸戊糖旁路代谢，在三羧酸循环中使糖代谢得以正常进行，也可促进脂肪和氨基酸代谢。缺乏时引起糖代谢障碍，使血和组织中丙酮酸和乳酸堆积，损害神经组织、心肌和骨骼肌。维生素 $B_1$ 又能抑制胆碱酯酶对乙酰胆碱的水解作用，缺乏时使乙酰胆碱的量降低，从而影响神经传导，引起脑功能障碍。

2.临床表现

维生素 $B_1$ 缺乏症又称脚气病，早期只出现踝部水肿。婴儿脚气病常发病突然，以神经症状为主者称脑型，以突发心力衰竭为主者称心型。年长儿常以周围神经炎和水肿为主要表现。一般症状常有乏力无神、食欲不振、腹泻、呕吐、生长滞缓等。脑型脚气病常表现有烦躁、反应迟钝、嗜睡，甚至昏迷、惊厥，肌张力低下，深浅反射消失，但脑脊液检查正常。年长儿的周围神经炎，先从下肢开始，有蚁走样感觉或感觉麻木至消失，呈上行性对称性发展，肌无力，行为困难，伴腓肠肌压痛，跟腱及膝反射消失等。心型脚气病多见于婴儿，突发呛咳、气急、缺氧青紫，心率快、心音弱，可出现奔马律，心脏扩大，肝脾进行性肿大，重症很快以急性心衰死亡，心电图呈低电压、ST 段压低、QT 延长、T 波平或倒置，须紧急抢救。

3.诊断及辅助检查

当有维生素 $B_1$ 摄入缺乏的饮食史及典型临床表现时，诊断不难，但早期和不典型患儿常易漏诊或误诊，尤其暴发脑型或心型，因病情发展迅速，危及生命，必须警惕此症，对可疑患儿可用大剂量维生素 $B_1$（50～100 mg/次）行试验性治疗诊断，效果显著，常于 1～2 d 内迅速好转。

常用实验室检查有：①血液维生素 $B_1$ 量的测定，正常小儿血中维生素 $B_1$ 浓度为 7～8μg/dL。②尿液维生素 $B_1$ 量测定，成人尿中维生素 $B_1$＜100 μg/24h 尿，儿童＜30 μg/d，即可确定为维生素 $B_1$ 缺乏病。③维生素 $B_1$ 负荷试验，口服维生素 $B_1$ 5 mg 后，4h 尿中排出＞200 μg 为正常。④血中丙酮酸、乳酸浓度增高。⑤红细胞转酮酶活性降低。

4.防治原则

(1)预防：加强孕母、乳母营养，应摄食含维生素 $B_1$ 丰富的食物，如糙米粗粮、豆制品、肉、肝类等。婴儿应及时添加辅食，儿童必须食物多样化，不偏食，乳母每日需维生素 $B_1$ 3～4 mg，婴儿 0.5 mg，儿童每日 1～2 mg。

(2)治疗：一般患儿口服维生素 $B_1$ 即可，每日 15～30 mg。哺乳婴儿患脚气病时，乳母应同时治疗，每日 50～60 mg。重者或消化吸收障碍者可肌肉注射维生素 $B_1$ 10 mg/次，每日 1～2 次，或静脉注射50～100 mg/d，但避免用葡萄糖溶液冲配。当出现脑型或心型症状时，应同时对症治疗，但不宜用高渗葡萄糖液、肾上腺皮质激素、洋地黄制剂等。

## 二、维生素 $B_2$ 缺乏病

维生素 $B_2$ 是核醇与黄素的结合物，故又称核黄素，它具有可逆的氧化还原特性，在组织中参与构成各种黄酶的辅酶，发挥其生物氧化过程中的递氢作用，维持皮肤、口腔和眼的健康。维生素 $B_2$ 不易在体内储存，故易发生缺乏，常与烟酸或其他 B 族维生素缺乏同时存在。

1.病因

维生素 $B_2$ 溶于水，呈黄绿色荧光，虽对热和酸稳定，但易被光及碱破坏。当饮食中缺乏维

生素 $B_2$，或烹调不当，即易发病。胆管闭锁、肝炎等可影响维生素岛的吸收，光疗时可被破坏而出现缺乏症状。

2.临床表现及诊断

(1)临床表现：主要为口腔病变，表现有唇炎、口角炎和舌炎。眼部症状有畏光、流泪、角膜炎、结膜炎、眼睑炎等。皮肤可有脂溢性皮炎，好发于鼻唇沟、眉间、耳后等处。

(2)诊断：一般根据临床表现，结合饮食史，诊断不难，有条件时可以进行实验室检查：①尿中维生素 $B_2$ 的排出量，正常 24h 尿维生素 $B_2$ 的排出量为 150～200 μg，若＜30 μg/d 即可确诊。②红细胞中谷胱甘肽还原酶活力测定，当维生素 $B_2$ 缺乏时，该酶活力下降。

3.防治原则

(1)预防：多进食富含维生素 $B_2$ 的食物，如乳类、肉、蛋和蔬菜等。婴儿需要维生素 $B_2$ 每日 0.6 mg，儿童及成人为 1～2 mg/d。

(2)治疗：口服维生素 $B_2$ 5～10 mg/d 即可，若疗效不显，可肌肉注射 2 mg/次，每日 2～3 次。同时应给复合维生素 B 口服，并改善饮食。

## 三、维生素 $B_6$ 缺乏病

维生素 $B_6$ 有三种形式：吡多醇、吡多醛及吡多胺，易互相转换，食物中以吡多醇为主。维生素 $B_6$ 是氨基酸转氨酶、脱羟酶及脱硫酶的组成成分，参与蛋白质和脂肪代谢。动物性食物及谷类、蔬菜、种子外皮等均含维生素 $B_6$，也能由肠道细菌合成，故很少发生维生素 $B_6$ 缺乏症。维生素 $B_6$ 易溶于水和乙醇，稍溶于脂溶剂，对光和碱敏感，高温下易被破坏。

1.病因及病理生理

(1)病因：易发生于消化吸收不良的婴儿，或食物烹调加热时间过多致维生素 $B_6$ 被破坏，或长期服抗生素引起肠道菌群失调使维生素 $B_6$ 合成障碍等而引起维生素 $B_6$ 缺乏。当应用异烟肼、青霉胺等维生素 $B_6$ 拮抗剂时，维生素 $B_6$ 被破坏而引起缺乏。

(2)病理生理：维生素 $B_6$ 在体内经磷酸化后转变为5-磷酸吡多醛或5-磷酸吡多胺，作为氨基酸代谢中各种酶的辅酶而起生理作用，也在糖原及脂肪酸代谢中起调节作用，例如可使5-羟色氨酸脱羧为5-羟色胺；可促进谷氨酸脱羧，有利于 γ-氨基丁酸形成等。γ-氨基丁酸为脑细胞代谢所需，与中枢神经系统的抑制过程有关，若维生素 $B_6$ 缺乏，即易出现惊厥及周围神经病变。也有少数是由于某些氨基酸酶结构异常，维生素 $B_6$ 与其结合力低，临床可出现症状，例如维生素 $B_6$ 依赖性惊厥，因谷氨酸脱羧酶异常，维生素 $B_6$ 难以有活性，引起婴儿期维生素 $B_6$ 依赖性贫血，因 δ-氨基乙酸、丙酸合成酶的异常，不能与维生素 $B_6$ 结合发挥作用，引起临床小细胞低色素性贫血，必须给予大剂量维生素 $B_6$，才能缓解。

2.临床表现及诊断

(1)临床表现：维生素 $B_6$ 缺乏症较少见，主要为脑神经系统症状。婴儿缺乏时出现躁动不安或惊厥，周围神经炎等。其他症状有唇炎、舌炎、脂溢性皮炎等，常与其他 B 族维生素缺乏合并存在。当有顽固性贫血时，免疫抗体下降，易反复合并感染。少数维生素 $B_6$ 缺乏性惊厥的小儿，脑电图有改变。

(2)诊断：临床常可用维生素 $B_6$ 试验性治疗来辅助诊断，尤其婴儿惊厥在排除常见原因后，可立刻肌肉注射维生素 $B_6$ 100 mg，以观疗效而确诊。实验室检查有：①色氨酸负荷试验，

给维生素 $B_6$ 缺乏者口服色氨酸 100 mg/kg,尿中排出大量黄尿酸,可助诊断(正常小儿为阴性)。②红细胞内谷胱甘肽还原酶减少,反映体内维生素 $B_6$ 缺乏。

3.防治原则

(1)预防:一般饮食中含有足够的维生素 $B_6$,提倡平衡饮食、合理喂养。维生素 $B_6$ 的需要量为:婴儿 0.3～0.5 mg/d,儿童 0.5～1.5 mg/d,成人 1.5～2.0 mg/d。当小儿在用拮抗剂(如异烟肼)治疗时,应每日给予维生素 $B_6$ 2 mg,以预防缺乏。

(2)治疗:一般患儿每日口服 10 mg 维生素 $B_6$ 即可,重者可肌肉注射维生素 $B_6$ 10 mg/次,每日2～3 次。维生素 $B_6$ 缺乏的惊厥患儿,可即肌肉注射 100 mg/次。维生素 $B_6$ 依赖患儿可每日口服维生素 $B_6$ 10～100 mg 或肌肉注射 2～10 mg/d。

### 四、其他 B 族维生素的缺乏

1.烟酸

(或称维生素 PP)系体内脱氢酶的辅酶Ⅰ、Ⅱ的重要组成部分,是氧化过程所必需的;其生理功能为维持皮肤、黏膜和神经的健康,促进消化功能。缺乏时可发生糙皮病,故又称其为抗糙皮病因子。因奶中富含烟酸,故婴幼儿少见缺乏者,但以粮食(尤为粗粮)为单一饮食者易发生缺乏,因谷类可影响烟酸的吸收。临床症状多见为皮炎、腹泻,也可有神经炎的表现。烟酸在乳类、肉类、肝脏、花生和酵母中较多,只要进食多样化的平衡膳食,很少缺乏。需要量为每日 15～30 mg。

2.维生素 $B_{12}$

维生素 $B_{12}$ 是一种含钴的衍生物,故又称钴胺素。作为辅酶参与核酸蛋白质等的合成过程,促进叶酸的利用和四氢叶酸的形成,促进红细胞发育成熟,对生血和神经组织的代谢有重要作用。维生素 $B_{12}$ 水溶液较稳定,但易受日光、氧化剂、还原剂、强碱等作用而破坏。维生素 $B_{12}$ 须在胃内与内因子结合后才能被吸收,若胃内因子缺乏,可使其吸收障碍。维生素 $B_{12}$ 缺乏时会发生巨幼红细胞贫血,青年可发生恶性贫血。动物性食物中均富含维生素 $B_{12}$。

3.叶酸

以其存在于草及蔬菜叶子中而得名。体内以活动形式四氢叶酸作为碳基团转移的辅酶,参与核苷酸及氨基酸代谢,特别是胸腺嘧啶核苷酸的合成,促进骨髓造血功能。缺乏时,DNA 合成受抑制,临床发生巨幼红细胞贫血;孕早期缺乏叶酸可引起胎儿神经管畸形。绿色蔬菜中含量多,动物性食物中也含有,但各种乳类少有叶酸。每日叶酸需要量为 400 μg。

## 第三节　维生素 C 缺乏症

维生素 C 是水溶性维生素,由于人体缺乏合成维生素 C 所必需的古罗糖酸内酯氧化酶,故不能自身合成,必须由食物供给。维生素 C 遇热、碱或金属后,极易被破坏,在胃酸帮助下,维生素 C 迅速被胃肠道吸收,储存于各类组织细胞中。若长期摄入不足,即出现临床维生素 C 缺乏症,又名坏血病。

## 一、病因及病理生理

1.病因

维生素 C 摄入不足是主要原因，若缺乏 3～6 个月即出现症状。当需要量增加，如小儿生长发育快速期或患感染性疾病时，维生素 C 需要量大而供给不足即可患病。当长期消化功能紊乱影响维生素 C 的吸收时也导致缺乏。

2.病理生理

维生素 C 是一种较强的氧化还原剂，参与和调节体内大量氧化还原过程及羟化反应：如在肠道内将三价铁($Fe^{3+}$)还原为二价铁($Fe^{2+}$)，促进铁的吸收；体内将叶酸转变为四氢叶酸，促进红细胞核成熟；调节脯氨酸、赖氨酸的羟化，有利于胶原蛋白的合成等。缺乏时导致毛细血管通透性增加，引起皮肤、黏膜、骨膜下、肌肉及关节腔内出血，并阻碍骨化过程，造成典型的维生素 C 缺乏的骨骼病变。维生素 C 在体内还参与肾上腺皮质激素、免疫抗体和神经递质(如去甲肾上腺素)的合成，缺乏时免疫力低下、应激反应差，易受感染，伤口愈合慢等。维生素 C 还有抗细胞恶变、解毒和降低胆固醇的作用，长期维生素 C 不足对身体健康不利。

## 二、临床表现

维生素 C 缺乏症多见于 6 个月至 2 岁的婴幼儿，3 岁后随年龄增大而发病减少，近年已比较少见。

1.一般症状

起病缓慢，表现为食欲差，面色苍白，烦躁或疲乏，生长发育迟缓，常伴腹泻、呕吐、反复感染等，往往易忽略有维生素 C 缺乏的存在。

2.出血

表现开始常见皮肤小出血点或瘀斑，牙龈肿胀或出血，严重者可有鼻出血、血尿、关节腔出血等。

3.骨骼病变

典型病变为骨膜下出血、骨干骺端分离，表现为下肢疼痛、大多在膝关节附近，局部肿胀有压痛，不愿被挪动，呈假性瘫痪。肋骨、软骨交界处有尖锐状突起，移动胸廓时疼痛，使呼吸浅速。骨骼 X 线摄片有典型坏血病的特点：①骨干骺端临时钙化带增厚致密，骨干骺分离脱位。②骨质疏松，密度减低呈毛玻璃状，骨小梁不清。③骨膜下血肿等。

## 三、诊断及辅助检查

根据维生素 C 摄入不足史和临床表现及骨骼 X 线摄片特征，诊断不难。对可疑患者，可作临床治疗试验，给予大剂量维生素 C 治疗后，症状 1 周内消失而确诊。必要时也可做以下辅助检查：①毛细血管脆性试验阳性。②测血清维生素 C 含量降低(正常为 5～14 mg/L 或 28.4～79.5 mol/L)，当<2 mg/L 时即可出现症状。③测维生素 C 24h 尿排出量，正常 24h 尿中维生素 C 排出量为 20～40 mg，若排出量<20 mg/d即提示有维生素 C 缺乏。④维生素 C 负荷试验，若尿维生素 C 排出量小于正常的 50%，即表示缺乏，也有人用 4h 尿维生素 C 排出的负荷试验来诊断其缺乏。

### 四、防治原则

1.预防

维生素C每日需要量为50～60 mg。只要膳食中有富含维生素C的食物,乳母的乳汁所含维生素C已足够,故鼓励母乳喂养,以后添加绿叶蔬菜和水果,当患病时增补维生素C 100 mg,即可预防维生素C缺乏症。

2.治疗

口服维生素C 300～500 mg/d即可,重症可采用静脉滴注500～1 000 mg/d。并对症治疗出血和骨骼病变,一般治疗1周后症状逐渐消失,预后良好。

## 第四节　维生素D缺乏症

### 一、维生素D缺乏症佝偻病

维生素D缺乏性佝偻病是由于维生素D缺乏,致使体内钙、磷代谢失常,从而引起以骨骼生长障碍为主的全身性疾病,是我国重点防治的“四病”之一。该病多见于婴幼儿,可致生长发育障碍,免疫功能降低,易并发肺炎及腹泻等。近年来的调查表明,佝偻病的患病率逐渐下降,重症佝偻病已明显减少。但在某些偏远地区,佝偻病的患病率仍较高。我国北方地区佝偻病患病率高于南方,可能与日照时间短,寒冷季节户外活动少有关。

#### (一)维生素D的来源和代谢

维生素D是一种脂溶性维生素。人体维生素D主要来源于皮肤中的7-脱氢胆固醇,经日光中的紫外线照射转化为胆骨化醇,也就是内源性维生素$D_3$。外源性维生素D由食物中获得,动物肝脏、蛋黄、乳类都含有维生素$D_3$,植物(绿叶蔬菜等)含有麦角固醇,经紫外线照射后能转化为可被人体利用的维生素$D_2$。内源性和外源性维生素D均无生物活性,需经人体进一步羧化后方有抗佝偻病活性。

维生素$D_3$经肝脏羟化为25-羟基胆骨化醇[25-(OH)$D_3$],然后在肾脏近曲小管上皮细胞内经1-羟化酶系统作用进一步羟化为1,25二羟胆骨化醇[1,25-$(OH)_2D_3$],其生物活性大大增强,可通过血液循环作用于靶器官而发挥生理作用。

#### (二)钙磷代谢的调节

1.维生素D的作用

(1)促进肠道钙磷的吸收:促进小肠黏膜对钙、磷的吸收,使血钙血磷升高,有利于骨的钙化。

(2)对骨骼的作用:促进旧骨脱钙以维持血钙浓度,在新骨形成处促进钙向骨内转移,促进新骨形成。

(3)促进肾小管对钙磷的重吸收:促进肾近曲小管对钙磷的重吸收,尤其是促进磷的重吸收,减少尿钙磷的排出,提高血钙磷的浓度。

2.甲状旁腺素(PTH)的作用

甲状旁腺素促进小肠对钙磷的吸收,促进破骨细胞形成,使骨盐溶解,血钙、磷浓度增加,促进肾近曲小管对钙的重吸收,使尿钙降低,血钙上升,同时抑制对磷的重吸收,使尿磷增加。

3.降钙素(CT)的作用

降钙素可抑制肠道及肾小管对钙、磷的重吸收,抑制破骨细胞形成,阻止骨盐溶解。促进破骨细胞转化为成骨细胞,使血钙降低。

**(三)病因**

1.日光照射不足

维生素 $D_3$ 由皮肤 7-脱氢胆固醇经紫外线照射而产生,小儿户外活动减少,则易患佝偻病,另外城市高层建筑增多,空气中烟雾、粉尘增多,均可阻挡紫外线的通过,使小儿易患佝偻病,冬季日照时间短,紫外线弱,户外活动少,故本病冬春季节多见。

2.维生素 D 摄入不足

人乳及其他乳类中维生素 D 的含量很少,不能满足小儿生长发育的需要,因此如果不补充维生素 D 或晒太阳不足,则易患佝偻病。另外牛乳中钙磷比例不当,不利于钙磷的吸收,所以牛乳喂养儿更易患佝偻病。

3.维生素 D 的需要量增加

骨骼生长愈快,需维生素 D 愈多。婴儿生长速度快,维生素 D 的需要量大,佝偻病的发病率也高。2 岁后生长速度减慢,户外活动逐渐增多,佝偻病的发病率减低。早产儿因体内钙和维生素 D 含量不足,生长速度较足月儿快,易患佝偻病。

4.疾病的影响

肠道及胆管慢性疾病可影响维生素 D 及钙磷的吸收和利用。肝肾疾病时会影响维生素 $D_3$ 的羟化过程,$1,25\text{-}(OH)_2D_3$ 不足而引起佝偻病。长期服用抗癫痫药物可干扰维生素 D 的代谢而导致佝偻病。

**(四)发病机制与病理变化**

维生素 D 缺乏时,肠道钙磷吸收减少,血钙浓度降低,低血钙可刺激甲状旁腺激素分泌增多,促进骨盐溶解,增加肠道及肾小管对钙的吸收,维持血钙在正常或接近正常水平。同时甲状旁腺激素抑制肾小管对磷的重吸收,尿磷排出增加,血磷降低,钙磷乘积下降(正常值大于 40),造成骨样组织钙化障碍,成骨细胞代偿性增生,骨样组织堆积在骨骺端,碱性磷酸酶分泌增多,产生一系列症状体征及生化改变。

佝偻病时血钙磷乘积下降,成熟软骨细胞和成骨细胞不能钙化而继续增殖,形成骨样组织维积于干骺端,使临时钙化带增宽而不规则,骨骺膨大,形成手镯、脚镯、肋串珠等临床体征,骨的生长停滞不前。骨干、骨膜下的成骨活动同样发生障碍,骨皮质逐渐为不坚硬的骨样组织代替,使颅骨软化,骨质稀疏,使骨干在负重及肌肉韧带牵拉下发生畸形,甚至导致病理性骨折。

**(五)临床表现**

佝偻病主要表现是生长中的骨骼改变、肌肉松弛和非特异性神经、精神症状。多见于 3 个月～2 岁小儿。临床上可分为初期、激期、恢复期和后遗症期 4 期,初期和激期统称为活动期。

1.初期

多数于 3 个月左右发病,主要表现为神经精神症状。患儿易激惹、烦躁、睡眠不安、夜间啼哭、多汗常与季节无关，由于多汗刺激头部皮肤发痒，摇头刺激枕部，致使枕部有秃发区，称为枕秃。此期骨骼常无明显改变，骨骼X线检查可无异常或仅见长骨钙化带稍模糊、血生化改变轻微，血钙正常或稍低，血磷正常或稍低，钙磷乘积稍低（30～40），血碱性磷酸酶多稍增高。

2.激期

除原有初期症状外，主要表现为骨骼改变和运动功能发育迟缓。

（1）骨骼系统的改变：骨骼的改变在生长快的部位最明显。因小儿身体各部位骨骼的生长速度在各个年龄阶段不相同，故不同年龄有不同的骨骼改变。

1）头颅：①颅骨软化：最常见于3～6月婴儿，是活动期佝偻病的表现。最常见部位是顶骨或枕骨的中央部位，用手指轻压该部位颅骨时可感觉到颅骨内陷，放松后弹回，犹如按压乒乓球的感觉。②方颅：多见于8～9个月以上的患儿，因两侧额顶骨骨膜下骨样组织堆积过多而形成，表现为前额角突出，形成方颅。严重者呈马鞍状或十字状头。③前囟过大或闭合延迟，严重者2～3岁前囟尚未闭合。④出牙延迟：可迟至10个月或1岁方萌牙，萌出牙齿顺序颠倒，缺乏釉质，易患龋齿。

2）胸廓：胸廓畸形多见于1岁左右小儿。①肋骨串珠：因肋骨和肋软骨交界处有骨样组织堆积而膨出，可触到或看到明显的半球状隆起，以两侧7～10肋最明显。由于肋串珠向内压迫肺组织，患儿易患肺炎。②肋膈沟（赫氏沟）：膈肌附着处的肋骨因被牵拉而内陷，同时下部肋骨则常因腹大而外翻，形成一条横沟样的肋膈沟。③鸡胸或漏斗胸：肋骨骨骺部内陷，胸骨向外突出，形成鸡胸。胸骨剑突部向内凹陷，则形成漏斗胸。鸡胸或漏斗胸均影响小儿呼吸功能。该类畸形多见于1岁左右小儿。

3）四肢：①腕踝畸形：多见于6个月以上佝偻病患儿。腕和踝部骨骺处骨样组织增生使局部形成钝圆形环状隆起，称为佝偻病手镯或脚镯。②下肢畸形：由于长骨钙化不足，下肢常因负重而弯曲，形成“O”形或“X”形腿，见于1岁以后开始行走的患儿。“O”形腿检查时，患儿立位，两足跟靠拢，两膝关节相距＜3 cm为轻度，3～6 cm为中度，＞6 cm为重度。“X”形腿检查时，两膝关节靠拢，两踝关节相距＜3 cm为轻度，3～6 cm为中度，＞6 cm为重度。

4）脊柱及骨盆：佝偻病小儿会坐后可致脊柱后突或侧弯，重症者骨盆前后径变短形成扁平骨盆，女婴成年后可致难产。

（2）肌肉松弛：血磷降低妨碍肌肉中糖的代谢，患儿肌发育不良，全身肌张力低下，关节韧带松弛，腹部膨隆如蛙腹状，坐、立、行等运动发育落后。肝脾韧带松弛常致肝脾下垂。

（3）其他：因免疫功能低下，易发生反复呼吸道感染；条件反射及发育缓慢，语言发育迟缓。

（4）血液生化改变：血钙稍降低，血磷明显降低，钙磷乘积常小于30，血碱性磷酸酶明显升高。

（5）骨骼X线改变：干骺端临时钙化带模糊或消失，呈毛刷状，并有杯口状改变，骨干骨质疏松，密度降低，可发生弯曲和骨折。

3.恢复期

经合理治疗后上述症状和体征逐渐好转或消失，血清钙、磷恢复正常，钙磷乘积逐渐恢复正常，血碱性磷酸酶4～8周可恢复至正常。骨骼X线改变2～3周后有所改善，临时钙化带重新出现，骨密度增浓，逐步恢复正常。

4.后遗症期

多见于3岁以后小儿临床症状消失，血液生化及X线检查均恢复正常。仅遗留不同程度和部位的骨骼畸形；如“O”形或“X”形腿、鸡胸或漏斗胸等。

5.先天性佝偻病

除上述典型佝偻病外，尚应注意先天性佝偻病。因母亲患严重的软骨病或孕妇食物中维生素D严重缺乏，新生儿期即可有典型症状和体征，前囟大，前囟与后囟相通，颅缝增宽，常伴低钙惊厥。血钙、血磷降低，碱性磷酸酶升高。骨骼X线检查可见典型佝偻病改变。

**（六）诊断与鉴别诊断**

1.诊断

根据病史、体征，临床表现，结合血液生化改变及骨骼X线变化，佝偻病的诊断并不困难。碱性磷酸酶多在骨骼体征和X线改变之前已增高，有助于早期诊断。血清25-(OH)$D_3$（正常值10～80μg/L）和1,25-(OH)$_2$$D_3$，（正常值0.03～0.06μg/L）水平在佝偻病初期已明显降低，是本病诊断的早期指标。

根据卫生部颁发的《婴幼儿佝偻病防治方案》，佝偻病可分为3度。

(1)轻度：可见颅骨软化、囟门增大、轻度方颅、肋骨串珠、肋软骨沟等改变。

(2)中度：可见典型肋串珠、手镯、肋软骨沟，轻度或中度鸡胸、漏斗胸、“O”形或“X”形腿，也可有囟门晚闭、出牙迟缓等改变。

(3)重度：严重骨骼畸形，可见明显的肋软骨沟、鸡胸、漏状胸、“O”形或“X”形腿，脊柱畸形或病理性骨折。

2.鉴别诊断

(1)先天性甲状腺功能减低症：因先天性甲状腺发育不全，多在生后2～3个月出现症状。表现为生长发育迟缓，前囟大且闭合晚、身材矮小而与佝偻病相似。本病患儿智力明显低下，有特殊面容。血清TSH测定有助于鉴别诊断。

(2)软骨营养不良：临床表现为头大，前额突出、长骨骺端膨出、肋串珠和腹胀。上述症状与佝偻病相似。但患儿四肢及手指粗短，五指齐平，腰椎前凸，臀部后凸。血清钙磷正常。X线可见长骨粗短和弯曲，干骺端变宽，部分骨骺可埋入扩大的干骺端中。

(3)抗维生素D佝偻病：①低血磷性抗维生素D佝偻病：该病为遗传性疾病，常有家族史。由于肾小管及肠道吸收磷有缺陷而致病。本病多在1岁以后发病，2～3岁后仍有活动性佝偻病的表现。骨骼变形较严重，血生化检查血钙正常而血磷低，尿磷排出增加。对一般剂量的维生素D治疗无效，需服用大剂量维生素D制剂并同时服用磷才起作用。②远端肾小管性酸中毒：远端肾小管排泌氢离子功能缺陷，从尿中丢失大量钠、钾、钙，继发甲状旁腺功能亢进，骨质脱钙，出现佝偻病症状。临床表现为多尿、碱性尿、代谢性酸中毒、低血钙、低血磷、低血钾和高氯血症。维生素D治疗无效。③维生素D依赖性佝偻病：该病为常染色体隐性遗传性疾病，由于肾脏缺乏1-羟化酶使25-(OH)$D_3$不能转化为1,25-(OH)$_2$$D_3$，或靶器官对1,25-(OH)$_2$$D_3$无反应而发病。发病多较早，有严重的佝偻病症状，可出现低钙血症引起惊厥或手足搐搦。一般维生素D治疗量无效，1,25-(OH)$_2$$D_3$治疗有效。④肾性佝偻病：各种原因所致的慢性肾功能障碍，影响维生素D和钙磷的代谢，血钙低，血磷高，导致继发性甲状旁腺功能亢进,骨质脱钙而发生佝偻病改变,治疗重点在于改善肾功能,并用大剂量维生素 $D_3$ 或 1,25-$(OH)_2D_3$ 治疗。⑤肝性佝偻病:肝功能障碍使 25-$(OH)D_3$ 的生成障碍。伴有胆管阻塞时还可影响维生素 D 的吸收,出现佝偻病症状。治疗用 25-$(OH)D_3$ 较为理想。

**(七)治疗**

1.一般治疗

加强护理,尽量母乳喂养,及时添加富含维生素 D 的辅食,增加户外活动,但不要久坐、久站以防骨骼畸形。

2.维生素 D 疗法

(1)口服法:活动早期给予维生素 D 每日 0.5 万~1 万 U,连服 1 个月后改为预防量。激期给予维生素 D 每日 1 万~2 万 U 口服,持续 1 个月后改为预防量。恢复期可用预防量维生素 D 口服维持。如需长期大量应用,宜用纯维生素 D 制剂,不宜用鱼肝油,以免发生维生素 A 中毒。

(2)突击疗法:重症佝偻病伴有急慢性疾病,不宜口服患儿可采用突击疗法。初期或轻度佝偻病患儿可肌肉注射维生素 $D_3$ 30 万 U,或维生素 $D_2$ 40 万 U,一般肌肉注射一次即可。激期给予维生素 $D_3$ 60 万 U 或维生素 $D_2$ 80 万 U 分两次注射,间隔 2~4 周。第 2 次肌肉注射 1 个月后改用预防量。重度佝偻病给予维生素 $D_3$ 90 万 U 或维生素 $D_2$ 120 万 U,分 3 次肌肉注射,间隔 2~4 周,末次肌肉注射后 1 个月改用预防量口服,直至 2 岁。

3.钙剂

应用维生素 D 治疗的同时给予适量钙剂,可用 10%氯化钙或葡萄糖酸钙口服,每日 1~3 g或元素钙 200~300 mg,有手足搐搦症病史的患儿,可在肌肉注射维生素 D 制剂前口服钙剂 2~3 d。

4.手术矫形

轻度骨骼畸形多能自行矫正,严重畸形需外科手术矫正。

**(八)预防**

佝偻病的预防重点在于多晒太阳及补充维生素 D 制剂。小儿应增加户外活动,不宜久居室内,应多晒太阳。母乳中维生素 D 含量低,生后 1 个月左右应给予维生素 D 预防。预防剂量为每日 400 U,早产儿应在出生后 2 周左右补充维生素 D,前 3 个月每日给予 800 U,以后改用 400 U,2 岁以后户外活动增多,生长速度减慢,一般不易发生佝偻病,可不用维生素 D 预防。长期服用苯妥英钠及苯巴比妥治疗的患儿,每日应给 500~1000 U 的维生素 D。

## 二、维生素 D 缺乏症手足搐搦症

维生素 D 缺乏性手足搐搦症又称为佝偻病性低钙惊厥,或婴儿手足搐搦症,多见于 2 岁以下小儿。因维生素 D 缺乏,同时甲状旁腺代偿不足,导致血清钙离子浓度降低,神经肌肉兴奋性增高。临床表现为手足搐搦、喉痉挛甚至全身惊厥。

**(一)病因和发病机制**

本病的发生与血清钙离子浓度降低有直接关系。正常小儿血清总钙浓度稳定在 2.25~2.75 mmol/L(9~11 mg/dL),血清游离钙为 1.25 mmol/L(5 mg/dL)。当血清总钙降至 1.75~1.88 mmol/L(7~7.5 mg/dL)或游离钙低于 1.0 mmol/L(4 mg/dL)时即可引起惊厥。

引起血钙降低的主要原因有:①春、夏季阳光照射增多,或在维生素D治疗的初期,血清钙大量沉积于骨骼,旧骨脱钙减少,经肠道吸收钙相对不足而致血钙下降。②患儿在感染,发热或饥饿时,组织分解使血磷升高而引起血钙降低。③长期腹泻或慢性肝胆疾病使维生素D和钙的吸收减少。

### (二)临床表现

1.典型发作

(1)惊厥:一般为无热惊厥,常突然发作,轻者双眼上翻,面肌痉挛,意识清楚。重者表现为肢体抽动,口吐白沫,意识丧失。每日发作数次到数十次,持续时间数秒到数分钟。发作停止后多入睡,醒后活泼如常,多见于婴儿期。

(2)手足搐搦:见于较大婴幼儿。发作时两手腕屈曲,手指伸直,拇指内收贴紧掌心。双下肢伸直内收,足趾向下弯曲,足底呈弓状。

(3)喉痉挛:多见于婴儿。喉部肌肉及声门突发痉挛,引起吸气性呼吸困难和喉鸣,严重者可突然发生窒息、缺氧而死亡。

2.隐性体征

没有典型的发作,但局部给予刺激可引出的体征称隐性体征。

(1)面神经征(Chvostek征):用指尖或叩诊锤轻叩颧弓与口角间的面颊部,出现口角或眼睑抽动为阳性。正常新生儿可呈假阳性。

(2)腓反射:用叩诊锤上部击膝下外侧腓神经处可引起足向外侧收缩为阳性。

(3)陶瑟征(Trousseau征):血压计袖带绑在上臂,充气使其压力维持在收缩压与舒张压之间,5min内出现手痉挛者为阳性。

### (三)诊断与鉴别诊断

婴幼儿突发无热惊厥,反复发作,发作后神志清楚,无神经系统阳性体征者应首先考虑本病。血清钙低于1.75～1.88 mmol/L(7～7.5 mg/dL)或离子钙低于1.0 mmol/L(4 mg/dL)则可确诊。应与下列疾病鉴别。

1.低血糖症

常发生于清晨空腹时,常有进食不足或感冒、腹泻病史,可出现惊厥、昏迷,血糖常低于2.2 mmol/L(40 mg/dL),口服糖水或静脉注射葡萄糖后立即好转或恢复。

2.婴儿痉挛

1岁以内发病,突然发作,头及躯干、上肢均屈曲,手握拳。下肢屈曲至腹部,常伴意识障碍,每次发作数秒至数十秒,反复发作,常伴智力异常。血钙正常,脑电图有高幅异常节律。

3.低镁血症

多见于新生儿及幼小婴儿,多为人工喂养,血清镁低于0.58 mmol/L(1.4 mg/dL),表现为知觉过敏,触觉和听觉的刺激可引起肌肉颤动,甚至惊厥及手足搐搦。用硫酸镁深部肌肉注射有效。

4.原发性甲状旁腺功能减退症

多见于较大儿童。表现为间歇性惊厥及手足搐搦,间歇数日或数周发作1次;血钙降低,血磷升高,碱性磷酸酶正常或降低。

5.急性喉炎

多有上呼吸道感染症状，声音嘶哑，呈犬吠样咳嗽，常夜间发作，无低钙症状和体征，钙剂治疗无效。

**（四）治疗**

1.急救处理

惊厥发生时应用镇静止痉剂治疗，安定0.1～0.3 mg/kg肌肉注射或静脉注射。也可选用苯巴比妥，同时保持呼吸道通畅，给予氧气吸入；喉痉挛者应立即将舌头拉出口外，行人工呼吸或加压给氧，必要时行气管插管术。

2.钙剂治疗

可用10%葡萄糖酸钙溶液5～10 mL加入10%葡萄糖液10～20mL中缓慢静脉注射（10min以上）。注射过快可引起血钙骤升，发生呕吐甚至心搏骤停。惊厥反复发作者，可每日应用钙剂2次治疗，直至惊厥停止后改为口服。轻症手足搐搦患儿可口服10%氯化钙，每日3次，每次5～10 mL稀释后口服。

3.维生素D治疗

应用钙剂治疗后同时给予维生素D治疗，用法同维生素D缺乏性佝偻病。

# 第五节　维生素D过多症

维生素D作为机体很重要的维生素，在维持体内钙、磷水平，促进骨骼正常发育方面，有着重要的作用。但机体对维生素D的需要是有限的，如果一次性摄入超大剂量的维生素D或者持续性的摄入过量的维生素D，将导致维生素D中毒症状。对于具体的剂量，由于个体对中毒剂量不同，差异很大。但一般每日2万～5万、持续数周或数月，将导致中毒。

## 一、病因

主要是一次摄入超大剂量的维生素D或者持续服用过量的维生素D所致。有时候用维生素D用来治疗某些疾病时，易导致中毒症状。

## 二、病理

主要是由于维生素D增多后导致机体对钙、磷的吸收增多，出现高血钙和高尿钙，从而使机体内血钙、磷的乘积增大，达到饱和状态后出现异常钙化，由于肾脏排泄钙较多，肾脏钙化最为明显，其次有心脏、血管、甲状腺、胰腺等。对骨骼系统影响主要是长骨干骺端临时钙化带致密、增厚、增宽，部分骨皮质增厚、骨硬化。

## 三、临床表现

根据中毒症状出现的快慢，可分为急性中毒和慢性中毒。急性中毒症状主要是高血钙引起，恶心、呕吐、烦躁不安、低热、继而出现腹泻、酸中毒等；严重者有惊厥、昏迷，甚至急性死亡。慢性中毒症状，有全身乏力、厌食、多尿、便秘等。局部由于异常钙化，可有不同的器官损伤表现。如肾脏钙化出现肾小管坏死和蛋白尿、血尿，长时间出现慢性肾功能不全，甚至肾衰。肺钙化出现局部上皮细胞坏死，容易导致反复感染等。在脑、心、血管钙化，也有相应的器官损伤表现。

### 四、实验室检查

血钙明显升高。耐磷可正常或升高，AKP多降低，氮质血症，电解质紊乱酸中毒，Sulkowitch尿钙实验阳性。

### 五、影像学检查

主要是骨骼系统的改变，同时可有器官的异常钙化点表现。骨骼系统可见长骨的干骺端临时钙化带致密、增深，骨皮质增厚，部分可有骨质疏松和骨硬化等改变。扁骨如颅骨出现边缘增厚的环状密度增深带，少数可有前囟和骨缝的早闭。

### 六、诊断与鉴别诊断

如果有长期服用过量维生素D的病史或者一次性超大量的摄入，结合临床症状和血钙、尿钙及影像学检查，可确诊。临床上极少误诊。

### 七、治疗及预后

一旦诊断明确，首先要停止一切维生素D的摄入。如果机体有高血钙症状，还要控制钙盐的摄入，同时采用利尿剂等方法促进钙的排泄，每日口服泼尼松2 mg/kg，可抑制肠道对钙的吸收。

也有文献记载应用皮质酮可治疗维生素D中毒，具体机制不明确，在上述排钙、激素应用同时，注意机体水电解质平衡。早期发现、早期治疗，可使异常的钙化灶逐渐减少或吸收，一旦形成陈旧性的钙化点，可能导致不同脏器永久性损害。

## 第六节 单纯性肥胖症

肥胖症指由于人体皮下脂肪组织增加过多，体重增加超过同性别、同身高（同年龄）正常儿童平均体重的2个标准差，或超过同性别、同身高（同年龄）平均体重的20%。儿童肥胖大多为单纯性肥胖（占肥胖的95%～97%）。据国内近年来的统计，儿童单纯性肥胖占5%～8%，且发病率有逐年增高的趋势。儿童时期的单纯性肥胖易发展为成人肥胖症、动脉硬化、高血压、冠心病、糖尿病、胆石症和痛风等疾病，应引起社会和家庭的重视。

### 一、病因

#### （一）长期能量摄入过多

肥胖儿童食欲多亢进，喜欢吃油腻、甘甜的食物。由于进食过多，在体内转化为脂肪堆积起来而致肥胖。

#### （二）活动量过少

婴幼儿户外活动少，回到家里围着电视机和游戏机，运动量明显减少，致使入多出少，多余的热量就会转化成脂肪，使人发胖。肥胖者多因活动后易感疲劳，满头大汗，气喘吁吁，因而不喜欢活动，越不活动则越胖，形成恶性循环。

#### （三）遗传

对孪生子的研究表明肥胖有遗传性，父母一方肥胖者，下一代肥胖的发生率为50%，而父母双亲均为肥胖者，则下一代肥胖的发生率为75%，双亲正常的后代发生肥胖者仅10%～14%。

### (四)疾病因素

长期服用皮质激素、下丘脑疾病以及肾上腺皮质增生症等均可引起肥胖。

## 二、临床表现

肥胖可发生在任何年龄，最常见于婴儿期、5～6 岁时和青春期 3 个阶段。

### (一)症状

肥胖儿童平时食欲亢进，食量大大超过一般小儿，喜食油脂类和淀粉类食品，不喜欢吃蔬菜等清淡食物。不愿参加体育锻炼，活动时气短，易产生疲劳感，性格常较孤僻或自卑。

### (二)体征

体格生长发育迅速，但骨骼正常或超过同年龄小儿，体态臃肿、动作笨拙、智力佳、性发育正常或较一般儿童为早。全身皮下脂肪均匀积聚，以腹部、肩部、面颊部、乳房等处最明显，腹部或大腿可出现粉红色或紫色条纹。男孩由于大腿会阴部脂肪过多，阴茎可掩藏在脂肪组织中而显得很小，实际上属正常范围。

### (三)并发症

1.肥胖性肺心综合征

严重肥胖者可因脂肪过度堆积而限制胸廓和膈肌运动，肺泡通气不足，肺换气减低，引起低氧血症和二氧化碳潴留，造成缺氧、呼吸急促、发绀、红细胞增多、心脏扩大、心力衰竭甚至死亡，此现象称为肥胖性肺心综合征。

2.其他

肥胖儿童将来易并发动脉硬化、高血压、冠心病和糖尿病等代谢性疾病。

## 三、辅助检查

肥胖儿童常有血三酰甘油、胆固醇增高，高胰岛素血症、血生长激素水平减低等。此外，男性肥胖患儿体内脂肪将雄激素转化为雌激素，使雄性激素水平降低，但不影响睾丸发育和精子生成。肝脏超声波检查可有脂肪肝。

## 四、诊断

肥胖症的诊断目前尚无统一标准。一般按身高、年龄应有的体重为标准体重。若体重高于同身高、同年龄正常小儿标准的 20%为肥胖；20%～30%为轻度肥胖；30%～50%为中度肥胖；超过 50%为重度肥胖。也有以同年龄、同性别健康小儿体重均值为标准，体重增加超过正常值的 2 个标准差($\bar{x}+2s$)即可诊断为肥胖症；超过 $\bar{x}+2$～$3s$ 为轻度肥胖症；超过 $\bar{x}+3$～$4s$ 为中度肥胖症；超过 $4s$ 为重度肥胖症。

## 五、治疗

儿童单纯肥胖症的治疗关键应采取控制饮食、增加运动量和行为矫治三管齐下，这需要家长的支持和孩子的密切配合，才能取得良好的效果。

### (一)控制饮食

目的是使总热量的摄入低于实际消耗量，从而动用和消耗体内的脂肪，达到减肥的目的。小儿正处于生长发育时期，饮食控制必须考虑到小儿基本营养需要和生长发育，不宜使体重骤然减轻。最初只要求制止体重过快增长，以后可使其逐渐下降，至超过该年龄正常体重的10%左右，即不再需要严格限制食物。重点限制的食物为糖果、奶油蛋糕、肥肉、巧克力、冷饮和米、面。为了保证儿童的生长发育，蛋白质供给不能少，如瘦肉、鸡蛋、牛奶、豆制品以及含优质蛋白质的食物。在控制饮食时，为不使儿童发生饥饿感及痛苦，可选择热量少而体积大的食物，如芹菜、笋、萝卜、茭白等各种蔬菜和苹果等水果，这些食品不仅有饱腹感，而且含较多的纤维素和维生素。肥胖儿童不宜多喝各种含糖饮料，宜喝白开水、茶水和矿泉水等饮料。此外，良好的饮食习惯对减肥具有重要的作用，如避免晚餐过饱、不吃夜宵、不吃甜零食、少吃多餐以及细嚼慢咽等。

**（二）增加运动量**

运动能增加能量的消耗，达到减肥的目的。首先应提高孩子对运动的兴趣，成为日常爱好，才能持之以恒。运动形式应多样化，婴幼儿可让他们满地爬，到处走，儿童可跑步、踢球、跳绳和游泳等。唯有让孩子的运动量达到一定强度，才能使孩子的心肺等内脏器官得到锻炼，达到增加肌肉、减少脂肪、增强体质的目的。需告诫患儿和家长，千万不能因运动量增加而食量大增，否则前功尽弃。

**（三）行为矫正**

即通过启发和教育使肥胖儿童认识到肥胖的潜在危害，并自我矫治不良的饮食习惯，控制饮食，从而达到治疗的目的。医生和家长应帮助孩子分析肥胖的原因，制订自我监测内容，包括每天、每餐的进食量。要求孩子做到吃饭细嚼慢咽，不吃零食和不额外补充高热量食物；定期测体重，以检验减肥效果，有成绩就应给予鼓励，以增强减肥的信心。最终让孩子自觉地执行减肥方案，达到减肥的目的。

**（四）原发病治疗**

对于因下丘脑疾病、肾上腺皮质增生症等疾病引起的肥胖症，应针对原发病，采取相应的治疗措施。

### 六、预防

现代医学发现，人体脂肪细胞数量的增多主要在出生前3个月、生后第一年和11～13岁3个阶段。若肥胖发生在这3个时期，即可引起脂肪细胞数目增多性肥胖，治疗较为困难且易复发；而非脂肪细胞增殖时期发生的肥胖，脂肪细胞体积增大而数目正常，治疗较易奏效。因此，预防肥胖应从婴幼儿开始，培养良好的饮食习惯，不过食，不吃过多甜食，多参加户外活动或体育锻炼。此外，应定期监测生长发育情况，以便早期发现，及时采取干预措施。

## 第七节　蛋白质—能量营养不良

营养不良是一种慢性营养缺乏病，是由于蛋白质和热能的摄入不足或消化吸收不良而引起的。主要表现为体重明显减轻、皮下脂肪减少和皮下水肿，严重者可使儿童生长停滞，各组织器官功能紊乱，易合并感染等疾病。

## 一、诊断

### (一)病史

1.喂养不当史

如母乳不足而未添加其他食物、人工喂养奶液配置过稀、未及时添加过渡期食物、停奶时对替代食物不适应或长期以淀粉类食品喂养。

2.疾病史

如迁延性腹泻、慢性传染性疾病、肠寄生虫病直接影响各种营养素的消化吸收;先天性畸形,如唇裂、腭裂、先天幽门狭窄、贲门松弛可造成喂养困难和反复呕吐;脑瘫、智力低下伴严重口运动障碍和进食困难。

3.不良饮食习惯

如饮食时间不规律,过多吃零食、偏食、挑食、不吃早餐等。

### (二)体格检查

最早出现体重不增,随后体重开始下降。患儿主要表现为消瘦,皮下脂肪消耗的顺序依次为腹部、躯干、臀区、四肢,最后为面颊。当皮下脂肪逐渐减少以至消失后,皮肤松弛、干燥、失去弹性,毛发干枯、肌肉松弛、萎缩。轻度营养不良不影响身高,也没有精神状态及各器官的影响,严重营养不良患儿可出现身高增长迟缓,精神萎靡、反应迟钝,智力发育落后,甚至出现重要器官的损伤,如心功能下降等。

### (三)辅助检查

血清清蛋白浓度降低,血清淀粉酶、脂肪酶、胆碱酯酶、转氨酶、碱性磷酸酶、胰酶等活力下降,胆固醇、各种电解质及微量元素可下降。

### (四)诊断要点

根据小儿营养缺乏的病史及体重减轻、皮下脂肪减少、全身各系统功能紊乱及其他营养素缺乏等临床表现,诊断多不困难。早期营养不良需通过生长发育监测、随访才能发现。还需详细了解病因,以综合分析判断。5 岁以下营养不良的体格测量指标和分型分度如下所述。

1.体重低下

儿童的年龄别体重低于同年龄、同性别参照人群值的正常变异范围,为体重低下。低于正常值的均数减 2 个标准差,但高于或等于均数减 3 个标准差为中度;低于均数 3 个标准差为重度。此指标反映儿童是否有营养不良,但不能区分急、慢性。

2.生长迟缓

儿童的年龄别身高低于同年龄、同性别参照人群值的正常变异范围,为生长迟缓。低于正常值的均数减 2 个标准差,但高于或等于均数减 3 个标准差为中度;低于均数 3 个标准差为重度。此指标反映儿童长期或慢性营养不良。

3.消瘦

儿童的身高别体重低于同年龄、同性别参照人群值的正常变异范围,为消瘦。低于正常值的均数减 2 个标准差,但高于或等于均数减 3 个标准差为中度;低于均数 3 个标准差为重度。

此指标反映儿童近期或急性营养不良。

## 二、治疗

### (一)调整饮食,补充营养物质

根据儿童的年龄和饮食特点进行有针对性的调整饮食,营养素的供给与增加,应切忌贪多求快。轻度营养不良可从250～330 kJ/(kg·d)[60～80 kcal/(kg·d)]开始,中、重度可参照原来的饮食情况,从165～230 kJ/(kg·d)[40～55 kcal/(kg·d)]开始,逐步少量增加致500～727 kJ/(kg·d)[120～170 kcal/(kg·d)],并按实际体重计算热能需要。母乳喂养儿可根据患儿的食欲哺乳,人工喂养儿从给予稀释奶开始,逐渐增加奶量和浓度,除乳制品外可给予蛋类、肝泥、肉末等,在患儿排便正常,对食物耐受良好,无不良反应的前提下,由少到多,由简到繁,逐渐增加糖类、蛋白质、脂肪和绿叶蔬菜等,以满足儿童生长发育所需。伴有其他营养素缺乏时应适当补充。经数周治疗后,多数患儿恢复正常。

### (二)积极治疗原发疾病

及时治疗消化道疾病和各种慢性疾病,矫治先天性畸形。

### (三)中医中药治疗

如捏脊疗法或服用开胃健脾、补气、利水的中药。

需根据患儿的实际年龄和具体情况酌情添加食物、循序渐进、切勿操之过急。

## 三、预防

大力推广科学育儿法,宣传正确的喂养知识,进行营养指导和积极防治疾病。培养良好的生活习惯。加强户外活动,以增加食欲。按时定量进餐,并注意纠正偏食、挑食的不良饮食习惯。进行定期的体格检查,以便早期发现体重不增等产生营养不良的潜在危险因素。

# 第八节 锌缺乏症

锌为人体重要的必需微量元素之一,在体内的含量仅次于铁。锌缺乏可导致机体多系统功能紊乱,直接影响小儿生长发育。

## 一、诊断

### (一)病史

多发生于生长发育速度较快的儿童,或恢复期的营养不良儿,以及外科手术、外伤后恢复期的患儿;长期素食或不喜食动物性食物,多有腹泻史,长期纯牛乳喂养,反复出血,溶血,长期多汗,大面积烧伤,蛋白尿等患儿也易发生缺锌,表现为食欲差,厌食、异食癖、生长发育减慢、经常发生呼吸道感染。青春期缺锌可有性成熟障碍,智能迟缓,注意力不集中等表现。

### (二)体格检查

舌黏膜增生、角化不全;生长发育停滞,体格矮小,性发育延迟、第二性征发育不全、女子无月经等。部分患儿毛发脱落、游走性舌炎、反复口腔溃疡、创伤愈合迟缓。

### (三)辅助检查

1.血清锌

低于11.47μmol/L(75μg/dL)常提示锌缺乏。

2.餐后血清锌浓度反应试验(PZCR)

测空腹血清锌浓度($A_0$)作为基础水平,然后给予标准饮食(按全天总热量的20%计算,其中蛋白质为10%~15%,脂肪为30%~35%,糖类为50%~60%),2h后复查血清锌($A_2$),按公式$PZCR=(A_0-A_2)/A_0\times100\%$计算,若PZCR>15%提示亚临床锌缺乏。

**(四)诊断要点**

有缺锌的病史和临床表现,结合实验室检查结果进行诊断。

## 二、治疗

**(一)病因治疗**

及时治疗原发病。

**(二)饮食治疗**

多进食富含锌的动物性食物如动物性食品、海产品及干果等。初乳含锌丰富。

**(三)锌剂治疗**

常用葡萄糖酸锌或硫酸锌制剂口服,按元素锌计算每日剂量为0.5~1 mg/kg,相当于3.5~7 mg/kg的葡萄糖酸锌或2.5~4.5 mg/kg的硫酸锌。疗程一般为1~3个月。锌剂治疗1个月若无症状改善,则说明与缺锌无关,可以停药。

锌剂的毒性较小,但剂量过大也可引起恶心、呕吐、胃部不适等消化道刺激症状,甚至脱水和电解质紊乱。长期服用高浓度锌盐可抑制铜的吸收而造成贫血、生长延迟、肝细胞中细胞色素氧化酶活力降低等中毒表现。

## 三、预防

提倡母乳喂养。平时应提倡平衡膳食,杜绝挑食、偏食、吃零食的习惯。对可能发生缺锌的情况如早产儿、人工喂养者、营养不良儿、长期腹泻、大面积烧伤等,均应适当补锌。锌的每日供给量为:0~6个月3 mg,7~12月5 mg,1~10岁10 mg,>10岁15 mg。

# 第九节　铁缺乏症

铁是人体最重要的微量元素之一。铁缺乏是全世界最主要的营养缺乏性疾病。铁缺乏(IDD)根据其演进过程分为铁减少期(ID)、红细胞生成缺铁期(IDE)和缺铁性贫血期(IDA)。IDA是人类最常见的贫血病,前两期未发生贫血又叫隐性缺铁。IDA是体内贮存铁减少,影响红细胞内血红素合成致贫血,为缺铁的晚期表现。IDD不仅引起贫血,而且由于机体内含铁酶和铁依赖酶活性降低,引起非血液系统表现,对人体智力、体格发育、免疫功能、消化吸收功能、劳动能力均有较大影响,目前认为IDA对婴幼儿脑发育造成不可逆损害是IDD的最大危害。我国卫生部将IDA列为儿童“四防”疾病之一,已被世界卫生组织(WHO)和UNICEF列为全球三大微量营养素(维生素A、铁、碘)缺乏性疾病之一。

## 一、流行病学

1.全球IDD患病率

IDD全球患患者数高达21.5亿,IDA为12.2亿。发展中国家4岁以下儿童IDD患病率为 50%，其中 2 岁以下为主。发达国家 7 岁以下儿童 IDD 患病率为 20%～40%。

2.我国 IDD 患病率

我国第三次营养调查发现以 IDD 为主的贫血 20%，其中儿童、孕妇和老人患病率最高。孕妇患病率较高仍停留在 40%左右，一般城市儿童 IDD 为 20%～40%，边远山区婴幼儿高达 70%～80%，重庆地区0～14岁儿童患病率为 20%～40%。

从 IDD 患病规律看，存在着一条链环式的铁缺乏社会群体。这就是孕妇缺铁－婴幼儿铁缺乏－青少年铁缺乏－青春期少女铁缺乏－孕妇铁缺乏，如此周而复始，由于这个链环中存在大量 IDD 的危险因素，从宏观上、流行病学等方面未切断上述铁缺乏的链环，以致连年防治成效不明显。

## 二、铁代谢

1.铁的分布及功能

见表 5-1。

表 5-1　铁的分布及功能

| | 存在组织或细胞 | 铁/全身铁(%) | 功能 |
|---|---|---|---|
| 血红蛋白(Hb) | RBC | 66 | 运氧 |
| 肌红蛋白(Mb) | 肌肉 | 3 | 横纹肌、心肌储氧 |
| 含铁血红素酶 | 所有细胞 | | 酶 |
| 非血红素铁 | 所有细胞 | | 酶 |
| 运输铁(血浆铁) | 血液 | | 运输 |
| 铁蛋白和含铁红素 | 肝、脾、骨髓 | 30 | 贮存 |
| 总量 | | 100 | |

2.铁的来源

(1)母体来源：以孕后期为主。如果母亲营养好，胎儿贮存铁可供其用到生后 4 个月，但是母亲中度贫血时，不再供给胎儿铁。足月儿出生后高浓度的 Hb 含量下降，释放的铁供其需要。4 个月后体内贮存铁因被消耗而亟待饮食补铁。

(2)内源：衰老红细胞及无效生成红细胞被网状内皮系统吞噬而释放铁。

(3)外源：是铁的主要来源：动物类、植物类及铁强化的配方食品。含铁高的食物有猪肝、血、肉类、蛋类、豆类。

3.铁的吸收

主要经十二指肠和空肠上段吸收。膳食铁主要有两种形式：铁盐(非血红素铁)和血红素铁。铁吸收率的高低与食物种类有关：动物类食物含血红素铁，直接吸收，吸收率为 10%～25%。母乳铁吸收率最高，但其生物利用率高的原因还不清楚。蛋黄铁吸收率低，且 1 个蛋黄仅 17 g，占全鸡蛋重的 30%，含铁只有1.1 g。因此蛋黄不是供铁的理想食物。植物类食物含铁盐，吸收率低，大豆例外 7%(11 mg/100 g)，见表 5-2。

表 5-2 常见食物铁含量及吸收率

| 食物 | 含量(mg/100 g) | 吸收率(%) |
| --- | --- | --- |
| 植物性蛋白 | | |
| 大米 | 0.9 | 1.0 |
| 菠菜 | 2.9 | 1.3 |
| 大豆 | 11 | 7.0 |
| 动物性食物 | | |
| 鸡蛋(蛋黄) | 2.3(6.5) | 3.0(2) |
| 草鱼 | 0.8 | 11.0 |
| 猪血 | 8.7 | 11.0 |
| 猪肉 | 1.6 | 22.0 |
| 猪肝 | 22.6 | 22.0 |
| 牛乳 | 0.3 | 10 |
| 母乳 | 0.1 | 50 |

促进吸收的因素有维生素 C、果糖、氨基酸、肉类、血红素铁。

不利于吸收的因素是磷酸、草酸、植酸、鞣酸、植物纤维、茶、咖啡、蛋、牛奶。

4.铁的转运与排泄

(1)转运:铁$\xrightarrow{\text{运铁蛋白}}$小肠黏膜细胞→铁蛋白(暂时贮存,生存 5~6 d)。

运铁蛋白+铁→骨髓、肝脾等(以铁蛋白和含铁血红素形式贮存)。

(2)排泄:2/3 是由于肠黏膜细胞脱落而排出。1/3 是由于皮肤细胞和泌尿道黏膜细胞脱落[20 μg/(kg · d)]而排出。

## 三、病因

1.先天贮铁不足

新生儿体内铁的含量主要取决于血容量和血红蛋白的浓度。血容量与体重成正比,故早产儿、低体重儿、双胎儿易发生贫血。

2.铁摄入不足

婴儿以乳类为主。牛奶由于含酪蛋白多,铁吸收率低;人乳吸收很好,但是含量少,故 4 个月龄后未按时添加含铁的配方食品和动物类食品时,仍会患贫血。

3.生长过快

小儿生长速度越快,血容量增加越快。正常小儿长到 3 个月时体重增加 1 倍,1 岁时体重增加 2 倍;早产儿体重增加更快,1 岁时可增至 6 倍,均易发生贫血。

4.铁吸收障碍

长期慢性腹泻患儿铁的吸收减少。

5.铁丢失过多

鲜牛奶渗透压高,引起婴儿肠道出血,因此一般不主张婴儿吃鲜奶。年长儿可因患钩虫病引起肠道出血致贫血。

6.贮存铁利用障碍

维生素 A 缺乏时,运铁蛋白的合成障碍,使肝脏贮存的铁不能释放到外周血,引起以高贮存铁为特征、外周血类似于缺铁性贫血。

## 四、临床表现

1.造血系统

(1)贫血:多为轻度贫血,临床可无明显贫血症状。

(2)溶血:轻度,红细胞变形性降低。

(3)中性粒细胞功能改变:吞噬、趋化功能下降。

(4)骨髓外造血:肝脾轻度肿大。

2.非造血系统

(1)消化吸收功能下降,胃酸降低,异嗜癖。系由于影响细胞色素 C,细胞色素氧化酶活性降低所致。

(2)中枢神经系统:孕 28 周至生后 2 岁是脑发育的脆弱期。在此期间患缺铁性贫血可导致脑的不可逆性损害。其作用机制目前认为铁影响发育中脑组织结构及髓鞘磷脂合成。表现为精神、运动发育指数下降。年长儿由于单胺氧化酶活性降低,引起注意力不集中,学习成绩下降,智力受影响。

(3)铁缺乏(IDD)致 α-甘油磷酸氧化酶活性降低,使骨骼肌的肌力下降。

(4)IDD 致腺苷脱氧酶活性降低及影响 TH:细胞功能,使免疫功能下降,感染机会增加。

## 五、实验室检查及诊断

1.实验室检查与机体缺铁时期的关系

铁的损耗可分为 3 个阶段。第一阶段为铁减少期(ID),表现为贮存铁的下降,血清铁蛋白(SF)浓度降低。第二阶段为红细胞生成缺铁期(IDE),也称功能缺铁期,表现为血清铁蛋白进一步下降,血清铁(SI)减少,运铁蛋白饱和度(TS%)下降,铁结合力(TIBC)上升,红细胞游离原卟啉(FEP)上升。第三阶段则为缺铁性贫血(IDA)期,表现为血红蛋白和红细胞比容(MCV)下降。

临床常用诊断的缺铁参数包括:血红蛋白浓度(Hb),红细胞平均体积(MCV),血清铁(SI),总铁结合力(TIBC),转铁蛋白饱和度(TS),FEP 等。由于单一指标的局限性,临床上常采用几个指标相结合,综合性的描述铁缺乏状况。泛美卫生组织(PAHO)在阿根廷的铁营养状况调查中采用了 Hb,SF,锌原卟啉(ZPP)作为诊断标准;我国洛阳会议制订的铁缺乏诊断标准则应用了 Hb,SF,TS 等指标。

血清可溶性转铁蛋白受体(sTfR)是近年来研究较多的诊断功能性铁缺乏的敏感指标之一。sTfR 的量由幼红细胞的数目以及单个幼红细胞膜表面的 TfR 数目所决定的,因此检测血清 sTfR 可以直接反映红细胞生成速率及体内贮存铁情况。

近年来,国外也有采用依据红细胞分布(RDW)配合 MCV 诊断缺铁性贫血:RDW≥0.14,MCV≤80fl。

Cook JD 等学者认为就单一指标对缺铁的诊断价值而言,SF 可作为贮存铁减少期的指标;sTfR 可作为功能性缺铁的指标;而 Hb 则作为临床缺铁性贫血期的诊断指标。

IDD各期与常见指标之间关系如下。

组织缺铁期:SF↓

↓

RBC缺铁期:SI↓,FEP↓,TS↓,MCV↓,RDW↓,CV↓,TFR↓

↓

缺铁性贫血(IDA):MCV↓,RBC↓,Hb↓

<6岁 Hb 110～90 g/L(6岁以上 Hb120～90 g/L)　轻度

90～60 g/L　中度

60～30 g/L　重度

<30g/L　极重度

WHO/UNICEF/UNU关于海平面人群贫血的临界值,见表5-3。

**表5-3　各年龄组贫血时海平面Hb、MCV临界值**

| 年龄或性别组 | Hb(g/L) | 血细胞比容(%) |
| --- | --- | --- |
| 6个月～5岁 | 110 | 33 |
| 5～11岁 | 115 | 34 |
| 12～13岁 | 120 | 36 |
| 非妊娠妇女 | 120 | 36 |
| 妊娠妇女 | 110 | 33 |
| 男性 | 130 | 39 |

2.诊断缺铁的参数比较诊断

IDD的常用指标有Hb、SI、TIBC、TS、SF、FEP及EF,由于影响因素多,仍采用多指标综合诊断法。通过诊断试验研究表明各铁参数的诊断功效依次为EF、SF、TS、FEP及FEP/Hb。由于SI、TIBC受生理病理影响因素大,SF虽受各种感染、肝病、肿瘤等因素影响,但对单纯缺铁灵敏度高,放免法已较普及易开展,而EF虽极少受各种非缺铁因素影响,但检测相对烦琐,不易广泛应用。FEP测定微量血、简易方便,有较高准确性。因此,目前临床最常用SF、FEP和FEP/Hb比值。

3.小儿缺铁性贫血诊断标准

(1)贫血为小细胞低色素性,MCHC<0.31,MCV<80 fl,MCH<26 pg。

(2)有明显缺铁病因,如铁供给不足、吸收障碍、需要增多或慢性失血等。

(3)血清(浆)铁<10.07 μmol/L(60 μg/dL)。

(4)总铁结合力(TIBC)>62.7 μmol/L(350 μg/dL);运铁蛋白饱和度(TS)<0.15有参考意义,低于0.1有确定意义。

(5)细胞外铁明显减少(0～+),铁粒幼细胞低于15%。

(6)红细胞原卟啉(FEP)低于0.9 μmol/L(50 μg/dL)。

(7)血清铁蛋白(SF)<16 μg/L。

(8)铁剂治疗有效用铁剂治疗1周末网织红细胞明显增高,2周血红蛋白(Hb)开始上升,6周后血红蛋白上升20 g/L以上。

诊断标准:(1)是必须条件,(1)+(2)～(8)任何一条均可诊断。

### 六、治疗

1.病因治疗

是根治的关键,如寄生虫感染的治疗,失血原因的治疗等。

2.膳食治疗

增加含铁丰富的食物,合理膳食搭配。

3.铁剂治疗

(1)每日补铁法:采用小剂量[1~2 mg/(kg·d))],在 Hb 上升至正常后 2~3 个月后停止。

(2)间断补铁法:每周补铁 1~2 次(3 d 补铁)或每周补铁 1 次,1~2 mg/kg(元素铁)。疗程同上。

补铁治疗 1 周和 4 周进行随访,掌握治疗效果,缺铁原因是否去除等。

### 七、预防

IDD 应采取社区干预防治,采用综合措施,诸如口服补铁、铁强化食品、社区健康教育、宣传膳食的合理搭配、大力提倡母乳喂养、改善卫生条件等,甚至通过发展经济,政策措施配套,采取多层次、多部门、政府参与的各种干预措施,达到社区防治的目的。

1.预防性补铁方法见(表 5-4)

**表 5-4 预防性补铁方法**

| 年龄或性别组 | 剂量(元素铁) | 补铁时间和方式 |
|---|---|---|
| 早产儿 | 2 mg/(kg·d) | 2~24 个月龄,每天持续补充 |
| 足月儿 | 1 mg/(kg·d) | 4~24 个月龄,每天持续补充 |
| 2~5 岁 | 30~60 mg/d | 2~3 周,每年几次间断补充 |
| <6 岁 | 60 mg/d | 2~4 周为 1 个疗程,每年几次间断补充 |
| 妊娠妇女 | 60 mg/d | 妊娠 6 个月,分娩后继续 3 个月 |

2.铁强化食品

铁强化的谷物,铁和碘强化的食盐,维生素 A 和铁 EDTA 强化的糖,在世界上一些国家已经使用。目前国家已同意在面粉中强化铁。

3.合理膳食搭配

正确膳食搭配有利于非血红素铁中无机铁的吸收,膳食搭配不同,每餐对铁的吸收率也不同。应该宣传母乳喂养,按时添加铁强化谷物及各种辅食。幼儿安排均衡膳食,补充富含铁的动物类新鲜蔬菜或水果以供维生素 C,促进铁的吸收。

## 第十节 碘缺乏症

碘是人体必需的微量元素之一,是甲状腺激素不可缺少的组成部分。碘缺乏或过多所致的营养性疾病有地方性甲状腺肿(简称地甲肿)、地方性克汀病(简称地克病)及高碘性甲状腺肿，均严重危害儿童的生长发育，与缺碘有关的疾病总称为缺碘性疾病（IDD）。

## 一、流行病学

人体每日所需的碘主要从食物（80%～90%）和水（10%～20%）中获得，而食物中碘的含量因土壤、水源和空气中的碘含量而定。碘在地球上分布相当不均，一般内陆山区大多严重缺碘，而个别沿海低洼地带却积碘过多。外环境缺碘，使土壤、水中缺碘，导致食物缺碘而引起人类的缺碘性疾病。

目前全世界已有 118 个国家深受碘缺乏的危害，约有 16 亿缺碘人口，我国约占 4 亿多，几乎遍及全国各省、市、区。我国现有甲状腺肿患者 700 多万，克汀病约 19 万，亚临床克汀病推测约有 800 万。现有的智力残疾人中，有 80%以上是因缺碘造成的。7～14 岁儿童甲状腺肿大的发病率高达 14%，重缺碘区儿童智力低下发生率为 4%～15%，每年都出现新的智残儿童，危害很大。在缺碘环境下，不分年龄、性别，都可能患碘缺乏病，但以孕妇、新生儿、婴幼儿和学龄儿童对缺碘的敏感性最高，缺碘的危害性也最大，因为缺碘对人智力发育的影响是不可逆性的。

## 二、病因及病理生理

1.病因

地方性甲状腺肿和地方性克汀病的主要病因是缺碘。由于环境中缺碘，人体摄入的碘量不能满足合成甲状腺激素（$T_3$、$T_4$）的需要，血中 $T_3$、$T_4$ 降低，激发反馈性调节机制（下丘脑-垂体-甲状腺轴）而使垂体分泌促甲状腺激素（TSH）增加，长期过多的 TSH 使甲状腺组织增生肿大而临床出现地方性甲状腺肿病。若碘摄入过多，会抑制碘化过程而使 $T_3$、$T_4$ 合成减少，同样通过反馈调节使 TSH 分泌增加而致甲状腺肿，称为高碘地方性甲状腺肿。

近有报道，地方性克汀病有明显的家庭聚集性，患者的一级亲属患病率显著高于一般群体的患病率，故认为地方性克汀病可能为一种多基因遗传病。此外，先天性克汀病也是甲状腺激素合成不足所致，但其病因不同，主要由于宫内胎儿甲状腺不发育或发育不全，或因甲状腺素合成途径中酶的缺陷而使 $T_3$、$T_4$ 降低。少数因原发下丘脑或垂体发育不足而使单一的 TSH 缺乏所致。

2.病理生理

病理基础是碘缺乏，甲状腺体无法（缺乏原料）合成甲状腺素。甲状腺素的功能是：①加速细胞内氧化过程，促进新陈代谢。②促进蛋白质合成，增加酶的活力。③促进糖的吸收、糖原分解和组织对糖的利用。④促进脂肪分解和利用。⑤促进钙磷在骨质中的合成代谢和骨的生长等。由此可见，如缺乏甲状腺素，细胞代谢、组织生长、各系统的生理功能等必将受影响，使小儿基础代谢缓慢、生长发育停滞、生理功能受阻。尤其对中枢神经系统，在其生长发育阶段，甲状腺素缺乏会造成脑组织的严重损害，甚至是不可逆的病变。

## 三、临床表现

缺碘性疾病的临床表现取决于患者的年龄和生长发育阶段、碘缺乏的程度和持续时间。

1.胎儿期

胎儿出生前 6 个月是脑发育的快速增长阶段，若此时孕妇缺碘，可引起早产、死产或先天性听力障碍和智力低下，难以恢复。

2.新生儿期

无论是缺碘或甲状腺发育不全，均可导致甲状腺功能低下：表现为反应迟钝、哭声低、体温不升、喂养困难、腹胀和生理性黄疸延长等。常易忽视而贻误诊断。

3.儿童和青春期

最突出的表现是甲状腺肿大，肿大的腺体可压迫周围气管和食管，引起呼吸及吞咽困难，婴幼儿可表现为发育迟缓，运动不协调，反应迟钝，智力低下，呆小伴有典型克汀病面容。

4.亚临床型克汀病

在低碘地区，常有隐蔽性表现：反应不敏捷、动作缓慢、学习困难、伴黏液水肿或轻度甲状腺肿大，智商偏低，尿碘减少，$T_4$ 降低等，通过尿碘测定即可诊断。

## 四、诊断及实验室检查

碘缺乏病诊断的必备条件是居住于低碘或缺碘地区，除生长迟缓外，常伴有不同程度智力低下。若具有典型面貌(头大眼距宽、塌鼻梁、唇厚、黏液水肿等)更提示甲状腺功能低下。有助于确诊的实验室检查有：①血 $T_4$、TSH 检测：$T_4$ 降低，TSH 升高。②甲状腺$^{131}$I 吸收率升高。③尿碘检查是缺碘的一个重要而又简便的判定指标，当尿碘低于 100 μg 儿即可诊断。④X 线骨龄摄片可示骨龄延迟。⑤智能测试、脑电图等检查可辅助诊断。

## 五、防治原则

1.预防方法

任何低碘病区的居民，只要 3 个月不补碘或补碘不足，就可能产生缺碘病患者。目前推荐每日碘需要量是：0～6 个月儿童 40 μg，1～6 岁 70 μg，7～12 岁为 120 μg，少年及成人为 150 μg，孕妇乳母是 175～200 μg，一般每人每日应补碘 100～200 μg。最有效而安全的方法是采用碘盐，每日食用 5～10 g 碘盐，就能获碘 100～200 μg。但应注意碘元素易受热、光、潮而使碘挥发，故应合理贮存、应用碘盐。平时鼓励多吃含碘丰富的食物，如海带、紫菜、海虾等。对婴幼儿也可采用适量碘化油作为预防。为了及早发现先天性甲状腺功能低下的新生儿，可普遍开展新生儿筛查工作，若能在 3～6 个月内及早诊断、治疗，可以完全正常生长发育。

2.治疗原则

地甲肿患者，首先给服甲状腺片，抑制 TSH 分泌，减轻甲状腺的增生。补碘要注意剂量，以免过多而出现甲亢现象。甲低患儿应补给甲状腺片，必要时为终生替代治疗，以避免复发。若能坚持正确治疗，预后良好。如果胎儿时期即严重缺碘，则智力落后、聋哑等难以逆转，故重在预防碘缺乏。

## 六、碘中毒

除对碘过敏以外，一般人均能耐受较大剂量的碘，例如呼吸道感染患者，服用含碘的化痰制剂，效果良好，并无毒性反应。但对缺碘并患有结节性甲状腺肿的患者，进行长期大剂量补碘后，有可能发生甲状腺功能亢进。临床表现有食欲亢进，体重减轻，肌无力，怕热、烦躁等，但突眼并不明显，易被忽视。一旦出现碘中毒症状，应立即停用碘剂，也不用碘盐，并进行相应的对症治疗，预后良好。

# 第六章 儿科消化系统常见病

## 第一节 感染性口炎

### 一、细菌感染性口炎

#### (一)球菌性口炎

细菌性口炎以球菌感染多见,常以黏膜糜烂、溃疡伴假膜形成为其特征,又称膜性口炎或假膜性口炎。

1.病因

在正常人口腔内存在一定数量的各种细菌,在一般情况下并不致病。但当内外环境发生变化,身体防御能力下降时,如感冒发热、感染、滥用抗生素和/或肾上腺皮质激素;化疗和放疗等,口腔内细菌增殖活跃,毒力增强,菌群关系失调,就可发病。致病菌主要包括链球菌,金黄色葡萄球菌、肺炎球菌等。

2.临床表现及诊断

发病急骤,伴有全身反应如发热、头痛、咽痛、哭闹、烦躁、拒食、颌下淋巴结肿大等,病损可发生于口腔黏膜各处,以舌、唇内、颊黏膜多见。初起为黏膜充血水肿,继之出现大小不等的糜烂或溃疡,散在、聚集后融和均可见到表面披有灰白色假膜,易于擦去,但留下溢血的创面,不久又被假膜覆盖。实验室检查白细胞总数和中性粒细胞显著增多。

葡萄球菌性口炎发病部位以牙龈为主,覆有暗白色苔膜,易被拭去,但不引起溃疡,口腔其他部位的黏膜有不同程度的充血,全身症状轻微。涂片可见大量葡萄球菌,细菌培养可明确诊断。

链球菌口炎呈弥漫性急性齿龈口炎,在口腔黏膜急性充血的基础上,出现大小不等的黄色白苔膜,剥去假膜则留有出血糜烂面,不久又重新被假膜覆盖。全身症状明显,常并发有链球菌性咽炎。苔膜涂片或细菌培养检查发现链球菌,即可确诊。

肺炎球菌性口炎多发生于冬春季节,或气候骤变时,好发于硬腭、口底、舌下及颊黏膜。在充血水肿黏膜上出现银灰色假膜,伴有不同程度的全身症状。苔膜涂片或细菌培养检查发现肺炎双球菌而确诊。

3.治疗

主要是控制感染,局部涂2%甲紫、金霉素甘油,病情较重者要给予抗生素静脉滴注或肌肉注射,如青霉素、红霉素等,也可根据细菌药物敏感实验选用抗生素,则效果更好。止痛是对症处理的重要措施,常用2%利多卡因涂患处,外用中药养阴生肌散也能消肿止痛和促进溃疡愈合,口腔局部湿敷也必不可少。此外还要加强口腔护理,保持口腔卫生。

### (二)坏死性龈口炎

1.病因

主要致病菌为梭形杆菌和奋森螺旋体，这些细菌是口腔固有的，在正常情况下不致病，当机体代谢障碍、免疫功能低下、抵抗力下降或营养不良时，或口腔不卫生时，则细菌大量繁殖而致病。

2.临床表现

发病急骤，症状显著，有发热、全身不适及颌下淋巴结肿大。溃疡好发于牙龈和颊黏膜，形态不定，大小多在 1 cm 左右，表浅，被以污秽的、灰白色苔膜，擦去此苔膜时，出现溢血的溃疡面，但不久又再被覆以同样的苔膜，周围黏膜有明显充血水肿，触痛明显，并有特别强烈的坏死组织臭味。此病确诊的依据为特殊性口臭，苔膜与小溃疡，涂片中找到大量梭形杆菌与奋森螺旋体。

3.治疗

原则是去除病因，控制感染、消除炎症，防止病损蔓延和促进组织恢复。全身抗感染治疗可给予广谱抗生素如青霉素、红霉素及交沙霉素等。局部消炎可用 3%过氧化氢清洗坏死组织，然后用 2%甲紫液或 2%碘甘油或 2%金霉素甘油涂患处。饮食上应给予高维生素、高蛋白饮食，必要时输液以补充液体和电解质。另外，由于本病具有传染性，应做好器具的清洁消毒工作，防止交叉感染。

## 二、病毒感染性口炎

病毒感染性口炎中，疱疹性口炎的发病率最高。终年可以发生，以 2—4 月份最多，具传染性，可群体发病。

### (一)病因

疱疹性口炎又称疱疹性齿龈口炎，由疱疹病毒感染而引起，通过飞沫和接触传染。发热性疾病、感冒、消化障碍、过度疲劳等均可为诱因。

### (二)临床表现及诊断

多见于 1～5 岁儿童。在疱疹出现前 2～3d(潜伏期)患儿常有烦躁、拒食、发热与局部淋巴结肿大。2～3d 后体温下降，但口腔症状加重，病损最初表现为弥漫性黏膜潮红，在 24h 内渐次出现密集成群的针尖大小水疱，呈圆形或椭圆形，周围环绕红晕，水疱很快破溃，暴露出表浅小溃疡或溃疡相互融合成大溃疡，表面覆有黄白色分泌物。本病为自限性，1～2 周内口腔黏膜恢复正常，溃疡愈合后不留瘢痕。疱底细胞、病毒分离和血清学实验可帮助诊断。

### (三)治疗

无特效治疗，主要是对症治疗以减轻痛苦、促进愈合。一般不用抗生素，局部可用碘苷(研细涂之)或中药锡类散等。进食前为减轻疼痛可用 2%利多卡因局部涂之。有发热者给予退热剂，患病期间应加强全身支持治疗如给予高维生素高营养流质，或静脉补充营养。口腔护理是必要的，包括保持口腔清洁、勤喂水，禁用刺激性、腐蚀性、酸性或过热的食品、饮料及药物。

## 三、真菌感染性口炎

鹅口疮：念珠菌感染引起的口炎中以白色念珠菌致病力最强，儿童期感染常称之为鹅口疮。念珠菌是人体常见的寄生菌，其致病力弱，仅在一定条件下感染致病，故为条件致病菌，近年来随着抗生素及肾上腺皮质激素的广泛应用,使念珠菌感染日益增多。

**(一)病因**

本病为白色念珠菌感染。诱因有营养不良、腹泻及长期使用抗生素、肾上腺皮质激素等,这些诱因加上乳具污染,便可引起鹅口疮。

**(二)临床表现及诊断**

鹅口疮的特点是口腔黏膜上出现白色乳凝块样物,分布于颊黏膜、舌、齿龈和上腭表面。初起时呈小点状和小片状,渐融合成大片,不易擦去,若强行擦拭后局部潮红,可有溢血。患儿一般情况良好,无痛,不影响吃奶,偶有个别因累及消化道、呼吸道而出现呕吐、声嘶或呼吸困难。细菌涂片和培养可帮助诊断。

**(三)治疗**

鹅口疮的治疗,主要是用碱性药物及制霉菌素。局部治疗,因为口腔的碱性环境可抑制白色念珠菌的生长繁殖。一般用2%碳酸氢钠清洗口腔后,局部涂抹2%甲紫或冰硼散,每天1~2次,数天后便可痊愈。若病变广泛者可用制霉菌素10万单位,加水1~2 mL涂患处,每天3~4次。

## 第二节　非感染性口炎

### 一、创伤性口炎

机械性或热性刺激可能是此病的主要发病条件。锐利的牙根、残冠,口腔异物,较硬橡皮奶头等机械性因素均可造成黏膜撕裂伤、出血、溃疡或糜烂;过烫的饮料、茶水或食物则引起黏膜烫伤。

病变发生于直接受损部位,多见于舌的侧缘,也可发生于唇、颊及他处黏膜,可表现为红肿、出血或溃疡,伴有局部疼痛,如继发感染,则可引起局部淋巴结肿大。去除病因后,病变通常在1~2周痊愈。

治疗为去除病因如拔去残根,磨改锐利牙齿或边缘。冰硼散、锡类散、青黛散可局部消炎止痛。药物漱口水含漱,多喝凉开水以清洁口腔。

### 二、过敏性口炎

过敏性口炎亦称变态反应性口炎,是由于个体差异,一些普通无害的东西如各种口腔药物漱口水、牙膏碘合剂或药物作为抗原刺激黏膜使局部产生抗原抗体反应而引起的黏膜损害。接触致敏物质24~48h或数天后才出现症状和体征。轻者仅表现为红斑、水疱;重者表现为局部组织坏死、溃疡,可伴有皮肤或其他部位的黏膜损害。致敏物质去除后,口腔炎症还要持续一段时间。主要是去除致敏物质和抗过敏治疗。抗过敏药物有盐酸苯海拉明、氯苯那敏。必要时可用泼尼松、地塞米松。对症治疗包括局部止痛和抗感染等。

## 第三节　消化性溃疡

消化性溃疡是指胃和十二指肠的慢性溃疡。各年龄均可发病,学龄儿童多见,婴幼儿多为继发性溃疡,胃溃疡和十二指肠溃疡发病率相近;年长儿多为原发性十二指肠溃疡,男孩多于女孩。

## 一、病因和发病机制

原发性消化性溃疡的病因复杂,与诸多因素有关,确切发病机制至今尚未完全阐明,目前认为溃疡的形成是由于对胃和十二指肠黏膜有损害作用的侵袭因子(酸、胃蛋白酶、胆盐、药物、微生物及其他有害物质)与黏膜自身的防御因素(黏膜屏障、黏液重碳酸盐屏障、黏膜血流量、细胞更新、前列腺素、表皮生长因子等)之间失去平衡的结果。

### (一)胃酸和胃蛋白酶

胃酸和胃蛋白酶是胃液的主要成分,也是对胃和十二指肠黏膜有侵袭作用的主要因素。十二指肠溃疡患者基础胃酸、壁细胞数量及壁细胞对刺激物质的敏感性均高于正常人,且胃酸分泌的正常反馈抑制亦发生缺陷,故酸度增高是形成溃疡的重要原因。因胃酸分泌随年龄而增加,因此年长儿消化性溃疡发病率较婴幼儿为高。胃蛋白酶不仅能水解食物蛋白质的肽链,也能裂解胃液中的糖蛋白、脂蛋白及结缔组织、破坏黏膜屏障。消化性溃疡患者胃液中蛋白酶及血清胃蛋白酶原水平均高于正常人。

### (二)胃和十二指肠黏膜屏障

胃和十二指肠黏膜在正常情况下,被其上皮所分泌的黏液覆盖,黏液与完整的上皮细胞膜及细胞间连接形成一道防线,称黏液-黏膜屏障,能防止食物的机械摩擦,阻抑和中和腔内 $H^+$ 反渗至黏膜,上皮细胞分泌黏液和 $HCO_3^-$,可中和弥散来的 $H^+$。在各种攻击因子的作用下,这一屏障功能受损,即可影响黏膜血循环及上皮细胞的更新,使黏膜缺血、坏死而形成溃疡。

### (三)幽门螺杆菌(Hp)感染

小儿十二指肠溃疡幽门螺杆菌检出率为52.6%~62.9%,被根除后复发率即下降,说明幽门螺杆菌在溃疡病发病机制中起重要作用。

### (四)遗传因素

消化性溃疡属常染色体显性遗传病,20%~60%患儿有家族史,O型血的人十二指肠溃疡或胃溃疡发病率较其他型的人高,2/3的十二指肠溃疡患者家族血清胃蛋白酶原升高。

### (五)其他

外伤、手术后、精神刺激或创伤;暴饮暴食,过冷、油炸食品;对胃黏膜有刺激性的药物如阿司匹林、非甾体抗炎药、肾上腺皮质激素等。继发性溃疡是由于全身疾病引起的胃、十二指肠黏膜局部损害,见于各种危重疾病所致的应激反应。

## 二、病理

新生儿和婴儿多为急性溃疡,溃疡为多发性,易穿孔,亦易愈合。年长儿多为慢性,单发。十二指肠溃疡好发于球部,胃溃疡多发生在胃窦、胃体交界的弯侧。溃疡大小不等,胃镜下观察呈圆形或不规则圆形,也有呈椭圆形或线形,底部有灰白苔,周围黏膜充血、水肿。球部因黏膜充血、水肿,或因多次复发后,纤维组织增生和收缩而导致球部变形,有时出现假憩室。胃和十二指肠同时有溃疡存在时称复合溃疡。

## 三、临床表现

年龄不同,临床表现多样,年龄越小,越不典型。

### (一)年长儿

以原发性十二指肠溃疡多见,主要表现为反复发作脐周及上腹部胀痛、烧灼感,饥饿时或夜间多发;严重者可出现呕血、便血、贫血;部分病例可有穿孔,穿孔时疼痛剧烈并放射至背部。也有仅表现为贫血、粪便潜血试验阳性者。

### (二)学龄前期

多数为十二指肠溃疡。上腹部疼痛不如年长儿典型,常为不典型的脐周围疼痛,多为间歇性。进食后疼痛加重,呕吐后减轻。消化道出血亦常见。

### (三)婴幼儿期

十二指肠溃疡略多于胃溃疡。发病急,首发症状可为消化道出血或穿孔。主要表现为食欲差,进食后呕吐。腹痛较为明显,不很剧烈。多在夜间发作,吐后减轻,腹痛与进食关系不密切。可发生呕血、便血。

### (四)新生儿期

应激性溃疡多见,常见原发病有:早产儿窒息缺氧、败血症、低血糖、呼吸窘迫综合征和中枢神经系统疾病等。多数为急性起病,呕血、黑便。出生后 24～48h 亦可发生原发性溃疡,突然出现消化道出血、穿孔或两者兼有。

## 四、并发症

主要为出血、穿孔和幽门梗阻。常可伴发缺铁性贫血。重症可出现失血性休克。如溃疡穿孔至腹腔或邻近器官,可出现腹膜炎、胰腺炎等。

## 五、实验室及辅助检查

### (一)粪便隐血试验

素食 3d 后检查,阳性者提示溃疡有活动性。

### (二)胃液分析

用五肽胃泌素法观察基础酸排量和酸的最大分泌量,十二指肠溃疡患儿明显增高。但有的胃溃疡患者胃酸正常或偏低。

### (三)幽门螺杆菌检测方法

可通过胃黏膜组织切片染色与培养,尿素酶试验,核素标记尿素呼吸试验检测 Hp。或通过血清学检测抗 Hp 的 IgG～IgA 抗体,PCR 法检测 Hp 的 DNA。

### (四)胃肠 X 线钡餐造影

发现胃和十二指肠壁龛影可确诊,溃疡对侧切迹、十二指肠球部痉挛、畸形对本病有诊断参考价值。

### (五)纤维胃镜检查

纤维胃镜检查是当前公认诊断溃疡病准确率最高的方法。内窥镜观察可估计溃疡灶大小、溃疡周围炎症的轻重、溃疡表面有无血管暴露和评估药物治疗的效果,同时又可采取黏膜活检做病理组织学和细菌学检查。

## 六、诊断和鉴别诊断

诊断主要依靠症状、体征、X 线检查及纤维胃镜检查。由于小儿消化性溃疡的症状和体征不如成人典型,常易误诊和漏诊,对有临床症状的患儿应及时进行胃镜检查,尽早明确诊断。

有腹痛者应与肠痉挛、蛔虫症、结石等鉴别；有呕血者在新生儿和小婴儿与新生儿出血症、食管裂孔疝、败血症鉴别；年长儿与食管静脉曲张破裂及全身出血性疾病鉴别。便血者与肠套叠、憩室、息肉、变应性紫癜鉴别。

## 七、治疗

原则是消除症状，促进溃疡愈合，防止并发症的发生。

### （一）一般治疗

饮食定时定量，避免过饥、过饱、过冷，避免过度疲劳及精神紧张。注意饮食，禁忌吃刺激性强的食物。

### （二）药物治疗

1.抗酸和抑酸剂

目的是减低胃、十二指肠液的酸度，缓解疼痛，促进溃疡愈合。

(1)$H_2$ 受体拮抗剂：可直接抑制组织胺、阻滞乙酰胆碱和胃泌素分泌，达到抑酸和加速溃疡愈合的目的。常用西咪替丁，10～15 mg/(kg·d)，分 4 次于饭前 10min～30min 口服；雷尼替丁，3～5 mg/(kg·d)，每 12h1 次，或每晚 1 次口服；或将上述剂量分 2～3 次，用 5%～10% 葡萄糖液稀释后静脉滴注，肾功能不全者剂量减半。疗程均为 4～8 周。

(2)质子泵抑制剂：作用于胃黏膜壁细胞，降低壁细胞中的 $H^+$、$K^+$-ATP 酶活性，阻抑 $H^+$ 从细胞质内转移到胃腔而抑制胃酸分泌。常用奥美拉唑，剂量为 0.7 mg/(kg·d)，清晨顿服，疗程2～4周。

2.胃黏膜保护剂

(1)硫糖铝：常用剂量为 10～25 mg/(kg·d)，分 4 次口服，疗程 4～8 周。肾功能不全者禁用。

(2)枸橼酸铋钾：剂量 6～8 mg/(kg·d)，分 3 次口服，疗程 4～6 周。本药有导致神经系统不可逆损害和急性肾衰竭等不良反应，长期大剂量应用时应谨慎，最好有血铋监测。

(3)呋喃唑酮：剂量 5～10 mg/(kg·d)，分 3 次口服，连用 2 周。

(4)蒙脱石粉：麦滋林-S 颗粒剂亦具有保护胃黏膜、促进溃疡愈合的作用。

3.抗幽门螺杆菌治疗

幽门螺杆菌与小儿消化性溃疡的发病密切相关，根除幽门螺杆菌可显著地降低消化性溃疡的复发率和并发症的发生率。临床上常用的药物有：枸橼酸铋钾 6～8 mg/(kg·d)、阿莫西林50 mg/(kg·d)、克拉霉素 15～30 mg/(kg·d)、甲硝唑 25～30 mg/(kg·d)。

由于幽门螺杆菌栖居部位环境的特殊性，不易被根除，目前多主张联合用药(二联或三联)。以铋剂为中心药物的治疗方案为：枸橼酸铋钾 6 周＋阿莫西林 4 周，或＋甲硝唑 2～4 周，或＋呋喃唑酮 2 周。亦有主张使用短程低剂量二联或三联疗法者，即奥美拉唑＋阿莫西林或克拉霉素 2 周，或奥美拉唑＋克拉霉素＋甲硝唑 2 周，根除率可达 95%以上。

### （三）外科治疗

外科治疗的指征为：①急性大出血。②急性穿孔。③器质性幽门梗阻。

# 第四节　上消化道出血

上消化道出血指屈氏韧带以上的消化道，包括食管、胃、十二指肠、上段空肠及肝、胆、胰腺等病变引起的出血，包括胃空肠吻合术后的空肠病变出血，排除口腔、鼻咽、喉部出血和咯血。上消化道出血是儿科临床常见的急症。其常见原因为消化性溃疡、急慢性胃炎、肝硬化合并食管或胃底静脉曲张破裂、胃痛、应激性溃疡等。消化道出血可发生在任何年龄。临床表现为呕血、便血，大量的消化道出血可导致急性贫血及出血性休克。

## 一、诊断步骤

### (一)病史采集要点

上消化道出血可以是显性出血，也可以是隐性出血。其主要症状是呕血。呕血是指上消化道疾病(屈氏韧带以上的消化器官，包括食管、胃、十二指肠、肝、胆、胰疾病)或全身性疾病所致的急性上消化道出血，血液经口腔呕出。呕血或呕红色血液提示上消化道出血常为急性出血，通常来源于动脉血管或曲张静脉。呕咖啡样血系因出血缓慢或停止，红色的血红蛋白受胃酸作用变成褐色的正铁血红素所致。便血常提示下消化道出血，也可因活动性上消化道出血迅速经肠道排出所致。黑便通常提示上消化道出血，但小肠或右半结肠的出血也可有黑便。通常上消化道出血量达 100～200 mL 时才会出现黑便，在一次严重的出血后黑便可持续数天之久，不一定表示持续性出血。隐血试验阴性的黑色粪便可能因摄入铁剂、铋剂或各种食物所致，不应误认为出血所致的黑便。长期隐性出血可发生于消化道的任何部位。

小儿各年龄组消化道出血的常见病因有所不同。新生儿期出血多为出生时咽下母血或新生儿出血症、新生儿败血症、新生儿坏死性小肠结肠炎、新生儿血小板减少性紫癜、胃坏死出血及严重的酸中毒等。1 个月至 2 岁多为消化性溃疡、反流性食管炎等。2 岁以上多为消化道溃疡、胆管出血。此外，还见于血小板减少性紫癜、变应性紫癜、血友病及白血病、胃肠道畸形等，可发生于任何年龄。

有进食或服用制酸剂可缓解的上腹部疼痛史的患者，提示消化性溃疡病。然而许多溃疡病出血的患者并无疼痛史。出血前有呕吐或干呕提示食管的 Mallory-Weiss 撕裂(胃贲门黏膜撕裂综合征)，然而有 50%的撕裂症患者并无这种病史。出血史(如紫癜、瘀斑、血尿)可能表明是一种出血素质(如血友病)。服药史可揭示曾使用过破坏胃屏障和损害胃黏膜的药物(如阿司匹林、非甾体抗炎药)，服用这些药物的数量和持续时间是重要的。

### (二)体格检查

在对患者的生命体征作出评估后，体格检查应包括检查鼻咽部以排除来自鼻和咽部的出血。应寻找外伤的证据，特别是头、胸及腹部。蜘蛛痣、肝大、脾大和腹水是慢性肝病的表现。动静脉畸形尤其是胃肠黏膜的动静脉畸形可能与遗传性出血性毛细血管扩张症(Rendu-Osler-Weber 综合征)有关，其中消化道多发性血管瘤是反复发作性血管瘤的原因。皮肤指甲床和消化道的毛细血管扩张可能与硬皮病或混合性结缔组织病有关。

### (三)门诊资料分析

急性消化道出血时,门诊化验应包括血常规、血型、出凝血时间、大便或呕吐物的隐血试验,肝功能及血肌酐、尿素氮等。

对疑有上消化道出血的患者应作鼻胃吸引和灌洗,血性鼻胃吸引物提示上消化道出血,但约10%的患者鼻胃吸引物阴性;咖啡样吸引物表明出血缓慢或停止;持续的鲜红色吸引物提示活动性大量出血。鼻胃吸引还有助于监测出血状况。

### (四)进一步检查项目

1.内镜检查

在急性上消化道出血时,胃镜检查安全可靠,是当前首选的诊断方法,其诊断价值比X线钡剂检查为高,阳性率一般达80%～90%。对一些X线钡剂检查不易发现的贲门黏膜撕裂症、糜烂性胃炎、浅溃疡,内镜可迅速做出诊断。X线检查所发现的病灶(尤其存在两个病灶时),难以辨别该病灶是否为出血原因。而胃镜直接观察,即能确定,并可根据病灶情况做相应的止血治疗。

做纤维胃镜检查时应注意以下问题。

(1)胃镜检查的最好时机是在出血后24～48h进行。如若延误时间,一些浅表性黏膜损害部分或全部修复,从而使诊断的阳性率大大下降。

(2)处于失血性休克的患者,应首先补充血容量,待血压有所平稳后做胃镜较为安全。

(3)事先一般不必洗胃准备,但若出血过多,估计血块会影响观察时,可用冰水洗胃后进行检查。

2.X线钡剂造影

尽管内镜检查的诊断价值比X线钡剂造影优越,但并不能取而代之。对已确定有上消化道出血而全视式内镜检查阴性或不明确的患者,也可考虑进行上消化道钡餐检查,因为一些肠道的解剖部位不能被一般的内镜窥见,而且由于某些内镜医生经验不足,有时会遗漏病变,这些都可通过X线钡剂检查得以补救。但在活动性出血后不宜过早进行钡剂造影,否则会引起再出血或加重出血。一般主张在出血停止、病情稳定3d后谨慎操作。注意残留钡剂可干扰选择性动脉造影及内镜的检查。

3.放射性核素扫描

经内镜及X线检查阴性的病例,可做放射性核素扫描。其方法是采用核素(例如$^{99m}$Tc)标记患者的红细胞后,再从静脉注入患者体内。当有活动性出血,而出血速度能达到0.1 mL/min,核素便可以显示出血部位。注射1次$^{99m}$Tc标记的红细胞,可以监视患者消化道出血达24h。经验证明,若该项检查阴性,则选择性动脉造影检查亦往往阴性。

4.选择性动脉造影

当消化道出血经内镜和X线检查未能发现病变时,应做选择性动脉造影。若造影剂外渗,能显示出血部位,则出血速度至少在0.5～1.0 mL/min(750～1 500 mL/d)。故最适宜于活动性出血时做检查,阳性率可达50%～77%。而且,尚可通过导管滴注血管收缩剂或注入人工栓子止血。禁忌证是碘过敏或肾衰竭等。

## 二、诊断对策

## (一)诊断要点

1.首先鉴别是否消化道出血

临床上常须鉴别呕血与咯血(详见表 6-1)。

表 6-1　呕血与咯血的鉴别

| 鉴别项 | 咯血 | 呕血 |
| --- | --- | --- |
| 病因 | TB、支扩、肺炎、肺脓肿、肺癌、心脏病 | 消化性溃疡、肝硬化、胃癌 |
| 出血前症状 | 喉部痒感、胸闷、咳嗽 | 上腹不适、恶心、呕吐等 |
| 颜色 | 鲜红 | 棕黑、暗红、有时鲜红 |
| 出血方式 | 咯出 | 呕出 |
| 血中混合物 | 痰,泡沫 | 食物残渣、胃液 |
| 反应 | 碱性 | 酸性 |
| 黑便 | 除非咽下,否则没有 | 有,可为柏油便、呕血停止后仍持续数天 |
| 出血后痰性状 | 常有血痰数天 | 无痰 |

2.失血量的估计

对进一步处理极为重要。一般每天出血量在 5 mL 以上,大便色不变,但隐血试验就可以为阳性,50 mL以上出现黑便。以呕血、便血的数量作为估计失血量的资料,往往不太精确。因为呕血与便血常分别混有胃内容与粪便,另一方面部分血液尚贮留在胃肠道内,仍未排出体外。因此可以根据血容量减少导致周围循环的改变,作出判断。

(1)一般状况:失血量少,血容量轻度减少,可由组织液及脾贮血所补偿,循环血量在 1h 内即得改善,故可无自觉症状。当出现头晕、心慌、冷汗、乏力、口干等症状时,表示急性失血量较大;如果有晕厥、四肢冰凉、尿少、烦躁不安时,表示出血量大,若出血仍然继续,除晕厥外,尚有气短、无尿。

(2)脉搏:脉搏的改变是失血程度的重要指标。急性消化道出血时血容量锐减、最初的机体代偿功能是心率加快。小血管反射性痉挛,使肝、脾、皮肤血窦内的储血进入循环,增加回心血量,调整体内有效循环量,以保证心、肾、脑等重要器官的供血。一旦由于失血量过大,机体代偿功能不足以维持有效血容量时,就可能进入休克状态。所以,当大量出血时,脉搏快而弱(或脉细弱),脉搏每分钟增至 100 次以上,再继续失血则脉搏细微,甚至扪不清。有些患者出血后,在平卧时脉搏、血压都可接近正常,但让患者坐或半卧位时,脉搏会马上增快,出现头晕、冷汗,表示失血量大。如果经改变体位无上述变化,测中心静脉压又正常,则可以排除有过大出血。

(3)血压:血压的变化同脉搏一样,是估计失血量的可靠指标。当急性失血占总血量的 20%以上时,收缩压可正常或稍升高,脉压缩小。尽管此时血压尚正常,但已进入休克早期,应密切观察血压的动态改变。急性失血占总血量的 20%～40%时,收缩压可降至 9.3～10.7 kPa(70～80 mmHg),脉压小。急性失血占总血量的 40%时,收缩压可降至 6.7～9.3 kPa(50～70 mmHg),更严重的出血,血压可降至零。

(4)血常规:血红蛋白测定、红细胞计数、血细胞压积可以帮助估计失血的程度。但在急性失血的初期,由于血浓缩及血液重新分布等代偿机制,上述数值可以暂时无变化。一般需组织液渗入血管内补充血容量,即 3h 后才会出现血红蛋白下降,平均在出血后 32h,血红蛋白可被稀释到最大限度。如果患者出血前无贫血,血红蛋白在短时间内下降至 7 g 以下,表示出血量大。大出血后 2～5h,白细胞计数可增高,但通常不超过 $15\times10^9/L$。然而在肝硬化、脾功能亢进时,白细胞计数可以不增加。

(5)尿素氮:上消化道大出血后数小时,血尿素氮增高,1～2d 达高峰,3～4d 内降至正常。如再次出血,尿素氮可再次增高。尿素氮增高是由于大量血液进入小肠,含氮产物被吸收。而血容量减少导致肾血流量及肾小球滤过率下降,则不仅尿素氮增高,肌酐亦可同时增高。如果肌酐在 133 μmol/L(1.5 mg%)以下,而尿素氮＞14.28 mmol/L(40 mg%),则提示上消化道出血量大。

3.失血恢复的评价

绝大多数消化道出血患者可自动停止(如约 80%无门脉高压的上消化道出血患者可自行停止)。大量出血常表现为脉率＞110 次/min,收缩压＜13.3 kPa(100 mmHg),直立位血压下降≥2.1 kPa(16 mmHg),少尿、四肢湿冷和由于脑血流灌注减少所致的精神状态的改变(精神错乱、定向力障碍、嗜睡、意识丧失、昏迷)。血细胞比容是失血的有价值指标,但若出血在几小时前发生,则不一定准确,因为通过血液稀释完全恢复血容量需要数小时。若有进一步出血的危险、血管并发症、合并其他病态或严重疾病者,通常需要输血使血细胞比容维持在 30 左右。在血容量适量恢复后,还需严密观察继续出血的征象(如脉搏加快、血压下降、呕新鲜血液、再次出现稀便或柏油样便等)。

**(二)临床类型**

消化道出血病因大致可归纳为 3 类。

1.出血性疾病

新生儿自然出血、过敏性出血(特别是变应性紫癜)、血友病、白血病等。

2.感染性疾病

新生儿败血症、出血性肠炎、肠伤寒出血、胆管感染出血等。

3.胃肠道局部病变出血

常见病因有食管静脉曲张(门静脉压增高症)、婴幼儿溃疡病出血、异位或迷生胰、胃肠道血管瘤等。

**(三)鉴别诊断要点**

1.有严重消化道出血的患者

胃肠道内的血液尚未排出体外,仅表现为休克,此时应注意排除心源性休克(急性心肌梗死)、感染性或过敏性休克,以及非消化道的内出血(宫外孕或主动脉瘤破裂)。若发现肠鸣音活跃,肛检有血便,则提示为消化道出血。

2.出血的病因诊断

对消化道大出血的患者,应首先治疗休克,然后努力查找出血的部位和病因,以决定进一步的治疗方针和判断预后。上消化道出血的原因很多,大多数是上消化道本身病变所致,少数是全身疾病的局部表现。常见的病因包括溃疡病、肝硬化所致的食管、胃底静脉曲张破裂和急性胃黏膜损害。其他少见的病因有食管裂孔疝、食管炎、贲门黏膜撕裂症、十二指肠球炎、胃平滑肌瘤、胃黏膜脱垂、胆管出血等。

(1)消化性溃疡:出血是溃疡病的常见并发症。溃疡病出血约占上消化道出血病例的50%,其中尤以十二指肠球部溃疡居多。致命性出血多属十二指肠球部后壁或胃小弯穿透溃疡腐蚀黏膜下小动脉或静脉所致。部分病例可有典型的周期性、节律性上腹疼痛,出血前数天疼痛加剧,出血后疼痛减轻或缓解。这些症状,对溃疡病的诊断很有帮助。但有30%溃疡病合并出血的病例并无上述临床症状。溃疡病除上腹压痛外,无其他特异体征,尽管如此,该体征仍有助于鉴别诊断。

(2)食管、胃底静脉曲张破裂:绝大部分病例是由于肝硬化、门脉高压所致。临床上往往出血量大,呕出鲜血伴血块,病情凶险,病死率高。如若体检发现有黄疸、肝掌、蜘蛛痣、脾大、腹壁静脉曲张、腹水等体征,诊断肝硬化不难。但确定出血原因并非容易。一方面大出血后,原先肿大的脾脏可以缩小,甚至扪不到,造成诊断困难;另一方面肝硬化并发出血并不完全是由于食管、胃底静脉曲张破裂,有1/3病例合并溃疡病或糜烂性胃炎出血。肝硬化合并溃疡病的发生率颇高。肝硬化合并急性糜烂性胃炎,可能与慢性门静脉淤血造成缺氧有关。因此,当临床不能肯定出血病因时,应尽快做胃镜检查,以便及时做出判断。

(3)急性胃黏膜损害:急性胃黏膜损害包括急性应激性溃疡病和急性糜烂性胃炎两种疾病。而两者主要区别在于病理学,前者病变可穿透黏膜层,以致胃壁穿孔;后者病变表浅,不穿透黏膜肌层。以前的上消化道出血病例中,诊断急性胃黏膜损害仅有5%。自从开展纤维胃镜检查,使急性胃黏膜损害的发现占上消化道出血病例的15%~30%。①急性糜烂性胃炎:应激反应、酗酒或服用某些药物(如阿司匹林、利血平、肾上腺皮质激素等)可引起糜烂性胃炎。病灶表浅,呈多发点、片状糜烂和渗血。②急性应激性溃疡:这是指在应激状态下,胃和十二指肠及偶尔在食管下端发生的急性溃疡。应激因素常见有烧伤、外伤或大手术、休克、败血症、中枢神经系统疾病及心、肺、肝、肾衰竭等严重疾病。

严重烧伤所致的应激性溃疡称柯林溃疡,颅脑外伤、脑肿瘤及颅内神经外科手术所引起的溃疡称库兴溃疡,应激性溃疡的发生机制是复杂的。严重而持久的应激会引起交感神经强烈兴奋,血中儿茶酚胺水平增高,导致胃、十二指肠黏膜缺血。在许多严重应激反应的疾病中,尤其是中枢神经系统损伤时,可观察到胃酸和胃蛋白酶分泌增高(可能是通过丘脑下部-垂体-肾上腺皮质系统兴奋或因颅内压增高直接刺激迷走神经核所致)从而使胃黏膜自身消化。至于应激反应时出现的胃黏膜屏障受损和胃酸的$H^+$回渗,亦在应激性溃疡的发病中起一定作用。归结起来是由于应激反应造成神经-内分泌失调,造成胃、十二指肠黏膜局部微循环障碍,胃酸、胃蛋白酶、黏液分泌紊乱,结果形成黏膜糜烂和溃疡。溃疡面常较浅,多发,边缘不规则,基底干净。临床主要表现是难以控制的出血,多数发生在疾病的第2~15天。因患者已有严重的原发疾病,故预后多不良。

(4)食管-贲门黏膜撕裂症:本症是引起上消化道出血的重要病因,约占8%。有食管裂孔疝的患者更易并发本症。多数发生在剧烈干呕或呕吐后,造成贲门或食管下端黏膜下层的纵行性裂伤,有时可深达肌层。常为单发,亦可多发,裂伤长度一般0.3~2 cm。出血量有时较大甚至发生休克。

(5)食管裂孔疝:多属食管裂孔滑动疝,食管胃连接处经横膈上的食管裂孔进入胸腔。由于食管下段、贲门部抗反流的保护机制丧失,易并发食管黏膜水肿、充血、糜烂甚至形成溃疡。食管炎及疝囊的胃出现炎症可出血。以慢性渗血多见,有时大量出血。

(6)胆管出血:肝化脓性感染、肝外伤、胆管结石及出血性胆囊炎等可引起胆管出血。临床表现特点是出血前有右上腹绞痛,若同时出现发热、黄疸,则常可明确为胆管出血。出血后血凝块可阻塞胆管,使出血暂停。待胆汁自溶作用,逐渐增加胆管内压,遂把血凝块排出胆管,结果再度出血。因此,胆管出血有间歇发作倾向。此时有可能触及因积血而肿大的胆囊,积血排出后,疼痛缓解,肿大的胆囊包块亦随之消失。

## 三、治疗对策

### (一)治疗原则

呕血、黑便或便血在被否定前应被视为急症。在进行诊断性检查之前或同时,应采用输血和其他治疗方法以稳定病情。所有患者需要有完整的病史和体格检查、血液学检查包括凝血功能检查(血小板计数、凝血酶原时间及部分凝血酶原时间),肝功能试验(胆红素、碱性磷酸酶、清蛋白、谷丙转氨酶、谷草转氨酶)及血红蛋白和血细胞比容的反复监测。

1.一般治疗

加强护理,密切观察,安静休息,大出血者禁食。

2.补充有效循环血量

(1)补充晶体液及胶体液。

(2)中度以上出血,根据病情需要适量输血。

3.根据出血原因和性质选用止血药物

(1)炎症性疾病引起的出血:可用 $H_2$ 受体拮抗剂,质子泵抑制剂。

(2)可用冰水加去甲肾上腺素洗胃。

(3)食管静脉曲张破裂出血:用三腔管压迫止血;同时以垂体后叶素静脉注射,再静脉滴注维持直至止血。

(4)凝血酶原时间延长者:可以静脉注射维生素 $K_1$,每天 1 次,连续使用 3～6d;卡巴克洛,肌肉注射或经胃管注入胃腔内,每 2～4h 用 1 次。以适量的生理盐水溶解凝血酶,使成每毫升含50～500单位的溶液,口服或经胃镜局部喷洒,每 1～6h 用 1 次。

4.内镜下止血

(1)食管静脉曲张硬化剂注射。

(2)喷洒止血剂。

(3)高频电凝止血。

(4)激光止血。

(5)微波组织凝固止血。

(6)热凝止血。

5.外科治疗

经保守治疗,活动性出血未能控制,宜及早考虑手术治疗。

### (二)治疗计划

上消化道大出血的治疗原则是在积极抢救休克的同时进一步查明出血原因,随时按可能存在的病因做必要的检查和化验。一般是尽可能以非手术方法控制出血,纠正休克,争取条件确定病因诊断及出血部位,为必要的手术做好准备。在活动性消化道出血,特别是有咽反射功能不全和反应迟钝或意识丧失的患者中,由吸入血液所致的呼吸道并发症常可成为该病发病率和病死率的主要原因。为了防止意识改变患者的这种并发症,应考虑作气管内插管以保证呼吸道畅通。

除按照一般原则抢救休克外,大出血的抢救尚须从下列 4 个方面考虑。

1.镇静疗法

巴比妥类为最常用的镇静剂。吗啡类药物对出血效果较好,但须注意对小儿抑制呼吸中枢的危险性。应用冬眠合剂(降温或不降温方法),对严重出血患儿有保护性作用。但应特别注意对休克或休克前期患儿的特殊抑制作用,一般镇静剂均可使休克患儿中枢衰竭而致死亡,因此应先输液、输血、纠正血容量后,再给镇静剂。使用冬眠快速降温常可停止出血,延长生命,有利于抢救。

2.输液、输血疗法

等量快速输液、输血为抢救大出血的根本措施。一般靠估计失血量,以半小时内 30～50 mL/kg速度加压输入。输完第一步血后测量血压如不升,可再重复半量为第二步,以后可再重复半量(20～30 mL/kg),直至血压稳定为止。一般早期无休克之出血,可以输浓缩红细胞,有利于预防继续出血;晚期有休克时,应先输碱性等渗液及右旋糖酐-40 后再输浓缩红细胞,以免增加血管内凝血的机会。血红蛋白低于60 g/L则需输浓缩红细胞。一般输血输液后即可纠正休克,稳定血压;如仍不能升压,则应考虑出血不止而进行必要的止血手术。大量出血有时较难衡量继续出血的速度、肠腔内存血情况及休克引起心脏变化等。血容量是否已恢复,是否仍需输血输液,可借助于中心静脉压的测定。静脉压低,就可大量快速加压输血(液)每次20～30 mL/kg,以后再测静脉压,如仍低则再输血或输液,直至动脉压上升,中心静脉压正常为止。如果动脉压上升而中心静脉压仍低,则需再输一份,以防血压再降,休克复发。如静脉压过高,则立刻停止静脉输血,此时如估计血容量仍未补足,动脉压不升,则应改行动脉输血或输液,一份血(液)量仍为20～30 mL/kg。同时根据周围循环情况使用多巴胺、654-2,山莨菪碱等血管舒张药,根据心脏功能迅速使用速效强心剂,如毛花苷 C 或毒毛旋花子苷等,使心脏迅速洋地黄化。这样可以比较合理地控制输血量、心脏与动静脉活动情况。

3.止血药的应用

一般是从促进凝血方面用药。大出血,特别是曾使用大量羧甲淀粉或枸橼酸血者,同时给予 6-氨基己酸为宜(小儿一次剂量为 1～2 g,静脉滴注时浓度为 6-氨基己酸 2 g 溶于 50 mL 葡萄糖或生理盐水中);也可用对羧基苄胺,其止血作用与前药相同,但作用较强,每次 100 mg 可与生理盐水或葡萄糖液混合滴入。新生儿出血宜使用维生素 $K_1$ 肌肉注射。出血患儿准备进行可能导致一些损伤的检查或手术以前,注射酚磺乙胺可减少出血。疑有其他凝血病或出血病者,按情况使用相应药物如凝血酶原。疑为门脉压高而出血者,可注射垂体后叶素,以葡萄糖水稀释滴入。疑为幽门溃疡出血者,可静脉注射阿托品0.05 mg/kg,或山莨菪碱等类似药物。局部用药如凝血酶及凝血质，中药云南白药等均可口服或随洗胃注入胃内；引起呕吐者，则应避免口服。

4.止血术

对有局限出血病灶者，首先考虑内镜检查同时止血，一般食管、胃、十二指肠及胆管出血均可鉴别，并能进行必要的处理。如无内镜条件，或患儿不能耐受内镜，最可靠的止血术是外科手术止血。但外科手术需要一定的条件，最起码的条件是出血部位的大致确定，从而决定手术途径及切口的选择。至少要区别食管出血或胃肠出血，以决定进行开胸或开腹探查。使用气囊导尿管或三腔气囊管，成人用管也可用于小儿，但需根据食管的长度，适当减短食管气囊上方的长度，以防压迫气管。在止血的同时还可对出血部位进行鉴别。经鼻（婴儿可经口）插入胃中，吹起气囊，拉紧后将管粘在鼻翼上或加牵引，使压住贲门，而把胃与食管分隔成两室。然后以另一鼻孔将另一导尿管插入食管，用盐水冲洗（注意小量冲洗，以免水呛入气管）。如果食管内无出血，则可很快洗清。如果冲洗时仍有不同程度的出血，则可判断为食管（静脉曲张）出血。查完食管后，还可再经过该管的胃管冲洗，如能很快冲洗成清水，则可说明胃内无出血。如始终有鲜血洗出，则不能排除胃、十二指肠段出血，则需开腹探查胃、十二指肠（切开探查）、胆管、胰腺。屈氏韧带下用肠钳闭合空肠后冲洗。如果洗胃证明出血不在胃、十二指肠，则可直接探查小肠。小肠出血一般透过肠壁可以看到，但大量出血时，常不易看出原出血灶，则需采取分段夹住肠管后穿刺冲洗肠腔的办法。

一般消化道大出血，绝大多数可经非手术治疗而止血，当呕血、便血停止，排出正常黄色大便，或留置胃管的吸出物已无血时，应立即检查大便及胃液有无潜血。出血停止后，一般情况恢复，条件许可时，应再做如下检查：①钡餐 X 线检查若怀疑为上消化道出血，如食管静脉曲张、胃及十二指肠溃疡，可行上消化道钡餐 X 线检查。②纤维内镜检查胃、十二指肠镜可诊断与治疗胃、十二指肠病变及逆行胆管造影诊断肝胆病变。不少大出血患儿一次出血后，查不出任何原因，并且也不再发生出血。即使有过一两次大出血发作，而无明确的局部出血灶病变者，均不宜采取手术探查。但宜努力检查，争取明确诊断。只有出血不止，威胁生命，或屡次出血，严重影响健康（贫血不能控制）时，才考虑诊断性探查手术。

**（三）治疗方案的选择**

1.迅速补充血容量

大出血后，患者血容量不足，可处于休克状态，此时应首先补充血容量。在着手准备输血时，立即静脉输液。强调不要一开始单独输血而不输液，因为患者急性失血后血液浓缩，血较黏稠，此时输血并不能更有效地改善微循环的缺血、缺氧状态。因此主张先输液，或者紧急时输液、输血同时进行。当收缩压在 6.7 kPa（50 mmHg）以下时，输液、输血速度要适当加快，甚至需加压输血，以尽快把收缩压升高至 10.7～12.0 kPa（80～90 mmHg）水平，血压能稳住则减慢输液速度。输入库存血较多时，每 600 mL 血应静脉补充葡萄糖酸钙 10 mL。对肝硬化或急性胃黏膜损害的患者，尽可能采用新鲜血。对于有心、肺、肾疾病者，要防止因输液、输血量过多、过快引起的急性肺水肿。因此，必须密切观察患者的一般状况及生命体征变化，尤其要注意颈静脉的充盈情况，最好通过测定中心静脉压来监测输入量。血容量已补足的指征有下列几点：四肢末端由湿冷、青紫转为温暖、红润；脉搏由快、弱转为正常、有力；收缩压接近正常，脉压＞4.0 kPa(30 mmHg)；肛温与皮温差从＞3 ℃转为＜1 ℃；尿量＞30 mL/h；中心静脉压恢复正常[0.5～1.3 kPa(5～13 $cmH_2O$)]。

2.止血

应针对不同的病因，采取相应的止血措施。

(1)非食管静脉曲张出血的治疗。①组胺 $H_2$ 受体拮抗剂和抗酸剂：胃酸在上消化道出血发病中起重要作用，因此抑制胃酸分泌及中和胃酸可达到止血的效果。消化性溃疡、急性胃黏膜损害、食管裂孔疝、食管炎等引起的出血，用该法止血效果较好。组胺 $H_2$ 受体拮抗剂有西咪替丁及雷尼替丁等，已在临床广泛应用。西咪替丁口服后小肠吸收快，1～2h血浓度达高峰，抑酸分泌6h。一般用口服，禁食者用静脉制剂。雷尼替丁抑酸作用比西咪替丁强6倍。抑酸作用最强的药是质子泵阻滞剂奥美拉唑。②灌注去甲肾上腺素：去甲肾上腺素可以刺激α肾上腺素能受体，使血管收缩而止血。胃出血时可用去甲肾上腺素8 mg，加入冷生理盐水100～200 mL，经胃管灌注或口服，每0.5～1h灌注1次，必要时可重复3～4次。应激性溃疡或出血性胃炎避免使用。③内镜下止血法：内镜下直接对出血灶喷洒止血药物；高频电凝止血：电凝止血必须确定出血的血管方能进行，决不能盲目操作。因此，要求病灶周围干净。如若胃出血，电凝止血前先用冰水洗胃。对出血凶猛的食管静脉曲张出血，电凝并不适宜。操作方法是用凝固电流在出血灶周围电凝，使黏膜下层或肌层的血管凝缩，最后电凝出血血管。单极电凝比双极电凝效果好，首次止血率为88％，第二次应用止血率为94％。激光止血：近年可供作止血的激光有氩激光及石榴石激光两种。止血原理是由于光凝作用，使照射局部组织蛋白质凝固，小血管内血栓形成。止血成功率在80％～90％，对治疗食管静脉曲张出血的疗效意见尚有争议。激光治疗出血的并发症不多，有报道个别发生穿孔、气腹及照射后形成溃疡，导致迟发性大出血等。局部注射血管收缩药或硬化剂经内镜用稀浓度即1/10 000肾上腺素作出血灶周围黏膜下注射，使局部血管收缩，周围组织肿胀压迫血管，起暂时止血作用。继之局部注射硬化剂如1％十四烃基硫酸钠，使血管闭塞。有人用纯酒精做局部注射止血。该法可用于不能耐受手术的患者。放置缝合夹子内镜直视下放置缝合夹子，把出血的血管缝夹止血，伤口愈合后金属夹子会自行脱落，随粪便排出体外。该法安全、简便、有效，可用于消化性溃疡或应激性溃疡出血，特别对小动脉出血效果更满意。动脉内灌注血管收缩药或人工栓子经选择性血管造影导管，向动脉内灌注垂体加压素，0.1～0.2 U/min连续20min，仍出血不止时，浓度加大至0.4 U/min。止血后8～24h减量。注入人工栓子一般用可吸收性明胶海绵，使出血的血管被堵塞而止血。

(2)食管静脉曲张出血的治疗。①气囊填塞：一般用三腔二囊管或四腔二囊管填塞胃底及食管中、下段止血。其中四腔二囊管专有一管腔用于吸取食管囊以上的分泌物，以减少吸入性肺炎的发生。食管囊和胃囊注气后的压力要求在4.7～5.3 kPa(35～40 mmHg)，使之足以克服门脉压。初压可维持12～24h，以后每4～6h放气一次，视出血活动程度，每次放气5～30min，然后再注气，以防止黏膜受压过久发生缺血性坏死。另外要注意每1～2h用水冲洗胃腔管，以免血凝块堵塞孔洞，影响胃腔管的使用。止血24h后，放气观察1～2d才拔管。拔管前先喝些花生油，以便减少气囊与食管壁的摩擦。气囊填塞对中、小量食管静脉曲张出血效果较佳，对大出血可作为临时应急措施。止血有效率在40％～90％。②垂体加压素：该药使内脏小血管收缩，从而降低门静脉压力以达到止血的目的。对中、小量出血有效，大出血时需配合气囊填塞。近年采用周围静脉持续性低流量滴注法，剂量 0.2～0.3 U/min，止血后减为0.1～0.2 U/min维持 8～12h 后停药，当有腹痛出现时可减慢速度。③内镜硬化治疗：近年不少报道用硬化治疗食管静脉曲张出血，止血率在 86%～95%。有主张在急性出血时做，但多数意见主张先用其他止血措施，待止血 12h 或 1～5d 后进行。硬化剂有 1%十四烃基硫酸钠、5%鱼肝油酸钠及 5%油酸乙醇胺等多种。每周注射 1 次，4～6 周为 1 个疗程。并发症主要有食管穿孔、狭窄、出血、发热、胸骨后疼痛等。一般适于对手术不能耐受的患者。胃底静脉曲张出血治疗较难，有使用血管黏合剂止血成功。④抑制胃酸及其他止血药虽然控制胃酸不能直接对食管静脉曲张出血起止血作用，但严重肝病时常合并应激性溃疡或糜烂性胃炎，故肝硬化发生上消化道出血时可给予控制胃酸的药物。雷尼替丁对肝功能无明显影响，较西咪替丁为好。

3.手术治疗

在消化道大出血时做急症手术往往并发症及病死率比择期手术高，所以尽可能先采取内科止血治疗。只有当内科止血治疗无效，而出血部位明确时，才考虑手术治疗止血。手术疗法在上消化道出血的治疗中仍占重要的地位，尤其是胃十二指肠溃疡引起的出血，如经上述非手术疗法不能控制止血，患者的病情稳定，手术治疗的效果是令人满意的。凡对出血部位及其病因已基本弄清的上消化道出血病例，经非手术治疗未能奏效者，可改用手术治疗。手术的目的是首先控制出血，然后根据病情许可对病变部位做彻底的手术治疗。如经各种检查仍未能明确诊断而出血仍不停止者，可考虑剖腹探查，找出病因，针对处理。

# 第五节　胃食管反流病

胃食管反流（GER）是指胃内容物反流入食管，分生理性和病理性两种。生理情况下，由于小婴儿食管下端括约肌（LES）发育不成熟或神经肌肉协调功能差，可出现反流，往往出现于日间餐时或餐后，又称“溢乳”。病理性反流是由于 LES 的功能障碍和/或与其功能有关的组织结构异常，以致 LES 压力低下而出现的反流，常常发生于睡眠、仰卧及空腹时，引起一系列临床症状和并发症，即胃食管反流病（GERD）。

## 一、病因和发病机制

### （一）食管下端括约肌（LES）

（1）LES 压力降低是引起 GER 的主要原因。LES 是食管下端平滑肌形成的功能高压区，是最主要的抗反流屏障。正常吞咽时 LES 反射性松弛，静息状态保持一定的压力使食管下端关闭，如因某种因素使上述正常功能发生紊乱时，LES 短暂性松弛即可导致胃内容物反流入食管。

（2）LES 周围组织作用减弱。例如，缺少腹腔段食管，致使腹压增高时不能将其传导至 LES 使之收缩达到抗反流的作用；小婴儿食管角（由食管和胃贲门形成的夹角，即 His 角）较大（正常为 30°～50°）；膈肌食管裂孔钳夹作用减弱；膈食管韧带和食管下端黏膜瓣解剖结构存在器质性或功能性病变时及胃内压、腹压增高等，均可破坏正常的抗反流功能。

### (二)食管与胃的夹角(His 角)

由胃肌层悬带形成,正常是锐角,胃底扩张时悬带紧张使角度变锐起瓣膜作用,可防止反流。新生儿 His 角较钝,易反流。

### (三)食管廓清能力降低

正常情况下,食管廓清能力是依靠食管的推动性蠕动、唾液的冲洗、对酸的中和作用、食丸的重力和食管黏膜细胞分泌的碳酸氢盐等多种因素发挥作用。当食管蠕动减弱、消失或出现病理性蠕动时,食管清除反流物的能力下降,这样就延长了有害的反流物质在食管内停留时间,增加了对黏膜的损伤。

### (四)食管黏膜的屏障功能破坏

屏障作用是由黏液层、细胞内的缓冲液、细胞代谢及血液供应共同构成的。反流物中的某些物质,如胃酸、胃蛋白酶及十二指肠反流入胃的胆盐和胰酶使食管黏膜的屏障功能受损,引起食管黏膜炎症(图 6-1)。

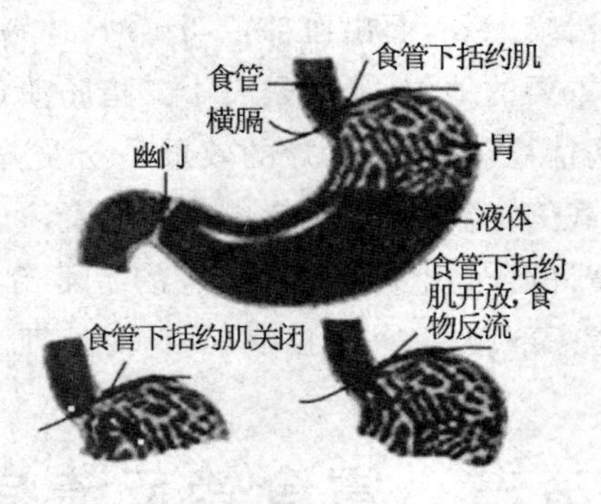


图 6-1 胃食管反流模式图

### (五)胃、十二指肠功能失常

胃排空能力低下,使胃内容物及其压力增加,当胃内压增高超过 LES 压力时可使 LES 开放。胃容量增加又导致胃扩张,致使贲门食管段缩短,使其抗反流屏障功能降低。十二指肠病变时,幽门括约肌关闭不全则导致十二指肠胃反流。

## 二、临床表现

### (一)呕吐

新生儿和婴幼儿以呕吐为主要表现。多数发生在进食后,呕吐物为胃内容物,有时含少量胆汁,也有表现为溢奶、反刍或吐泡沫。年长儿以反胃、反酸、嗳气等症状多见。

### (二)反流性食管炎常见症状

1.胃灼热

胃灼热见于有表达能力的年长儿,位于胸骨下端,饮用酸性饮料可使症状加重,服用抗酸剂症状减轻。

2.咽下疼痛

婴幼儿表现为喂奶困难、烦躁、拒食,年长儿诉咽下疼痛,如并发食管狭窄,则出现严重呕吐和持续性咽下困难。

3.呕血和便血

食管炎严重者可发生糜烂或溃疡,出现呕血或黑便症状。严重的反流性食管炎可发生缺铁性贫血。

**(三)Barrette 食管**

由于慢性 GER,食管下端的鳞状上皮被增生的柱状上皮所替代,抗酸能力增强,但更易发生食管溃疡、狭窄和腺癌。症状为咽下困难、胸痛、营养不良和贫血。

**(四)其他全身症状**

1.呼吸系统疾病

流物直接或间接可引发反复呼吸道感染、吸入性肺炎,难治性哮喘,早产儿窒息或呼吸暂停及婴儿猝死综合征等。

2.营养不良

主要表现为体重不增和生长发育迟缓、贫血。

3.其他

如声音嘶哑、中耳炎、鼻窦炎、反复口腔溃疡、龋齿等。部分患儿可出现精神神经症状。①Sandifer综合征:是指病理性 GER 患儿呈现类似斜颈样的一种特殊“公鸡头样”的姿势。此为一种保护性机制,以期保持气道通畅或减轻酸反流所致的疼痛,同时伴有杵状指、蛋白丢失性肠病及贫血。②婴儿哭吵综合征:表现为易激惹、夜惊、进食时哭闹等。

## 三、诊断

GER 临床表现复杂且缺乏特异性,单一检查方法都有局限性,故诊断需采用综合技术。凡临床发现不明原因反复呕吐、咽下困难、反复发作的慢性呼吸道感染、难治性哮喘、生长发育迟缓、营养不良、贫血、反复出现窒息、呼吸暂停等症状时都应考虑到 GER 的可能及严重病例的食管黏膜炎症改变。

## 四、辅助检查

**(一)食管钡餐造影**

食管钡餐造影适用于任何年龄,但对胃滞留的早产儿应慎重。可对食管的形态、运动状况、钡剂的反流和食管与胃连接部的组织结构做出判断,并能观察到食管裂孔疝等先天性疾病,检查前禁食 3～4h,分次给予相当于正常摄食量的钡剂。GRE 的 X 线分级见表 6-2。

**表** 6-2　GRE X **线分级**

| 分级 | 表现 |
| --- | --- |
| 0 级 | 无胃内容物反流入食管下端 |
| 1 级 | 少量胃内容物反流入食管下端 |
| 2 级 | 反流至食管,相当于主动脉弓部位 |
| 3 级 | 反流至咽部 |
| 4 级 | 频繁反流至咽部,且伴有食管运动障碍 |
| 5 级 | 反流至咽部,且有钡剂吸入 |

### (二)食管 pH 动态监测

将微电极放置在食管括约肌的上方,24h 连续监测食管下端 pH,如有酸性 ER 发生则 pH 下降。通过计算机分析可反映 GER 的发生频率、时间,反流物在食管内停留的状况及反流与起居活动、临床症状之间的关系,借助一些评分标准,可区分生理性和病理性反流,是目前最可靠的诊断方法。

### (三)食管动力功能检查

应用低顺应性灌注导管系统和腔内微型传感器导管系统等测压设备,了解食管运动情况及 LES 功能。对于 LES 压力正常患儿应连续测压,动态观察食管运动功能。

### (四)食管内镜检查及黏膜活检

可确定是否存在食管炎病变及 Barrette 食管。内镜下食管炎可分为 3 度:Ⅰ度为充血,Ⅱ度为糜烂和/或浅溃疡,Ⅲ度为溃疡和域狭窄。

### (五)胃-食管同位素闪烁扫描

口服或胃管内注入含有 $^{99m}$Tc 标记的液体,应用 R 照相机测定食管反流量,可了解食管运动功能,明确呼吸道症状与 GER 的关系。

### (六)超声学检查

B 型超声可检测食管腹段的长度、黏膜纹理状况、食管黏膜的抗反流作用,同时可探查有无食管裂孔疝。

## 五、鉴别诊断

(1)以呕吐为主要表现的新生儿、小婴儿应排除消化道器质性病变,如肠旋转不良、肠梗阻、先天性幽门肥厚性狭窄、胃扭转等。

(2)对反流性食管炎伴并发症的患儿,必须排除由于物理性、化学性、生物性等致病因素引起组织损伤而出现的类似症状。

## 六、治疗

治疗的目的是缓解症状,改善生活质量,防治并发症。

### (一)一般治疗

1.体位治疗

将床头抬高 15°～30°,婴儿采用仰卧位,年长儿左侧卧位。

2.饮食治疗

适当增加饮食的稠厚度,少量多餐,睡前避免进食。低脂、低糖饮食,避免过饱。肥胖患儿应控制体重。避免食用辛辣食品、巧克力、酸性饮料、高脂饮食。

### (二)药物治疗

包括 3 类,即促胃肠动力药、抗酸和抑酸药、黏膜保护剂。

1.促胃肠动力药

能提高 LES 张力,增加食管和胃蠕动,促进胃排空,从而减少反流。①多巴胺受体拮抗剂:多潘立酮为选择性、周围性多巴胺受体拮抗剂,促进胃排空,但对食管动力改善不明显。常用剂量为每次 0.2～0.3 mg/kg,每天 3 次,饭前半小时及睡前口服。②通过乙酰胆碱起作用的药物:西沙必利为新型全胃肠动力剂,是一种非胆碱能非多巴胺拮抗剂。主要作用于消化道壁肌间神经丛运动神经元的5-羟色胺受体，增加乙酰胆碱释放，从而诱导和加强胃肠道生理运动。常用剂量为每次0.1～0.2 mg/kg，3次/日口服。

2.抗酸和抑酸药

主要作用为抑制酸分泌以减少反流物对食管黏膜的损伤，提高LES张力。①抑酸药：$H_2$受体拮抗剂，常用西咪替丁、雷尼替丁；质子泵抑制剂，奥美拉唑。②中和胃酸药：如氢氧化铝凝胶，多用于年长儿。

3.黏膜保护剂

如硫酸铝、硅酸铝盐、磷酸铝等。

4.外科治疗

采用上述治疗后，大多数患儿症状能明显改善和痊愈。具有下列指征可考虑外科手术：①内科治疗6～8周无效，有严重并发症（消化道出血、营养不良、生长发育迟缓）。②严重食管炎伴溃疡、狭窄或发现有食管裂孔疝者。③有严重的呼吸道并发症，如呼吸道梗阻、反复发作吸入性肺炎或窒息、伴支气管肺发育不良者。④合并严重神经系统疾病。

# 第六节　胃　炎

胃炎是指由各种物理性、化学性或生物性有害因子引起的胃黏膜或胃壁炎症性改变的一种疾病。在小儿人群中胃炎的确切患病率不清。根据病程分为急性和慢性两种，后者发病率高。

## 一、诊断依据

### （一）病史

1.发病诱因

对于急性胃炎应首先了解患儿近期有无急性严重感染、中毒、创伤及精神过度紧张等，有无误服强酸、强碱及其他腐蚀剂或毒性物质等。对于慢性胃炎而言不良的饮食习惯是主要原因，应了解患儿饮食有无规律、有无偏食、挑食；了解患儿有无过冷、过热饮食，有无食用辣椒、咖啡、浓茶等刺激性调味品，有无食用粗糙的难以消化的食物；了解患儿有无服用非甾体抗炎药或肾上腺皮质激素类药物等；还要了解患儿有无对牛奶或其他奶制品过敏等。

2.既往史

有无慢性疾病史，如慢性肾炎、尿毒症、重症糖尿病、肝胆系统疾病、儿童结缔组织疾病等；有无家族性消化系统疾病史；有无胃-十二指肠反流病史等。

### （二）临床表现

1.急性胃炎

多急性起病，表现为上腹饱胀、疼痛、嗳气、恶心及呕吐，呕吐物可带血呈咖啡色，也可发生较多出血，表现为呕血及黑便。呕吐严重者可引起脱水、电解质及酸碱平衡紊乱。失血量多者可出现休克表现。有细菌感染者常伴有发热等全身中毒症状。

2.慢性胃炎

常见症状有腹痛、腹胀、呃逆、反酸、恶心、呕吐、食欲缺乏、腹泻、无力、消瘦等。反复腹痛是小儿就诊的常见原因,年长儿多可指出上腹痛,幼儿及学龄前儿童多指脐周不适。

### (三)体格检查

1.急性胃炎

可表现为上腹部或脐周压痛。呕吐严重者可出现脱水、酸中毒体征,如呼吸深快、口渴、口唇黏膜干燥且呈樱红色、皮肤弹性差、尿少等。并发较大量消化道出血时可有贫血或休克表现。

2.慢性胃炎

一般无明显特殊体征,部分患儿可表现为消瘦、面色苍黄、舌苔厚腻、腹胀、上腹部或脐周轻度压痛等。

### (四)并发症

长期慢性呕吐、食欲缺乏可引起消瘦或营养不良,严重呕吐可引起脱水、酸中毒和电解质紊乱,长期慢性小量失血可引起贫血,大量失血可引起休克。

### (五)辅助检查

1.胃镜检查

可见黏膜广泛充血、水肿、糜烂、出血,有时可见黏膜表面的黏液斑或反流的胆汁。幽门螺杆菌(Hp)感染性胃炎时,可见到胃黏膜微小结节形成(又称胃窦小结节或淋巴细胞样小结节增生)。同时可取病变部位组织进行 Hp 或病理学检查。

2.X 线上消化道钡餐造影

胃窦部有浅表炎症者有时可呈胃窦部激惹征,黏膜纹理增粗、迂曲、锯齿状,幽门前区呈半收缩状态,可见不规则痉挛收缩。气、钡双重造影效果较好。

3.实验室检查

(1)幽门螺杆菌检测方法有胃黏膜组织切片染色与培养、尿素酶试验、血清学检测、核素标记尿素呼吸试验。

(2)胃酸测定:多数浅表性胃炎患儿胃酸水平与胃黏膜正常小儿相近,少数慢性浅表性胃炎患儿胃酸降低。

(3)胃蛋白酶原测定:一般萎缩性胃炎中影响其分泌的程度不如盐酸明显。

(4)内因子测定:检测内因子水平有助于萎缩性胃炎和恶性贫血的诊断。

## 二、诊断中的临床思维

典型的胃炎根据病史、临床表现、体检、X 线钡餐造影、纤维胃镜及病理学检查基本可确诊。但由于引起小儿腹痛的病因很多,急性发作的腹痛必须与外科急腹症、肝、胆、胰、肠等腹内脏器的器质性疾病及腹型变应性紫癜等鉴别。慢性反复发作的腹痛应与肠道寄生虫、肠痉挛等鉴别。

### (一)急性阑尾炎

该病疼痛开始可在上腹部,常伴有发热,部分患儿呕吐,典型疼痛部位以右下腹为主,呈持续性,有固定压痛点、反跳痛及腹肌紧张、腰大肌试验阳性等体征,白细胞总数及中性粒细胞增高。

### (二)变应性紫癜

腹型变应性紫癜由于肠壁水肿、出血、坏死等可引起阵发性剧烈腹痛，常位于脐周或下腹部，可伴有呕吐或吐咖啡色物，部分患儿可有黑便或血便。但该病患儿可出现典型的皮肤紫癜、关节肿痛、血尿及蛋白尿等。

### (三)肠蛔虫症

常有不固定腹痛、偏食、异食癖、恶心、呕吐等消化道功能紊乱症状，有时出现全身过敏症状。往往有吐、排虫史，粪便查找虫卵，驱虫治疗有效等可协助诊断。

### (四)肠痉挛

婴儿多见，可出现反复发作的阵发性腹痛，腹部无特异性体征，排气、排便后可缓解。

### (五)心理因素所致非特异性腹痛

心理因素所致非特异性腹痛是一种常见的儿童期身心疾病。病因不明，与情绪改变、生活事件、精神紧张、过度焦虑等有关。表现为弥漫性、发作性腹痛，持续数十分钟或数小时而自行缓解，可伴有恶心、呕吐等症状。临床及辅助检查往往无阳性发现。

## 三、治疗

### (一)急性胃炎

1.一般治疗

患儿应注意休息，进食清淡流质或半流质饮食，必要时停食1～2餐。药物所致急性胃炎首先停用相关药物，避免服用一切刺激性食物。及时纠正水、电解质紊乱。有上消化道出血者应卧床休息，保持安静，检测生命体征及呕吐与黑便情况。

2.药物治疗

(1)$H_2$受体拮抗剂：常用西咪替丁，每天10～15 mg/kg，分1～2次静脉滴注或分3～4次每餐前或睡前口服；雷尼替丁，每天3～5 mg/kg，分2次或睡前1次口服。

(2)质子泵抑制剂：常用奥美拉唑，每天0.6～0.8 mg/kg，清晨顿服。

(3)胃黏膜保护药：可选用硫糖铝、十六角蒙脱石粉、麦滋林-S颗粒剂等。

(4)抗生素：合并细菌感染者应用有效抗生素。

3.对症治疗

主要针对腹痛、呕吐和消化道出血的情况。

(1)腹痛：腹痛严重且除外外科急腹症者可酌情给予抗胆碱能药，如10%颠茄合剂、甘颠散、溴丙胺太林、山莨菪碱、阿托品等。

(2)呕吐：呕吐严重者可给予爱茂尔、甲氧氯普胺、多潘立酮等药物止吐。注意纠正脱水、酸中毒和电解质紊乱。

(3)消化道出血：可给予卡巴克洛或凝血酶等口服或灌胃局部止血，必要时内镜止血。注意补充血容量，纠正电解质紊乱等。有休克表现者，按失血性休克处理。

### (二)慢性胃炎

1.一般治疗

慢性胃炎又称特发性胃炎，缺乏特殊治疗方法，以对症治疗为主。养成良好的饮食习惯及生活规律，少吃生冷及刺激性食物。停用能损伤胃黏膜的药物。

2.病因治疗

对感染性胃炎应使用敏感的抗生素。确诊为Hp感染者可给予阿莫西林、庆大霉素等口服治疗。

3.药物治疗

分4类。

(1)对症治疗:有餐后腹痛、腹胀、恶心、呕吐者,用胃肠动力药。如多潘立酮,每次0.1 mg/kg,3～4次/d,餐前15～30min服用。腹痛明显者给予抗胆碱能药,以缓解胃肠平滑肌痉挛。可用硫酸阿托品,每次0.01 mg/kg,皮下注射。或溴丙胺太林,每次0.5 mg/kg,口服。

(2)黏膜保护药:枸橼酸铋钾,6～8 mg/(kg·d),分2次服用。大剂量铋剂对肝、肾和中枢神经系统有损伤,故连续使用本剂一般限制在4～6周之内为妥。硫糖铝(胃溃宁),10～25 mg/(kg·d),分3次餐前2h服用,疗程4～8周,肾功能不全者慎用。麦滋林-S,每次30～40 mg/kg,口服3次/d,餐前服用。

(3)抗酸药:一般慢性胃炎伴有反酸者可给予中和胃酸药,如氢氧化铝凝胶、复方氢氧化铝片,于餐后1h服用。

(4)抑酸药:仅用于慢性胃炎伴有溃疡病、严重反酸或出血时,疗程不超过2周。$H_2$受体拮抗剂,西咪替丁10～15 mg/(kg·d),分2次口服,或睡前一次服用。雷尼替丁4～6 mg/(kg·d),分2次服或睡前一次服用。质子泵抑制药,如奥美拉唑0.6～0.8 mg/kg,清晨顿服。

### 四、治疗中的临床思维

(1)绝大多数急性胃炎患儿经治疗在1周左右症状消失。

(2)急性胃炎治愈后若不注意规律饮食和卫生习惯,或在服用能损伤胃黏膜的药物时仍可急性发作。在有严重感染等应急状态下更易复发,此时可短期给予$H_2$受体拮抗剂预防应急性胃炎的发生。

(3)慢性胃炎患儿因缺乏特异性治疗,消化系统症状可反复出现,造成患儿贫血、消瘦、营养不良、免疫力低下等。可酌情给予免疫调节药治疗。

(4)小儿慢性胃炎胃酸分泌过多者不多见,因此要慎用抗酸药。主要选用饮食治疗。避免医源性因素,如频繁使用糖皮质激素或非甾体抗炎药等。

## 第七节　贲门失弛缓症

贲门失弛缓症是一种病因不明的原发性食管动力性疾病,其特征性表现为下食管括约肌(LES)舒张功能障碍和食管体部蠕动性收缩的缺失,从而导致远端食管功能性阻塞,临床症状包括吞咽困难、反食和胸痛等。各年龄段均可发病,儿童患病率低于成人,不到总患病人群的5%,学龄前儿童少见,平均发病年龄8.8岁,1岁内偶见,有报道新生儿即可发病,男女发病情况接近,从出现临床症状到诊断的平均病程为23个月。可能的致病因素包括神经元细胞退行性变、自身免疫、感染、精神心理和遗传等,病变主要累及神经丛而非肌丛。

## 一、诊断

### (一)症状

本病起病缓慢,患者的自觉症状并不能完全反映疾病严重程度。

1.吞咽困难

吞咽困难是最主要和最常见的症状,几乎见于所有患者,进食固体和液体时均可出现,常诉为胸骨后停滞和受堵感,进食困难,进餐时间延长,改变体位可减轻症状。

2.反食

70%患者存在,婴幼儿期发病者主要表现为呕吐和喂养困难。呕吐物常为未凝固的奶,常被错误地认为是胃食管反流。误吸反流物可导致咳嗽、喘息、肺部感染、继发支气管扩张甚至窒息等呼吸系统表现。

3.胸骨后疼痛、不适

胸骨后疼痛、不适见于30%～50%患者。由于食物在食管内潴留,常导致食管扩张和食管炎症而出现胸痛、不适。

4.营养不良和体重减轻

较为常见,严重者可影响生长发育。

### (二)体征

主要为营养不良的相关表现,包括消瘦和体重下降等。

### (三)辅助检查

1.放射学检查

食管钡餐透视和胸部平片为首选检查手段。可显示食管体部扩张,远端明显并可伴液平面,钡柱末端逐渐变细,尖端 LES 紧闭呈“鸟嘴”征,吞咽时松弛障碍。食管体部远端原发性蠕动性收缩消失,食物和钡剂排空推进延缓。早期、病程短的患者食管体部扩张可不明显。由于食管上段为骨骼肌,受累较轻,可保持正常形态功能。

2.食管压力测定

正常吞咽情况下 LES 松弛率达 85%,贲门失弛缓症患者食管压力测定的特征性表现主要为吞咽后 LES 松弛不全,可以伴有 LES 基础压力增高,但是后者并不是诊断贲门失弛缓症的必要条件。食管体部远端缺少蠕动性收缩,代之以同步无效收缩。

3.内镜检查

可以排除临床表现和放射学酷似本病的疾病,尤其是继发性肿瘤浸润,同时可以观察评价食管黏膜情况。内镜下可见食管体部扩张、无张力,其内可见未消化的食物和液体。食管下端持续紧闭,推进内镜虽有阻力,但是稍用力即可通过并进入胃腔。由于食管内长期食物存留刺激,食管黏膜可伴有炎症,严重者合并乳白色、豆腐渣样的白色念珠菌感染,即真菌性食管炎。

4.食管排空检查

食管排空检查包括核素和钡剂排空检查,可显示食管中段和下段通过时间明显延长。

## 二、鉴别诊断

有些疾病的临床表现酷似贲门失弛缓症,包括器质性疾病和食管运动障碍性疾病两大类。

(1)首先应除外系统性疾病如神经系统疾病、恶性肿瘤导致的继发性贲门失弛缓症。

(2)本病需与部分儿童食管运动障碍性疾病进行鉴别,包括胃食管反流病、弥漫性食管痉挛和胡桃夹食管等,临床表现可类似贲门失弛缓症,但放射学检查、食管压力测定和内镜检查有所不同,不难鉴别。胃食管反流食管测压可见 LES 压力正常或降低,松弛功能亦无障碍。弥漫性食管痉挛食管体部出现高幅、非推进性的蠕动波,LES 压力及松弛功能正常。

## 三、治疗

目前对本病尚无彻底的治疗方法。治疗目标:不同程度地解除 LES 松弛功能障碍,从而缓解症状、改善生活质量、纠正营养状态和防治并发症。治疗包括一般治疗、药物治疗、内镜下扩张术、经口内镜下肌切开术、LES 肉毒素注射和外科肌切开术。目前以内镜下扩张术和外科肌切开术较为肯定有效。

### (一)一般治疗

患者应注意饮食成分和进食速度,适当增加饮水量。

### (二)药物治疗

对于早期、暂时不需要内镜下扩张和手术患者,可以选择对于 LES 平滑肌具有松弛作用的药物,改善食管排空,缓解症状,包括硝酸酯类和钙通道阻断剂两类。常用药物为硝酸异山梨酯和硝苯地平,应坚持每餐前用药,常见不良反应为头痛和低血压等,长期应用可出现耐受。

### (三)内镜下扩张术

原理为通过探条或气囊强有力扩张 LES 区域,使局部环形肌部分破裂,起到类似手术的作用,改善 LES 松弛障碍,药物无效的患者可以考虑本疗法。目前多采用气囊扩张术,很少采用探条扩张。术后症状、放射学及食管压力测定可明显改善,较药物治疗和肉毒素局部注射疗效肯定,维持时间长,大部分患者疗效保持 1 年以上,部分可达 5 年。尽管住院天数、费用和并发症低于开胸肌切开术,但是远期效果不及后者。并发症包括:食管胃交界处破裂穿孔(发生率 2%~6%)、出血,在严重营养不良患者更易出现,少许患者可继发反流性食管炎,因此扩张气囊压力应根据患儿情况循序渐进。气囊扩张失败后可以考虑手术。年龄较小的患儿气囊扩张疗效不肯定,需尽早手术。

### (四)LES 肉毒素注射

本方法在儿童应用经验有限,不主张作为一线治疗方法推广。采用内镜下在 LES 局部多点注射肉毒杆菌毒素,对抗乙酰胆碱对 LES 的兴奋收缩作用,改善 LES 松弛功能。短期有效率较高,但是 50%患者1 年内需要重复注射,才能接近气囊扩张的有效率。并发症包括皮疹、胸痛等,部分患者可出现肉毒素抗体而导致肉毒素抵抗。由于反复注射破坏 LES 结构,不利于以后进行扩张和外科手术,因此本方法仅适用于药物无效又不适合扩张和外科手术的患者,不做首选。

### (五)经口内镜下肌切开术

经口内镜下肌切开术(POEM)属于内镜下治疗贲门失弛缓症的新技术,通过经口内镜,在食管黏膜层与固有肌层之间建立一条隧道,达到隧道的长度一般从食管中段的切口延伸至胃食管连接部远端,并通过该隧道,在胃镜直视下切开食管下段及贲门周围的环行肌肉,以治疗贲门失弛缓症,之后再用止血金属夹闭合黏膜表层裂口。目前,POEM 治疗贲门失弛缓症手术的成功率为 90.9%~100%,患者术后 1~5 个月的症状缓解率为 93.4%~100%,同时术后下食管括约肌压力也明显降低,但远期疗效尚待进一步明确。并发症主要包括:气胸、纵隔积气、腹腔积气、皮下气肿和穿孔等。

### (六)外科手术

经过药物和扩张术疗效欠佳者,应考虑尽早外科手术治疗,以防止营养不良影响患儿生长发育,常于内镜下气囊扩张术失败后进行,是目前疗效最高,维持时间最长的方法。最常用的术式为改良 Heller 手术,经胸腔或腹腔纵行切开下端食管肌丛,直至黏膜下,该手术对切口深度和上下缘范围有严格要求,既达到一定的切开深度和范围,又保留 LES 区域一定张力,这样既能缓解症状,防止复发,又可减少术后反流性食管炎的发生率。有学者主张同时采用常规胃底折返术(Nissen 术)预防术后反流。近年采用胸腔镜或腹腔镜开展微创肌切开术治疗儿童贲门失弛缓症,并发症少,疗效可靠,应用前景良好,但远期疗效尚待观察。

## 四、并发症

常见并发症:食管炎,严重者可合并真菌性食管炎;食管出血;食管狭窄;病程较长者是食管癌的危险因素。

# 第八节　肝脓肿

肝脓肿是溶组织阿米巴原虫或细菌感染所引起的肝组织内单个或多发的化脓性病变。本病是一种继发性病变,由细菌感染者称为细菌性肝脓肿,常见病原菌为大肠埃希菌和葡萄球菌,链球菌和产酸杆菌等少见。多继发于胆管系统、门静脉系统、肝动脉、腹内邻近器官的感染及肝外伤后继发感染;由阿米巴原虫引起者称为阿米巴肝脓肿,多继发于阿米巴肠病。

## 一、诊断

### (一)阿米巴肝脓肿

1.病史

常伴有阿米巴痢疾或慢性腹泻史。

2.临床表现

不规则的长期发热,伴有恶寒、大汗、右上腹或右下胸疼痛,局部可有饱满及压痛,肝大而有压痛。

3.辅助检查

(1)实验室检查:白细胞数增加,嗜酸粒细胞增加较明显,粪便检查半数以上患儿可发现阿米巴滋养体或包裹。

(2)X 线检查:病侧膈肌升高,运动度受限,膈肌局部隆起者尤具诊断意义。

(3)超声波检查:肝大,脓肿区出现液平段。

(4)肝脏放射性核素扫描:可见局限性放射性缺损或密度减低。

(5)肝脓肿穿刺液呈红棕色(有继发感染时脓液呈黄白色)。

### (二)细菌性肝脓肿

1.病史

可曾有疖肿或外伤感染致菌血症或败血症,或胆系感染,急性阑尾炎、肠炎所致门脉系统感染,以及膈下脓肿等邻近器官炎症直接蔓延到肝脏。

2.临床表现

(1)寒战、高热,呈弛张热型,右上腹痛,伴食欲缺乏、乏力。

(2)肝大,有明显触痛、叩击痛,有时可见右下胸肋间隙水肿。

3.辅助检查

(1)白细胞总数及中性粒细胞计数均增多。

(2)超声波检查显肝内液平段。

(3)X线检查右叶脓肿可见右膈升高,活动度受限,肝影增大,有时伴有反应性胸膜腔积液,左叶脓肿则常有胃小弯受压征象。

(4)肝穿刺有脓液,多为黄灰色或黄色,有臭味,做细菌学检查可确定致病菌。

## 二、治疗

### (一)一般治疗

卧床休息,加强营养,补充热量、蛋白质及维生素等,必要时可少量输血。

### (二)病因治疗

1.抗生素治疗

对细菌性肝脓肿,选用敏感抗生素治疗,对病原未明者,可选用两种抗生素联合应用,再根据药敏结果进行调整。往往需要多种有效药物交替长时间使用,一般用到8周,或热退后2～3周。

2.抗阿米巴原虫治疗

阿米巴肝脓肿应使用抗阿米巴原虫药物,如甲硝唑,剂量35～50 mg/(kg·d),分3次口服,10d为1个疗程。也可选用磷酸氯喹,剂量为20 mg/(kg·d),分2次口服,连服2d,以后减为10 mg/(kg·d),1次服,连服2周以上。在排脓之前也应全身应用抗阿米巴原虫药治疗。

### (三)外科治疗

1.穿刺引流

脓肿较大者应穿刺引流,尤其适用于单个脓肿。穿刺点应选择肋间隙饱满、压痛最明显的部位,或根据超声波定位。如脓液黏稠,可注入生理盐水冲洗,以利排脓。如引流不畅或无效,可切开引流。

2.切开引流

对于巨大脓肿、反复积脓的脓肿、局部胀痛明显或全身中毒症状严重的脓肿,脓肿已破或有穿破可能者,应进行切开引流。

# 第九节　急性胆囊炎

儿童急性胆囊炎(AC)是由于胆囊管阻塞和细菌侵袭而引起胆囊发生的急性化学性和/或细菌性炎症,好发年龄为8～12岁。可与胆石症合并存在。发病急骤,主要表现为右上腹剧痛或绞痛,常伴有呕吐、发热、寒战。

## 一、病因

急性胆囊炎的主要病因是胆汁滞留和细菌感染。急性胆囊炎的危险因素：蛔虫、肥胖、胆石症等。短期服用纤维素类、噻嗪类、第三代头孢菌素类、红霉素、氨苄西林等药物，长期应用奥曲肽、激素替代治疗均可能诱发急性胆囊炎。

### （一）胆囊管梗阻

胆囊管常因结石、寄生虫、先天性狭窄、先天性胆总管畸形而形成梗阻。梗阻导致大量胆汁淤积于胆囊内，部分水分被囊壁吸收，胆汁浓缩，胆盐浓度增加，刺激胆囊黏膜，引起胆囊的化学性炎症；同时磷脂酶作用于胆汁内的卵磷脂，产生溶血卵磷脂，产生化学性炎症。急性胆囊炎有结石性和非结石性之分。儿童结石性胆囊炎少见，但有上升趋势。非结石性胆囊炎的病因尚不清楚，如胆囊管过长、扭曲，管腔被蛔虫、黏液、胆囊带蒂息肉等阻塞，或胆道系统功能失调，胆囊管痉挛或梗阻均可能导致胆囊炎。国内农村地区胆道蛔虫症及所致的胆道感染呈减少趋势。

### （二）细菌感染

细菌感染是儿童急性胆囊炎的重要病因，致病菌多为肠源性细菌。革兰氏阴性细菌约占2/3，为大肠埃希菌、铜绿假单胞菌、肺炎克雷伯杆菌；其次为革兰氏阳性菌，多为粪肠球菌、屎肠球菌、表皮葡萄球菌。部分患儿可合并厌氧菌感染的混合感染。胆汁淤积利于细菌繁殖。细菌侵入的主要途径如下：①由十二指肠经胆总管上行侵入，最常见的有蛔虫钻入胆管，携带细菌进入；②经门静脉血入肝和胆囊，见于危重症时肠道菌群移位；③经淋巴管入肝及胆囊；④经动脉血入胆囊动脉至胆囊，少见。

### （三）其他

胰液反流、胆汁成分改变、胆囊供血不足、创伤、精神因素等均可影响胆囊功能。急性胆囊炎发病与胆汁淤滞密切相关。严重创伤、烧伤、长期静脉营养等易发生胆汁淤积诱发急性胆囊炎。免疫抑制的患儿可发生机会性微生物感染导致急性胆囊炎。

## 二、病理变化

初始胆囊黏膜充血、水肿，继而波及胆囊壁各层，囊壁增厚，纤维蛋白渗出。严重感染时，囊壁有化脓灶。胆囊管或胆总管口括约肌痉挛，胆囊或胆总管膨胀，可发生局限性缺血和坏疽而引起穿孔、胆汁性腹膜炎。

## 三、临床表现

急性胆囊炎起病多与饱食、吃油腻食物、劳累及精神因素等有关，常突然发病。

（1）腹痛：起病急，主要表现为上腹痛，初为阵发性疼痛，后呈持续性胀痛，右上腹明显；出现胆囊管梗阻，呈阵发性绞痛。大龄儿童可述疼痛向右肩背部放射。患儿呈急性病容，腹式呼吸减弱，右上腹明显压痛，Murphy 征阳性，有时可触及肿大的胆囊伴有触痛。合并腹膜炎可出现右上腹腹肌紧张或全腹压痛和腹肌紧张。个别重症患儿以脓毒性休克为起病，治疗后出现腹胀、全腹压痛和肌紧张等腹膜炎体征。

（2）大多数患儿伴有恶心、呕吐。多因结石或蛔虫阻塞胆囊管或胆总管扩张所致。恶心呕吐严重者可引起水、电解质紊乱。

（3）常伴有高热、寒战。其程度与炎症严重程度有关。轻型病例常有畏寒和低热。重型病例则可有寒战和高热,体温可达39 ℃,并可出现谵妄,甚至休克、昏迷。

(4)少数患儿出现黄疸,系炎症和水肿、膨胀的胆囊直接压迫胆管或并发胆管炎、胰腺炎所致。

## 四、辅助检查

### (一)血常规

显示白细胞总数和中性粒细胞计数增高,CRP升高(≥30 mg/L)。应进行胆汁和血液培养。一般血清胆红素无明显变化,或轻度升高。肝酶轻度升高,可有血清淀粉酶轻微升高。

### (二)影像学检查

B超可见胆囊明显增大,胆囊壁水肿增厚呈"双边征",胆囊腔内有絮状物或胆泥样沉积,胆囊颈部结石嵌顿,胆囊周围积液,B超检查的Murphy征阳性具有诊断意义。CT显示胆囊周围液体聚集、胆囊增大、胆囊壁增厚。MRI检查:胆囊增大、胆囊壁增厚、胆囊周围脂肪组织出现条索状高信号。放射性核素检查对诊断急性胆囊炎的敏感性为100%,特异性为95%,具有诊断价值,儿童应用较少。

## 五、诊断

一般根据上腹或右上腹疼痛及右上腹压痛的病史及体征,结合发热,CRP升高,白细胞计数升高,以及影像学检查(超声、CT、MBI)发现胆囊增大,胆囊壁增厚,胆囊颈部结石嵌顿、胆囊周围积液等表现,即可诊断。

急性胆囊炎的严重程度不同,治疗方法和预后也不同。

急性胆囊炎的并发症:胆囊穿孔、胆汁性腹膜炎、胆囊周围脓肿、急性胰腺炎、胆囊十二指肠瘘或胆囊结肠瘘等。急性胆囊炎患儿一旦出现并发症,往往提示预后不佳。

鉴别诊断应与引起腹痛(特别是右上腹痛)的疾病进行鉴别,主要有急性胰腺炎、右下肺炎、急性膈胸膜炎、胸腹部带状疱疹早期、急性阑尾炎等。

## 六、治疗

### (一)非手术治疗

主要措施有解痉、止痛、利胆、抗感染治疗和维持体液平衡。

急性胆囊炎抗菌药物治疗,轻度急性胆囊炎常为单一的肠道致病菌感染,应使用单一抗菌药物,首选第一代或二代头孢菌素;中重度急性胆囊炎可使用含β-内酰胺酶抑制剂的复合制剂、第三代及四代头孢菌素。应根据药敏试验结果选择合适的抗菌药物进行目标治疗。

解痉止痛:阿托品每次0.01 mg/kg,最大不超过0.4 mg。止痛治疗可适当使用非类固醇类抗炎药物,可逆转胆囊炎症和胆囊收缩功能的失调。

急性胆囊炎抗菌治疗3～5d后,如果急性感染症状、体征消失,体温和白细胞计数正常可以考虑停药。若出现体温持续不降、腹痛加重或患儿一般情况不改善或恶化,应立即手术治疗。

### (二)手术治疗

1.适应证

化脓性坏疽性胆囊炎;单纯性胆囊炎经非手术治疗病情恶化者;有并发症出现;急性腹膜炎,高度怀疑胆囊病变,经非手术治疗无好转者。

2.手术方式

手术方式可根据患儿一般情况及局部情况决定。

(1)腹腔镜胆囊切除术:主要适应于合并有胆囊结石的单纯性胆囊炎或反复发作的非结石性单纯性胆囊炎。该方式患儿痛苦小,恢复快。

(2)B超引导下经皮穿刺胆囊置管引流术:主要适应于化脓性坏疽性胆囊炎、病变局限并且患儿一般情况较差时。引流通畅后,病情会很快得到改善。对婴幼儿,应在全身麻醉下进行。

(3)胆囊切除术:胆囊周围的水肿和粘连,手术中应仔细操作。当胆囊切除难以进行,应及时改行简单有效的胆囊造瘘术。胆囊穿孔合并有胆汁性腹膜炎者应行胆囊造瘘和腹腔引流术。伴有胆总管梗阻炎症或穿孔时则需行胆总管引流,同时行腹腔引流。

# 第十节　急性阑尾炎

小儿急性阑尾炎的发病率虽较成人低,但仍是小儿外科急腹症中最常见的疾病。新生儿罕见,5岁以后随年龄增长为发病高峰。小儿急性阑尾炎病情发展快,症状不典型,容易误诊和发生穿孔,文献报高达40%,因而早期诊断和治疗极为重要。

## 一、病因

### (一)解剖因素

小儿阑尾的生长比系膜快,容易扭曲,呈盲管状,容易因引流不畅而发生炎症。当肠内容物、异物、小的肠石等进入阑尾腔后易发生梗阻。阑尾动脉是终末血管,腔内压力高血运易受阻碍,坏死穿孔率较高。小儿大网膜发育差,穿孔后不易包裹局限,易形成弥漫性腹膜炎。

### (二)细菌侵袭

阑尾黏膜损伤、破溃时,肠道细菌可直接侵犯而产生炎症,也可因上呼吸道感染等其他部位的多血流进入阑尾。阑尾黏膜下淋巴组织丰富,血液中的细菌未被滤过而停留在阑尾壁内淋巴组织导致炎症。儿童的急性阑尾炎多由金黄色葡萄球菌、大肠埃希菌及链球菌感染引起。近年来晚期穿孔者病例报告感染较多,最常见的是脆弱杆菌。

### (三)免疫因素

临床发现化脓性阑尾炎发作前有病毒感染的病史,有人认为这是病毒感染抑制机体免疫功能,内细菌过度繁殖而发生炎症。

### (四)神经反射

因精神紧张、生活环境的改变等因素,使受神经支配的阑尾肌肉和血管发生反射性痉挛,导致环障碍并加重阑尾腔梗阻,引起阑尾急性炎症。

## 二、病理

根据阑尾炎症病理发展过程,可分为4种类型。

### (一)卡他性阑尾炎

病变主要在黏膜。阑尾表面充血、水肿,可有少量纤维素渗出物。黏膜充血、水肿,黏膜下层有多核细胞及嗜酸性粒细胞浸润，且有淋巴滤泡增生。

### (二)化脓性阑尾炎

病变累及浆肌层，阑尾红肿明显。黏膜及浆肌层均有炎性浸润、破坏，黏膜面溃疡明显，阑尾腔内可积液或积脓，张力增高后可并发穿孔。婴幼儿的阑尾化脓性病变不重，而阑尾周围可出现较多脓性分泌。

### (三)坏疽性阑尾炎

阑尾壁全层广泛坏死呈暗紫或黑色。阑尾硬肿，浸润广泛。由于炎性渗出及脓性物刺激，阑尾粘连。阑尾系膜明显水肿，可有血管栓塞。常可穿孔而导致腹膜炎。

### (四)梗阻性阑尾炎

阑尾仅有轻度充血，但腔内有蛔虫、蛲虫、肠石、异物而形成梗阻。组织切片仅见嗜酸性粒细浸润及淋巴滤泡增生。小儿阑尾炎的浆膜外反应较成人早，渗出液较多。年龄越小，反应越早。因而，婴幼儿阑尾炎虽未穿孔，腹腔内也可见有一定量的渗出液。

## 三、临床表现

### (一)全身反应

1.精神异常

病变初期多表现为烦躁和哭闹，继而由于炎症和疼痛的刺激引起大脑皮质的抑制可出现精神不振、无力、活动减少、嗜睡等。

2.发热

婴幼儿一般均有发热，体温可高达 39～40℃，少数营养差并发阑尾穿孔腹膜炎的患儿可能出现体温下降，提示病情危重。

### (二)腹部及消化道症状

1.腹痛

较大儿童的典型病例，可与成人一样诉说有转移性右下腹痛的病史。初期上腹部有轻度疼痛，逐渐阵发性加重，数小时后炎症累及阑尾壁浆膜时，疼痛由上腹、脐周、转入右下腹阑尾部位。年龄越小，症状愈不典型。婴幼儿仅表现为阵发性哭闹、呻吟、拒食或静卧不动，触摸腹部时哭闹明显，易被误诊。

2.恶心、呕吐

早期呕吐多是胃肠反射性反应，呕吐物多为食物。较晚期患儿出现呕吐系腹膜炎所致，呕吐物可含胆汁、胃肠液，呕吐量多。婴幼儿阑尾炎时，呕吐往往出现于腹痛前。

3.腹泻、便秘

小儿阑尾炎常发生稀便或腹泻，这可能与盆腔阑尾炎或盆腔内积脓刺激肠道及直肠，或合并肠炎等因素有关。个别患儿可因发热、呕吐及体液丢失而出现便秘。

### (三)体征

1.固定的体位

由于盲肠转动或下垂可加剧疼痛，因此患儿选择某一疼痛最轻的体位很少改变，如侧屈髋位。

2.腹部体征

腹部体征：①腹部压痛：小儿由于盲肠移动性较大，阑尾位置不固定，有时压痛可在右中腹、脐部附近、下腹中部，穿孔腹膜炎时全腹压痛。②反跳痛：炎症刺激腹膜后可出现反跳痛。③腹肌紧张：阑尾炎症弥漫形成周围炎及腹膜炎时，腹肌反射性收缩引起肌紧张。婴幼儿腹肌发育不完善肌紧张不如年长儿明显。阑尾穿孔腹膜炎可出现全腹性肌紧张。小儿不合作，哭闹可干扰腹肌紧张的检查，因此需分散小儿注意力，反复检查，必要时可使用适量镇静剂待小儿安静后进行检查，以确定腹肌紧张程度。④皮肤过敏：有些阑尾炎早期患儿合并阑尾腔梗阻，右下腹皮肤可出现感觉过敏，蛲虫性阑尾炎患儿更明显，这是内脏、躯干神经相互反射的表现。⑤多数患儿可有腹胀，听诊肠鸣音减弱，年龄越小越明显。⑥阑尾周围出现脓肿时右下腹可扪及包块，较大包块可触及波动感。

3.其他体征

其他体征包括：①直肠指诊可有右前方触痛，甚至可触及肿胀的条索状阑尾。②腰大肌试验患儿左侧卧位，右髋过伸，腰大肌受到刺激疼痛，盲肠后位阑尾更明显。③闭孔肌试验患儿仰卧，屈血并内旋右髋关节后出现右下腹疼痛，是由于较长阑尾尖端刺激闭孔内肌所引起的疼痛。④Rovsing征在小儿诊断上帮助不大。

**(四)实验室及其他检查**

1.血常规

白细胞数往往 $10\times10^9/L$，中性粒细胞可高达 80%。

2.尿常规

一般无特殊，但有时阑尾炎刺激输尿管或膀胱后尿常规可见少量红细胞和白细胞。

3.X 线检查

有利于排除肠穿孔、肠梗阻。

4.B 超

可发现肿大变形的阑尾及阑尾脓肿。

5.血清 C-反应蛋白(CRP)

有助于坏疽及穿孔性阑尾炎的诊断。

## 四、诊断

根据典型的转移性右下腹痛史及压痛、反跳痛、腹肌紧张体征，结合实验室检查白细胞升高等情况，一般可以做出诊断。婴幼儿或临床表现体征不典型者需反复、耐心、多次检查，有时需根据动态观察结果才能诊断。在检查时需注意以下方面。

能说话的患儿要在家属的配合下尽量争取合作，正面回答医生的询问，了解发病的时间，疼痛的性质。检查时注意手和听诊器都不要太凉。观察患儿的精神状态，如精神愉快，嬉笑自然，活动多而灵巧，触诊腹部时压痛位置不固定或不能肯定有肌紧张时不急于手术。

采用对比检查腹部方法。①检查者两手分别按压左、右下腹，并交替加重用力，观察患儿哭闹反应，如下重压哭闹明显加剧，则以同样方法按压右上或右下腹进行对比；②患儿母亲握住患儿一手(一般握右手)，允许另一手自由活动，同上述方法交替按左、右下腹，如患儿用自由手抵抗检查右侧按压说明右侧有压痛；③检查者一手重压右下腹痛点，患儿全力抵抗右侧按压之手,检查者另一手乘机按压全腹其他各处,如患儿均置之不理,则可知除右下腹外它处无压痛。为了明确压痛紧张的固定性,检查至少反复三次,第一次常选择在就诊时,第二次在血常规检查后,第三次在初步处理后(处方或收入院)。三次检查中最好有一次检查是在安静或安睡时,必要时可在使用镇静剂后进行检查。睡眠后皮肤痛觉过敏消失,对深压痛与肿块检查较重要。小儿骨盆小,直肠触诊与检查下腹比成人便利,可了解阑尾肿胀浸润的程度与范围。

诊断仍困难时,可考虑腹腔穿刺检查 X 线检查。右下腹抽出液为血性、臭脓性或涂片有大量的细菌者为坏疽性阑尾炎。脓稀无臭,有脓球而无细菌者无须急诊手术。穿刺未得渗液时,可注入50 mL生理盐水再吸出检查。X 线检查对鉴别诊断肠梗阻、坏死性肠炎、胃肠穿孔有帮助。

## 五、鉴别诊断

### (一)肠痉挛症性腹痛

病因不明,好发于学龄儿,常突然发生腹痛,呈剧烈绞痛,持续时间不长,多为 10～20min,很少超过2h。体检腹软,偶有压痛但不固定,也无发热或白细胞数升高。此症发生率比阑尾炎高,不需手术,无须特殊治疗,一般均可自愈,但可反复发作。

### (二)肠系膜淋巴结炎

多与上呼吸道感染同时存在,腹痛较阑尾炎轻,多无阵发性加重,病程发展较慢,压痛不固定,主要在脐周,无明显腹肌紧张,反复腹部检查可确诊。本症不需手术,因此对鉴别困难体征较轻的患者,可暂用抗生素观察治疗数小时。

### (三)急性胃肠炎

常有不洁生凉饮食史,腹痛呈阵发性、痉挛性,多位于脐周、上腹或下腹,无固定压痛点及腹肌紧张,有腹泻。

### (四)美克耳憩室炎

症状体征与阑尾炎相似,如病情允许,可作放射性核素扫描,如显示有异位黏膜的美克耳憩室影可确诊。鉴别确有困难需手术时应做探查切口,术中如发现阑尾正常,应常规探查末端回肠 100 cm 范围,找到憩室后予以切除。

## 六、治疗

### (一)治疗原则

阑尾炎诊断明确,尽可能早期手术。但就诊 3d 以上症状无恶化及家属拒绝手术或其他特殊原因时,可用药物治疗。

阑尾脓肿以药物治疗为主。在药物治疗中需密切观察发热、疼痛、压痛范围等是否趋向好转。病情加重应手术引流,并发肠梗阻者引流脓肿后可得到缓解。

患儿观察 3d 以上症状稳定好转,显示腹膜炎已局限,双合诊又能摸到浸润块,应避免手术,以免感染扩散。待自然吸收或脓肿形成后再酌情引流或延期进行阑尾切除术。

### (二)抗生素治疗

常选针对球菌和革兰氏阳性杆菌及厌氧菌的药物。临床上目前小儿多用青霉素及氨苄西林、头孢类和甲硝唑静脉注射。如有药敏试验结果则根据药敏情况选用抗生素。

### (三)手术方法

1.尽量选麦氏切口

切除阑尾后应清除腹腔脓液,阑尾病变不明显者需探查回肠末端 100 cm(防止梅克尔憩室炎被遗漏)及盆腔器官。

2.放置腹腔引流

适应证:①阑尾穿孔,腹腔积脓、坏疽性阑尾炎;②阑尾残端处理不满意而影响愈合者;③切除阑尾或分离阑尾粘连后渗血不止可放置香烟引流或纱布填压引流;④已局限的阑尾脓肿。

### (四)腹腔镜阑尾切除

小儿腹腔镜阑尾切除术在国内、国外均有大宗病例报告,目前大多医院腹腔镜阑尾已成常规手术。腹腔镜阑尾切除具有创伤小、患儿痛苦少、术后肠功能恢复快、住院时间短、腹部创口瘢痕小等优点。小儿腹腔镜多选用穿刺 Trocar,直径 5～10 mm,手术操作时气腹压保持在 1.1～1.3 kPa(8～10 mmHg),手术时间在 30min 左右。

# 第七章　儿科呼吸系统常见病

## 第一节　急性上呼吸道梗阻

呼吸道梗阻包括发生于呼吸道任何部位的正常气流被阻断。阻断的部位如果位于呼吸道隆突以上，往往会迅速引起窒息，危及生命。阻断的部位如果位于呼吸道隆突以下，影响支气管或小气道的气流，但不致立刻危及生命。急性上呼吸道梗阻不仅包括上呼吸道，也包括隆突以上所有气道的梗阻。上呼吸道梗阻危及患儿的情况取决于多方面的因素，包括梗阻的部位、梗阻的程度、梗阻发展的速度及患儿心脏和肺的功能状态。

### 一、病因

#### （一）引起急性上呼吸道梗阻病因的解剖分布

1.鼻咽和口咽

其包括：①严重的面部创伤、骨折；②咽部异物；③扁桃体周围脓肿；④咽旁脓肿；⑤腭垂肿胀伴血管神经性水肿；⑥黏膜天疱疮。

2.咽后壁软组织

其包括：①咽后壁脓肿；②咽后壁出血；③颈椎损伤后水肿；④烫伤和化学性损伤。

3.颈部软组织

其包括：①创伤及医源性血肿；②颌下蜂窝组织炎。

4.会厌

其包括：①急性会厌炎；②外伤性会厌肿胀；③过敏性会厌肿胀。

5.声门

其包括：①创伤性声门损伤（常为医源性）；②手术引起的声带麻痹。

6.喉

其包括：①急性喉炎；②血管神经性水肿，喉痉挛；③异物；④手足抽搐伴发的喉痉挛、喉软化症；⑤外伤、骨折、水肿、局部血肿；⑥白喉的膜性渗出；⑦传染性单核细胞增多症的膜性渗出；⑧喉脓肿；⑨软骨炎。

7.声门下区和气管

其包括：①喉气管炎；②喉气管软化；③异物；④插管、器械、手术引起的医源性水肿；⑤膜性喉气管炎。

8.食管

其包括：①食管异物；②呕吐物急性吸入。

### (二)引起急性上呼吸道梗阻病因的年龄分布

1.新生儿及小婴儿

其包括喉软化、声门下狭窄、声带麻痹、气管软化、血管畸形、血管瘤等。

2.新生儿～1岁

其包括先天性畸形(同上)、喉气管炎、咽后壁脓肿、异物等。

3.1～2岁

其包括如喉气管炎、异物、会厌炎等。

4.3～6岁

有肿大的扁桃体及腺样体、鼻充血、会厌炎和异物等。

## 二、临床表现

气道部分梗阻时可听到喘鸣音，可见到呼吸困难，呼吸费力，辅助呼吸肌参加呼吸活动。肋间隙、锁骨上窝、胸骨上窝凹陷。严重病例呼吸极度困难，头向后仰、发绀并窒息，如瞪眼、口唇凸出和流涎。患儿欲咳嗽，但咳不出。辅助呼吸肌剧烈运动，呈矛盾呼吸运动，吸气时胸壁下陷，而腹部却隆起，呼气时则相反。虽然拼命用力呼吸，但仍无气流，旋即呼吸停止，继而出现心律失常，最终发生致命的室性心律失常，可因低氧和迷走神经反射引起心跳停止而迅速死亡。

## 三、鉴别诊断

临床上常以喘鸣音作为鉴别诊断的依据。喘鸣是由鼻和气管之间的上呼吸道因部分梗阻而部分中断了气体的通道，由一股或多股湍流的气体所产生。喘鸣的重要意义在于反映部分性的气道梗阻。儿童患者的气道并非一固定的管道，而为一相当软的管道，其管腔的横断面积随压力的不同而发生变化。在正常呼吸时其变化较小，当有阻塞性病变时则表现得相当重要。正常呼吸时，作用于气道的压力变化在胸腔内外是完全相反的。吸气时，在胸腔内，作用于气道壁的外周压力降低，因此，胸内气道趋于增宽；呼气时，外周压力升高使胸内气道变窄。胸外气道在吸气时，其周围软组织的压力保持近于不变，而胸腔内压力降低，使气道变窄；呼气时，胸腔内压力升高使胸外气道变宽。部分梗阻如果发生在气道内径能发生变化的部位，当气道变为最小时，梗阻将是最严重的。气道内径变小会使气流变慢并分裂，从而产生喘鸣。因此，胸外气道梗阻会产生吸气性喘鸣，胸内气道梗阻会产生呼气性喘鸣。较大的病变会产生吸气性和呼气性双相气流梗阻，从而引起双相(往返)喘鸣，双相喘鸣比单相喘鸣有更紧急的临床严重性。

喉是一固定性结构，其内径不随呼吸发生明显变化，婴儿喉腔最窄部位在声带处，横断面积为14～15 $mm^2$。该部黏膜水肿仅1 mm时，即可使气道面积减少65%。喉部病变多产生双相喘鸣。

不同病变引起的喘鸣的呼吸时相有以下3种病变。

### (一)倾向于产生吸气性喘鸣的病变

其包括：①先天性声带麻痹；②喉软化；③插管后喘鸣；④急性喉炎；⑤小颌、巨舌；⑥甲状舌骨囊肿；⑦声门上及声门蹼；⑧声门下血管瘤；⑨喉气管炎；⑩会厌炎；⑪咽后壁脓肿；⑫白喉。

### (二)常产生双期喘鸣的病变

其包括:①先天性声门下狭窄;②气管狭窄;③血管环、血管悬带;④声门下血管瘤;⑤声门下蹼。

### (三)倾向产生呼气性喘鸣的病变

其包括:①气管软化;②气管异物;③纵隔肿瘤。

喘鸣的听觉特征可能对诊断有帮助,如喉软化症的喘鸣为高调、鸡鸣样、吸气性。声门梗阻亦产生高调喘鸣;而声门上病变通常产生低调、浑厚的喘鸣。粗糙的鼾声是咽部梗阻的表现。

发音的特征对上呼吸道梗阻的病因也可能提供诊断线索。如声音嘶哑,常见于急性喉炎、喉气管炎、白喉和喉乳头状瘤病;声音低沉或无声,常见于喉蹼、会厌炎和喉部异物。

咳嗽的声音也有一定诊断意义。犬吠样咳嗽高度提示声门下腔病变;"钢管乐样"咳嗽常提示气管内异物。

由于上呼吸道与食管相毗邻,因此,上呼吸道梗阻也可引起进食困难。在婴儿,鼻咽梗阻时,由于鼻呼吸障碍,其所引起的进食困难常伴有窒息和吸入性呼吸困难;口咽梗阻,特别是舌根部病变及声门上喉部病变,均影响吞咽;咽后壁脓肿及声门上腔炎症,如会厌炎,不仅极不愿吞咽而且引起流涎。

X线诊断:上呼吸道的梗阻在X线下有些疾病有特异性改变,有些则不具有特异性改变。在胸片上,上呼吸道梗阻的其他表现包括:①肺充气量趋于正常或减少,这与其他原因引起的呼吸困难所见的肺过度膨胀相反;②气道可见狭窄的部分;③若下咽腔包括在X线片内,则可见扩张。

## 四、治疗

### (一)恢复气道通畅

急性上呼吸道梗阻患儿应立即设法使其气道通畅,尽量使患儿头向后仰。让患儿仰卧,抢救人员将一手置于患儿颈部,将颈部抬高,另一手置于额部,并向下压,使头和颈部呈过度伸展状态,此时舌可自咽后部推向前,使气道梗阻缓解。若气道仍未能恢复通畅,抢救者可改变手法,将一手指置于患儿下颌之后,然后尽力把下颌骨推向前;同时使头向后仰,用拇指使患儿下唇回缩,以便恢复通过口、鼻呼吸。如气道恢复通畅后,患儿仍无呼吸,应即刻进行人工机械通气。

### (二)迅速寻找并取出异物

如果气道已经通畅,患儿仍无自主呼吸,通过人工机械通气肺仍不能扩张,应立即用手指清除咽喉部的分泌物或异物。患儿宜侧卧,医师用拇指和示指使患儿张口,用另一只手清除患儿口、咽部的分泌物或异物,以排出堵塞物。亦可用一长塑料钳,自口腔置入,深入患儿咽后部,探取异物,切勿使软组织损伤。亦可通过突然增加胸膜腔内压的方法,以形成足够的呼出气压力和流量,使气管内异物排出。具体做法是用力拍其肩胛间区或自患儿后方将手置于患儿的腹部,两手交叉,向上腹部施加压力。较安全的方法是手臂围绕于胸廓中部,婴儿围绕于下胸廓,用力向内挤压或用力拍击中背部,亦可得到类似结果。因为大部分吸入异物位于咽部稍下方的狭窄处,不易进一步深入,患儿因无足够的潮气量而无法将阻塞的异物排出。但此时患儿肺内尚有足够的残气量，故对胸或腹部迅速加压，排出的气量足以将异物排出。如有条件可在气管镜下取异物。

**(三)气管插管、气管切开或环甲膜穿刺通气**

来不及用上述方法或用上述方法失败的病例，以及其他情况紧急窒息时，如手足搐搦症喉痉挛、咽后壁脓肿、甲状舌骨囊肿等，可先做气管插管，必要时可做气管切开。来不及做气管切开时，可先用血浆针头做环甲膜穿刺，或连接高频通气，以缓解患儿缺氧。然后再做气管插管或做气管切开，并置入套管。

**(四)病因治疗**

引起上呼吸道梗阻的病因除了异物按上述方法抢救外，由其他病因所引起者，应分别按照病因进行处理。

## 第二节　急性上呼吸道感染

急性上呼吸道感染(AURI)简称上感，俗称“感冒”，是小儿最常见的疾病。系由各种病原体引起的上呼吸道炎症，主要侵犯鼻、咽、扁桃体及喉部。一年四季均可发病。若炎症局限在某一组织，即按该部炎症命名，如急性鼻炎、急性咽炎、急性扁桃体炎、急性喉炎等。急性上呼吸道感染主要用于上呼吸道局部感染定位不确切者。

### 一、病因

各种病毒和细菌均可引起，以病毒感染为主，可占原发性上呼吸道感染的90%以上，主要有鼻病毒、呼吸道合胞病毒、流感病毒、副流感病毒、腺病毒、单纯疱疹病毒、柯萨奇病毒、埃可病毒、冠状病毒、EB病毒等。少数可由细菌引起。由于病毒感染，上呼吸道黏膜失去抵抗力而继发细菌感染，最常见致病菌为A组溶血性链球菌、肺炎链球菌、流感嗜血杆菌、葡萄球菌等。近年来肺炎支原体亦不少见。

婴幼儿时期由于上呼吸道的解剖生理特点及免疫特点易患本病。营养障碍性疾病，如维生素D缺乏性佝偻病、锌或铁缺乏症，以及护理不当、过度疲劳、气候改变和不良环境因素等，给病毒、细菌的入侵造成了有利条件，则易致反复上呼吸道感染或使病程迁延。

### 二、临床表现

本病多发于冬春季节，潜伏期1～3d，起病多较急。由于年龄大小、体质强弱及病变部位的不同，病情的缓急、轻重程度也不同。年长儿症状较轻，而婴幼儿症状较重。

**(一)一般类型上感**

1.症状

(1)局部症状：流清鼻涕、鼻塞、打喷嚏，也可有流泪、微咳或咽部不适。患儿多于3～4d不治自愈。

(2)全身症状：发热、烦躁不安、头痛、全身不适、乏力等。部分患儿有食欲缺乏、呕吐、腹泻、腹痛等消化系统的症状。有些患儿病初可出现脐部附近阵发性疼痛，多为暂时性，无压痛。可能是发热引起反射性肠痉挛或蛔虫骚动所致。如腹痛持续存在，多为并发急性肠系膜淋巴结炎应注意与急腹症鉴别。

婴幼儿起病急,全身症状为主,局部症状较轻。多有发热,有时体温可达 39～40 ℃,热程 2～3d至1 周,起病 1～2d 由于突发高热可引起惊厥,但很少连续多次,退热后,惊厥及其他神经症状消失,一般情况良好。

年长儿以局部症状为主,全身症状较轻,无热或轻度发热,自诉头痛、全身不适、乏力。极轻者仅鼻塞、流稀涕、打喷嚏、微咳、咽部不适等,多于 3～4 天自愈。

2.体征

检查可见咽部充血,咽后壁滤泡肿大,如感染蔓延至鼻咽部邻近器官,可见相应的体征,如扁桃体充血肿大,可有脓性分泌物,下颌淋巴结肿大,压痛。肺部听诊多数正常,少数呼吸音粗糙或闻及痰鸣音。肠病毒感染者可见不同形态的皮疹。

### (二)两种特殊类型上感

1.疱疹性咽峡炎

由柯萨奇 A 组病毒引起,多发于夏秋季节,可散发或流行。临床表现为骤起高热,咽痛,流涎,有时呕吐、腹痛等。体查可见咽部充血,在咽腭弓、腭垂、软腭或扁桃体上可见数个至十数个 2～4 mm 大小灰白色的疱疹,周围有红晕,1 天后疱疹破溃形成小溃疡。病程 1 周左右。

2.咽-结合膜热

由腺病毒 3、7 型引起,多发生于春夏季,可在集体儿童机构中流行。以发热、咽炎和结膜炎为特征。临床表现为多呈高热、咽痛、眼部刺痛、结膜炎,有时伴有消化系统的症状。体查可见咽部充血、有白色点块状分泌物,周边无红晕,易于剥离,一侧或两侧滤泡性眼结膜炎,颈部、耳后淋巴结肿大。病程 1～2 周。

## 三、并发症

婴幼儿上呼吸道感染波及邻近器官,引起中耳炎、鼻窦炎、咽后壁脓肿、颈部淋巴结炎,或炎症向下蔓延,引起气管炎、支气管炎、肺炎等。年长儿若患 A 组溶血性链球菌性咽峡炎可引起急性肾小球肾炎、风湿热等。

## 四、实验室检查

病毒感染者血白细胞计数在正常范围内或偏低,中性粒细胞减少,淋巴细胞计数相对增高。病毒分离、血清反应、免疫荧光、酶联免疫等方法,有利于病毒病原体的早期诊断。细菌感染者血白细胞计数可增高,中性粒细胞数增高,在使用抗菌药物前进行咽拭子培养可发现致病菌。链球菌引起者可于感染 2 周后血中 ASO 滴度增高。

## 五、诊断和鉴别诊断

根据临床表现不难诊断,但应与以下疾病相鉴别。

### (一)流行性感冒

流行性感冒由流感病毒、副流感病毒所致,有明显的流行病史。局部症状轻,全身症状重,常有发热、头痛、咽痛、四肢肌肉酸痛等,病程较长。

### (二)急性传染病早期

上呼吸道感染常为急性传染病的前驱症状,如麻疹、流行性脑脊髓膜炎、脊髓灰质炎、猩红热、百日咳、伤寒等,应结合流行病史、临床表现及实验室资料等综合分析,并观察病情演变加以鉴别。

### (三)急性阑尾炎

上呼吸道感染同时伴有腹痛应与急性阑尾炎鉴别,本病腹痛常先于发热,腹痛部位以右下腹为主,呈持续性,有肌紧张和固定压痛点,白细胞及中性粒细胞计数增高。

## 六、治疗

### (一)一般治疗

(1)注意适当休息,多饮水,发热期间宜给流质或易消化食物。

(2)保持室内空气新鲜及适当的温度、湿度。

(3)加强护理,注意呼吸道隔离,预防并发症。

### (二)抗感染治疗

1.抗病毒药物应用

病毒感染时不宜滥用抗生素。常用抗病毒药物以下几种。

(1)利巴韦林(病毒唑):具有广谱抗病毒作用,10～15 mg/(kg·d),口服或静脉滴注,或2 mg含服,1 次/2h,6 次/d,疗程为 3～5d。

(2)双嘧达莫(潘生丁):有抑制 RNA 病毒及某些 DNA 病毒的作用,3～5 mg/(kg·d),疗程为 3d。

(3)双黄连针剂:60 mg/(kg·d),加入 5%或 10%的葡萄糖液中静脉滴注,采用其口服液治疗也可取得良好的效果。

局部可用 1%的利巴韦林滴鼻液,4 次/d;病毒性结膜炎可用 0.1%的阿昔洛韦滴眼,1～2h1 次。

2.抗生素类药物

如果细菌性上呼吸道感染、病情较重、有继发细菌感染,或有并发症者可选用抗生素治疗,常用者有青霉素、复方新诺明和大环内酯类抗生素,疗程 3～5d。如证实为溶血性链球菌感染或既往有风湿热、肾炎病史者,青霉素疗程应为 10～14d。

### (三)对症治疗

(1)退热:高热应积极采取降温措施,通常可用物理降温如冷敷、冷生理盐水灌肠、温湿敷或 35%～50%的酒精(乙醇)溶液擦浴等方法,或给予阿司匹林、对乙酰氨基酚、布洛芬制剂口服或 20%的安乃近肌肉注射或滴鼻、小儿退热栓(吲哚美辛栓)肛门塞入,均可取得较好的降温效果。非超高热最好不用糖皮质激素类药物治疗。

(2)高热惊厥者可给予镇静、止惊等处理。

(3)咽痛者可含服咽喉片。

(4)鼻塞者可在进食前或睡前用 0.5%的麻黄素液滴鼻。用药前应先清除鼻腔分泌物,每次每侧鼻孔滴入 1～2 滴,可减轻鼻黏膜充血肿胀,使呼吸道通畅,便于呼吸和吮乳。

## 七、预防

(1)加强锻炼,以增强机体抵抗力和防止病原体入侵。

(2)提倡母乳喂养,经常到户外活动,多晒阳光,防治营养不良及佝偻病。

(3)患者应尽量不与健康小儿接触,在呼吸道发病率高的季节,避免去人多拥挤的公共场所。

(4)避免发病诱因,注意卫生,保持居室空气新鲜,在气候变化时注意增减衣服,避免交叉感染。

(5)对反复呼吸道感染的小儿可用左旋咪唑每天 2.5 mg/kg,每周服 2 天,3 个月 1 个疗程。或用转移因子,每周注射 1 次,每次 4 U,连用 3~4 个月。中药黄芪每天 6~9 g,连服 2~3 个月,对减少复发次数也有一定效果。

# 第三节　急性毛细支气管炎

急性毛细支气管炎是 2 岁以下婴幼儿特有的一种呼吸道感染性疾病,尤其以 6 个月内的婴儿最为多见,是此年龄最常见的一种严重的急性下呼吸道感染。以呼吸急促、三凹征和喘鸣为主要临床表现。主要为病毒感染,50%以上为呼吸道合胞病毒(RSV),其他副流感病毒、腺病毒亦可引起,RSV 是本病流行时唯一的病原。寒冷季节发病率较高,多为散发性,也可成为流行性。发病率男女相似,但男婴重症较多。早产儿、慢性肺疾病及先天性心脏病患儿为高危人群。

## 一、诊断

### (一)表现

1.症状

(1)2 岁以内婴幼儿,急性发病。

(2)上呼吸道感染后 2~3d 出现持续性干咳和发作性喘憋,咳嗽和喘憋同时发生,症状轻重不等。

(3)无热、低热、中度发热,少见高热。

2.体征

(1)呼吸浅快,60~80 次/min,甚至 100 次/min 以上;脉搏快而细,常达 160~200 次/min。

(2)鼻翕明显,有三凹征;重症面色苍白或发绀。

(3)胸廓饱满呈桶状胸,叩诊过清音,听诊呼气相呼吸音延长,呼气性喘鸣。毛细支气管梗阻严重时,呼吸音明显减低或消失,喘憋稍缓解时,可闻及弥漫性中、细湿啰音。

(4)因肺气肿的存在,肝脾被推向下方,肋缘下可触及,合并心力衰竭时肝脏可进行性增大。

(5)因不显性失水量增加和液体摄入量不足,部分患儿可出现脱水症状。

### (二)辅助检查

1.胸部 X 线检查

可见不同程度的梗阻性肺气肿(肺野清晰,透亮度增加),约 1/3 的患儿有肺纹理增粗及散在的小点片状实变影(肺不张或肺泡炎症)。

2.病原学检查

可取鼻咽部洗液做病毒分离检查,呼吸道病毒抗原的特异性快速诊断,呼吸道合胞病毒感染的血清学诊断,都可对临床诊断提供有力佐证。

## 二、鉴别诊断

患儿年龄偏小,在发病初期即出现明显的发作性喘憋,体检及X线检查在初期即出现明显肺气肿,故与其他急性肺炎较易区别。但本病还需与以下疾病鉴别。

### (一)婴幼儿哮喘

婴儿的第一次感染性喘息发作,多数是毛细支气管炎。毛细支气管炎当喘憋严重时,毛细支气管接近于完全梗阻,呼吸音明显降低,此时湿啰音也不易听到,不应误认为是婴幼儿哮喘发作。如有反复多次喘息发作,亲属有变态反应史,则有婴幼儿哮喘的可能。婴幼儿哮喘一般不发热,表现为突发突止的喘憋,可闻及大量哮鸣音,对支气管扩张药及皮下注射小剂量肾上腺素效果明显。

### (二)喘息性支气管炎

发病年龄多见于1～3岁幼儿,常继发于上感之后,多为低至中等度发热,肺部可闻及较多不固定的中等湿啰音、喘鸣音。病情多不重,呼吸困难、缺氧不明显。

### (三)粟粒性肺结核

有时呈发作性喘憋,发绀明显,多无啰音。有结核接触史或家庭病史,结核中毒症状,PPD试验阳性,可与急性毛细支气管炎鉴别。

### (四)可发生喘憋的其他疾病

如百日咳、充血性心力衰竭、心内膜弹力纤维增生症、吸入异物等。

(1)因肺脏过度充气,肝脏被推向下方,可在肋缘下触及,且患儿的心率与呼吸频率均较快,应与充血性心力衰竭鉴别。

(2)急性毛细支气管炎一般多以上呼吸道感染症状开始,此点可与充血性心力衰竭、心内膜弹力纤维增生症、吸入异物等鉴别。

(3)百日咳为百日咳鲍特杆菌引起的急性呼吸道传染病,人群对百日咳普遍易感。目前我国百日咳疫苗为计划免疫接种,发病率明显下降。百日咳典型表现为阵发、痉挛性咳嗽,痉咳后伴1次深长吸气,发出特殊的高调鸡鸣样吸气性吼声,俗称“回勾”。咳嗽一般持续2～6周。发病早期外周血白细胞计数增高,以淋巴细胞为主。采用鼻咽拭子法培养阳性率较高,第1周可达90%。百日咳发生喘憋时需与急性毛细支气管炎鉴别,典型的痉咳、鸡鸣样吸气性吼声、白细胞计数增高以淋巴细胞为主、细菌培养百日咳鲍特杆菌阳性可鉴别。

## 三、治疗

该病最危险的时期是咳嗽及呼吸困难发生后的48～72h。主要死因是过长的呼吸暂停、严重的失代偿性呼吸性酸中毒、严重脱水。病死率为1%～3%。

### (一)对症治疗

吸氧、补液、湿化气道、镇静、控制喘憋。

### (二)抗生素

考虑有继发细菌感染时,应想到金黄色葡萄球菌、大肠埃希菌或其他院内感染病菌的可能。对继发细菌感染的重症患儿,应根据细菌培养结果选用敏感抗生素。

### (三)并发症的治疗

及时发现和处理代谢性酸中毒、呼吸性酸中毒、心力衰竭及呼吸衰竭。并发心力衰竭时应及时采用快速洋地黄药物,如毛花苷C。对疑似心力衰竭的患儿,也可及早试用洋地黄药物观察病情变化。

(1)监测心电图、呼吸和血氧饱和度,通过监测及时发现低氧血症、呼吸暂停及呼吸衰竭的发生。一般吸入氧气浓度在40%以上即可纠正大多数低氧血症。当患儿出现吸气时呼吸音消失,严重三凹征,吸入氧气浓度在40%仍有发绀,对刺激反应减弱或消失,血二氧化碳分压升高,应考虑做辅助通气治疗。病情较重的小婴儿可有代谢性酸中毒,需做血气分析。约1/10的患者有呼吸性酸中毒。

(2)毛细支气管炎患儿因缺氧、烦躁而导致呼吸、心跳增快,需特别注意观察肝脏有无在短期内进行性增大,从而判断有无心力衰竭的发生。小婴儿和有先天性心脏病的患儿发生心力衰竭的机会较多。

(3)过度换气及液体摄入量不足的患儿要考虑脱水的可能。观察患儿哭时有无眼泪,皮肤及口唇黏膜是否干燥,皮肤弹性及尿量多少等,以判断脱水程度。

### (四)抗病毒治疗

利巴韦林、中药双黄连。

1.利巴韦林

常用剂量为每天10～15 mg/kg,分3～4次。利巴韦林是于1972年首次合成的核苷类广谱抗病毒药,最初的研究认为,它在体外有抗RSV作用,但进一步的试验却未能得到证实。目前美国儿科协会不再推荐常规应用这种药物,但强调对某些高危、病情严重患儿可以用利巴韦林治疗。

2.中药双黄连

北京儿童医院采用双盲随机对照方法的研究表明,双黄连雾化吸入治疗RSV引起的下呼吸道感染是安全有效的方法。

### (五)呼吸道合胞病毒(RSV)特异治疗

1.静脉用呼吸道合胞病毒免疫球蛋白(RSV-IVIG)

在治疗RSV感染时,RSV-IVIG有两种用法:①一次性静脉滴注RSV-IVIG 1 500 mg/kg;②吸入疗法,只在住院第1天给予RSV-IVIG制剂吸入,共2次,每次50 mg/kg,约20min,间隔30～60min。两种用法均能有效改善临床症状,明显降低鼻咽分泌物中的病毒含量。

2.RSV单克隆抗体

用法为每月肌肉注射1次,每次15 mg/kg,用于整个RSV感染季节,在RSV感染开始的季节提前应用效果更佳。

### (六)支气管扩张药及肾上腺糖皮质激素

1.支气管扩张药

过去认为支气管扩张药对毛细支气管炎无效,目前多数学者认为,用β受体兴奋药治疗毛细支气管炎有一定的效果。综合多个研究表明,肾上腺素为支气管扩张药中的首选药。

2.肾上腺糖皮质激素

长期以来对糖皮质激素治疗急性毛细支气管炎的争议仍然存在，目前尚无定论。但有研究表明，糖皮质激素对毛细支气管炎的复发有一定的抑制作用。

### 四、疗效分析

#### (一)病程

一般为5～15d。恰当的治疗可缩短病程。

#### (二)病情加重

如果经过合理治疗病情无明显缓解，应考虑以下几方面：①有无并发症出现，如合并心力衰竭者病程可延长；②有无先天性免疫缺陷或使用免疫抑制剂；③小婴儿是否输液过多，加重喘憋症状。

### 五、预后

预后大多良好。婴儿期患毛细支气管炎的患儿易于在病后半年内反复咳喘，随访2～7年有20％～50％发生哮喘。其危险因素为过敏体质、哮喘家族史、先天小气道等。

## 第四节　支气管扩张症

支气管扩张症是以感染及支气管阻塞为根本病因的慢性支气管疾病，分为先天性与后天性两种。前者因支气管发育不良，后者常继发于麻疹、百日咳、毛细支气管炎、腺病毒肺炎、支气管哮喘、局部异物堵塞或肿块压迫。

### 一、诊断要点

#### (一)临床表现

慢性咳嗽，痰多，多见于清晨起床后或变换体位时，痰量或多或少，含稠厚脓液，臭位不重，痰液呈脓性，静置后可分层，反复咳血，时有发热。患儿发育差，发绀，消瘦，贫血。病久可有杵状指(趾)、胸廓畸形，最终可致肺源性心脏病。

#### (二)实验室检查

1.血常规

血红蛋白数降低，急性感染时白细胞总数及中性粒细胞比例增高。可见核左移。

2.痰培养

痰培养可获致病菌，多为混合感染。

3.X线胸部平片

早期见肺纹理增多，粗而紊乱。典型后期变化为两中下肺野蜂窝状阴影，常伴肺不张、心脏及纵隔移位。继发感染时可见支气管周围炎症改变，必要时可行肺部CT检查。

4.支气管造影

支气管造影示支气管呈柱状、梭状、囊状扩张，是确诊及决定是否手术与手术范围的重要手段，宜在感染控制后进行。

## 二、鉴别诊断

本病与慢性肺结核、慢性支气管炎、肺脓肿、先天性肺囊肿、肺隔离症、肺吸虫病等的鉴别主要在于X线表现不同。此外,痰液检查、结核菌素试验、肺吸虫抗原皮试等亦可帮助诊断。

## 三、治疗

### (一)一般治疗

多晒太阳,呼吸新鲜空气,注意休息,加强营养。

### (二)排除支气管分泌物

(1)顺位排痰法每天进行 2 次,每次 20min。

(2)痰稠者可服氯化铵,30～60 mg/(kg·d),分 3 次口服。

(3)雾化吸入;在雾化液中加入异丙肾上腺素有利痰液排出。

### (三)控制感染

急性发作期选用有效抗生素,针对肺炎链球菌及流感嗜血杆菌有效的抗生素,如阿莫西林、磺胺二甲嘧啶、新的大环内酯类药物、第二代头孢菌素是合理的选择。疗程不定,7～10d。

### (四)人免疫球蛋白

对于低丙种球蛋白血症的患儿,人免疫球蛋白替代治疗能够防止支气管扩张病变的进展。

### (五)咳血的处理

一般可予止血药,如酚磺乙胺、卡巴克络等。大量咳血可用垂体后叶素 0.3 U/kg,溶于10%葡萄糖注射液内缓慢静脉滴注。

### (六)手术治疗

切除病肺为根本疗法。手术指征为,病肺不超过一叶或一侧、反复咳血或反复感染用药物不易控制、体位引流不合作、小儿内科治疗 9～12 个月无效、患儿一般情况日趋恶化者。

# 第五节　支气管哮喘

支气管哮喘是一种以嗜酸性粒细胞、肥大细胞、T 细胞等多种炎性细胞参与的气道慢性炎症性疾病,患者气道具有对各种激发因子刺激的高反应性。临床以反复发作性喘息、呼吸困难、胸闷或咳嗽为特点。常在夜间和/或清晨发作或加剧,多数患者可自行缓解或治疗后缓解。

## 一、病因

### (一)遗传因素

遗传过敏体质(特异反应性体质,Atopy-特应质)对本病的形成关系很大,多数患儿有婴儿湿疹、过敏性鼻炎和/或食物(药物)过敏史。本病多数属于多基因遗传病,遗传度 70%～80%,家族成员中气道的高反应性普遍存在,双亲均有遗传基因者哮喘患病率明显增高。国内报道约 20%的哮喘患儿家族中有哮喘患者。

### (二)环境因素

1.感染

最常见的是呼吸道感染。其中主要是病毒感染,如呼吸道合胞病毒、腺病毒、副流感病毒等，此外支原体、衣原体及细菌感染都可引起。

2.吸入变应原

如灰尘、花粉、尘螨、烟雾、真菌、宠物、蟑螂等。

3.食入变应原

主要是摄入异类蛋白质如牛奶、鸡蛋、鱼、虾等。

4.气候变化

气温突然下降或气压降低，刺激呼吸道，可激发哮喘。

5.运动

运动性哮喘多见于学龄儿童，运动后突然发病，持续时间较短。病因尚未完全明了。

6.情绪因素

情绪过于激动，如大笑、大哭引起深吸气，过度吸入冷而干燥的空气可激发哮喘。另外情绪紧张时也可通过神经因素激发哮喘。

7.药物

如阿司匹林可诱发儿童哮喘。

## 二、发病机制

20 世纪 70 年代和 20 世纪 80 年代初的“痉挛学说”，认为支气管平滑肌痉挛导致气道狭窄是引起哮喘的唯一原因，因而治疗的宗旨是解除支气管痉挛。20 世纪 80 年代和 20 世纪 90 年代初的“炎症学说”，认为哮喘发作的重要机制是炎性细胞浸润，炎性介质引起黏膜水肿，腺体分泌亢进，气道阻塞。因此，在治疗时除强调解除支气管平滑肌痉挛外，还要针对气道的变应性炎症，应用抗炎药物。这是对发病机制认识的一个重大进展。变应原进入机体可引发两种类型的哮喘反应。

### (一)速发型哮喘反应(IAR)

进入机体的抗原与肥大细胞膜上的特异性 IgE 抗体结合，而后激活肥大细胞内的一系列酶促反应，释放多种介质，引起支气管平滑肌痉挛而发病。患儿接触抗原后 10min 内产生反应，10～30分钟达高峰，1～3h变应原被机体清除，自行缓解，往往表现为突发突止。

### (二)迟发型哮喘反应(LAR)

变应原进入机体后引起变应性炎症，嗜酸性粒细胞、中性粒细胞、巨噬细胞等浸润，炎性介质释放，一方面使支气管黏膜上皮细胞受损、脱落，神经末梢暴露，另一方面使肺部的微血管通透性增加、黏液分泌增加，阻塞气道，使呼吸道狭窄，导致哮喘发作。患儿在接触抗原后一般 3h 发病，数小时达高峰。24h 后变应原才能被清除。

此外，无论轻患者或是急性发作的患者，其气道反应性均高，都可有炎症存在，而且这种炎症在急性发作期和无症状的缓解期均存在。

## 三、临床表现

起病可急可缓。婴幼儿常有 1～2d 的上呼吸道感染表现，年长儿起病较急。发作时患儿主要表现为严重的呼气性呼吸困难，严重时端坐呼吸，患儿焦躁不安，大汗淋漓，可出现发绀。肺部检查可有肺气肿的体征：两肺满布哮鸣音(有时不用听诊器即可听到)，呼吸音减低。部分患儿可闻及不同程度的湿啰音，且多在发作好转时出现。

根据年龄及临床特点分为婴幼儿哮喘、儿童哮喘和咳嗽变异性哮喘。

哮喘持续发作超过24h，经合理使用拟交感神经药物和茶碱类药物，呼吸困难不能缓解者，称之为哮喘持续状态。但需要指出，小儿的哮喘持续状态不应过分强调时间的限制，而应以临床症状持续严重为主要依据。

## 四、辅助检查

### (一)血常规

白细胞大多正常，若合并细菌感染计数可增高，嗜酸性粒细胞计数增高。

### (二)血气分析

一般为轻度低氧血症，严重患者伴有二氧化碳潴留。

### (三)肺功能检查

呼气峰流速(PEF)减低，指肺在最大充满状态下，用力呼气时所产生的最大流速；1 s最大呼气量降低。

### (四)变应原测定

变应原测定可作为发作诱因的参考。

### (五)X线检查

在发作期间可见肺气肿及肺纹理增重。

## 五、诊断

支气管哮喘可通过详细询问病史做出诊断。不同类型的哮喘诊断条件如下。

### (一)婴幼儿哮喘

(1)年龄小于3岁，喘憋发作不低于3次。

(2)发作时双肺闻及以呼气相为主的哮鸣音，呼气相延长。

(3)具有特异性体质，如湿疹、过敏性鼻炎等。

(4)父母有哮喘病等过敏史。

(5)除外其他疾病引起的哮喘。

符合(1)、(2)、(5)条即可诊断哮喘；如喘息发作2次，并具有(2)、(5)条诊断可疑哮喘或喘息性支气管炎；若同时有(3)和/或(4)条者，给予哮喘诊断性治疗。

### (二)儿童哮喘

(1)年龄不低于3岁，喘息反复发作。

(2)发作时双肺闻及以呼气相为主的哮鸣音，呼气相延长。

(3)支气管舒张剂有明显疗效。

(4)除外其他可致喘息、胸闷和咳嗽的疾病。

疑似病例可选用1‰肾上腺素皮下注射，0.01 mL/kg，最大量不超过每次0.3 mL，或用沙丁胺醇雾化吸入，15min后观察，若肺部哮鸣音明显减少，或FEV上升不低于15%，即为支气管舒张试验阳性，可诊断支气管哮喘。

### (三)咳嗽变异性哮喘

各年龄均可发病。①咳嗽持续或反复发作超过1个月，特点为夜间(或清晨)发作性的咳嗽，痰少，运动后加重，临床无感染征象，或经较长时间的抗生素治疗无效；②支气管扩张剂可使咳嗽发作缓解(基本诊断条件);③有个人或家族过敏史,变应原皮试可阳性(辅助诊断条件);④气道呈高反应性,支气管舒张试验阳性(辅助诊断条件);⑤除外其他原因引起的慢性咳嗽。

## 六、鉴别诊断

### (一)毛细支气管炎

此病多见于1岁以内的婴儿,病原体为呼吸道合胞病毒或副流感病毒,也有呼吸困难和喘鸣,但其呼吸困难发生较慢,对支气管扩张剂反应差。

### (二)支气管淋巴结核

支气管淋巴结核可引起顽固性咳嗽和哮喘样发作,但阵发性发作的特点不明显,结核菌素试验阳性,X线检查有助于诊断。

### (三)支气管异物

患儿会出现哮喘样呼吸困难,但患儿有异物吸入或呛咳史,肺部X线检查有助于诊断,纤维支气管镜检可确诊。

## 七、治疗

哮喘治疗的目标:①有效控制急性发作症状,并维持最轻的症状,甚至无症状;②防止症状加重或反复;③尽可能将肺功能维持在正常或接近正常水平;④防止发生不可逆的气流受限;⑤保持正常活动(包括运动)能力;⑥避免药物不良反应;⑦防止因哮喘而死亡。

哮喘控制治疗应尽早开始。治疗原则为长期、持续、规范和个体化治疗。急性发作期治疗重点为抗炎、平喘,以便快速缓解症状;慢性持续期应坚持长期抗炎,降低气道反应性,防止气道重塑,避免危险因素和自我保健。

治疗哮喘的药物包括缓解药物和控制药物。缓解药物能快速缓解支气管收缩及其他伴随的急性症状,用于哮喘急性发作期,包括:①吸入型速效$\beta_2$受体激动剂;②全身型糖皮质激素;③抗胆碱能药物;④口服短效$\beta_2$受体激动剂;⑤短效茶碱等。控制药物是抑制气道炎症需长期使用的药物,用于哮喘慢性持续期,包括:①吸入型糖皮质激素(ICS);②白三烯调节剂;③缓释茶碱;④长效$\beta_2$受体激动剂;⑤肥大细胞膜稳定剂;⑥全身性糖皮质激素等;⑦抗IgE抗体。

### (一)哮喘急性发作期治疗

1.$\beta_2$受体激动剂

$\beta_2$受体激动剂是目前最有效、临床应用最广的支气管舒张剂。根据起作用的快慢分为速效和缓慢起效两大类,根据维持时间的长短分为短效和长效两大类。吸入型速效$\beta_2$受体激动剂疗效可维持4～6h,是缓解哮喘急性症状的首选药物,严重哮喘发作时第1h可每20min吸入1次,以后每1～4h可重复吸入。药物剂量:每次沙丁胺醇2.5～5.0 mg或特布他林2.5～5.0 mg。急性发作病情相对较轻时也可选择短期口服短效$\beta_2$受体激动剂,如沙丁胺醇片和特布他林片等。

2.糖皮质激素

病情较重的急性病例应给予口服泼尼松或泼尼松龙短程治疗(1～7d),每天1～2 mg/kg,分2～3次。一般不主张长期使用口服糖皮质激素治疗儿童哮喘。严重哮喘发作时应静脉给予甲泼尼龙，每天 2～6 mg/kg，分 2～3 次输注，或琥珀酸氢化可的松或氢化可的松，每次 5～10 mg/kg。一般静脉糖皮质激素使用 1～7d，症状缓解后即停止静脉用药，若需持续使用糖皮质激素者，可改为口服泼尼松。ICS 对儿童哮喘急性发作的治疗有一定的帮助，选用雾化吸入布地奈德悬液每次 0.5～1 mg，每 6～8h1 次。但病情严重时不能以吸入治疗替代全身型糖皮质激素治疗，以免延误病情。

3.抗胆碱能药物

吸入型抗胆碱能药物如溴化异丙托品舒张支气管的作用比 $β_2$ 受体激动剂弱，起效也较慢，但长期使用不易产生耐药，不良反应少。尤其对 $β_2$ 受体激动剂治疗反应不佳的中重度患儿应尽早联合使用。

4.短效茶碱

可作为缓解药物用于哮喘急性发作的治疗，主张将其作为哮喘综合治疗方案中的一部分，而不单独应用治疗哮喘。需注意其不良反应，长时间使用者，最好监测茶碱的血药浓度。

**(二)哮喘慢性持续期治疗**

(1)ICS：是哮喘长期控制的首选药物，也是目前最有效的抗炎药物，优点是通过吸入，药物直接作用于气道黏膜，局部抗炎作用强，全身不良反应少。通常需要长期、规范吸入较长时间才能达到完全控制。目前临床上常用 ICS 有布地奈德、丙酸氟替卡松和丙酸倍氯米松。

(2)白三烯调节剂：分为白三烯合成酶抑制剂和白三烯受体拮抗剂，该药耐受性好，不良反应少，服用方便。白三烯受体拮抗剂包括孟鲁司特和扎鲁司特。

(3)缓释茶碱：用于长期控制时，主要协助 ICS 抗炎，每天分 1～2 次服用，以维持昼夜的稳定血药浓度。

(4)长效 $β_2$ 受体激动剂：药物包括福莫特罗、沙美特罗、班布特罗及丙卡特罗等。

(5)肥大细胞膜稳定剂：色甘酸钠，常用于预防运动及其他刺激诱发的哮喘。

(6)全身性糖皮质激素：在哮喘慢性持续期控制哮喘发作过程中，全身性糖皮质激素仅短期在慢性持续期分级为重度持续患儿，长期使用高剂量 ICS 加吸入型长效 $β_2$ 受体激动剂及其他控制药物疗效欠佳的情况下使用。

(7)抗 IgE 抗体：对 IgE 介导的过敏性哮喘具有较好的效果。但由于价格昂贵仅适用于血清 IgE 明显升高、ICS 无法控制的 12 岁以上重度持续性过敏性哮喘患儿。

(8)联合治疗：对病情严重度分级为重度持续和单用 ICS 病情控制不佳的中度持续的哮喘提倡长期联合治疗，如 ICS 联合吸入型长效 $β_2$ 受体激动剂、ICS 联合白三烯调节剂和 ICS 联合缓释茶碱。

(9)过敏原特异性免疫治疗(AIT)：在无法避免接触变应原或药物治疗无效时，可考虑针对变应原的特异性免疫治疗，需要在有抢救措施的医院进行。AIT 是目前可能改变过敏性疾病自然进程的唯一治疗方法，但对肺功能的改善和降低气道高反应性的疗效尚需进一步临床研究和评价。特异性免疫治疗应与抗炎及平喘药物联用，坚持足够疗程。

(10)儿童哮喘长期治疗升降级治疗与疗程问题：儿童哮喘需要强调规范化治疗，每 3 个月应评估病情，以决定升级治疗、维持治疗或降级治疗。如 ICS 通常需要 1～3 年乃至更长时间才能达到完全控制。≥6 岁儿童哮喘规范化治疗最低剂量能维持控制，并且 6 个月至 1 年无症状反复,可考虑停药。<6 岁哮喘患儿的症状自然缓解比例高,因此该年龄段儿童每年至少要进行两次评估,经过 3～6 个月的控制治疗后病情稳定,可以考虑停药观察。

### 八、管理与教育

#### (一)避免危险因素

应避免接触变应原,积极治疗和清除感染灶,去除各种诱发因素(吸烟、呼吸道感染和气候变化等)。

#### (二)哮喘的教育与管理

哮喘患儿的教育与管理是提高疗效、减少复发提高患儿生活质量的重要措施。通过对患儿及家长进行哮喘基本防治知识的教育,调动其对哮喘防治的主观能动性,提高依从性,避免各种危险因素,巩固治疗效果,提高生活质量。教会患儿及其家属正确使用儿童哮喘控制测试等儿童哮喘控制问卷,以判断哮喘控制水平。

#### (三)多形式教育

通过门诊教育、集中教育(交流会和哮喘之家等活动)、媒体宣传(广播、电视、报纸、科普杂志和书籍等)和定点教育(与学校、社区卫生机构合作)等多种形式,向哮喘患儿及其家属宣传哮喘基本知识。

### 九、预后

儿童哮喘的预后较成人好,病死率为 2/10 万～4/10 万,70%～80%年长后症状不再反复,但仍可能存在不同程度气道炎症和气道高反应性,30%～60%的患儿可完全控制或自愈。

## 第六节　哮喘持续状态

哮喘持续状态是指哮喘发作时出现严重呼吸困难,持续 12～24h,合理应用拟交感神经药及茶碱类药物仍不见缓解者。其主要病理改变为广泛而持续的气道平滑肌痉挛、黏膜水肿和黏液栓塞,而导致明显的通气功能障碍,如不及时治疗可发展成呼吸衰竭至死亡。

### 一、病因

#### (一)持续的变应原刺激

变态反应为支气管哮喘的主要原因。具有过敏体质者接触特异性抗原后,体内即产生特异性反应素抗体(IgE),IgE 与支气管黏膜和黏膜下层的肥大细胞及血液中嗜碱性粒细胞等靶细胞表面的 Fc 段受体结合,即产生致敏作用。当机体再次接触抗原时,抗原即与 IgE 分子的 Fab 段结合,通过一系列反应而激活磷酸二酯酶,水解环磷酸腺苷(cAMP)。由于 cAMP 浓度下降,导致肥大细胞脱颗粒而释放其内的活性物质,如组胺、5-羟色胺、慢反应物质、缓激肽和嗜酸性粒细胞趋化因子等。这些物质可直接或间接通过刺激迷走神经引起支气管平滑肌收缩,组织水肿及分泌增加。当有持续的变应原刺激时,上述过程不断发生,而致哮喘不能被控制或自然缓解。

#### (二)感染

病毒感染为内源性哮喘的发病原因,有外源性变应原所致的哮喘患儿,亦常因呼吸道感染而诱发哮喘。且在儿科其他感染所致的喘息性疾病如毛细支气管炎、喘息性支气管炎与哮喘关系密切，三者都表现为气道高反应性，有不少患儿以后发展成哮喘。感染因素中以病毒为主，细菌感染无论在哮喘发作还是在支气管哮喘的继发感染中均不占重要地位。有学者通过检测呼吸道合胞病毒(RSV)和副流感病毒感染患儿鼻咽分泌物中的特异性 IgE 发现，感染 RSV 和副流感病毒后发生喘鸣的患儿，其鼻咽分泌物中 IgE 滴度明显高于只患肺炎或上呼吸道感染而无喘鸣者，且前者在 3 个月的观察中 IgE 滴度持续上升。以上结果表明，病毒感染可引起与外源性哮喘类似的Ⅰ型变态反应。病毒感染还可使气道反应性增高，可能通过以下几种途径。①引起支气管黏膜上皮损伤，抗原物质易渗入上皮间隙与致敏的靶细胞结合；同时上皮损伤暴露了气道上皮下的激惹受体或胆碱能受体，当其与刺激物接触时被活化，可引起气道的广泛收缩。②某些病毒能部分抑制 β 受体，还可使循环血中的嗜碱性细胞容易释放组胺和免疫活性介质。③病毒感染可刺激神经末梢受体，引起自主神经功能紊乱，副交感神经兴奋，支气管收缩。④RSV 与抗 RSV 抗体复合物可引起白细胞释放花生四烯酸代谢产物，引起支气管平滑肌收缩。

病毒感染引起哮喘发作原因可能是多方面的，一方面引起炎症反应和气管高反应性，另一方面可引起机体免疫功能紊乱伴 IgE 合成过多。因此当感染持续存在时，哮喘发作常难以控制。

**(三)脱水及酸碱平衡失调**

哮喘持续状态时，由于张口呼吸、出汗及茶碱类的利尿作用等使体液大量丢失，易造成脱水。失水可致痰黏稠形成痰栓阻塞小支气管，同时脱水状态下，对肾上腺素常呈无反应状态。肺通气障碍造成缺氧及高碳酸血症可致呼吸性酸中毒及代谢性酸中毒，均可使支气管扩张剂失效。因此当哮喘发作合并脱水及酸中毒时常常不易控制。

**(四)呼吸道热量和/或水分的丢失**

急性哮喘初发阶段常呈过度通气状态，造成气道局部温度下降及失水，成为对呼吸道的持续刺激，引起支气管反应性收缩，使呼吸困难进一步加重。

**(五)其他因素**

如精神因素、合并心力衰竭、肾上腺皮质功能不全或长期应用皮质激素而耐药时，发作常不易控制而呈持续状态。

## 二、诊断要点

哮喘持续状态时临床表现为严重呼吸困难，端坐呼吸，呼吸表浅，呼吸节律变慢，哮鸣音减低甚至消失，发绀，面色苍白，表情惊恐，大汗淋漓。当发作持续时间较长时，患儿可呈极度衰竭状态，发绀严重，持续吸氧不能改善，肢端发冷，脉搏细速，咳嗽无力，不能说话，甚至昏迷。如不及时治疗或治疗不当则可发生呼吸衰竭或因支气管持续痉挛或痰栓阻塞窒息死亡。

当患儿出现上述表现，并且经合理应用拟交感神经药及茶碱类药物治疗 12～24h 仍不缓解，再结合以往反复发作史及过敏史，排除其他可造成呼吸困难的疾病如毛细支气管炎、喘息性支气管炎、气管异物等即可做出哮喘持续状态的诊断。

## 三、病情判断

虽然近年来对哮喘的治疗有了一系列改进，但病死率并没有下降，在某些国家反而有所上升。原因可能在于对哮喘持续状态患者的严重性认识不足，对哮喘患儿的监测不够，没有对患儿的病情做出明确判断或没有给予进一步的治疗，亦没有充分重视发作间期的预防，以及哮喘急性发作时支气管扩张剂及皮质激素用量不足。重症哮喘持续状态可发生呼吸衰竭、心力衰竭、严重水电解质及酸碱平衡紊乱，易窒息而导致死亡。哮喘持续状态预后不佳，应予充分重视。

## 四、治疗

### (一)吸氧

氧气吸入可改善低氧血症，防止并纠正代谢性酸中毒。一般以 4～5 L/min 流量为宜，氧浓度以 40% 为宜，相当于氧流量 6～8 L/min，使 $PaO_2$ 保持在 9.3～12.0 kPa（70～90 mmHg），如用面罩将雾化吸入剂与氧气同时吸入，更为理想。

### (二)纠正脱水及酸碱平衡失调

脱水及酸中毒常常是造成哮喘持续难以控制的重要原因，因此补液及纠正酸中毒是控制哮喘的有效方法。补液量可根据年龄及失水程度计算。开始以 1/3～1/2 张含钠液体，最初 2h 内给 5～10 mL/(kg·h)，以后用 1/4～1/3 张含钠液维持，有尿后补钾。呼吸性酸中毒应该靠加强通气来改善，轻度代谢性酸中毒可通过给氧及补液纠正，只有在明显的代谢性酸中毒时才使用碱性液。计算公式为：碱性液用量（mmol）＝0.15×体重（kg）×（－BE）（碱缺乏）。稀释至等张：碳酸氢钠为 1.4%，乳酸钠为1.87%，三羟甲基氨基甲烷（THAM）为 3.6%。当应用碳酸氢钠来纠正代谢性酸中毒时，机体内必将产生大量碳酸，加重了呼吸性酸中毒，因此加强通气才是防止和治疗酸中毒的根本措施。从此考虑，碱性液应先选用乳酸钠及 THAM，可避免体内产生大量的碳酸。

### (三)支气管扩张剂的应用

1.β 受体兴奋剂

β受体兴奋剂通过直接兴奋支气管平滑肌上的β受体，而使支气管扩张。可雾化吸入，也可全身用药。

(1)沙丁胺醇(舒喘灵)：溶液雾化吸入，舒喘灵几乎为纯 $\beta_2$ 受体兴奋剂，对心血管不良反应小，雾化吸入为治疗急性哮喘的首选方法，常用的气雾剂因微粒不够细，不易进入气道深处而效果不满意。可将 0.5%舒喘灵溶液根据年龄按下表 7-1 剂量加入超声雾化器中，面罩吸入。

**表 7-1　不同年龄患者吸入舒喘灵雾化浓度的配制**

| 年龄(岁) | 0.5%舒喘灵(mL) | 蒸馏水(mL) |
|---|---|---|
| 1～4 | 0.25 | 1.75 |
| 4～8 | 0.5 | 1.5 |
| 8～12 | 0.75 | 1.25 |

如病情严重，开始时每隔 1～2h 吸入 1 次，并注意心率和呼吸情况的监护，好转后 6～8 小时吸入 1 次。亦可用克仑特罗(氨哮素)雾化吸入，4 mg/100 mL，每次吸入 10～15 mL，一般

每天2～3次。

(2)舒喘灵静脉注射:应用本药雾化吸入及静脉滴注氨茶碱无效时,可考虑静脉注射舒喘灵。学龄儿剂量为每次5 μg/kg,病情严重时,亦可将舒喘灵2 mg加入10%葡萄糖溶液250 mL中静脉滴注,速度为8 μg/min(1 mL/min)左右,静脉滴注20～30min。严密观察病情,注意心率变化,若病情好转应减慢滴速。6h后可重复用药,学龄前儿童舒喘灵剂量应减半。

(3)异丙肾上腺素:经用茶碱类、皮质激素及其他支气管扩张剂无效时,可考虑异丙肾上腺素静脉滴注。将本药0.5 mg加入10%葡萄糖液100 mL中,最初以每分0.1 μg/kg的速度缓慢滴注,在心电和血气监护下,可每10～15min增加0.1 μg/(kg·min),直至$PaO_2$及通气功能改善,或心率达到180～200次/min时停用。症状好转后可维持用药24h。

(4)抗胆碱药:异丙托溴铵(爱喘乐)与$β_2$受体激动剂联合吸入,可增加后者的疗效,该药主要通过降低迷走神经张力而舒张支气管,哮喘持续状态时与舒喘灵溶液混合一起吸入,不大于2岁者,每次125 μg(0.5 mL);2岁以上者,每次250 μg(1 mL),其他用法同舒喘灵。

(5)硫酸镁:主要通过干扰支气管平滑肌细胞内钙内流起到松弛气道平滑肌的作用,在用上述药物效果不佳时,往往能收到较好疗效。其用法为0.025 g/kg(25%硫酸镁0.1 mL/kg)加入10%葡萄糖液30 mL内,20～30min静脉滴注,每天1～2次。给药期间应注意呼吸、血压变化,如有过量表现可用10%葡萄糖酸钙拮抗。

(6)特布他林(博利康尼):每片2.5 mg,儿童每次1/4～1/2片,每天2次,亦有人用作雾化吸入治疗,对喘息患者取得一定疗效。

2.茶碱

茶碱类扩张支气管平滑肌的作用机制尚未完全明了,过去普遍认为是通过抑制磷酸二酯酶,减少cAMP的水解,使细胞内cAMP浓度升高,而产生平滑肌松弛作用。近年来研究表明,茶碱的作用是多方面的:支气管平滑肌上存在腺苷受体,腺苷受体兴奋可使平滑肌收缩,茶碱类可与腺苷竞争支气管平滑肌上的腺苷受体,使支气管扩张;茶碱还可抑制变态反应中介质的释放并增加cAMP与cAMP结合蛋白的亲和力,使cAMP作用加强;还可刺激肾上腺髓质释放肾上腺素及去甲肾上腺素。茶碱的最适治疗血药浓度为10～20 μg/mL,血药浓度超过20 μg/mL时将随着血药浓度的增加出现各种不良反应。茶碱的有效血药浓度范围窄,因此有条件最好做血药浓度监测。哮喘持续状态时氨茶碱负荷量为4岁以下6 mg/kg,5～10岁5.5 mg/kg,10岁以上4.5 mg/kg,稀释后在20min内缓慢静脉注入。如6h内已用过茶碱类药物,应酌情减量(如用1/3～1/2),然后再以维持量持续静脉滴注,速度为1～9岁1 mg/(kg·h),9岁以上0.8 mg/(kg·h)。因茶碱清除率个体差异大,最好有血药浓度监测,以调整剂量,使血药浓度维持在10～20 μg/mL。

3.其他支气管扩张药

(1)普鲁卡因:曾有报道应用普鲁卡因静脉滴注进行治疗,有效率为100%。其作用机制尚不明确,可能是通过提高腺苷酸环化酶的活性使细胞内cAMP浓度升高或是直接对平滑肌有抑制作用。剂量为每次3～5 mg/kg,最大不超过每次10 mg/kg,加入10%葡萄糖液50～100 mL内静脉滴注,每天1次,严重者6h后可重复1次。

(2)维生素 $K_1$:作用机制不明,实验证明有解除平滑肌痉挛的作用。剂量为 2 岁以内每次 2～4 mg,2 岁以上每次 5～10 mg,肌肉注射,每天 2～3 次。

**(四)肾上腺皮质激素**

肾上腺皮质激素无论对慢性哮喘还是哮喘急性发作都有很好的疗效。皮质激素可能通过以下几种途径发挥作用:①通过抗炎及抗过敏作用,降低毛细血管通透性减轻水肿,稳定溶酶体膜和肥大细胞膜,防止释出水解酶及肥大细胞脱颗粒。②增加 β 肾上腺素能受体的活性。在哮喘持续状态时应早期大剂量应用本药,可选用氢化可的松每次 4～8 mg/kg 或甲泼尼龙每次 1～2 mg/kg静脉滴注,每 6h 1 次,病情缓解后改口服泼尼松 1～2 mg/(kg·d),症状控制后力争在 1 周内停药,对慢性哮喘尽量在 1～2 个月内停药或逐渐用皮质激素吸入剂替代。

**(五)机械通气**

机械通气的指征为:①持续严重的呼吸困难。②呼吸音减低到几乎听不到哮鸣音及呼吸音。③因过度通气和呼吸肌疲劳而使胸廓运动受阻。④意识障碍;烦躁或抑制甚至昏迷。⑤吸入 40%氧后发绀仍无改善。⑥$PaCO_2 \geq 8.6$ kPa(65 mmHg)。有学者建议有 3 项或 3 项以上上述指征时用机械呼吸。呼吸器以定容型为好。

机械通气时应注意以下几点:①潮气量应较一般标准偏大而频率偏慢。②改变常规应用的吸/呼时比 1∶1.5 为 1∶2 或 1∶3,以保证有较长的呼气时间。③可并用肌肉松弛剂,同时应用支气管扩张剂雾化吸入并经常吸出呼吸道黏液以降低气道的高阻力。有学者报道采用持续气道正压(CPAP)治疗急性哮喘,当 CPAP 为($0.52 \pm 0.27$) kPa($M \pm SD$)($5.3 \pm 2.8$ $cmH_2O$)时患者感觉最为舒适。吸气时间($T_1$)减少8.65%($P < 0.01$),$T_1$ 缩短反映了吸气肌工作负荷减少,从而改善了气体交换。急性哮喘应用低至中度的 CPAP 可改善气促症状。

**(六)祛痰剂**

祛痰剂可清除呼吸道痰液,改善通气,防止发生痰栓阻塞,常用祛痰药有以下几种。

1.乙酰半胱氨酸(痰易净)

乙酰半胱氨酸使痰液中黏蛋白的二硫键断裂,黏蛋白分解,痰液黏稠度下降,易于咳出。常用 10%溶液 1～3 mL 雾化吸入,每天 2～3 次。

2.溴己新(必嗽平)

溴己新使痰液中黏多糖纤维分解和断裂,以降低痰液黏稠度,使之易于咳出,剂量为每次 0.2～0.3 mg,3～4 次/d,口服;或用 0.1%溶液 2 mL 雾化吸入,每天 1～2 次。

3.糜蛋白酶

糜蛋白酶使痰液内蛋白分解黏度降低易于咳出,按每次 5 mg,肌肉注射,1～2 次/d;或每次 5 mg 加生理盐水10 mL雾化吸入,1～2 次/d。

**(七)镇静剂**

一般不主张应用。患儿烦躁不安时可用水合氯醛,在有呼吸监护的情况下可用地西泮,其他镇静剂应禁用。

**(八)强心剂**

有心力衰竭时可给予洋地黄强心治疗。

### (九)抗生素

合并细菌感染时应选用有效抗生素。

### (十)呼吸衰竭的治疗

哮喘是否发生呼吸衰竭,可根据动脉血气分析加以判断。急性哮喘时血气改变见表7-2。

**表7-2 哮喘持续状态的血气判断**

| 气道阻塞 | $PaO_2$ | $PaCO_2$ | pH |
|---|---|---|---|
| 程度 | (正常为12.0～13.3 kPa) | 4.7～6.0 kPa | 7.35～7.45 |
| ↑ | 正常 | ↓ | ＞7.45 呼吸性碱中毒 |
| ↑↑ | ↓ | ↓↓ | ＞7.45 呼吸性碱中毒 |
| ↑↑↑ | ↓↓ | 正常 | 正常 |
| ↑↑↑ | ↓↓↓ | ↑↑↑ | ＜7.35 呼吸性酸中毒 |

注:↑表示加重或增高;↓表示降低。

如无条件做血气分析,亦可参考Wood等提出的哮喘临床评分法做出诊断,见表7-3。

**表7-3 Wood哮喘临床评分法**

| 观察项目 | 0分 | 1分 | 2分 |
|---|---|---|---|
| $PaO_2$(kPa) | 9.33～13.3(吸入空气时) | ≤9.33(吸入空气时) | ≤9.33(吸40%氧时) |
| 发绀 | 无 | 有 | 有 |
| 吸气性呼吸音 | 正常 | 变化不等 | 减低→消失 |
| 辅助呼吸肌的使用 | 无 | 中等 | 最大 |
| 吸气性喘鸣 | 无 | 中等 | 显著 |
| 脑功能 | 正常 | 抑制或烦躁 | 昏迷 |

当得分不低于5分时提示将要发生呼吸衰竭;当得分不低于7分或$PaCO_2 \geqslant 8.6$ kPa(64.5 mmHg),则为呼吸衰竭的指征。

### (十一)缓解期的治疗

为了进一步减轻症状和预防再次严重发作,长期应用皮质激素及维持茶碱的有效血浓度的作用是肯定的,但其不良反应及茶碱类药物较短的半衰期使其临床应用受到限制。应避免接触变应原,并给予脱敏治疗;避免或减少呼吸道感染;应用中医中药治疗等。

1.丙酸培氯松气雾剂(BDA)

BDA是人工合成的皮质激素,局部作用异常强大而全身作用轻微。有人认为较监测血浓度的氨茶碱疗法更为有效,更安全。由于用药后7～10d才能发挥作用,故仅适用于缓解期的治疗。对于长期应用大量皮质激素或对其产生依赖的患儿,吸入本药可减少皮质激素的用量乃至停用。吸入本药的主要不良反应为引起口及咽部真菌感染,同时辅用酮康唑气雾剂可阻止真菌生长。

2.免疫疗法

机制尚不清楚,可能与下列因素有关:①小剂量抗原进入机体后使体内产生相应的抗体

（主要为 IgG），从而减少或阻断了抗原与 IgE 结合的机会。②使 IgE 生成受抑制。③使释放介质的细胞反应性减低。应用方法为选择引起临床症状，且皮试呈阳性反应，又无法避免的变应原，按浓度逐渐递增的方法分 10 次经皮下注入体内，每周 1～2 次，直至不引起明显的局部和全身反应的最大浓度为止，然后维持此剂量并逐渐延长用药间隔至 4 周，这样再继续用药 3～5 年，待哮喘症状消失后即可停用。

还有人报道用人脾转移因子 1 mL 或猪脾转移因子 4 mL 皮下注射，每周 1 次，共 9～12 次，有效率为 78%～98%。

3.长效支气管扩张药

（1）Bambuterol Sandstrom：据报道每天下午 6—7 时按0.27 mg/kg服用 1 次本药，可明显减少白天及夜间的喘息症状。此药为间羟舒喘宁的双二甲基氨基甲酸酯，吸收后经肝脏水解和氧化为间羟喘舒宁，通过内源性慢释放，可维持持久而稳定的血浓度。

（2）茶碱控释片：此药口服后在肠道内缓慢释放出茶碱，可维持较长时间的有效血浓度，用法为16 mg/（kg·d），分 2 次口服。

# 第七节　呼吸衰竭

由于直接或间接原因导致的呼吸功能异常，使肺脏不能满足机体代谢的气体交换需要，造成动脉血氧下降和/或二氧化碳潴留称为呼吸衰竭。呼吸衰竭有着明确的病理生理含义，单靠临床难以确诊，要根据血气分析做诊断。正常人动脉氧分压（$PaO_2$）为 11.3～14.0 kPa（85～105 mmHg），二氧化碳分压（$PaCO_2$）为 4.7～6.0 kPa（35～45 mmHg），pH 7.35～7.45。若 $PaO_2$ 低于 10.6 kPa（80 mmHg）；$PaCO_2$ 高于 6.0 kPa（45 mmHg），可认为呼吸功能不全。如 $PaO_2$ 低于 8.0 kPa（60 mmHg），$PaCO_2$ 高于 6.7 kPa（50 mmHg），即可诊断呼吸衰竭。应指出这是成人和儿童的标准，婴幼儿 $PaO_2$ 及 $PaCO_2$ 均较年长儿低，诊断标准也应有所不同。在婴幼儿大致可以 $PaO_2$ 小于 6.7 kPa（50 mmHg），$PaCO_2$ 大于6.0 kPa（45 mmHg）作为诊断呼吸衰竭的标准。在不同类型呼吸衰竭和不同具体情况也不能一概套用上述标准。如低氧血症型呼吸衰竭 $PaCO_2$ 可不增高，呼吸衰竭患儿吸氧后 $PaO_2$ 可不减低。

小儿呼吸衰竭主要发生在婴幼儿，尤其是新生儿时期。它是新生儿和婴幼儿第一位死亡原因。由于对小儿呼吸生理的深入了解和医疗技术的进步，小儿呼吸衰竭的治疗效果已较过去明显提高，本节重点介绍新生儿和婴幼儿呼吸衰竭有关问题。

## 一、病因

呼吸衰竭的病因可分三大类，即呼吸道梗阻、肺实质疾病和呼吸泵异常。

### （一）呼吸道梗阻

上呼吸道梗阻在婴幼儿多见。喉是上呼吸道的狭部，是发生梗阻的主要部位，可因感染、神经体液因素（喉痉挛）、异物、先天因素（喉软骨软化）引起。下呼吸道梗阻包括哮喘、毛细支气管炎等引起的梗阻。重症肺部感染时的分泌物、病毒性肺炎的坏死物,均可阻塞细支气管,造成下呼吸道梗阻。

### (二)肺实质疾病

1.一般肺实质疾病

一般肺实质疾病包括各种肺部感染,如肺炎、毛细支气管炎、间质性肺疾病、肺水肿等。

2.新生儿呼吸窘迫综合征(RDS)

新生儿呼吸窘迫综合征(RDS)主要由于早产儿肺发育不成熟,肺表面活性物质缺乏引起广泛肺不张所致。

3.急性呼吸窘迫综合征(ARDS)

急性呼吸窘迫综合征(ARDS)常在严重感染、外伤、大手术或其他严重疾病时出现,以严重肺损伤为特征。两肺间质和肺泡弥散的浸润和水肿为其病理特点。

### (三)呼吸泵异常

呼吸泵异常包括从呼吸中枢、脊髓到呼吸肌和胸廓各部位的病变。共同特点是引起通气不足。各种原因引起的脑水肿和颅内高压均可影响呼吸中枢。神经系统的病变可以是软性麻痹,如急性感染性多发性神经根炎,也可以是强直性痉挛,如破伤风。呼吸泵异常还可导致排痰无力,造成呼吸道梗阻、肺不张和感染,使原有的呼吸衰竭加重。胸部手术后引起的呼吸衰竭也常属此类。

## 二、类型

### (一)低氧血症型呼吸衰竭

低氧血症型呼吸衰竭又称Ⅰ型呼吸衰竭或换气障碍型呼吸衰竭。主要因肺实质病变引起。血气主要改变是动脉氧分压下降,这类患儿在疾病早期常伴有过度通气,故动脉 $PaCO_2$ 常降低或正常。若合并呼吸道梗阻因素,或疾病后期,$PaCO_2$ 也可增高。由于肺部病变,肺顺应性都下降,换气功能障碍是主要的病理生理改变,通气/血流比例失调是引起血氧下降的主要原因,也大多有不同程度的肺内分流增加。

### (二)通气功能衰竭

通气功能衰竭又称Ⅱ型呼吸衰竭。动脉血气改变特点是 $PaCO_2$ 增高,同时 $PaO_2$ 下降,可由肺内原因(呼吸道梗阻,生理无效腔增大)或肺外原因(呼吸中枢、呼吸肌或胸廓异常)引起。基本病理生理改变是肺泡通气量不足。这类患儿若无肺内病变,则主要问题是 $CO_2$ 潴留及呼吸性酸中毒。单纯通气不足所致的低氧血症不会很重,而且治疗较易。因通气不足致动脉氧分压低到危险程度以前,$PaCO_2$ 的增高已足以致命。

## 三、临床表现

### (一)呼吸的表现

因肺部疾病所致呼吸衰竭,常有不同程度呼吸困难、三凹征、鼻翕等。呼吸次数多增快,到晚期可减慢。中枢性呼吸衰竭主要为呼吸节律的改变,严重者可有呼吸暂停。应特别指出,呼吸衰竭患儿呼吸方面表现可不明显,而类似呼吸困难的表现也可由非呼吸方面的原因引起,如严重代谢性酸中毒。单从临床表现难以对呼吸衰竭做出准确诊断。

**(二)缺氧与二氧化碳潴留的影响**

早期缺氧的重要表现是心率增快，缺氧开始时血压可升高，继则下降。此外，尚可有面色发青或苍白。急性严重缺氧开始时烦躁不安，进一步发展可出现神志不清、惊厥。当 $PaCO_2$ 在5.3 kPa(40 mmHg)以下时，脑、心、肾等重要器官供氧不足，严重威胁生命。

二氧化碳潴留的常见症状有出汗、烦躁不安、意识障碍等。由于体表毛细血管扩张，可有皮肤潮红、嘴唇暗红，眼结膜充血。早期或轻症心率快，血压升高，严重时血压下降，年长儿可伴有肌肉震颤等，但小婴儿并不多见。二氧化碳潴留的确切诊断要靠血液气体检查。以上临床表现仅供参考，并不经常可见。一般认为 $PaCO_2$ 升高到 10.6 kPa(80 mmHg)左右，临床可有嗜睡或谵妄，重者出现昏迷，其影响意识的程度与 $PaCO_2$ 升高的速度有关。若 $PaCO_2$ 在数天内逐渐增加，则机体有一定的代偿和适应，血 pH 可只稍低或在正常范围，对患儿影响较小。若通气量锐减，$PaCO_2$ 突然增高，则血 pH 可明显下降，当降至 7.2 以下时，严重影响循环功能及细胞代谢，危险性极大。二氧化碳潴留的严重后果与动脉 pH 的下降有重要关系。缺氧和二氧化碳潴留往往同时存在，临床所见常是二者综合的影响。

**(三)呼吸衰竭时其他系统的变化**

1.神经系统

烦躁不安是缺氧的早期表现，年长儿可有头痛。动脉 pH 下降，$CO_2$ 潴留和低氧血症严重者均可影响意识，甚至昏迷、抽搐，症状轻重与呼吸衰竭发生速度有关。因肺部疾病引起的呼吸衰竭可导致脑水肿，发生中枢性呼吸衰竭。

2.循环系统

早期缺氧心率加快，血压也可升高，严重者血压下降，也可有心律不齐。北医大报告婴幼儿肺炎极期肺动脉压增高，可能与缺氧所致血浆内皮素增加有关。唇和甲床明显发绀是低氧血症的体征，但贫血时可不明显。

3.消化系统

严重呼吸衰竭可出现肠麻痹，个别病例可有消化道溃疡、出血，甚至因肝功能受损，谷丙转氨酶增高。

4.水和电解质平衡

呼吸衰竭时血钾多偏高，血钠改变不大，部分病例可有低钠血症。呼吸衰竭时有些病例有水潴留倾向，有时发生水肿，呼吸衰竭持续数天者，为代偿呼吸性酸中毒，血浆氯多降低。长时间重度缺氧可影响肾功能，严重者少尿或无尿，甚至造成急性肾衰竭。

## 四、诊断

虽然血气分析是诊断呼吸衰竭的主要手段，但对患儿病情的全面诊断和评价，不能只靠血气，还要根据病史、临床表现和其他检查手段做出全面的诊断分析。

**(一)病史**

在有众多仪器检查手段的当前，仍应详细了解病史，对呼吸衰竭诊断的重要性在于它仍是其他诊断手段所不能代替的，不但有助于我们了解病情发生的基础，还便于有针对性地治疗。以下是需要注意询问了解的内容。

(1)目前患何种疾病，有无感染或大手术，这都是容易发生 ARDS 的高危因素；有无肺、心、神经系统疾病，这些疾病有可能导致呼吸衰竭；有无代谢疾病，尿毒症或糖尿病酸中毒的呼吸表现可酷似呼吸衰竭，要注意鉴别。

(2)有无突然导致呼吸困难的意外情况，如呕吐误吸或异物吸入，这在婴幼儿尤易发生，是否误服了可抑制呼吸的药物。

(3)有无外伤史，颅脑外伤、胸部外伤均可影响呼吸，有无溺水或呼吸道烧伤。

(4)患儿曾接受何种治疗处理，是否用过抑制呼吸的药物，是否进行了气管插管或气管切开，有无因此导致气胸。

(5)有无发生呼吸困难的既往史，有无哮喘或呼吸道过敏史。

(6)新生儿要注意围生期病史，如母亲用药情况，分娩是否顺利，有无早产，是否有宫内窒息，有无引起呼吸窘迫的先天畸形(如横膈疝、食管闭锁)。

**(二)可疑呼吸衰竭的临床表现**

呼吸困难和气短的感觉、鼻翕，呼吸费力和吸气时胸骨上、下与肋间凹陷都反映呼吸阻力增大，患儿在竭力维持通气量，但并不都表明已发生呼吸衰竭，而呼吸衰竭患儿也不一定都有上述表现。呼吸衰竭时呼吸频率改变不一，严重者减慢，但在肺炎和 ARDS 早期，可以呼吸增快。胸部起伏情况对判断通气量有参考价值，呼吸衰竭时呼吸多较浅，呼吸音减弱，有经验者从呼吸音大致能粗略估计进气量的多少。

**(三)血气分析**

婴幼儿时期 $PaO_2$、$PaCO_2$ 和剩余碱(BE)的数值均较儿童低，不同年龄患儿呼吸衰竭的诊断应根据该年龄组血气正常值判断；忽略婴幼儿与儿童的不同，应用同一标准诊断呼吸衰竭是不妥当的。

通常 $PaCO_2$ 反映通气功能，$PaO_2$ 反映换气功能，若 $PaO_2$ 下降而 $PaCO_2$ 不增高表示为单纯换气障碍；$PaCO_2$ 增高表示通气不足，同时可伴有一定程度 $PaO_2$ 下降，但是否合并有换气障碍，应计算肺泡动脉氧分压差。比较简便的方法是计算 $PaO_2$ 与 $PaCO_2$ 之和，此值小于 14.7 kPa(110 mmHg)(包括吸氧患儿)，提示换气功能障碍。

对于通气不足引起的呼吸衰竭，要根据病史和临床区别为中枢性还是外周性。中枢性通气不足常表现呼吸节律改变，或呼吸减弱；外周通气不足，常有呼吸道阻塞，气体分布不均匀或呼吸幅度受限制等因素，大多有呼吸困难。对于换气障碍引起的呼吸衰竭，可根据吸入不同浓度氧后血氧分压的改变，判断换气障碍的性质和程度。吸入低浓度(30%)氧时，因弥散功能障碍引起的 $PaO_2$ 下降可明显改善；因通气/血流比例失调引起者可有一定程度改善；因病理的肺内分流增加引起者，吸氧后 $PaO_2$ 升高不明显。根据吸入高浓度(60%以上)氧后动脉 $PaO_2$ 的改变，可从有关的图中查知肺内分流量的大小。

**(四)对呼吸衰竭患儿病情的全面评价**

除肺功能外，要结合循环情况和血红蛋白数值对氧运输做出评价。患儿是否缺氧，不能只看 $PaO_2$，而要看组织氧供应能否满足代谢需要。组织缺氧时乳酸堆积。根据北京儿童医院对肺炎患儿乳酸测定结果，Ⅱ型呼吸衰竭乳酸增高者在婴幼儿占 54.2%，新生儿占 64.2%。临床诊断可参考剩余碱(BE)的改变判断有无组织缺氧。

要在病情演变过程中根据动态观察做出诊断。对呼吸性酸中毒患儿要注意代偿情况，未代偿者血液 pH 下降，对患儿影响大。代偿能力受肾功能、循环情况和液体平衡各方面影响。急性呼吸衰竭的代偿需 5～7d。因此，若患儿发病已数天，要注意患儿既往呼吸和血气改变，才能对目前病情做出准确判断。如发病 2d 未代偿的急性呼吸衰竭与发病 8d 已代偿的呼吸衰竭合并代谢性酸中毒可有同样的血气改变（$PaCO_2$ 增高，BE 正常）。

## 五、呼吸衰竭病程及预后

急性呼吸衰竭的病程视原发病而定，严重者可于数小时内导致死亡，亦可持续数天到数周，演变成慢性呼吸衰竭。原发病能治愈或自行恢复，现代呼吸衰竭抢救技术能使大多数患儿获救，关键在于防止抢救过程中的一系列并发症和医源性损伤，尤其是呼吸道感染。患儿年龄可影响病程，婴儿呼吸衰竭常在短时间内即可恢复或导致死亡，年长儿通常不致发展到呼吸衰竭地步，一旦发生，则治疗较难，且所需时间常比婴儿长。开始抢救的时间对病程长短也有重要影响，并直接影响预后。错过时机的过晚抢救，会造成被动局面，大大延长治疗时间，甚至造成脑、肾、心等重要生命器官的不可逆损害。

呼吸衰竭的预后与血气和酸碱平衡的改变有密切关系。有研究曾对 28 例血氧分压＜4.7 kPa(36 mmHg)和 202 例 pH＜7.2 的危重患儿进行分析。结果表明：危重低氧血症多见于新生儿(52.6％)和婴儿(44.9％)，1 岁以上小儿仅占 2.5％。危重低氧血症的病死率高达 41％，危重低氧血症发生后 24h 内死亡的病例占死亡总人数的 53％，可见其严重威胁患儿生命。

危重酸中毒的总病死率为 51％，其中单纯呼吸性酸中毒为 32％，危重呼吸衰竭患儿常有混合性酸中毒，其病死率高达 84％，危重酸中毒的严重性还表现在从发病到死亡的时间上，血液 pH 越低，病死率越高，存活时间也越短。如以死亡患儿测定 pH 后平均存活时间计，pH 7.100～7.199患儿平均为 31.7h，pH 7.000～7.099 者 21.4h，pH 6.900～6.999 者 18.5h，pH 在 6.9 以下仅 11.2h。虽然危重酸中毒有很高的病死率，但 pH 在 7.1 以下的 71 例患儿中仍有 21 例存活，其关键在于能否得到及时合理治疗。

## 六、治疗

呼吸衰竭治疗的目的在于改善呼吸功能，维持血液气体正常或近于正常，争取时间渡过危机，更好地对原发病进行治疗。近代呼吸衰竭的治疗是建立在对病理生理规律深刻了解的基础上，并利用一系列精密的监测和治疗器械，需要的专业知识涉及呼吸生理、麻醉科、耳鼻喉科、胸内科各方面，其发展日趋专业化，治疗效果也较过去有明显提高。处理急性呼吸衰竭，首先要对病情做出准确判断，根据原发病的病史及体检分析引起呼吸衰竭的原因及程度，对病情做出初步估计，看其主要是通气还是换气障碍（二者处理原则不同），然后决定治疗步骤和方法。要对早期呼吸衰竭进行积极处理，这样常可预防发生严重呼衰，减少并发症。严重濒危者则需进行紧急抢救，不要因等待检查结果而耽误时间。呼吸衰竭的治疗只是原发病综合治疗中的一部分，因此要强调同时进行针对原发病的治疗，有时原发病虽无特效疗法，但可自行恢复，则呼吸衰竭的治疗对患儿预后起决定性作用。

改善血气的对症治疗有重要作用，呼吸功能障碍不同，侧重点亦异。呼吸道梗阻患者重点在改善通气，帮助 $CO_2$ 排出；ARDS 患者重点在换气功能，须提高血氧水平；而对肺炎患儿则要兼顾两方面，根据不同病例特点区别对待。本节重点讨论呼吸衰竭的一般内科治疗，呼吸急救技术和呼吸衰竭治疗的新方法。

要重视一般内科治疗，包括呼吸管理，应用得当，可使多数早期呼吸功能不全患儿，不致发展到呼吸衰竭。一旦发生呼吸衰竭，须应用呼吸急救技术时，要尽量从各方面减少对患儿的损伤，尽可能选用无创方法，充分发挥患儿自身恢复的能力。通过气管插管应用呼吸机是现代呼吸急救的重要手段，但可带来一系列不良影响。应用呼吸机时为减少肺损伤，近年特别强调“肺保护通气”，值得重视。不同病情患儿，选用不同治疗呼吸衰竭的新方法，可解决一些过去不能解决的问题，减少或避免对患儿应用损伤更大的治疗，但临床上多数严重呼吸衰竭患儿，还是主要靠常规呼吸机治疗。

## 七、一般内科治疗

### (一)呼吸管理

1.保持呼吸道通畅

呼吸道通畅对改善通气功能有重要作用。由积痰引起的呼吸道梗阻常是造成或加重呼吸衰竭的重要原因，因此在采用其他治疗方法前首先要清除呼吸道分泌物及其他可能引起呼吸道梗阻的因素，以保持呼吸道通畅。口、鼻、咽部的黏痰可用吸痰管吸出，气管深部黏痰常需配合湿化吸入，翻身拍背，甚至气管插管吸痰。昏迷患儿头部应尽量后仰，以免舌根后倒，阻碍呼吸。容易呕吐的患儿应侧卧，以免发生误吸和窒息。昏迷患儿为使舌根向前，唇齿张开，可用口咽通气道保持呼吸道通畅。要选择合适大小的通气道，以防管道太长堵塞会厌部，还要防止因管道刺激引起呕吐误吸。

2.给氧

(1)给氧对新生儿的作用：给氧可提高动脉氧分压，减少缺氧对机体的不良影响。此外，给氧对新生儿尚有下列作用：①吸入高浓度氧可使动脉导管关闭。②低氧血症时肺血管收缩导致肺动脉高压，给氧后肺动脉压下降，可减轻右心负担。③早产儿周期性呼吸和呼吸暂停可因给氧而减少或消失。④有利于肺表面活性物质的合成。⑤防止核黄疸。⑥防止体温不升。新生儿在 32～34 ℃环境下氧消耗量最小，低于此温度，为了维持体温，氧消耗量增加，若同时氧供应不足，则氧消耗量难以增加，不能产生足够热量维持体温，因而体温下降，给氧后可避免发生此种改变。

(2)给氧的指征与方法：严重呼吸窘迫患儿决定给氧多无困难，中等严重程度患儿是否需要给氧最好进行血氧分压测定。发绀和呼吸困难都是给氧的临床指征。心率快和烦躁不安是早期缺氧的重要表现，在排除缺氧以外的其他原因后，可作为给氧的指征。由于医用氧含水分很少，不论任何方法给氧，都需对吸入氧进行充分湿化。常用给氧方法如下：①鼻导管给氧。氧流量儿童 1～2 L/min，婴幼儿 0.5～1 L/min，新生儿 0.3～0.5 L/min，吸入氧浓度 30%～40%。②开式口罩给氧。氧流量在儿童3.5 L/min，婴幼儿 2～4 L/min，新生儿 1～2 L/min，氧浓度45%～60%左右。③氧气头罩。氧浓度可根据需要调节，通常 3～6 L/min，氧浓度40%～50%。

(3)持续气道正压给氧：经鼻持续气道正压(CPAP)是 20 世纪 70 年代初开始用于新生儿的一种给氧方法，其特点是设备简单，操作容易，通常对患儿无损伤，效果明显优于普通给氧方法。最初 CPAP 通过气管插管进行，由于新生儿安静时用鼻呼吸，这是在新生儿可用经鼻

CPAP的基础。经验表明，婴幼儿用经鼻CPAP也可取得良好效果。近十年来国外在CPAP仪器的改进和临床应用方面都有不少新进展。国内许多单位正规应用CPAP都取得满意效果，但还不够普遍，远未发挥CPAP应有的作用。①基本原理和作用。CAPA的主要作用。当肺实变、肺不张、肺泡内液体聚集时，肺泡不能进行气体交换，形成肺内分流。进行CPAP时，由于持续气流产生的气道正压，可使病变肺泡保持开放，使减少的功能残气增加，其增加量可达正常值的1/3～2/3，并减少肺泡内液体渗出，从而使肺内分流得到改善，血氧上升。CPAP对血气的影响。CPAP的作用与单纯提高吸入氧浓度的普通给氧方法有本质的不同，它是通过改善换气功能而提高血氧的，而不必使用过高的吸入氧浓度。CPAP时$PaO_2$的增高与CPAP的压力值并非直线关系，而是与肺泡开放压有关，当CPAP压力增加到一定程度，大量肺泡开放时，$PaO_2$可有明显升高。应用CPAP对$PaCO_2$影响与肺部病变性质和压力大小有关，有些气道梗阻患儿由于应用CPAP后气道扩张，$PaCO_2$可下降；若气道梗阻严重或CPAP压力过高，可影响呼气，使$PaCO_2$增高。CPAP对肺功能影响。应用CPAP时由于肺泡扩张，可使肺顺应性增加，呼吸省力，减少呼吸功，由于鼻塞增加气道阻力，也可使呼吸功增加。在正常新生儿0.1～0.5 kPa(1～5 $cmH_2O$)的CPAP可使声门上吸气和呼气阻力均减低，这是CPAP用于治疗上呼吸道梗阻所致呼吸暂停的基础。近年研究还表明，CPAP有稳定胸壁活动、减少早产儿常见的胸腹呼吸活动不协调的作用，这有利于小婴儿呼吸衰竭的恢复。早期应用CPAP的作用。CPAP早期应用，可及时稳定病情，避免气管插管带来不良影响，还可减少高浓度氧吸入的肺损伤，并减少呼吸机的应用，使感染、气胸等并发症减少。CPAP还可作为撤离呼吸机时向自主呼吸过度的手段，使患儿较早脱离呼吸机。②应用CPAP的适应证。新生儿及婴幼儿肺部疾病、肺炎、肺不张、胎粪吸入综合征、肺水肿等所致低氧血症用普通给氧效果不好者，是应用CPAP最主要的适应证。新生儿呼吸窘迫综合征(RDS)是应用CPAP最合适的适应证。在20世纪70年代，由于CPAP的应用，使RDS病死率有较明显下降，但在危重RDS患儿，效果仍不理想，而需应用呼吸机。20世纪80年代后期以来肺表面活性物质气管内滴入是治疗RDS的一大进步，肺表面活性物质与经鼻CPAP联合早期应用，为在基层医院治疗中等病情的RDS提供了有效的新疗法。③仪器装置和用法。装置：用简单的自制装置进行CPAP氧疗，虽然也可起一定作用，但效果较差。为取得良好效果，要应用专业的CPAP装置。CPAP氧疗器包括适用于新生儿到儿童的不同型号鼻塞、呼气阀、连接管道、水柱压差计、加温湿化器和支架等部分，应用时需要电源和瓶装氧气，该装置的主要不足是目前缺乏氧浓度控制。鼻塞由硅胶制成，外形乳头样，应用时选择适合鼻孔大小鼻塞，保证鼻孔密封不漏气。加温湿化器可向患儿提供温暖潮湿的吸入气，水柱压差计有利于监测气道压力，同时在压力过高时使气体逸出，起到安全阀作用。应用方法：CPAP的应用方法简易，但要在理解基本原理和仪器性能基础上再应用，以免发生误差。应用前将管道连接妥当，清除患儿鼻孔分泌物，开启氧气3～4 L/min，将鼻塞置于鼻孔内。开始时压力可保持在0.3～0.4 kPa(3～4 $cmH_2O$)，最大可达0.8 kPa(8 $cmH_2O$)。原则上用能保持血氧分压至8.0 kPa(60 mmHg)以上的最低压力。压力大小由氧流量(最大可达8～10 L/min)和呼气阀开口控制，也与患儿口腔和鼻塞密闭程度有关。④不良影响与并发症。正确应用CPAP对患儿大都没有不良影响，发生不良影响主要与持续气道正压有关，压力过大可导致气压伤、气胸，但在经鼻CPAP

时,由于口腔经常开放,压力不至过高,故很少造成气压伤。由于大量气体进入胃内,在胃肠动力功能不良的小婴儿,易有腹胀(可通过胃管排气),在先天性胃壁肌层不全患儿,曾有胃穿孔的个例报告。由于长期应用鼻塞,可造成鼻前庭溃疡。国外报告在病情危重的早产儿可损伤鼻翼和鼻小柱,严重者坏死,形成狭窄,日后需整形手术。鼻损伤发生率不高,其发生与鼻塞应用时间长短和护理有密切关系。CPAP 可增加气道阻力,从而增加呼吸功,使患儿呼吸费力,可成为导致治疗失败的原因。

(4)氧中毒:长期应用氧气治疗,要注意氧中毒。新生儿尤其是早产儿对高浓度氧特别敏感,吸入氧浓度大于 60%,超过 24h 肺内即有渗出、充血、水肿等改变,更长时间吸入高浓度氧,用呼吸机进行正压呼吸的患儿,肺部含气量逐渐减少,可出现增生性改变,严重者表现为广泛的间质性纤维化和肺组织破坏,即所谓"支气管肺结构不良",肺氧中毒直接受吸入氧浓度影响,而与动脉氧分压无直接关系。新生儿,特别是早产儿长时间吸入高浓度氧,导致高于正常的动脉氧分压,主要影响视网膜血管,开始为血管收缩,继则血管内皮损害,引起堵塞,日后发生增生性变化,血管进入玻璃体,引起出血、纤维化,即晶体后纤维增生症,约 30%可致盲。早产儿视网膜病与用氧时间长短和出生体重密切相关,吸入氧浓度也是一个重要因素。在小婴儿应用 CPAP 时氧浓度不应超过 60%,过高的吸入氧浓度不宜超过 24h。

3.雾化与湿化吸入

呼吸道干燥时,气管黏膜纤毛清除功能减弱。通过向呼吸道输送适当水分,保持呼吸道正常生理功能,已成为呼吸衰竭综合治疗中必不可少的内容。湿化的方式有加温和雾化两种。加温湿化是利用电热棒将水加热到 60 ℃左右,使吸入气接近体温并含有将近饱和水蒸气的温热、潮湿气体。此法比较适合于生理要求,对患儿不良反应少。应用时要注意水温不可过高,以防呼吸道烧伤。雾化的方法是将水变为直径 1～10 μm 大小的雾粒,以利进入呼吸道深部。通常应用的是以高压气体为动力的喷射式雾化器,可在给氧同时应用。雾化器内还可加入药物,最常用的是支气管扩张剂,进行呼吸道局部治疗。但同时可能增加将感染带入呼吸道深部的机会,故必须注意雾化液的无菌和雾化器的消毒。以对呼吸道局部进行药物治疗为目的之雾化吸入只需短时间间断应用,以湿化呼吸道为目的时持续应用加湿器较好。超声波雾化器雾量大,有较好的促进排痰作用,由于治疗时水雾的刺激,发生咳喘机会较多,不宜长时间应用,每次应用 0.5h,每天数次即可。为了有效地引流黏痰,湿化吸入必须与翻身、拍背、鼓励咳嗽或吸痰密切配合,才能充分发挥作用。

胸部物理治疗包括体位引流,勤翻身,拍击胸背,吸痰等内容。翻身、拍背对防止肺不张,促进肺循环,改善肺功能有重要作用,方法简单而有效,但常被忽视。重症患儿活动少,尤应注意进行,通常 3～4h 即应进行 1 次。湿化呼吸道只有与胸部物理治疗密切配合,才能确实起到保证呼吸道通畅的作用。

**(二)控制感染**

呼吸道感染常是引起呼吸衰竭的原发病或诱因,也是呼吸衰竭治疗过程中的重要并发症,其治疗成败是决定患儿预后的重要因素。应用呼吸机的患儿,呼吸道感染的病原以革兰氏阴性杆菌多见。抗生素治疗目前仍是控制呼吸道感染的主要手段。除抗生素治疗外,要采用各种方法增加机体免疫力。近年静脉输注丙种球蛋白取得较好效果。营养支持对机体战胜感染和组织修复都有极重要的作用。此外，还要尽量减少患儿重复受感染的机会，吸痰时工作人员的无菌操作和呼吸机管道的消毒(最好每天进行)必须认真做好，并在条件许可时尽早拔除气管插管。

### (三)营养支持

营养支持对呼吸衰竭患儿的预后起重要作用。合理的营养支持有利于肺组织的修复，可增强机体免疫能力，减少呼吸肌疲劳。合理的营养成分还可减少排出 $CO_2$ 的呼吸负担。首先要争取经口进食保证充足的营养，这对保持消化道正常功能有重要作用。呼吸衰竭患儿可因呼吸困难、腹胀、呕吐、消化功能减弱等原因，减少或不能经口进食，对此需通过静脉补充部分或全部营养。可通过外周静脉输入，必要时可经锁骨下静脉向中央静脉输入。

### (四)药物治疗

1.呼吸兴奋剂

呼吸兴奋剂的主要作用是兴奋呼吸中枢，增加通气量，对呼吸中枢抑制引起的呼吸衰竭有一定效果，对呼吸道阻塞，肺实质病变或神经、肌肉病变引起的呼吸衰竭效果不大。在重症或晚期呼吸衰竭，呼吸兴奋剂是在没有进行机械呼吸条件时起辅助作用，因其疗效不确实，在急性呼吸衰竭的现代治疗中已不占重要地位。常用的呼吸兴奋剂有尼可刹米(可拉明)和山梗菜碱(洛贝林)，二甲弗林也有较好兴奋呼吸中枢的效果，可以皮下、肌肉或静脉注射，应用时若无效则应停止，不可无限制地加大剂量。多沙普仑为较新的呼吸兴奋剂，大剂量时直接兴奋延髓呼吸中枢与血管运动中枢，安全范围宽，不良反应少，可取代尼可刹米。用于镇静，催眠药中毒，0.5～1.5 mg/kg，静脉滴注，不宜用于新生儿。

2.纠正酸中毒药物的应用

呼吸性酸中毒的纠正，主要应从改善通气功能入手，但当合并代谢性酸中毒，血液 pH 低于 7.20 时，应适当应用碱性液纠正酸中毒，常用 5%碳酸氢钠溶液，用量为每次 2～5 mL/kg，必要时可重复 1 次，通常稀释为 1.4%等渗溶液静脉滴注，只在少数情况下才直接应用。需注意碳酸氢钠只在有相当的通气功能时才能发挥其纠正酸中毒的作用，否则输入碳酸氢钠将使 $PaCO_2$ 更高。使用碱性液纠正代谢性酸中毒时计算药物剂量的公式如下：

所需碱性液(mmol)＝0.3×BE(mmol)×体重(kg)

5%碳酸氢钠溶液 1.68 mL＝1 mmol，要密切结合临床病情掌握用量，而不能完全照公式计算。最好在开始只用计划总量的 1/2 左右，在治疗过程中再根据血液酸碱平衡检查结果随时调整，以免治疗过度。

### (五)呼吸肌疲劳的防治

目前儿科临床确诊呼吸肌疲劳还不易做到，难以进行针对性的特异治疗，但要在呼吸衰竭治疗的全程中把减少呼吸肌疲劳的发生和增强呼吸肌的能力作为一项重要工作，为此需注意以下几点。

(1)补充足够营养，以利呼吸肌组织的恢复和能源供应。

(2)注意呼吸肌的休息，也要适当锻炼。应用呼吸机也要尽可能发挥自主呼吸的作用。

(3)改善肺的力学特性(减少气道阻力，增加肺顺应性)，减少呼吸功，减轻呼吸肌的负担。

(4)改善循环,让呼吸肌能有充足血液供应能源和养料。

(5)增加呼吸肌收缩能力,目前尚无理想药物能有效治疗呼吸肌疲劳,现有药物效果都不确切。氨茶碱和咖啡因类药物作用于骨骼肌细胞,抑制磷酸二酯酶,从而改变 cAMP 代谢,可使膈肌收缩力加强,预防和治疗膈肌疲劳。

## 八、建立人工呼吸道

当呼吸衰竭时,若一般内科处理难以维持呼吸道通畅时,就要建立人工呼吸道,这是保证正常气体交换的基本措施。根据病情和需要时间的长短,可有不同选择。共同的适应证如下:①解除上呼吸道梗阻;②引流下呼吸道分泌物;③咽麻痹或深昏迷时防止误吸;④应用呼吸机。常用的人工呼吸道是气管插管或气管切开;应用人工呼吸道时气管直接与外界交通,对患儿不良影响包括吸入气失去上呼吸道的生理保护作用,易于造成下呼吸道感染,不能有效咳嗽,不能讲话。

### (一)气管插管

气管插管操作简单,便于急救时应用,对患儿创伤较气管切开小。但因对咽喉刺激强,清醒患儿不易接受,且吸痰和管理不如气管切开方便。插管后要尽量避免碰导管,减少对咽喉的刺激。导管管腔易被分泌物堵塞,须注意定时吸痰,保护管腔和呼吸道的通畅。要将气管插管和牙垫固定好,保持插管的正确位置,防止其滑入一侧总支气管(插管常滑入右侧总支气管,使左侧呼吸音减弱或消失)或自气管脱出。气管插管可经口或经鼻进行。经口插管操作较简单,但插管较易活动,进食不便。经鼻插管容易固定,脱管机会少,便于口腔护理,但是插管操作和吸痰不如经口插管方便,插管可压迫鼻腔造成损伤,并将鼻部感染带入下呼吸道。决定插管留置时间主要应考虑的是喉损伤,影响因素包括患者一般状况,插管操作是否轻柔,插管的活动及插管质量。应用刺激性小的聚氯乙烯插管可留置 1 周左右或更长时间。婴儿喉部软骨细胞成分多而间质少,较柔软,而年长儿则纤维性间质多,喉软骨较硬,故婴儿耐受气管插管时间较长。近年我们对新生儿和婴幼儿呼吸衰竭抢救都是进行气管插管,不做气管切开。年长儿呼吸衰竭的抢救,也可用气管插管代替气管切开,但长时间插管发生永久性喉损伤的严重性不容忽视。对于插管时间,由于病情不同,以及呼吸管理技术水平的差异,很难做出统一的、可允许的插管时限,在年长儿以不超过 1～2 周为宜。

凡呼吸衰竭病情危重、内科保守治疗无效需进行呼吸机治疗者,气管插管是建立人工呼吸道的首选方法。气管插管材料常用聚氯乙烯(一次性制品),硅橡胶管则可重复应用,过去的橡胶制品因刺激性大已不再用。各年龄选用气管插管大小见表 7-4。实际上每个患儿用的号码可略有差别,总的原则是不要管径过大,以免压迫声门,但又不要太细,以防漏气太多。带气囊的气管插管多用于成人,小儿很少应用。经鼻气管插管比经口者略长,其长度大致可按耳屏到鼻孔的 2 倍计算。为保证气管插管发挥作用和治疗成功,根据多年经验,必须认真、细致地做好日常护理工作,包括呼吸道湿化,吸痰操作轻柔,注意无菌,防止脱管、堵管、插管滑入右侧和喉损伤。

表 7-4　不同年龄患儿气管插管的内径及长度

| 年龄 | 气管插管内经 | 最短长度 |
|---|---|---|
| 新生儿 | 3.0 | 110 |
| 6 月 | 3.5 | 120 |
| 1 岁半 | 4.0 | 130 |
| 3 岁 | 4.5 | 140 |
| 5 岁 | 5.0 | 150 |
| 6 岁 | 5.5 | 160 |
| 8 岁 | 6.0 | 180 |
| 12 岁 | 6.5 | 200 |
| 16 岁 | 7.0 | 210 |

注:法制号=3.14(Ⅱ)×气管内径。

### (二)气管切开

由于成功应用气管插管,气管切开在呼吸急救中的应用较过去减少。与气管插管比较,切开可减少呼吸道解剖无效腔,便于吸痰,可长时间应用,不妨碍经口进食,但是手术创伤较大,肺部感染和气管损伤等并发症机会增多,更不能多次使用。气管切开适应证随年龄和病种不同而异。小婴儿气管切开并发症较多,且易使病程拖延,目前已很少应用。在儿童可望 1～2 周病情有明显好转者,也大多用气管插管。若病情虽有好转,仍需继续用呼吸机治疗时,则应考虑气管切开。病情难以在短时间恢复的神经肌肉系统疾病患儿由于气管切开对保持呼吸道通畅和患儿安全有重要作用,切开不宜过迟,以免贻误治疗时机。严重呼吸衰竭患儿最好在气管插管和加压给氧下进行手术,气管切开后即应用呼吸机辅助呼吸,以确保安全。

目前国内大医院较多应用塑料气管切开套管,进口的塑料套管与套囊合而为一,没有内管,质地较柔软,对患儿较舒适,但要防止痰痂堵管。婴儿应用也有不带套囊的塑料套管。包括内、外管的银制套管已很少用。在年长儿机械通气应用时要外加套囊充气,以防漏气。气管切开的并发症较气管插管明显为多,包括感染、出血、气胸等,气管黏膜可因套管长期压迫而水肿、缺血、坏死。

## 九、呼吸衰竭治疗新进展

### (一)肺表面活性物质(PS)治疗

1.成分、作用、制剂

PS 是一个极为复杂的系统,它是肺脏本身维持其正常功能而产生的代谢产物,主要成分是饱和卵磷脂,还有少量蛋白,其主要作用是降低肺泡气液界面表面张力,但其作用远不止于此,其他方面的作用还包括防止肺水肿、保持气道通畅和防御感染等。

PS 的应用可以从力学结构改善肺功能,使因 PS 缺乏而萎陷的肺容易扩张,这比现有的方法用呼吸机使肺在正压下吹张,更接近生理要求,从而减少或缩短呼吸机应用时间及并发症。肺表面活性物质治疗还可阻断因其缺乏引起的恶性循环,提供体内合成的原料,为 PS 缺乏引起的呼吸衰竭提供了全新的治疗途径。

2.临床应用

RDS早期气管内滴入已成为西方先进国家治疗常规，它能改善氧合，缩短应用呼吸机时间，减少并发症，降低病死率。注入的PS能被肺组织吸收再利用，通常只需给药1～2次，最多3次。给药后由于肺泡扩张，换气功能改善，血氧分压迅速升高，肺的静态顺应性也有所改善，$PaCO_2$下降，胸片肺充气改善是普遍现象；应用呼吸机所需通气压力和吸入氧浓度也因肺部情况好转而下降，使肺损伤机会减少。

由于气道持续正压(CPAP)对RDS肯定的治疗作用，且所需设备简单，已有多篇报告肯定了PS和CPAP联合应用的治疗效果，它可成为减少或不用呼吸机治疗RDS的新方法，这对体重较大，中等病情早期患儿更适用。有对照的研究表明，PS＋CPAP与PS＋IMV的治疗方法比较，气胸和颅内出血在前者均较少，需治疗时间也较短。

PS在其他疾病所致呼吸衰竭患儿的应用效果不如RDS。肺表面活性物质减少在ARDS或其他肺损伤时的改变是继发的，肺Ⅱ型细胞受损害影响PS的合成与分泌，肺内渗出成分(血浆蛋白、纤维蛋白原等)和炎性产物对PS的抑制也是一个重要原因。

**(二)吸入NO**

1.临床应用

通常与呼吸机联合应用，目前的趋势是应用偏低的浓度，治疗反应与吸入浓度是否平行，文献报告结果不一，重要的是根据具体患者的反应调整浓度。

在呼吸衰竭患儿吸入NO改善氧合的效果与患儿肺部情况和呼吸机的应用方法有关。通常在早期应用或致病因素较单一者，效果较好。ARDS致病因素复杂，低氧血症不是影响预后的唯一因素，其应用效果较差。但吸入NO是否有良好反应可作为判断患儿预后的参考指标。肺的通气情况影响治疗效果。在有病变的肺，用高频通气或肺表面活性剂使肺泡扩张，有利于NO的进入，能达到较好治疗效果。在有肺病变时，吸入NO可有改善通气作用。因NO使肺血管扩张，可改善有通气、无血流肺泡的呼吸功能，使无效腔减少。

2.吸入NO的不良影响

吸入NO的浓度必须严格控制，因为浓度过高会对患儿造成危害。

(1)高铁血红蛋白增加。NO吸入后，进入体循环与血红蛋白结合而失活，不再有扩张血管作用，同时形成没有携氧能力的高铁血红蛋白。因此，在NO吸入时要注意监测高铁血红蛋白的变化。临床应用的NO浓度更低，高铁血红蛋白的生成通常不会超过1%。

(2)对肺的毒性。NO与$O_2$结合生成$NO_2$红色气体，对肺有明显刺激，可产生肺水肿。$NO_2$生成速度与吸入NO浓度、氧浓度及氧与NO接触时间有关，也受呼吸机类型的影响。

(3)其他毒副作用。进入体循环的NO与血红蛋白结合产生高铁血红蛋白，或NO与氧结合产生$NO_2$，对肺有损伤作用，由于应用技术的改进，目前已大都不成问题，但吸入NO可延长出血时间。新生儿肺动脉高压(PPHN)吸入一定浓度的NO 15min，出血时间延长1倍(血小板计数与血小板聚集正常)，停用NO后可于短时间内恢复。长时间吸入NO产生脂类过氧化反应及NO浓度过高对肺表面活性物质失活的影响值得重视。

## 十、并发症及其防治

呼吸衰竭的并发症包括呼吸衰竭时对机体各系统正常功能的影响及各种治疗措施(主要

是呼吸机治疗）带来的危害，以下列举常见并发症。

（1）呼吸道感染。

（2）肺不张。

（3）呼吸肌与肺损伤。

（4）气管插管及气管切开的并发症。

（5）肺水肿与水潴留。

（6）循环系统并发症。

（7）肾脏和酸碱平衡。

## 十一、婴幼儿呼吸衰竭

本部分介绍发病最多，有代表性的是重症婴幼儿肺炎呼吸衰竭。肺炎是婴幼儿时期重要的常见病，也是住院患儿最重要的死因；主要死于感染不能控制而导致的呼吸衰竭及其并发症。对婴幼儿肺炎呼吸衰竭病理生理的深入认识和以此为基础的合理治疗，是儿科日常急救中的一项重要工作。

### （一）通气功能障碍

肺炎患儿呼吸改变的特点首先是潮气量小，呼吸增快、表浅（与肺顺应性下降有关）。病情发展较重时，潮气量进一步减小。因用力加快呼吸，每分通气量虽高于正常，由于生理无效腔增大，实际肺泡通气量却无增加，仅保持在正常水平或略低；动脉血氧饱和度下降，二氧化碳分压稍有增高。病情危重时，患儿极度衰竭，无力呼吸，呼吸次数反减少，潮气量尚不及正常的1/2，生理无效腔更加增大，通气效果更加低下，结果肺泡通气量大幅度下降（仅为正常的1/4），以致严重缺氧，二氧化碳的排出也严重受阻，动脉血二氧化碳分压明显增高，呈非代偿性呼吸性酸中毒，pH 降到危及生命的水平，平均在 7.2 以下。缺氧与呼吸性酸中毒是重症肺炎的主要死因。在危重肺炎的抢救中，关键是改善通气功能，纠正缺氧和呼吸性酸中毒。

### （二）动脉血气检查

婴幼儿肺炎急性期动脉血氧下降程度依肺炎种类而不同，以毛细支气管炎最轻，有广泛实变的肺炎最重，4 个月以下小婴儿肺炎由于代偿能力弱、气道狭窄等因素，$PaO_2$ 下降较明显。换气功能障碍是引起 $PaO_2$ 下降最重要的原因，肺内分流引起的缺氧最严重，合并先天性心脏病则 $PaO_2$ 下降更低。肺炎患儿动脉 $PaCO_2$ 改变与 $PaO_2$ 并不都一致，$PaCO_2$ 增加可有肺和中枢两方面原因。

### （三）顺应性与肺表面活性物质

肺炎时肺顺应性大多有不同程度下降，病情越重，下降越明显，其原因是多方面的，炎症渗出、水肿、组织破坏均可使弹性阻力增加。另外，炎症破坏肺Ⅱ型细胞，使肺表面活性物质减少和其功能在炎性渗出物中的失活，均可使肺泡气液界面的表面张力增加，降低肺顺应性。我们观察到肺病变的轻重与顺应性及气管吸出物磷脂的改变是一致的，肺病变越重，饱和卵磷脂（肺表面活性物质主要成分）越低，顺应性也越差。顺应性下降是产生肺不张，引起换气障碍和血氧下降，以及肺扩张困难，通气量不足的一个基本原因。肺顺应性明显下降的肺炎患儿提示肺病变严重预后不良。上述改变为这类患儿用肺表面活性物质治疗提供了依据。

### (四)两种不同类型的呼吸衰竭

1.呼吸道梗阻为主

这类患儿肺部病变并不一定严重,由于分泌物堵塞和炎症水肿造成细支气管广泛阻塞,呼吸费力导致呼吸肌疲劳,通气量不能满足机体需要。缺氧的同时都合并有较重的呼吸性酸中毒,引起脑水肿,较早就出现中枢性呼吸衰竭,主要表现为呼吸节律的改变或暂停,这种类型多见于小婴儿。

2.肺部广泛病变为主

此类患儿虽然也可能合并严重的呼吸道梗阻,但缺氧比二氧化碳潴留更为突出。因这类患儿肺内病变广泛、严重,一旦应用呼吸机,常需要较长时间维持。

以上是较典型的情况,临床常见的是混合型,难以确切区分,但不论何种类型,若得不到及时治疗,不能维持足够通气量将是最终导致死亡的共同原因。

### (五)几个有关治疗的问题

1.针对病情特点的治疗原则

近年来重症肺炎患儿的呼吸衰竭,因广泛严重病变引起者已较少见,而主要是呼吸道梗阻、呼吸肌疲劳引起的通气功能障碍,如果及时恰当处理,大多能经一般内科保守治疗解决,少数需做气管插管进行机械呼吸。对后者应掌握"早插快拔"的原则,即气管插管时机的选择不要过于保守(要根据临床全面情况综合判断,而不能只靠血气分析),这样可及时纠正呼吸功能障碍,保存患儿体力,避免严重病情对患儿的进一步危害。由于通气和氧合有了保证,病情会很快好转,而病情改善后又要尽早拔管,这样可最大限度地减少并发症。

2.应用呼吸机特点

由于重症肺炎患儿肺顺应性差,气道阻力大,应用呼吸机的通气压力偏高,通常在2.0～2.5 kPa(20～25 $cmH_2O$),不宜超过3.0 kPa(30 $cmH_2O$)。为避免肺损伤,潮气量不应过大,为避免气体分布不均匀,机械呼吸频率不宜太快,一般在25～30次/min。为发挥自主呼吸能力,开始即可应用间歇强制通气(IMV或SIMV),并加用适当的PEEP,吸入氧的浓度要根据血氧分压调节,以在30%～60%为好。由于呼吸机的应用保证了必要的通气量,不需再用呼吸兴奋剂,如患儿烦躁,自主呼吸与机械呼吸不协调,可适当应用镇静剂(地西泮、水合氯醛),很少需用肌肉松弛剂。

3.肺水肿

肺炎患儿多数有肺水肿,轻者仅见于间质,难以临床诊断,重者液体渗出至肺泡。肺水肿与炎症和缺氧引起的肺毛细血管渗透性改变有关。肺水肿还可发生于输液过多、气胸复张后或支气管梗阻解除后;胸腔积液短时间大量引流也可发生严重肺水肿。应用快速利尿剂(呋塞米1 mg/kg,肌肉注射或静脉注射),可明显减轻症状。严重肺水肿应及时应用呼吸机进行间歇正压呼吸,并加用PEEP,以利肺泡内水分回吸收。为防止肺水肿,液体摄入量应偏少,尤其静脉入量不宜多,婴幼儿通常以每天总入量在60～80 mL/kg为好。

4.难治的肺炎

目前难治的肺炎主要是那些有严重并发症的肺炎,其治疗重点应针对病情有所不同。合并先天性心脏病的患儿由于肺血多,伴肺动脉高压,心功能差,感染反复不愈,应积极改善心功能,对肺动脉高压可应用酚妥拉明,必要时试用吸入一氧化氮,其根本问题的解决在于手术矫正畸形。合并营养不良的患儿,由于呼吸肌力弱,呼吸肌疲劳更易发生,同时免疫能力低下,影响机体战胜感染,应特别注意营养支持和增强免疫力。严重感染合并脓气胸者在成功的胸腔引流情况下,必要时仍可应用呼吸机,但压力宜偏低或应用高频通气,以利气胸愈合。强有力的抗生素和一般支持疗法必不可少。病变广泛严重,低氧血症难以纠正的可试用肺表面活性物质,也可试用吸入 NO,但这方面尚缺乏足够经验。

# 第八节　肺　炎

肺炎为小儿时期的常见病。引起肺炎的病因是细菌和病毒感染,病毒以呼吸道合胞病毒、腺病毒、流感病毒、副流感病毒为常见,细菌以肺炎链球菌、金黄色葡萄球菌、溶血链球菌、B 型流感杆菌为常见。此外,真菌、肺炎支原体、原虫、误吸异物及机体变态反应也是引起肺炎的病因。

目前临床上尚无统一的肺炎分类方法,按病理分类可分为大叶性肺炎、支气管肺炎、间质性肺炎;按病原分类分为细菌性、病毒性、霉菌性、肺炎支原体性肺炎等。实际应用中若病原确定,即按确诊的病原分类,不能肯定病原时按病理形态分类。对上述两种分类方法诊断的肺炎还可按病程分类,病程在 1～3 个月为迁延性肺炎,3 个月以上为慢性肺炎。

不同病因引起的肺炎,其临床表现的共同点为发热、咳嗽、呼吸急促或呼吸困难、肺部啰音,而其病程、病理特点、病变部位及体征、X 线检查表现各有特点,现分述如下。

## 一、支气管肺炎

支气管肺炎是婴幼儿期最常见的肺炎,全年均可发病,以冬春寒冷季节多发,华南地区夏季发病为数亦不少。先天性心脏病、营养不良、佝偻病患儿及居住条件差、缺少户外活动或空气污染较严重地区的小儿均较易发生支气管肺炎。

### (一)病因

支气管肺炎的病原微生物为细菌和病毒。细菌感染中大部分为肺炎链球菌感染,其他如葡萄球菌、溶血性链球菌、流感嗜血杆菌、大肠埃希菌、铜绿假单胞菌亦可致病,但杆菌类较为少见;病毒感染主要为腺病毒、呼吸道合胞病毒、流感病毒、副流感病毒的感染。此外,亦可继发于麻疹、百日咳等急性传染病。

### (二)病理

支气管肺炎的病理改变因病原微生物不同可表现为两种类型。

1.细菌性肺炎

细菌性肺炎以肺泡炎症为主要表现。肺泡毛细血管充血,肺泡壁水肿,炎性渗出物中含有中性粒细胞、红细胞、细菌。病变侵袭邻近的肺泡呈小点片状灶性炎症,故又称为小叶性肺炎,此时间质病变往往不明显。

2.病毒性肺炎

病毒性肺炎以支气管壁、细支气管壁及肺泡间隔的炎症和水肿为主,局部可见单核细胞浸润。细支气管上皮细胞坏死,管腔被黏液和脱落的细胞、纤维渗出物堵塞,形成病变部位的肺泡气肿或不张。

上述两类病变可同时存在,见于细菌和病毒混合感染的肺炎。

**(三)病理生理**

由于病原体产生的毒素为机体所吸收,因而存在全身性毒血症。

(1)肺泡间质炎症使通气和换气功能均受到影响,导致缺氧和二氧化碳潴留。若肺部炎症广泛,机体的代偿功能不能缓解缺氧和二氧化碳潴留,则病情加重,血氧分压及氧饱和度下降,二氧化碳潴留加剧,出现呼吸功能衰竭。

(2)心肌对缺氧敏感,缺氧及病原体毒素两者作用可导致心肌劳损及中毒性心肌炎,使心肌收缩力减弱,又因缺氧、二氧化碳潴留引起肺小动脉收缩、右心排出阻力增加,可导致心力衰竭。

(3)中枢神经系统对缺氧十分敏感,缺氧和二氧化碳潴留致脑血管扩张、血管通透性增高,脑组织水肿、颅内压增高,表现有神态改变和精神症状,重症者可出现中枢性呼吸衰竭。

(4)缺氧可使胃肠道血管通透性增加,病原体毒素又可影响胃肠道功能,出现消化道症状,重症者可有消化道出血。

(5)肺炎早期由于缺氧,反射性地增加通气,可出现呼吸性碱中毒。机体有氧代谢障碍,酸性代谢产物堆积,加之高热,摄入水分和食物不足,均可导致代谢性酸中毒。二氧化碳潴留、血中 $H^+$ 浓度不断增加,pH 降低,产生呼吸性酸中毒。在酸中毒纠正时二氧化碳潴留改善,pH 上升,钾离子进入细胞内,血清钾下降,可出现低钾血症。

**(四)临床表现**

肺炎为全身性疾病,各系统均有症状。病情轻重不一,病初均有急性上呼吸道感染症状。主要表现为发热、咳嗽、气急。发热多数为不规则型,热程短者数天,长者可持续 1～2 周;咳嗽频繁,婴幼儿常咳不出痰液,每在吃乳时呛咳,易引起乳汁误吸而加重病情;气急、呼吸频率增加至每分钟 40 次以上,鼻翼翕动、呻吟并有三凹征,口唇、鼻唇周围及指、趾端发绀,新生儿常口吐泡沫。肺部听诊早期仅为呼吸音粗糙,继而可闻及中、细湿啰音,哭闹时及吸气末期较为明显。病灶融合、肺实变时出现管状呼吸音。若一侧呼吸音降低伴有叩诊浊音时应考虑胸腔积液。体弱婴儿及新生儿的临床表现不典型,可无发热、咳嗽,早期肺部体征亦不明显,但常有呛乳及呼吸频率增快,鼻唇区轻度发绀。重症患儿可表现呼吸浅速,继而呼吸节律不齐,潮式呼吸或叹息样、抽泣样呼吸,呼吸暂停,发绀加剧等呼吸衰竭的症状。

1.循环系统

轻症出现心率增快,重症者心率增快可达 140 次/min 以上,心音低钝,面色苍白且发灰,呼吸困难和发绀加剧。若患儿明显烦躁不安,肝脏短期内进行性增大,上述症状不能以体温升高或肺部病变进展解释,应考虑心功能不全。此外,重症肺炎尚有中毒性心肌炎、心肌损害的表现,或由于微循环障碍引起弥散性血管内凝血(DIC)的症状。

2.中枢神经系统

轻者可表现烦躁不安或精神萎靡,重者由于存在脑水肿及中毒性脑病,可发生痉挛、嗜睡、昏迷,重度缺氧和二氧化碳潴留可导致眼球结膜及视盘水肿、呼吸不规则、呼吸暂停等中枢性呼吸衰竭的表现。

3.消化系统

轻者胃纳减退、轻微呕吐和腹泻，重症者出现中毒性肠麻痹、腹胀，听诊肠鸣音消失，伴有消化道出血症状(呕吐咖啡样物并有黑便)。

**(五)辅助检查**

血白细胞总数及中性粒细胞百分比增高提示细菌性肺炎，病毒性肺炎时白细胞计数大多正常。

1.病原学检查

疑为细菌性肺炎，早期可做血培养，同时吸取鼻咽腔分泌物做细菌培养，若有胸腔积液可做穿刺液培养，这有助于细菌病原体的确定。疑病毒性肺炎可取鼻咽腔洗液做免疫荧光检查、免疫酶检测、病毒分离或双份血清抗体测定以确定病原体。

2.血气分析

对气急显著伴有轻度中毒症状的患儿，均应做血气分析。病程中还需进行监测，有助于及时给予适当处理，并及早发现呼吸衰竭的患儿。肺炎患儿常见的变化为低氧血症、呼吸性酸中毒或混合性酸中毒。

3.X线检查

多见于双肺内带及心膈角区、脊柱两旁小斑片状密度增深影，其边缘模糊，中间密度较深，病灶互相融合成片，其中可见透亮、规则的支气管充气影，伴有广泛或局限性肺气肿。间质改变则表现两肺各叶纤细条状密度增深影，行径僵直，线条可互相交错或呈两条平行而中间透亮影称为双轨征；肺门区可见厚壁透亮的环状影为袖口征，并有间质气肿，在病变区内可见分布不均的小圆形薄壁透亮区。

**(六)诊断与鉴别诊断**

根据临床表现有发热、咳嗽、气急，体格检查肺部闻及中、细水泡音即可做出诊断，还可根据病程、热程、全身症状及有无心功能不全、呼吸衰竭、神经系统的症状来判别病情轻重，结合X线摄片结果及辅助检查资料初步做出病因诊断。免疫荧光抗体快速诊断法可及时做出腺病毒、呼吸道合胞病毒等病原学诊断。

支气管肺炎应与肺结核及支气管异物相鉴别。肺结核及肺炎临床表现有相似之处，均有发热、咳嗽，粟粒性肺结核患者尚有气促、轻微发绀，但一般起病不如肺炎急，且肺部啰音不明显，X线摄片有结核的特征性表现，结核菌素试验及结核接触史亦有助于鉴别。气道异物患儿有呛咳史，有继发感染或病程迁延时亦可有发热及气促，X线摄片在异物堵塞部位出现肺不张及肺气肿，若有不透光异物影则可明确诊断。此外，尚需与较少见的肺含铁血黄素沉着症等相鉴别。

**(七)并发症**

以脓胸、脓气胸、心包炎及败血症(包括葡萄球菌脑膜炎、肝脓疡)为多见，常由金黄色葡萄球菌引起，肺炎链球菌、大肠埃希菌亦可引起化脓性并发症。患儿体温持续不降，呼吸急促且伴中毒症状，应摄胸片及做其他相应检查以了解并发症存在情况。

**(八)治疗**

1.护理

患儿应置于温暖舒适的环境中，室温保持在20 ℃左右，相对湿度以60%为佳，并保持室内空气流通。做好呼吸道护理，清除鼻腔分泌物、吸出痰液，每天 2 次做超声雾化使痰液稀释便于吸出，以防气道堵塞影响通气。配置营养适当的饮食并补充足够的维生素和液体，经常给患儿翻身、拍背、变换体位或抱起活动以利分泌物排出及炎症吸收。

2.抗生素治疗

根据临床诊断考虑引起肺炎的可能病原体，选择敏感的抗菌药物进行治疗。抗生素主要用于细菌性肺炎或疑为病毒性肺炎但难以排除细菌感染者。根据病情轻重和患儿的年龄决定给药途径，对病情较轻的肺炎链球菌性肺炎和溶血性链球菌性肺炎、病原体未明的肺炎可选用青霉素肌肉注射，对年龄小而病情较重的婴幼儿应选用两种抗生素静脉用药。疑为金黄色葡萄球菌感染的患儿选用青霉素 $P_{12}$、头孢菌素、红霉素，革兰氏阴性杆菌感染选用第三代头孢菌素或庆大霉素、阿米卡星(丁胺卡那霉素)、氨苄西林，铜绿假单胞菌肺炎选用羧苄西林(羧苄青霉素)、丁胺卡那霉素或头孢类抗生素，支原体肺炎选用大环内酯类抗生素。一般宜在热降、症状好转、肺炎体征基本消失或 X 线摄片、胸透病变明显好转后 2～7d 才能停药。病毒性肺炎应用抗生素治疗无效，但合并或继发细菌感染需应用抗生素治疗。

3.对症处理

(1)氧疗：无明显气促和发绀的轻症患儿可不予氧疗，但需保持安静。烦躁不安、气促明显伴有口唇发绀的患儿应给予氧气吸入，经鼻导管或面罩、头罩给氧，一般氧浓度不宜超过 40%，氧流量 1～2 L/min。

(2)心力衰竭的治疗：对重症肺炎出现心力衰竭时，除即给吸氧、镇静剂及适当应用利尿剂外，应给快速洋地黄制剂。可选用：①地高辛口服饱和量<2 岁为 0.04～0.05 mg/kg，>2 岁为 0.03～0.04 mg/kg，新生儿、早产儿为 0.02～0.03 mg/kg；静脉注射量为口服量的 2/3～3/4。首次用饱和量的 1/3～1/2 量，余量分 2～3 次给予，每 4～8h 1 次。对先天性心脏病及心力衰竭严重者，在末次给药后 12h 可使用维持量，为饱和量的 1/5～1/4，分 2 次用，每 12 小时 1 次。应用洋地黄制剂时应慎用钙剂。②毛花苷 C(西地兰)，剂量为每次 0.01～0.015 mg/kg，加入 10%葡萄糖液 5～10 mL 中静脉推注，必要时间隔 2～3h可重复使用，一般用 1～2 次后改用地高辛静脉饱和量法，24h 饱和。此外，亦可选用毒毛花苷 K(毒毛旋花子苷 K)，饱和量 0.007～0.01 mg/kg，加入 10%葡萄糖 10～20 mL 中缓慢静脉注射。

(3)降温与镇静：对高热患儿应用物理降温，头部冷敷，冰袋或酒精擦浴。对乙酰氨基酚 10～15 mg/kg或布洛芬 5～10 mg/kg 口服，亦可用安乃近 5～10 mg/kg 肌肉注射或口服，烦躁不安者应用镇静剂，氯丙嗪(冬眠灵)和异丙嗪(非那根)各 0.5～1.0 mg/kg，或用苯巴比妥(鲁米那)5 mg/kg，肌肉注射，亦可用地西泮(安定)每次 0.2～0.3 mg/kg(呼吸衰竭者应慎用)。

(4)祛痰平喘：婴幼儿咳嗽及排痰能力较差，除及时清除鼻腔分泌物及吸出痰液外，可用祛痰剂稀释痰液，用沐舒坦口服或痰易净雾化吸入，亦可选用中药。对咳嗽伴气喘者应用氨茶碱、复方氯喘、爱纳灵等解除支气管痉挛。

(5)对因低钾血症引起腹胀患儿应纠正低钾，必要时可应用胃肠减压。

4.肾上腺皮质激素的应用

一般肺炎不需应用肾上腺皮质激素，尤其疑为金黄色葡萄球菌感染时不应使用，以防止感染播散。重症肺炎、有明显中毒症状或喘憋较甚者，可短期使用，选用地塞米松或氢化可的松，疗程不超过 3～5d。

5.维持液体和电解质平衡

肺炎患儿应适当补液，按每天 60～80 mL/kg 计算，发热、气促或入液量少的患儿应适当增加入液量，采用生理维持液(1∶4)均匀静脉滴注，适当限制钠盐。肺炎伴腹泻有重度脱水者应按纠正脱水计算量的 3/4 补液，速度宜稍慢。对电解质失衡的患儿亦应适当补充。

6.脑水肿的治疗

纠正缺氧，使用脱水剂减轻脑水肿，减低颅压。可采用 20%甘露醇每次 1.0～1.5 g/kg，每 4～6h静脉注射，或短程使用地塞米松每天 5～10 mg，一般疗程不超过 3d。

7.支持治疗

对重症肺炎、营养不良、体弱患儿应用少量血或血浆做支持疗法。

8.物理疗法

病程迁延不愈者使用理疗，帮助炎症吸收。局部使用微波、超短波或红外线照射，每天 1 次，7～10d 为 1 个疗程，或根据肺部炎症部位不同采用不同的体位拍击背部亦有利于痰液引流和分泌物排出。

9.并发症的治疗

并发脓胸及脓气胸时应给予适当抗生素，供给足够的营养，加强支持治疗，胸腔穿刺排脓，脓液多或稠厚时应作闭合引流。并发气胸时应做闭合引流，发生高压气胸情况紧急时可在第二肋间乳线处直接用空针抽出气体以免危及生命。

### (九)预后

轻症肺炎经治疗都能较快痊愈。重症肺炎处理及时，大部分患儿可获痊愈。体弱、营养不良、先天性心脏病、麻疹、百日咳等急性传染病合并肺炎或腺病毒及葡萄球菌肺炎者病情往往危重。肺炎病死者大部分为重症肺炎。

### (十)预防

首先应加强护理和体格锻炼，增强小儿的体质，防止呼吸道感染，按时进行计划免疫接种，预防呼吸道传染病，均可减少肺炎的发病。

## 二、腺病毒肺炎

腺病毒肺炎是小儿发病率较高的病毒性肺炎之一，其特点为重症患者多，病程长，部分患儿可留有后遗症。腺病毒上呼吸道感染及肺炎可在集体儿童机构中流行，出生 6 个月～2 岁易发本病，我国北方发病率高于南方，病情亦较南方为重。

### (一)病因

病原体为腺病毒，我国流行的腺病毒肺炎多数由 3 型及 7 型引起，但 11、5、9、10、21 型亦有报道。临床上 7 型重于 3 型。

### (二)病理

腺病毒肺炎病变广泛，表现为灶性或融合性、坏死性肺浸润和支气管炎，两肺均可有大片实变坏死，以两下叶为主，实变以外的肺组织可有明显气肿。支气管、毛细支气管及肺泡有单核细胞及淋巴细胞浸润，上皮细胞损伤，管壁有坏死、出血，肺泡上皮细胞显著增生，细胞核内有包涵体。

### (三)临床表现

潜伏期为3～8d,起病急骤,体温在1～2d内升高至39～40 ℃,呈稽留不规则高热,轻症者7～10d退热,重者持续2～3周。咳嗽频繁,多为干咳;同时出现不同程度的呼吸困难及阵发性喘憋。疾病早期即可呈现面色灰白、精神萎靡、嗜睡,伴有纳呆、恶心、呕吐、腹泻等症状,疾病到第1～2周可并发心力衰竭,重症者晚期可出现昏迷及惊厥。

肺部体征常在高热4天后才出现,病变部位出现湿啰音,有肺实变者出现呼吸音减低,叩诊呈浊音,明显实变期闻及管状呼吸音。肺部体征一般在病程第3～4周渐渐减少或消失,重症者至第4～6周才消失,少数病例可有胸膜炎表现,出现胸膜摩擦音。

部分患儿皮肤出现淡红色斑丘疹,肝、脾大,DIC时表现皮肤、黏膜、消化道出血症状。

### (四)辅助检查

早期胸部X线摄片无变化,一般在2～6d出现,轻者为肺纹理增粗或斑片状炎症影,重症可见大片状融合影,累及节段或整个肺叶,以两下肺为多见,轻者3～6周,重者4～12周病变才逐渐消失。部分患儿可留有支气管扩张、肺不张、肺气肿、肺纤维化等后遗症。

周围血常规在病变初期白细胞总数大多减少或正常,以淋巴细胞为主,后期有继发感染时白细胞及中性粒细胞可增多。

### (五)诊断

主要根据典型的临床表现、抗生素治疗无效、肺部X线摄片显示典型病变来诊断。病原学确诊要依据鼻咽洗液病毒检测、双份血清抗体测定,目前采用免疫荧光法及免疫酶技术做快速诊断有助于及时确诊。

### (六)治疗

对腺病毒肺炎尚无特效治疗方法,以综合治疗为主。对症治疗、支持疗法有镇静、退热、吸氧、雾化吸入,纠正心力衰竭,维持水、电解质平衡。若发生呼吸衰竭应及早进行气管插管,并使用人工呼吸机。有继发感染时应适当使用抗生素,早期患者可使用利巴韦林(三氮唑核苷)。

腺病毒肺炎病死率为5%～15%,部分患者易遗留迁延性肺炎、肺不张、支气管扩张等后遗症。

## 三、金黄色葡萄球菌肺炎

金黄色葡萄球菌肺炎是儿科临床常见的细菌性肺炎之一,病情重,易发生并发症。由于耐药菌株的出现,治疗亦较为困难。全年均可发病,以冬春季为多。近年来发病率有下降。

### (一)病因与发病机制

病原菌为金黄色葡萄球菌,具有很强的毒力,能产生溶血毒素、血浆凝固酶、去氧核糖核酸分解酶、杀白细胞素。病原菌由人体体表或黏膜进入体内,由于上述毒素和酶的作用,使其不易被杀灭,并随血液循环播散至全身,肺脏极易被累及。尚可有其他迁徙病灶,亦可由呼吸道感染后直接累及肺脏导致肺部炎症。

### (二)病理

金黄色葡萄球菌肺炎好发于胸膜下组织,以广泛的出血坏死及多个脓肿形成特点。细支气管及其周围肺泡发生的坏死使气道内气体进入坏死区周围肺间质和肺泡,由于脓性分泌物充塞细支气管，成为活瓣样堵塞，使张力渐增加而形成肺大疱（肺气囊肿）。邻近胸膜的脓肿破裂出现脓胸、气胸或脓气胸。

### （三）临床表现

本病多见于婴幼儿，病初有急性上呼吸道感染的症状，或有皮肤化脓性感染。数天后突然高热，呈弛张型，新生儿或体弱婴儿可低热或无热。病情发展迅速，有较明显的中毒症状，面色苍白，烦躁不安或嗜睡，呼吸急促，咳嗽频繁伴气喘，伴有消化道症状如纳呆、腹泻、腹胀，重者可发生惊厥或休克。

患儿有发绀、心率增快。肺部体征出现较早，早期有呼吸音减低或散在湿啰音，并发脓胸、脓气胸时表现呼吸音减低，叩诊浊音，语颤减弱。伴有全身感染时因播散的部位不同而出现相应的体征。部分患者皮肤有红色斑丘疹或猩红热样皮疹。

### （四）辅助检查

实验室检查白细胞总数及中性粒细胞计数均增高，部分婴幼儿白细胞总数可偏低，但中性粒细胞百分比仍高。痰液、气管吸出物及脓液细菌培养获得阳性结果，有助于诊断。

X线摄片早期仅为肺纹理增多，一侧或两侧出现大小不等、斑片状密度增深影，边缘模糊。随着病情进展可迅速出现肺大疱、肺脓肿、胸腔积脓、气胸、脓气胸。重者可有纵隔积气、皮下积气、支气管胸膜瘘。病变持续时间较支气管肺炎为长。

### （五）诊断与鉴别诊断

根据病史起病急骤、有中毒症状及肺部X线检查显示，一般均可做出诊断，脓液培养阳性可确诊病原菌。临床上需与肺炎链球菌、溶血性链球菌及其他革兰氏阴性杆菌引起的肺部化脓性病变相鉴别，主要依据病情和病程及病原菌培养阳性结果。

### （六）治疗

金黄色葡萄球菌肺炎一般的治疗原则与支气管肺炎相同，但由于病情均较重，耐药菌株增多，应选用适当的抗生素积极控制感染并辅以支持疗法。及早、足量使用敏感的抗生素，采用静脉滴注以维持适当的血浓度，选用青霉素 $P_{12}$ 或头孢菌素如头孢唑啉加用氨基糖苷类药物，用药后应观察3～5d，无效再改用其他药物。对耐甲氧西林或耐其他药物的菌株（MRSA）宜选用万古霉素。经治疗症状改善者，需在热降、胸片显示病变吸收后再巩固治疗1～2周才能停药。

并发脓胸需进行胸腔闭合引流，并发气胸当积气量少者可严密观察，积气量多或发生高压气胸应即进行穿刺排出气体或闭合引流。肺大疱常随病情好转而吸收，一般不需外科治疗。

### （七）预后

由于近年来新的抗生素在临床应用，病死率已有所下降，但仍是儿科严重的疾病，体弱儿及新生儿预后较差。

## 四、衣原体肺炎

衣原体是一类专一细胞内寄生的微生物，能在细胞中繁殖，有独特的发育周期及独特的酶系统，是迄今为止最小的细菌，包括沙眼衣原体、鹦鹉热衣原体、肺炎衣原体和猪衣原体4种。其中，肺炎衣原体和沙眼衣原体是主要的人类致病源。鹦鹉热衣原体偶可从动物传给人，而猪衣原体仅能使动物致病。衣原体肺炎主要是指由沙眼衣原体和肺炎衣原体引起的肺炎，目前也有鹦鹉热衣原体引起肺炎的报道,但较为少见。

衣原体都能通过细菌滤器,均含有 DNA、RNA 两种核酸,具有细胞壁,含有核糖体,有独特的酶系统,许多抗生素能抑制其繁殖。衣原体的细胞壁结构与其他的革兰氏阴性杆菌相同,有内膜和外膜,但都缺乏肽聚糖或胞壁酸。衣原体种都有共同抗原成分脂多糖(LPS)和独特的发育周期,包括具有感染性、细胞外无代谢活性的原体(EB)和无感染性、细胞内有代谢活性的网状体(RB)。具有感染性的原体可通过静电吸引特异性的受体蛋白黏附于宿主易感细胞表面,被宿主细胞通过吞噬作用摄入胞质。宿主细胞膜通过空泡将 EB 包裹,接受环境信号转化为 RB。EB 经摄入 9～12h 后,即分化为 RB,后者进行二分裂,形成特征性的包涵体,约 36h 后,RB 又分化为 EB,整个生活周期为 48～72h。释放过程可通过细胞溶解或细胞排粒作用或挤出整个包涵体而离开完整的细胞。RB 在营养不足、抗生素抑制等不良条件下并不转化为 EB,从而不易感染细胞,这可能与衣原体感染不易清除有关。这一过程在不同衣原体种间存在着差异,是衣原体长期感染及亚临床感染的生物学基础。

衣原体在人类致病是与免疫相关的病理过程。人类感染衣原体后,诱发机体产生细胞和体液免疫应答,但这些免疫应答的保护作用不强,因此常造成持续感染、隐性感染及反复感染。衣原体在人类致病是与迟发型超敏反应相关的病理过程。有关衣原体感染所造成的免疫病理损伤,现认为至少存在两种情况:①衣原体繁殖的同时合并反复感染,对免疫应答持续刺激,最终表现为迟发型超敏反应(DTH);②衣原体进入一种特殊的持续体(PB),PB 形态变大,其内病原体的应激反应基因表达增加,产生应激反应蛋白,而应激蛋白可参与迟发型超敏反应,且在这些病原体中可持续检测到多种基因组。当应激条件去除,PB 可转换为正常的生长周期,如 EB。现发现宿主细胞感染愈合后,可像正常未感染细胞一样,当给予适当的环境条件,EB 可再度生长。有关这一衣原体感染的隐匿过程,尚待阐明。

**(一)沙眼衣原体肺炎**

沙眼衣原体(Chlamydia trachomatis,CT)用免疫荧光法可分为 12 个血清型,即 A～K 加 $B_6$ 型,A、B、$B_6$、C 型称眼型,主要引起沙眼,D～K 型称眼-泌尿生殖型,可引起成人及新生儿包涵体结膜炎(副沙眼)、男性及女性生殖器官炎症、非细菌性膀胱炎、胃肠炎、心肌炎及新生儿肺炎、中耳炎、鼻咽炎和女婴阴道炎。

1.发病机制

所有沙眼衣原体感染均可趋向于持续性、慢性和不显性的形式。CT 主要是人类沙眼和生殖系统感染的病原,偶可引起新生儿、小婴儿和成人免疫抑制者的肺部感染。分娩时胎儿通过 CT 感染的宫颈可出现新生儿包涵体性结膜炎和新生儿肺炎。CT 主要经直接接触感染,使易感的无纤毛立方柱状或移行的上皮细胞(如结膜、后鼻咽部、尿道、子宫内膜和直肠黏膜)发生感染。常引起上皮细胞的淋巴细胞浸润性急性炎症反应。一次感染不能产生防止再感染的免疫力。

2.临床表现

活动性 CT 感染妇女分娩的婴儿有 10%～20%出现肺炎。出生时 CT 可直接感染鼻咽部,以后下行至肺引起肺炎,也可由感染结膜的 CT 经鼻泪管下行到鼻咽部,再到下呼吸道。大多数 CT 感染表现为轻度上呼吸道症状,而症状类似流行性感冒,而肺炎症状相对较轻,某些患者表现为急性起病伴一过性的肺炎症状和体征，但大多数起病缓慢。上呼吸道症状可自行消退，咳嗽伴下呼吸道症状感染体征可在首发症状后数天或数周出现，使本病有一个双病程的表现。CT 肺炎有非常特征性的表现，常见于 6 个月以内的婴儿，往往发生在 1～3 月龄，通常在生后 2～4 周发病。但目前已经发现有生后 2 周即发病者。常起病隐匿，大多数无发热，起始症状通常是鼻炎，伴鼻腔黏液分泌物和鼻塞。随后发展为断续的咳嗽、也可表现为持续性咳嗽、呼吸急促，听诊可闻及湿啰音，喘息较少见。一些 CT 肺炎病例主要表现为呼吸增快和阵发性单声咳嗽。有时呼吸增快为唯一线索，约半数患儿可有急性包涵体结膜炎，可同时有中耳炎、心肌炎和胸腔积液。

与成熟儿比较，极低出生体重儿的 CT 肺炎更严重，甚至是致死性的，需要长期辅以机械通气，易产生慢性肺部疾病，从免疫力低下的 CT 下呼吸道感染患者体内，可在感染后相当一段时间仍能分离到 CT，现发现毛细支气管炎患者 CT 感染比例较多，CT 是启动抑或加重了毛细支气管炎症状尚待研究。已发现新生儿 CT 感染后，在学龄期发展为哮喘。对婴幼儿 CT 感染 7～8 年再进行肺功能测试，发现大多数表现为阻塞性肺功能异常。CT 与慢性肺部疾病间的关系有待阐明。

3.实验室检查

CT 肺炎患儿外周血的白细胞总数正常或升高，嗜酸性粒细胞计数增多，超过 400/μl。

CT 感染的诊断为从结膜或鼻咽部等病损部位取材涂片或刮片(取材要带柱状上皮细胞，而不是分泌物)发现 CT 或通过血清学检查确诊。新生儿沙眼衣原体肺炎可同时取眼结膜刮屑物培养和/或涂片直接荧光法检测沙眼衣原体。经吉姆萨染色能确定患者有否特殊的胞质内包涵体，其阳性率分别为：婴儿中可高达 90%，成人包涵体结膜炎为 50%，但在活动性沙眼患者中仅有 10%～30%。对轻症患者做细胞检查无帮助。

早在 20 世纪 60 年代已经开展了 CT 的组织细胞培养，采用组织培养进行病原分离是衣原体感染诊断的金标准。一般都是将传代细胞悬液接种在底部放有玻片的培养瓶中，待细胞长成单层后，将待分离的标本种入。经在 $CO_2$ 温箱中孵育并进行适当干预后再用异硫氰酸荧光素标记的 CT 特异性单克隆抗体进行鉴定。常用来观察细胞内形成特异的包涵体及其数目、CT 感染细胞占细胞总数的百分率或折算成使 50% 的组织细胞出现感染病变的 CT 量(TCID50)等指标。研究发现，因为取材木杆中的可溶性物质可能对细胞培养有毒性作用。用以取样的拭子应该是塑料或金属杆，如果在 24h 内不可能将标本接种在细胞上，应保存在 4 ℃或置－70 ℃储存待用。用有抗生素的培养基作为衣原体转运培养基能最大限度地提高衣原体的阳性率和减少其他细菌过度生长。培养 CT 最常用的细胞为用亚胺环己酮处理的 McCoy 或 Hela 细胞。离心法能促进衣原体吸附到细胞上。培养 48～72h 用 CT 种特异性免疫荧光单克隆抗体和姬姆萨或碘染色可查到胞质内包涵体。

血清抗体水平的测定是目前应用最广泛的诊断衣原体感染的依据。

(1)衣原体微量免疫荧光法(MIF)：是衣原体最敏感的血清学检测方法，最常作为回顾性诊断。该试验先用鸡胚或组织细胞培养衣原体，并进一步纯化抗原，将浓缩的抗原悬液加在一块载玻片上，按特定模式用抗原进行微量滴样。将患者的血清进行系列倍比稀释后加在抗原上，然后用间接免疫荧光方法测定每一种衣原体的特异抗原抗体反应。通用的诊断标准是：

①急性期和恢复期的两次血清抗体滴度相差 4 倍,或单次血清标本的 IgM 抗体滴度≥1∶16 和/或单次血清标本的 IgG 抗体滴度>1∶512 为急性衣原体感染。②IgM 滴度>1∶16 且 1∶16<IgG<1∶512 为既往有衣原体感染。③单次或双次血清抗体滴度<1∶16 为从未感染过衣原体。

(2)补体结合试验:可检测患者血清中的衣原体补体结合抗体,恢复期血清抗体效价较急性期增高4 倍以上有确诊意义。

(3)酶联免疫吸附法(ELISA):可用于血清中 CT 抗体的检测,由于衣原体种间有交叉反应,不主张单独应用该方法检测血清标本。

微量免疫荧光法(MIF)检查衣原体类抗体是目前国际上标准的且最常用的衣原体血清学诊断方法,由于可检测出患儿血清中存在的高水平的非母体 IgM 抗体,尤其适用于新生儿和婴儿沙眼衣原体肺炎的诊断。由于不同的衣原体种间可能存在着血清学交叉反应,血清标本应同时检测 3 种衣原体的抗体并比较抗体滴度,以滴度最高的作为感染的衣原体种,但是不能广泛采用这种检查法。新生儿肺炎患者 IgM 增高,而结膜炎患儿则无 IgM 抗体增高。

分子生物学方法正成为诊断 CT 感染的主要技术手段之一,采用荧光定量聚合酶链反应技术和巢式聚合酶链反应技术是诊断 CT 感染的新途径,可早期快速、特异地检测出标本中的 CT 核酸。

4.影像学表现

胸片和肺 CT 表现为肺气肿伴间质或肺泡浸润影,多为间质浸润和肺过度充气,也可见支气管肺炎或网状、结节样阴影,偶见肺不张(图 7-1)。

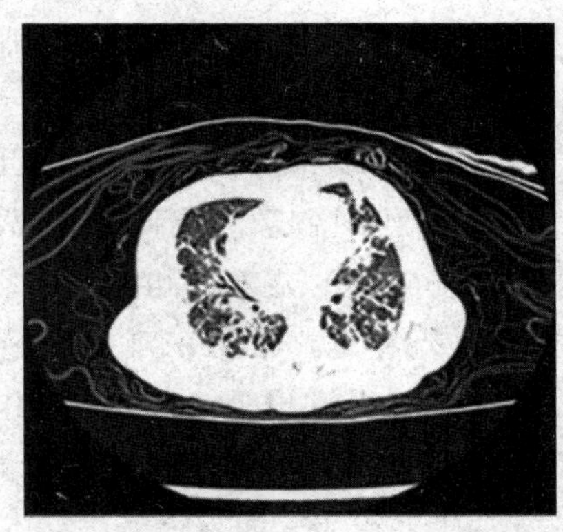

图 7-1　双肺广泛间、实质浸润

5.诊断

根据患儿的年龄、相对特异的临床症状及 X 线非特异性征象,并有赖于从结膜或鼻咽部等分离到 CT 或通过血清学检查等实验室手段确定诊断。

6.鉴别诊断

(1)RSV 肺炎:多见于婴幼儿,大多数病例伴有中高热,持续 4～10d,初期咳嗽、鼻塞,常出现气促、呼吸困难和喘憋,肺部听诊多有细小或粗、中啰音。少数重症病例可并发心力衰竭。胸片多数有小点片状阴影,可有不同程度的肺气肿。

(2)粟粒性肺结核:多见于婴幼儿初染后 6 个月内,特别是 3 个月内,起病可急可缓,缓者只有低热和结核中毒症状，多数急性起病，症状以高热和严重中毒症状为主，常无明显的呼吸道症状，肺部缺乏阳性体征，但X线检查变化明显，可见在浓密的网状阴影上密度均匀一致的粟粒结节，婴幼儿病灶周围反应显著及易于融合，点状阴影边缘模糊，大小不一而呈雪花状，病变急剧进展可形成空洞。

(3)白色念珠菌肺炎：多发生在早产儿、新生儿、营养不良儿童、先天性免疫功能缺陷及长期应用抗生素、激素及静脉高营养患者，常表现为低热、咳嗽、气促、发绀、精神萎靡或烦躁不安，胸部体征包括叩诊浊音和听诊呼吸音增强，可有管音和中小水泡音。X线检查有点状阴影、大片实变，少数有胸腔积液和心包积液，同时有口腔鹅口疮，皮肤或消化道等部位的真菌病。可同时与大肠埃希菌、葡萄球菌等共同致病。

7.治疗

治疗药物主要为红霉素，新生儿和婴儿的用量为红霉素每天40 mg/kg，疗程2～3周，或琥乙红霉素每天40～50 mg/kg，分4次口服，连续14d；如果对红霉素不能耐受，度过新生儿期的小婴儿应立即口服磺胺类药物，可用磺胺异噁唑每天100 mg/kg，疗程2～3周；有报道应用阿莫西林、多西环素治疗，疗程1～2周；或有报道用氧氟沙星，疗程1周。但国内目前不主张此类药物用于小儿。

现发现，红霉素疗程太短或剂量太小，常使全身不适、咳嗽等症状持续数天。单用红霉素治疗的失败率是10%～20%，一些婴儿需要第2个疗程的治疗。有研究发现阿奇霉素短疗程20 mg/(kg·d)，每天顿服连续3d与红霉素连续应用14d的疗效是相同的。

此外，要强调呼吸道管理和对症支持治疗也很重要。

由于局部治疗不能消灭鼻咽部的衣原体，不主张对包涵体结膜炎进行局部治疗，这种婴儿仍有发生肺炎或反复发生结膜炎的危险。对CT引起的小婴儿结膜炎或肺炎均可用红霉素治疗10～14d，红霉素用量为每天50 mg/kg，分4次口服。

对确诊为衣原体感染患儿的母亲(及其性伴)也应进行确定诊断和治疗。

8.并发症和后遗症

衣原体能在宿主细胞内长期处于静止状态。因此多数患者无症状，如果未治疗或治疗不恰当，衣原体结膜炎能持续数月，且发生轻的瘢痕形成，但能完全吸收。慢性结膜炎可以单独发生，也可作为赖特尔综合征的一部分，赖特尔综合征包括尿道炎、结膜炎、黏膜病和反应性关节炎。

9.预防

为了防止孕妇产后并发症和胎儿感染应在妊娠后3个月做衣原体感染筛查，以便在分娩前完成治疗。对孕妇CT生殖道感染应进行治疗。产前进行治疗是预防新生儿感染的最佳方法。红霉素对胎儿无毒性，可用于治疗。新生儿出生后，立即涂红霉素眼膏，可有效预防结膜炎。

美国CDC推荐对于CT感染孕妇可阿奇霉素1次1 g或阿莫西林500 mg口服，每天3次，连续7d作为一线用药，也可红霉素250 mg每天4次，连续14d，或乙酰红霉素800 mg每天4次，连续14d是一种可行的治疗手段。

### (二)肺炎衣原体肺炎

肺炎衣原体(CP)仅有一个血清型,称TWAR型,是从患急性呼吸道疾病的大学生呼吸道中分离到的。目前认为CP是一个主要的呼吸道病原,CP感染与哮喘及冠心病的发生存在着一定的关系。CP在体内的代谢与CT相同,在微生物学特征上与CT不同的是,其原体为梨形,原体内没有糖原,主要外膜蛋白上没有种特异抗原。

CP可感染各年龄组人群,不同地区CP感染CAP的比例是不同的,在2%～19%波动,与不同人群和选用的检测方法不同有关。大多数研究选用的是血清学方法,儿童下呼吸道感染率的报道波动在0～18%,一个对3～12岁采用培养方法的CAP多中心研究发现的CP感染率为14%,而MP感染率是22%,其中小于6岁组CP感染率是15%。大于6岁组CP感染率是18%,有20%的儿童同时存在CP和MP感染,有报道CP感染镰状细胞贫血患者10%～20%出现急性胸部综合征,10%支气管炎症和5%～10%儿童出现咽炎。

1.发病机制

CP广泛存在于自然界,但迄今感染仅见于人类。这种微生物能在外界环境生存20～30h,动物实验证明:要直接植入才能传播,空气飞沫传播不是CP有效的传播方式。临床研究报道发现,呼吸道分泌物传播是其主要的感染途径,无症状携带者和长期排菌状态可能促进这种传播。其潜伏期较长,传播比较缓慢,平均潜伏期为30d,最长可达3个月。感染没有明显的季节性,儿童时期其感染的性别差异不明显。现已发现,在军队、养老院等同一居住环境中出现人之间的CP传播和CP感染暴发流行。在某些家庭内CP的暴发流行中,婴幼儿往往首先发病,并占发患者数中的多数,甚至有时感染仅在幼儿间传播。初次感染多见于5～12岁小儿,但从抗体检查证明整个青少年期和成人期可以又有新的或反复感染,老年期达到顶峰,其中70%～80%血清为阳性反应。血清学流行病学调查显示学龄儿童抗体阳性率开始增加,青少年达30%～45%,提示存在无症状感染。在15岁前感染率无性别差异。15岁以后男性多于女性。流行周期为6个月到2～3年,有少数地方性流行报道。大概成年期感染多数是再感染,同时可能有多种感染。也有研究发现:多数家庭或集体成员中仅有一人出现CP感染,这说明不易发生传播。

在CP感染的症状期及无症状期均可由呼吸道检出CP。已经证明在症状性感染后培养阳性的时间可长达1年,无症状性感染时常见抗体反应阳性。尚不清楚症状的存在是否会影响病原的传播。

与CT仅侵犯黏膜上皮细胞不同,CP可感染包括巨噬细胞、外周血细胞、动脉血管壁内皮细胞及平滑肌在内的几种不同的细胞。CP可在外周血细胞中存活并可通过血液循环及淋巴循环到达全身各部位。CP感染后,细胞中有关炎细胞因子IL-1、IL-8、IFN-a等及黏附因子ICAM-1表达增多,并可诱导白细胞向炎症部位趋化,既可有利于炎症反应的局部清除,同时也会造成组织的损伤。

2.临床表现

青少年和年轻成人CP感染可以为流行性,也可为散发性,CP以肺炎最常见。青少年中约10%的肺炎、5%的支气管炎、5%的鼻窦炎和1%的喉炎和CP感染有关。Saikku等在菲律宾318名5岁以下的急性下呼吸道感染患者中,发现6.4%为急性CP感染,3.2%为既往感染。

Hammerschlag 等对下呼吸道感染的患者,经培养确定 5 岁以下小儿 CP 感染率为 24%,5～18 岁为 41%,最小的培养阳性者仅为 14 个月大。CP 感染起病较缓慢,早期多为上呼吸道感染症状,类似流行性感冒,常合并咽喉炎、声音嘶哑和鼻窦炎,无特异性临床表现。1～2 周后上感症状逐渐减轻而咳嗽逐渐加重,并出现下呼吸道感染征象,肺炎患者症状轻到中等,包括发热、不适、头痛,咳嗽,常有咽炎,多数表现为咽痛、发热、咳嗽,以干咳为主,可出现胸痛、头痛、不适和疲劳。听诊可闻及湿啰音并常有喘鸣音。CP 肺炎临床表现相差悬殊,可从无症状到致死性肺炎。儿童和青少年感染大部分为轻型病例,多表现为上呼吸道感染和支气管炎,肺炎患者较少。而成人则肺炎较多,尤其是在已有慢性疾病或 CP(TWAR)重复感染的老年患者。CP 在免疫力低下的人群可引起重症感染,甚至呼吸衰竭。

CP 感染的潜伏期为 15～23d,再感染的患者呼吸道症状往往较轻,且较少发展为肺炎。

与支原体感染一样,CP 感染也可引起肺外的表现,如结节性红斑、甲状腺炎、脑炎和 Gullain-Barre 综合征等。

CP 可激发哮喘患者喘息发作,囊性纤维化患者病情加重,有报道从急性中耳炎患者的渗液中分离出 CP,CP 往往与细菌同时致病。有 2%～5%的儿童和成人可表现为无症状呼吸道感染,持续 1 年或 1 年以上。

3.实验室检查

诊断 CP 感染的特异性诊断依据组织培养的病原分离和血清学检查。CP 在经亚胺环己酮处理的 HEP-2 和 HL 细胞培养基上生长最佳。标本的最佳取材部位为鼻咽后部,如检查 CT 那样用金属丝从胸腔积液中也分离到该病原。有报道经胰酶和/或乙二胺四乙酸钠(EDTA)处理后的标本 CP 培养的阳性率高。已有从胸腔积液中分离到 CP 的报道。

用荧光抗体染色可能直接查出临床标本中的衣原体,但不是非常敏感和特异。用 EIA 法可检测一些临床标本中的衣原体抗原,因 EIAs 采用的是多克隆抗体或属特异单克隆抗体,可同时检测 CP 和 CT。而微量免疫荧光法(MIF),可使用 CP 单一抗原,而不出现同时检测其他衣原体种。急性 CP 感染的血清学诊断标准如下。

患者 MIF 法双份血清 IgG 滴度 4 倍或 4 倍以上升高或单份血清 IgG 滴度≥1∶512;和/或IgM 滴度≥1∶16 或以上,在排除类风湿因子所致的假阳性后可诊断为近期感染;如果 IgG ≥1∶16但≤1∶512 提示曾经感染。这一标准主要根据成人资料而定。肺炎和哮喘患者的 CP 感染研究显示有 50%测不到 MIF 抗体。不主张单独应用 IgG 进行诊断。IgG 滴度 1∶16 或以上仅提示既往感染。IgA 或其他抗体水平需双份血清进行回顾分析才能进行诊断,不能提示既往持续感染。

MIF 和补体结合试验方法敏感性在各种方法不一致,CDC 建议应严格掌握诊断标准。

由于与培养的结果不一致,不主张血清酶联免疫方法进行 CP 感染诊断,有关 CP 儿童肺炎和哮喘儿童 CP 感染的研究发现,有 50%儿童培养证实为 CP 感染,而并无血清学抗体发现。而且,单纯应用血清学方法不能进行临床微生物评价。

采用各种聚合酶链反应技术(PCR)如荧光定量 PCR 和 Nested PCR 等可早期快速并特异地进行 CP 感染的诊断,已有不少关于其应用并与培养和血清学方法进行对比的研究,有研究报道以 16S rRNA 特异靶序列为目的基因的荧光定量 PCR 方法诊断 CP 感染具有较好的特异性,操作较为简单,且能将标本中的病原体核酸量化,但目前尚无此 PCR 商品药盒。

4.影像学表现

开始主要表现为单侧肺泡浸润,位于肺段和亚段,可见于两肺的任何部位,下叶及肺的周边部多见。以后可进展为双侧间质和肺泡浸润。胸部 X 线表现多较临床症状重。胸片示肺叶浸润影,并可有胸腔积液。

5.诊断及鉴别诊断

临床表现上不能与 MP 等引起的非典型肺炎区分开来,听诊可发现啰音和喘鸣音,胸部影像常较患儿的临床表现重,可表现为轻度、广泛的或小叶浸润,可出现胸腔积液,可出现白细胞稍高和核左移,也可无明显的变化。培养是诊断 CP 感染的特异方法,最佳的取材部位是咽后壁标本,也可从痰、咽拭子、支气管灌洗液、胸腔积液等标本中取材进行培养。

CP 感染的表现与 MP 不好区分,CP 肺炎患者常表现为轻到中度的全身症状,如发热、乏力、头痛、咳嗽、持续咽炎,也可出现胸腔积液和肺气肿,重症患者常出现肺气肿。

MP 肺炎:多见于学龄儿童及青少年,婴幼儿也不少见,潜伏期 2～3 周,症状轻重不等,主要特点是持续剧烈咳嗽,婴幼儿可出现喘息,全身中毒症状相对较轻,可伴发多系统、多器官损害,X 线所见远较体征显著,外周血白细胞数大多数正常或增高,血沉增快,血清特异性抗体测定有诊断价值。

6.治疗

与肺炎支原体肺炎相似,但不同之处在于治疗的时间要长,以防止复发和清除存在于呼吸道的病原体。体外药物敏感试验显示四环素、红霉素及一些新的大环丙酯类(阿奇霉素和克拉红霉素)和喹诺酮类(氟嗪酸)抗生素有活性。对磺胺类耐药。首选治疗为红霉素,新生儿和婴儿的用量为红霉素每天40 mg/kg,疗程 2～3 周,一般用药 24～48h 体温下降,症状开始缓解。有报道单纯应用 1 个疗程,部分病例仍可复发,如果无禁忌,可进行第二疗程治疗。也可采用克拉霉素和阿奇霉素治疗,其中阿奇霉素的疗效要优于克拉霉素,用法为克拉霉素疗程 21d,阿奇霉素疗程 5d,也可应用利福平、罗红霉素、多西环素进行治疗。

有研究发现,选用红霉素治疗 2 周,甚至四环素或多西环素治疗 30d 者仍有复发病例。可能需要2 周以上长期的治疗,初步资料显示 CP 肺炎患儿服用红霉素悬液每天 40～50 mg/kg,连续 10～14d,可清除鼻咽部病原的有效率达 80%。克拉霉素每天 10 mg/kg,分 2 次口服,连续 10 天,或阿奇霉素每天10 mg/kg,口服 1d,第 2～5 天阿奇霉素每天 5 mg/kg,对肺炎患者的鼻咽部病原的清除率达 80%。

7.预后

(1)CP 感染的复发较为常见,尤其抗生素治疗不充分时,但较少累及呼吸系统以外的器官。

(2)有再次治疗出现持续咳嗽的患者。

8.预防

CP 肺炎按一般呼吸道感染预防即可。

**(三)鹦鹉热衣原体肺炎**

鹦鹉热衣原体(CPs),CPs 和 CT 沙眼衣原体仅有 10%的 DNA 同源。可通过 CPs 包涵体不含糖原、包涵体形态和对磺胺类药物的敏感性与 CT 沙眼衣原体相鉴别。CPs 有多个不同的种,可感染大多数的鸟类和包括人在内的哺乳动物,目前认为 CPs 菌株至少有 5 个生物变种,单克隆抗体测定显示鸟生物变种至少有 4 个血清型,其中鹦鹉和火鸡血清型是美国鸟类感染的最重要血清型。

1.发病机制

虽然原先命名为鹦鹉热,实际上所有的鸟类,包括家鸟和野鸟均是 CPs 的天然宿主。对人类威胁最大的是家禽加工厂(特别是火鸡加工厂)、饲养鸽子和笼中宠鸟。近几年在美国通过对家禽喂含四环素的饲料和对进口鸟在检疫期用四环素治疗,这种感染率已经降低。这种病原体可存在于鸟排泄物、血、腹腔脏器和羽毛内。引起人类感染的主要机制大概是由于吸入干的排泄物;吸入粪便气溶胶、粪尘和含病原的动物分泌物是感染的主要途径。作为感染源的鸟类可无症状或表现拒食、羽毛竖立、无精打采和排绿水样便。受染的鸟类可以是无症状或仅有轻微症状,但在感染后仍能排菌数月。易患鹦鹉热的高危人群包括养鸟者、鸟的爱好者、宠物店的工作人员。人类感染常见于长期或密切接触者,但据报道约 20%的鹦鹉热患者无鸟类接触史。但是在家禽饲养场发生鹦鹉热流行时,也有仅接触死家禽、切除死禽内脏者发病。已有报道人类发生反复感染者可持续携带病原体达 10 年之久。

鹦鹉热几乎只是成人的疾病,可能因为小儿接触鸟类或加工厂或在家庭内接触的可能性较少。

病原体吸入呼吸道,经血液循环侵入肝、脾等单核-吞噬细胞系统,在单核吞噬细胞内繁殖后,再血行播散至肺和其他器官。肺内病变常开始于肺门区域,血管周围有炎症反应,并向周围扩散小叶性和间质性肺炎,以肺叶或肺段的下垂部位最为明显,细支气管及支气管上皮引起脱屑和坏死。早期肺泡内充满中性粒细胞及水肿渗出液,不久即被多核细胞所代替,病变部位可产生实变及少量出血,肺实变有淋巴细胞浸润,可出现肺门淋巴结肿大。有时产生胸膜炎症反应。肝脏可出现局部坏死,脾常肿大,心、肾、神经系统及消化道均可受累产生病变。

有猜测存在人与人之间的传播,但尚未证实。

2.临床表现

鹦鹉热既可以是呼吸道感染,也可以是以呼吸系统为主的全身性感染。儿童鹦鹉热的临床表现可从无症状感染到出现肺炎、多脏器感染不等。潜伏期平均为 15d,一般为 5～21d,也可长达 4 周。起病多隐匿,病情轻时如流感样,也可突然发病,出现发热、寒战、头痛、出汗和其他许多常见的全身和呼吸道症状,如不适无力、关节痛、肌痛、咯血和咽炎。发热第 1 周可达 40 ℃,伴寒战和相对缓脉,常有乏力,肌肉关节痛,畏光,鼻出血,可出现类似伤寒的玫瑰疹,常于病程 1 周左右出现咳嗽,咳嗽多为干咳,咳少量黏痰或痰中带血等。肺部很少有阳性体征,偶可闻及细湿啰音和胸膜摩擦音,双肺广泛受累者可有呼吸困难和发绀。躯干部皮肤可见一过性玫瑰疹。严重肺炎可发展为谵妄、低氧血症甚至死亡。头痛剧烈,可伴有呕吐,常被疑诊为脑膜炎。

3.实验室检查

白细胞常不增多,可出现轻度白细胞增多,同时可有门冬氨酸氨基转移酶(谷丙转氨酶)、碱性磷酸酶和胆红素增高。

有报道25%鹦鹉热患者存在脑膜炎，其中半数脑脊液蛋白增高(400～1 135 mg/L)，未见脑脊液中白细胞增加。

4.影像学表现

CPs肺炎胸片常有异常发现，肺部主要表现为不同程度的肺部浸润，如弥漫性支气管肺炎或间质性肺炎，可见由肺门向外周放射的网状或斑片状浸润影，多累及下叶，但无特异性。单侧病变多见，也可双侧受累，肺内病变吸收缓慢，偶见大叶实变或粟粒样结节影及胸膜渗出。可出现胸腔积液。肺内病变吸收缓慢，有报道治疗7周后有50%的患者病灶不能完全吸收。

5.诊断

由于临床表现各异，鹦鹉热的诊断困难。与鸟类的接触史非常重要，但20%的鹦鹉热患者接触史不详。尚无人与人之间传播的证据。出现高热、严重头痛和肌痛症状的肺炎患者，结合患者有鸟接触史等阳性流行病学资料和血清学检查确定诊断。

从胸腔积液和痰中可培养出病原体，CPs与CP、CT的培养条件是相同的，由于其潜在的危险，鹦鹉热衣原体除研究性实验室外一般不能培养。

实验室检查诊断多数是靠特异性补体结合性抗体检测。特异性补体结合试验或微量免疫荧光试验阳性，恢复期(发病第2～3周)血清抗体效价比急性期增高4倍或单次效价为1∶32或以上即可确定诊断。诊断的主要方法是血清补体结合试验，是种特异性的。补体结合(CF)抗体试验不能区别是CP还是CPs，如小儿抗体效价增高，更多可能是CP感染的血清学反应。

CDC认为鹦鹉热确诊病例需要符合临床疾病过程、鸟类接触病史，采用以下三种方法之一进行确定：呼吸道分泌物病原学培养阳性；相隔2周血CF抗体4倍上升或MIF抗体4倍以上升高；MIF单份血清IgM抗体滴度大于或等于16。可疑病例必须在流行病学上与确诊病例密切相关，或症状出现后单份CF或MIF抗体在1∶32以上。由于MIF也用于诊断CP感染，用MIF检测可能存在与其他衣原体种或细菌感染间的交叉反应，早期针对鹦鹉热采用四环素进行治疗，可减少抗体反应。

6.鉴别诊断

(1)MP肺炎：多见于学龄儿童及青少年，婴幼儿也不少见，潜伏期2～3周，症状轻重不等，主要特点是持续剧烈咳嗽，婴幼儿可出现喘息，全身中毒症状相对较轻，可伴发多系统、多器官损害，X线所见远较体征显著，外周血白细胞数大多数正常或增高，血沉增快，血清特异性抗体测定有诊断价值。

(2)结核病：小儿多有结核病接触史，起病隐匿或呈现慢性病程，有结核中毒症状，肺部体征相对较少，X线所见远较体征显著，不同类型结核有不同特征性影像学特点，结核菌素试验阳性、结核菌检查阳性，可较早出现全身结核播散病灶等明确诊断。

(3)真菌感染：不同的真菌感染的临床表现多样，根据患者有无免疫缺陷等基础疾病、长期应用抗生素、激素等病史、肺部影像学特征、病原学组织培养、病理等检查，经试验和诊断性治疗明确诊断。

7.治疗

CPs对四环素、氯霉素和红霉素敏感，但不主张四环素在8岁以下小儿应用。新生儿和婴儿的用量为红霉素每天40 mg/kg，疗程2～3周。也有采用新型大环内酯类抗生素，应注意鹦鹉热的治疗显效较慢，发热等临床症状一般要在48～72h方可控制，有报道红霉素和四环素这两种抗生素对青少年的用量为每天2 g，用7～10d或热退后继续服用10d。复发者可进行第二个疗程，发生呼吸衰竭者，需氧疗和进一步机械呼吸治疗。

多西环素100 mg每天2次或四环素500 mg每天4次在体温正常后再继续服用10～14d，对危重患者可用多西环素4.4 mg/(kg·d)每12h口服1次，每天最大量是100 mg。对9岁以下不能用四环素的小儿，可选用红霉素500 mg口服，每天4次。由于初次感染往往并不能产生长久的免疫力，有治疗2个月后病情仍复发的报道。

8.预后

鹦鹉热患者应予隔离，痰液应进行消毒；应避免接触感染的鹦鹉等鸟类或禽类可预防感染；加强国际进口检疫和玩赏鸟类的管理。未经治疗的死亡率是15%～20%，若经适当治疗的死亡率可降至1%以下，严重感染病例可出现呼吸衰竭，有报道孕妇感染后可出现胎死宫内。

9.预防

病原体对大多数消毒剂、热等敏感，对酸和碱抵抗。严格鸟类管理，应用鸟笼，并避免与病鸟接触；对可疑鸟类分泌物应进行消毒处理，并对可疑鸟隔离观察30～45d；对眼部分泌物多、排绿色水样便或体重减轻的鸟类应隔离；避免与其他鸟类接触，不能买卖。接触的人应严格防护，穿隔离衣，并戴N95型口罩。

## 五、支原体肺炎

### (一)病因

支原体是细胞外寄生菌，属暗细菌门、柔膜纲、支原体目、支原体科(Ⅰ、Ⅱ)、支原体属(Ⅰ、Ⅱ)。支原体广泛寄居于自然界，迄今已发现支原体有60余种，可引起动物、人、植物等感染。支原体的大小介于细菌与病毒之间，是能独立生活的病原微生物中最小者，能通过细菌滤器，需要含胆固醇的特殊培养基，在接种10d后才能出现菌落，菌落很小，病原直径为125～150 nm，与黏液病毒的大小相仿，含DNA和RNA，缺乏细胞壁，呈球状、杆状、丝状等多种形态，革兰氏染色阴性。目前肯定对人致病的支原体有3种，即肺炎支原体(MP)、解脲支原体及人型支原体。其中肺炎支原体是人类原发性非典型肺炎的病原体。

### (二)流行病学

MP是儿童时期肺炎或其他呼吸道感染的重要病原之一。本病主要通过呼吸道飞沫传染。全年都有散发感染，秋末和冬初为发病高峰季节，每2～6年可在世界范围内同时发生流行。MP感染的发病率各地报道差异较大，一般认为MP感染所致的肺炎在肺炎总数中所占的比例可因年龄、地区、年份及是否为流行年而有所不同。

### (三)发病机制

直接损害：肺炎支原体缺乏细胞壁，且没有其他与黏附有关的附属物，故其依赖自身的细胞膜与宿主靶细胞膜紧密结合。当肺炎支原体侵入呼吸道后，借滑行运动定位于纤毛毡的隐窝内，以其尖端特殊结构（顶器）牢固的黏附于呼吸道黏膜上皮细胞的神经氨酸受体上，抵抗黏膜纤毛的清除和吞噬细胞的吞噬。与此同时，MP 会释放有毒代谢产物，如氨、过氧化氢、蛋白酶及神经毒素等，从而造成呼吸道黏膜上皮的破坏，并引起相应部位的病变，这是 MP 的主要致病方式。P1 被认为是肺炎支原体的主要黏附素。

免疫学发病机制：人体感染 MP 后体内先产生 IgM，后产生 IgG、SIgA。由于 MP 膜上的甘油磷脂与宿主细胞有共同抗原成分，感染后可产生相应的自身抗体，形成免疫复合物，如在出现心脏、神经系统等并发症的患者血中，可测到针对心肌、脑组织的抗体。另外，人体感染 MP 后炎性介质、酸性水解酶、中性蛋白水解酶和溶酶体酶、氧化氢等产生增加，导致多系统免疫损伤，出现肺及肺外多器官损害的临床症状。

肺炎支原体多克隆激活 B 淋巴细胞，产生非特异的与支原体无直接关联的抗原和抗体，如冷凝集素的产生。比较而言，肺炎支原体引起非特异性免疫反应比特异的免疫反应明显。

由于肺炎支原体与宿主细胞有共同抗原成分，可能会被误认为是自身成分而允许寄生，逃避了宿主的免疫监视，不易被吞噬细胞摄取，从而得以长时间寄居。

肺炎支原体肺炎的发病机制尚未完全阐明，目前认为肺炎支原体的直接侵犯和免疫损伤均存在，是二者共同作用的结果，但损害的严重程度及作用时间长短不清。

### （四）病理表现

支原体肺炎主要病理表现为间质性肺炎和细支气管炎，有些病例病变累及肺泡。局部黏膜充血、水肿、增厚，细胞膜损伤，上皮细胞纤毛脱落，有淋巴细胞、嗜酸性粒细胞、中性粒细胞、巨噬细胞浸润。

### （五）临床表现

潜伏期 2～3 周，高发年龄为 5 岁以上，婴幼儿也可感染，目前认为肺炎支原体感染有低龄化趋势。起病一般缓慢，主要症状为发热、咽痛和咳嗽。热度不一，可呈高热、中等度热或低热。咳嗽有特征性，病程早期以干咳为主，呈阵发性，较剧烈，类似百日咳，影响睡眠和活动。后期有痰，黏稠，偶含小量血丝。支原体感染可诱发哮喘发作，一些患儿伴有喘息。若合并中等量以上胸腔积液，或病变广泛尤其以双肺间质性浸润为主时，可出现呼吸困难。婴幼儿的临床表现可不典型，多伴有喘鸣和呼吸困难，病情多较严重，可发生多系统损害。肺部体征少，可有呼吸音减低，病程后期可出现湿性啰音，肺部体征与症状及影像学表现不一致，为支原体肺炎的特征。我们在临床上发现，肺炎支原体可与细菌、病毒混合感染，尤其是与肺炎链球菌、流感嗜血杆菌、EB 病毒等混合感染，使病情加重。

### （六）影像学表现

胸部 X 线表现如下。①间质病变为主：局限性或普遍性肺纹理增浓，边界模糊有时伴有网结状阴影或较淡的斑点阴影，或表现单侧或双侧肺门阴影增大，结构模糊，边界不清，可伴有肺门周围斑片阴影（图 7-2）。②肺泡浸润为主：病变的大小形态差别较大，以节段性浸润常见，其内可夹杂着小透光区，形如支气管肺炎。也可呈肺段或大叶实变，发生于单叶或多叶，可伴有胸膜积液(图 7-3、图 7-4)。③混合病变:同时有上两型表现。

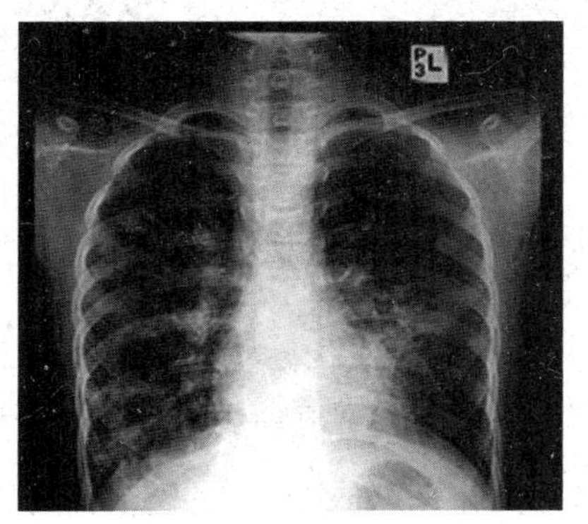

**图 7-2　支原体肺炎(间质病变为主)**

双肺纹理增浓,边界模糊,伴有网结状阴影和左肺门周围片状阴影

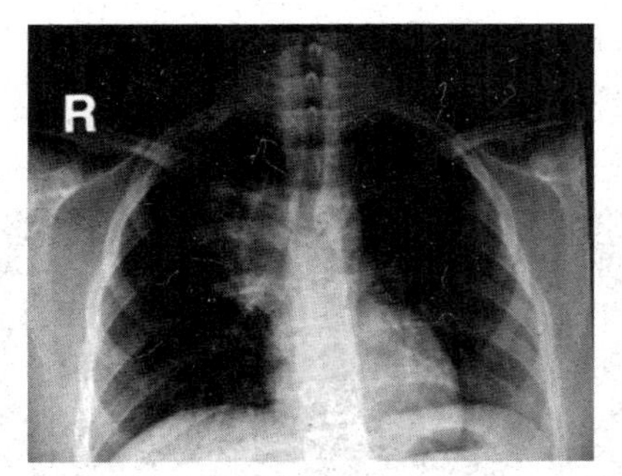


**图 7-3　支原体肺炎(肺泡浸润为主)**

右上肺浸润,其内夹杂着小透光区

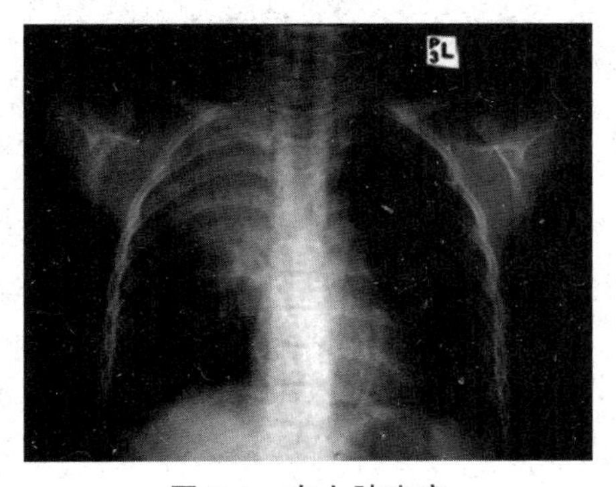

**图 7-4　右上肺实变**

由于支原体肺炎的组织学特征是急性细支气管炎,胸部 CT 除上述表现外,可见网格线影、小叶中心性结节、树芽征及支气管管壁增厚、管腔扩张(图 7-5)。树芽征表现反映了有扩大的小叶中心的细支气管,它们的管腔为黏液、液体所嵌顿。在 HRCT 上除这些征象外,还可见马赛克灌注、呼气时空气潴留的气道阻塞。

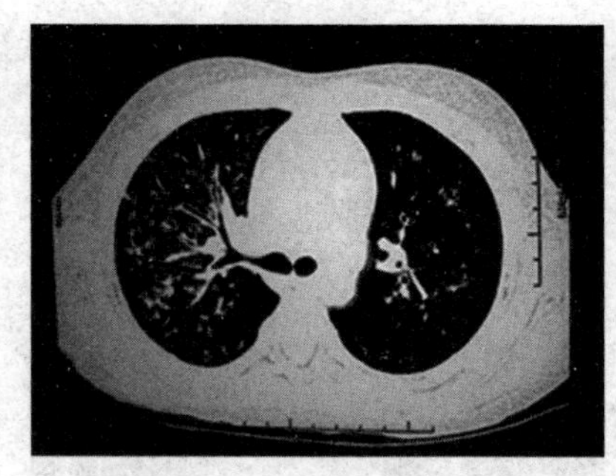

图 7-5　小叶中心性结节、树芽征、支气管管壁增厚、管腔扩张

重症支原体肺炎可发生坏死性肺炎，胸部 CT 强化扫描后可显示坏死性肺炎。影像学完全恢复的时间长短不一，有的肺部病变恢复较慢，病程较长，甚至发生永久性损害。国外文献报道及临床发现，在相当一部分既往有支原体肺炎病史的儿童中，HRCT 上有提示为小气道阻塞的异常表现，包括马赛克灌注、支气管扩张、支气管管壁增厚、血管减少，呼气时空气潴留，病变多累及两叶或两叶以上(图 7-6)，即单纯支气管扩张征象，其部位与全部急性期时胸片所示的浸润区位置一致，这些异常更可能发生于支原体抗体滴度较高病例。

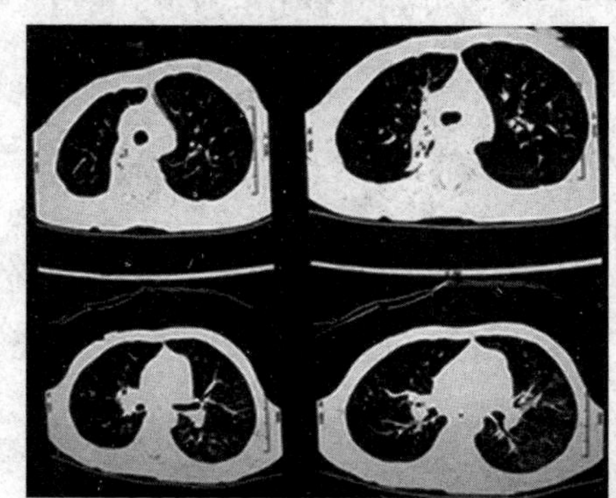

图 7-6　CT 显示马赛克灌注、右肺中叶支气管扩张

难治性或重症支原体肺炎：根据我们的病例资料分析，肺炎支原体肺炎的临床表现、病情轻重、治疗反应及胸部 X 线片表现不一。一些病例发病即使早期应用大环内酯类抗生素治疗，体温持续升高，剧烈咳嗽，胸部 X 线片示一个或多个肺叶高密度实变、不张或双肺广泛间质性浸润(图 7-7、图 7-8)，常合并中量胸腔积液，支气管镜检查发现支气管内黏稠分泌物壅塞，或伴有坏死黏膜，病程后期亚段支气管部分或完全闭塞，致实变、肺不张难于好转，甚至出现肺坏死，易遗留闭塞性细支气管炎和局限性支气管扩张。双肺间质性改变严重者可发生肺损伤和呼吸窘迫，并可继发间质性肺炎。这些病例为难治性或重症支原体肺炎。

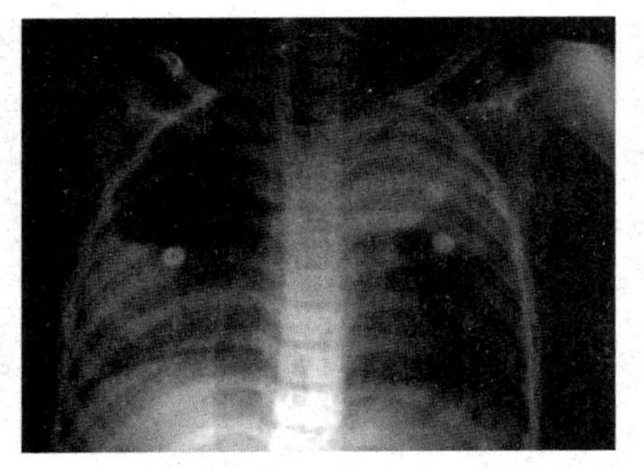

图 7-7　双肺实变

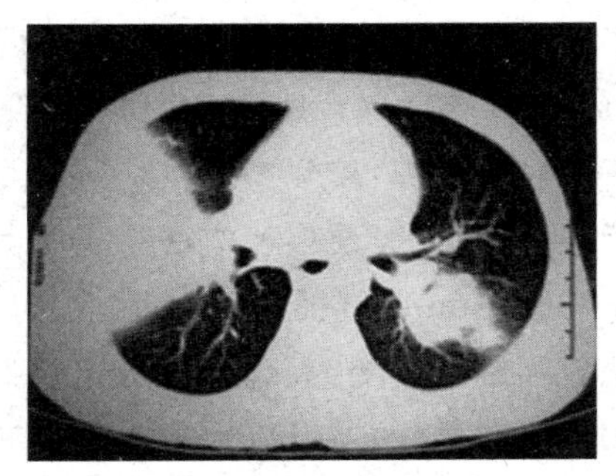

图 7-8　双肺实变

肺外并发症有如下几种。

神经系统疾病:在肺炎支原体感染的肺外并发症中,无论国内国外,报道最多的为神经系统疾病。发生率不明。与肺炎支原体感染相关的神经系统疾病可累及大脑、小脑、脑膜、脑血管、脑干、脑神经、脊髓、神经根、周围神经等,表现有脑膜脑炎、急性播散性脑脊髓膜炎、横断性脊髓炎、无菌性脑膜炎、周围神经炎、吉兰-巴雷综合征、脑梗死、Reye 综合征等。我们在临床发现,肺炎支原体感染引起的脑炎最常见。近期我们收治 1 例肺炎支原体肺炎合并胸腔积液患儿,发生右颈内动脉栓塞,导致右半侧脑组织全部梗死,国外有类似的病例报道。神经系统疾病可发生于肺炎支原体呼吸道感染之前、之中、之后,少数不伴有呼吸道感染而单独发生。多数病例先有呼吸道症状,相隔 1～3 周出现神经系统症状。临床表现因病变部位和程度不同而异,主要表现为发热、惊厥、头痛、呕吐、神志改变、精神症状、脑神经障碍、共济失调、瘫痪、舞蹈-手足徐动等。脑脊液检查多数正常,异常者表现为白细胞升高、蛋白升高、糖和氯化物正常,类似病毒性脑炎。脑电图可出现异常。CT 和 MRI 多数无明显异常。病情轻重不一,轻者很快缓解,重者可遗留后遗症。

泌尿系统疾病:在与肺炎支原体感染相关的泌尿系统疾病中,最常见的为急性肾小球肾炎综合征,类似链球菌感染后急性肾小球肾炎,表现为血尿、蛋白尿、水肿、少尿、高血压,血清补体可降低。与链球菌感染后急性肾小球肾炎相比,潜伏期一般较短,血尿恢复快。文献认为与肺炎支原体感染相关的肾小球肾炎的发生率有升高趋势,预后与其病理损害有关,病理损害重,肾功能损害也重,病程迁延,最终可进展为终末期肾衰竭。病理类型可多种多样,有膜增生型、系膜增生型、微小病变型等。肺炎支原体感染也可引起 IgA 肾病,小管性-间质性肾炎,少数患者可引起急性肾衰竭。

心血管系统疾病:肺炎支原体感染可引起心肌炎和心包炎,甚至心功能衰竭。常见的表现为心肌酶谱升高、心律失常(如传导阻滞、室性期前收缩等)。肺炎支原体肺炎可合并川崎病或肺炎支原体感染单独引起川崎病,近年来有关肺炎支原体感染与川崎病的关系已引起国内的关注。此外,肺炎支原体肺炎可引起心内膜炎,我们曾收治肺炎支原体肺炎合并心内膜炎的患儿,心内膜出现赘生物。

血液系统:以溶血性贫血多见。另外,也可引起血小板数减少、粒细胞减少、再生障碍性贫血、凝血异常,出现脑、肢体动脉栓塞及 DIC。国外文献有多例报道肺炎支原体感染合并噬血细胞综合征、类传染性单核细胞增多征。由于目前噬血细胞综合征、传染性单核细胞增多征的发病率有增多趋势，除与病毒感染相关外，肺炎支原体感染的致病作用不容忽视。由于肺炎支原体可与 EB 病毒混合感染，当考虑肺炎支原体为传染性单核细胞增多征的病因时，应慎重。

皮肤黏膜表现：皮疹多见，形态多样，有红斑、斑丘疹、水疱、麻疹样或猩红热样丘疹、荨麻疹及紫癜等，但以斑丘疹和疱疹为多见，常发生在发热期和肺炎期，持续 1～2 周。最严重的为 Stevens-Johnson 综合征。

关节和肌肉病变：表现为非特异性肌痛、关节痛、关节炎。非特异性肌痛多为腓肠肌疼痛。有时关节痛明显，关节炎以大中关节多见，可游走。

胃肠道系统：可出现腹痛、腹泻、呕吐、肝损害。肺炎支原体肺炎引起的肝功能损害较常见，经保肝治疗，一般能恢复，目前尚未见肝坏死的报道。也可引起上消化道出血、胰腺炎、脾大。

### （七）实验室检查

目前国内外采用的 MP 诊断方法主要包括经典的培养法、血清学抗体检测和核酸检测方法。

MP 的分离培养和鉴定可客观反映 MP 感染的存在，作为传统的检测手段，至今仍是支原体鉴定的金标准。其缺点是费时耗力，由于 MP 对培养条件要求苛刻，生长缓慢，做出判定需 3～4 周。当标本中 MP 数量极少、培养基营养标准不够或操作方法不当时，均会出现假阴性。由于 MP 培养困难、花费时间长，多数实验室诊断均采用血清学方法，如补体结合试验（CFT 或 CF）、颗粒凝集试验（PAT 或 PA）、间接血凝试验（IHT）和不同的 ELISA 法等。近年多采用颗粒凝集法（PA）测定 MP 抗体，值得注意其所测得的抗体 90%为 MP IgM，但也包含了 10%左右的 MP IgG，PA 法阳性为滴度＞1∶80。除 MP IgM 外还可检测 MP IgA 抗体，其出现较 IgM 稍晚，但持续时间长，特异性强，测定 MP IgA 可提高 MP 感染诊断的敏感性和特异性。

PCR 的优点在于可检测经过处理用于组织学检测的组织，或已污染不能进行分离培养的组织。只需 1 份标本，1d 内可完成检测，与血清学方法比较，可检测更早期的感染，并具有高敏感性的优势，检测标本中的支原体无须是活体。已有报道将实时 PCR 技术应用于 MP 感染诊断，该技术将 PCR 的灵敏性和探针杂交的特异性合二为一，是目前公认的准确性和重现性最好的核酸分子技术。Matezou 等应用此方法在痰液中检测 MP，发现 22%MP IgM 阴性的 MP 感染病例。有学者认为如果将实时 PCR 和 EIA 检测 MP IgM 相结合，则在 MP 感染急性期可达到 83%阳性检出率。Daxboeck 等对 29 例 MP 感染致 CAP 患者的血清用实时 PCR 技术与常规 PCR 技术作对比研究显示：所有标本常规 PCR 均阴性，但实时 PCR 检出 15 例 MP 感染（52%阳性率），该研究不仅证明实时 PCR 的敏感性，更对传统观念做了修正，即 MP 感染存在支原体血症。

### （八）诊断

血清 IgG 抗体呈 4 倍以上升高或降低，同时 MP 分离阳性者，有绝对诊断意义。血清 IgM 抗体阳性伴 MP 分离阳性者，也可明确 MP 感染诊断。如仅有 4 倍以上抗体改变或下降至原来的 1/4，或 IgM 阳性（滴度持续＞1∶160），推测有近期感染，应结合临床表现进行诊断。目前国内在阳性标准上并不统一,这直接影响到对 MP 流行病学的评估和资料间比较。

### (九)鉴别诊断

1.细菌性肺炎

重症支原体肺炎患儿影像学表现为大叶实变伴胸腔积液,外周血中性粒细胞升高,CRP 明显升高,与细菌性肺炎难于鉴别。支原体肺炎的肺泡炎症与间质炎症常混合存在,即在大片实变影周围或对侧有网点状、网结节状阴影,常有小叶间隔增厚、支气管血管束增粗和树芽征等间质性改变,这在细菌性肺炎少见。另外,支原体肺炎的胸腔积液检查常提示白细胞轻度升高,以淋巴细胞为主。病原学检查如支原体抗体阳性,痰液和胸腔积液细胞培养是可靠的鉴别诊断依据。

2.肺结核

浸润性肺结核见于年长儿,临床表现为发热、咳嗽,肺部体征不多,重者可出现肺部空洞和支气管播散。支气管播散表现为小叶中心结节、树芽征、支气管壁增厚、肺不张等征象。由于浸润性肺结核和支原体肺炎的发病年龄、临床和影像表现相似,二者易混淆。鉴别点如下:浸润性肺结核出现支气管播散表现病程相对较长,起病缓慢,浸润阴影有空洞形成。支原体肺炎支原体抗体阳性,而浸润性肺结核 PPD 皮试阳性、痰液结核分枝杆菌检查阳性。支原体肺炎经大环内酯类抗生素有效。另外,因支原体肺炎可引起肺门淋巴结肿大,易误诊为原发性肺结核,但原发性肺结核除肺门淋巴结肿大外,往往伴有气管或支气管旁淋巴结肿大,并彼此融合、PPD 皮试阳性。支原体肺炎也可引起双肺类似粟粒样阴影,易误诊为急性血行播散性肺结核,但支原体肺炎粟粒阴影的大小、密度、分布不均匀,肺纹理粗乱、增多或伴网状阴影,重要的鉴别依据仍是 PPD 皮试、支原体抗体检测及对大环内酯类抗生素的治疗反应。

### (十)后遗症

国外文献报道,支原体肺炎后可以导致长期的肺部后遗症,如支气管扩张、肺不张、闭塞性细支气管炎、闭塞性细支气管炎伴机化性肺炎、单侧透明肺、肺间质性纤维化。

### (十一)治疗

小儿 MPP 的治疗与一般肺炎的治疗原则基本相同,宜采用综合治疗措施。包括一般治疗、对症治疗、抗生素、糖皮质激素等。

1.抗生素

大环内酯类抗生素、四环素类抗生素、氟喹诺酮类等,均对支原体有效,但儿童主要使用的是大环内酯类抗生素。

大环内酯类药物中的红霉素仍是治疗 MP 感染的主要药物,红霉素对消除支原体肺炎的症状和体征明显,但消除 MP 效果不理想,不能消除肺炎支原体的寄居。常用为 50 mg/(kg·d),轻者可分次口服,重症可考虑静脉给药,疗程一般主张 2～3 周,停药过早易于复发。红霉素对胃肠道刺激大,并可引起血胆红素及转氨酶升高,以及有耐药株产生的报道。

近年来使用最多的不是红霉素而是阿奇霉素,阿奇霉素在人的细胞内浓度高而在细胞外浓度低。阿奇霉素口服后 2～3h 达血药峰质量浓度,生物利用率为 37%,具有极好的组织渗透性,组织水平高于血药浓度 50～100 倍,而血药浓度只有细胞内水平的 1/10,服药 24h 后巨噬细胞内阿奇霉素水平是红霉素的26倍，在中性粒细胞内为红霉素的10倍。其剂量为10 mg/(kg·d)，1次/d。

文献中有许多关于治疗MPP的疗效观察文章，有学者认为红霉素优于阿奇霉素；有学者认为希舒美(阿奇霉素)可代替红霉素静脉滴注；有学者认为克拉霉素在疗程、依从性、不良反应上均优于阿奇霉素；也有学者认为与红霉素比较，阿奇霉素可作为治疗MPP的首选药物，但目前这些观察都不是随机、双盲、对照研究，疗效标准几乎都是临床症状的消失，无病原清除率的研究。

2.肾上腺糖皮质激素的应用

目前认为在支原体肺炎的发病过程中，有支原体介导的免疫损伤参与，因此，对重症MP肺炎或肺部病变迁延而出现肺不张、支气管扩张、或有肺外并发症者，可应用肾上腺皮质激素治疗。根据国外文献及临床总结，糖皮质激素在退热、促进肺部实变吸收，减少后遗症方面有一定作用。可根据病情，应用甲泼尼龙、氢化可的松、地塞米松或泼尼松。

3.支气管镜治疗

根据临床观察，支原体肺炎病程中呼吸道分泌物黏稠，支气管镜下见黏稠分泌物阻塞支气管，常合并肺不张。因此，有条件者，可及时进行支气管镜灌洗。

4.肺外并发症的治疗

目前认为并发症的发生与免疫机制有关。因此，除积极治疗肺炎、控制MP感染外，可根据病情使用激素，针对不同并发症采用不同的对症处理办法。

# 第九节 肺水肿

肺水肿是一种肺血管外液体增多的病理状态，浆液从肺循环中漏出或渗出，当超过淋巴引流时，多余的液体即进入肺间质或肺泡腔内，形成肺水肿。

## 一、临床表现

起病或急或缓。胸部不适，或有局部痛感。呼吸困难和咳嗽为主要症状。常见苍白、青紫及惶恐神情，咳嗽时往往吐出泡沫性痰液，并可见少量血液。初起时，胸部物理征主要见于后下胸，如轻度浊音及多数粗大水泡音，逐渐发展到全肺。心音一般微弱，脉搏速而微弱，当病变进展可出现倒气样呼吸，呼吸暂停，周围血管收缩，心搏过缓。

## 二、病理生理

基本原因是肺毛细血管及间质的静水压力差(跨壁压力差)和胶体渗透压差间的平衡遭到破坏所致。肺水肿常见病因如下。

(1)肺毛细血管静水压升高：即血液动力性肺水肿。①血容量过多。②左心室功能不全、排血不足，致左心房舒张压增高。③肺毛细管跨壁压力梯度增加。

(2)血浆蛋白渗透压降低。

(3)肺毛细血管通透性增加，亦称中毒性肺水肿或非心源性肺水肿。

(4)淋巴管阻塞,淋巴回流障碍也是肺水肿的原因之一。

(5)肺泡毛细血管膜气液界面表面张力增高。

(6)其他原因形成肺水肿:①神经源性肺水肿。②高原性肺水肿。③革兰氏阴性菌败血症。④呼吸道梗阻,如毛细支气管炎和哮喘。

间质性肺水肿及肺泡角新月状积液时,多不影响气体交换,但可能引起轻度肺顺应性下降。肺泡大量积液时可出现下列变化:①肺容量包括肺总量、肺活量及残气量减少。②肺顺应性下降,气道阻力及呼吸功能增加。③弥散功能障碍。④气体交换障碍导致动静脉分流,结果动脉血氧分压减低。气道出现泡沫状液体时,上述通气障碍及换气障碍更进一步加重,大量肺内分流出现,低氧血症加剧。当通气严重不足时,动脉血二氧化碳分压升高,血液氢离子浓度增加,出现呼吸性酸中毒。若缺氧严重,心排血量减低,组织血灌注不足,无氧代谢造成乳酸蓄积,可并发代谢性酸中毒。

## 三、诊断

间质肺水肿多无临床症状及体征。肺泡水肿时,肺顺应性减低,首先出现症状为呼吸增快,动脉血氧降低,$PCO_2$ 由于通气过度可下降,表现为呼吸性碱中毒。肺泡水肿极期时,上述症状及体征进展,缺氧加重,如抢救不及时可因呼吸循环衰竭而死亡。

X线片检查间质肺水肿可见索条阴影;淋巴管扩张和小叶间隔积液各表现为肺门区斜直线条和肺底水平条状的 Kerby A 和 B 线影。肺泡水肿则可见小斑片状阴影。随病程进展,阴影多融合在肺门附近及肺底部,形成典型的蝴蝶状阴影或双侧弥散片絮状阴影,致心影模糊不清。可伴叶间及胸腔积液。

## 四、鉴别诊断

肺水肿需与急性肺炎、肺不张及成人呼吸窘迫综合征等相鉴别。

## 五、治疗

治疗的目的是改善气体交换,迅速减少液体蓄积和去除病因。

### (一)改善肺脏通气及换气功能、缓解缺氧

首先抽吸痰液保持气道通畅,对轻度肺水肿缺氧不严重者可给鼻导管低流量氧。如肺水肿严重,缺氧显著,可相应提高吸氧浓度,甚至开始时用100%氧吸入。在下列情况用机械通气治疗:①有大量泡沫痰、呼吸窘迫。②动静脉分流增多时,当吸氧浓度虽增至50%～60%而动脉血氧分压仍低于6.7～8.0 kPa(50～60 mmHg)时,表示肺内动静脉分流量超过30%。③动脉血二氧化碳分压升高。应用人工通气前,应尽量将泡沫吸干净。如间歇正压通气用50%氧吸入而动脉氧分压仍低于8.0 kPa(60 mmHg)时,则应用呼气末正压呼吸。

### (二)采取措施,将水肿液驱回血循环

(1)快速作用的利尿剂如呋塞米对肺水肿有良效,在利尿前症状即可有好转,这是由于肾外效应,血重新分布,血从肺循环到体循环去。注射呋塞米5min后,肺毛细血管压可降低,然后较慢出现肾效应:利尿及排出钠、钾,大量利尿后,肺血量减少。

(2)终末正压通气,提高了平均肺泡压,使肺毛细血管跨壁压力差减少,使水肿液回流入毛细血管。

(3)肢体缚止血带及头高位以减少静脉回心血量,可将增多的肺血量重新分布到周身。

(4)吗啡引起周围血管扩张,减少静脉回心血量,降低前负荷。又可减少焦虑,降低基础代谢。

**(三)针对病因治疗**

如针对高血容量采取脱水疗法;针对左心衰竭应用强心剂,用α受体阻滞剂如酚妥拉明(苄胺唑啉)5 mg静脉注射,使血管扩张,减少周围循环阻力及肺血容量,效果很好。近年来有用静脉滴注硝普钠以减轻心脏前后负荷,加强心肌收缩能力,降低高血压。

**(四)降低肺毛细血管通透性**

激素对毛细血管通透性增加所致的非心源性肺水肿,如吸入化学气体、呼吸窘迫综合征及感染性休克的肺水肿有良效。可用氢化可的松5～10 mg/(kg·d)静脉滴注。病情好转后及早停用。使用抗生素对因感染中毒引起的肺毛细血管通透性增高所致肺水肿有效。

**(五)其他治疗**

严重酸中毒若适当给予碳酸氢钠或三羟甲基氨基甲烷(THAM)等碱性药物,酸中毒纠正后收缩的肺血管可舒张,肺毛细血管静水压降低,肺水肿减轻。

当肺损伤可能因有毒性的氧自由基引起时可用抗氧化剂治疗,以清除氧自由基,减轻肺水肿。

## 第十节　肺气肿

肺气肿是指终末细支气管远端(呼吸细支气管、肺泡管、肺泡囊和肺泡)的气道弹性减退,过度膨胀、充气和肺容积增大或同时伴有气道壁破坏的病理状态。按其发病原因肺气肿有老年性肺气肿、代偿性肺气肿、间质性肺气肿、灶性肺气肿、旁间隔性肺气肿、阻塞性肺气肿等几种类型。

### 一、病因

肺气肿病因极为复杂,简述如下。

**(一)吸烟**

纸烟含有多种有害成分,如焦油、尼古丁和一氧化碳等。吸烟者和黏液腺者的藻糖及神经氨酸含量增多,可抑制支气管黏膜纤毛活动,反射性引起支气管痉挛,减弱肺泡巨噬细胞的作用。

**(二)大气污染**

尸检材料证明,气候和经济条件相似情况下,大气污染严重地区肺气肿发病率比污染较轻地区为高。

**(三)感染**

呼吸道病毒和细菌感染与肺气肿的发生有一定关系。反复感染可引起支气管黏膜充血、水肿,腺体增生、肥大,分泌功能亢进,管壁增厚狭窄,引起气道阻塞。

**(四)蛋白酶-抗蛋白酶平衡失调**

体内的一些蛋白水解酶对肺组织有消化作用,而抗蛋白酶对于弹力蛋白酶等多种蛋白酶有抑制作用。

## 二、症状

慢性支气管炎并发肺气肿时，在原有咳嗽、咳痰等症状的基础上出现了逐渐加重的呼吸困难。最初仅在劳动、上楼或登山、爬坡时有气急；随着病变的发展，在平地活动时，甚至在静息时也感气急。当慢性支气管炎急性发作时，支气管分泌物增多，进一步加重通气功能障碍，胸闷、气急加剧，严重时可出现呼吸功能衰竭的症状，如发绀、头痛、嗜睡、神志恍惚等。

## 三、检查

### (一)X线检查

胸廓扩张，肋间隙增宽，肋骨平行，活动减弱，膈降低且变平，两肺野的透亮度增加。

### (二)心电图检查

一般无异常，有时可呈低电压。

### (三)呼吸功能检查

对诊断阻塞性肺气肿有重要意义。

### (四)血液气体分析

如出现明显缺氧、二氧化碳潴留时，则 $PaO_2$ 降低，$PaCO_2$ 升高，并可出现失代偿性呼吸性酸中毒，pH降低。

### (五)血液和痰液检查

一般无异常，继发感染时似慢性支气管炎急性发作表现。

## 四、治疗

(1)适当应用舒张支气管药物，如氨茶碱，$\beta_2$ 受体激动剂。如有过敏因素存在，可适当选用皮质激素。

(2)根据病原菌或经验应用有效抗生素，如青霉素、庆大霉素、环丙沙星、头孢菌素等。

(3)呼吸功能锻炼做腹式呼吸，缩唇深慢呼气，以加强呼吸肌的活动。增加膈的活动能力。

(4)家庭氧疗，每天12～15h的给氧能延长寿命，若能达到每天24h的持续氧疗，效果更好。

(5)物理治疗视病情制订方案，如气功、太极拳、呼吸操、定量行走或登梯练习。

(6)预防。首先是戒烟。注意保暖，避免受凉，预防感冒。改善环境卫生，做好个人劳动保护，消除及避免烟雾、粉尘和刺激性气体对呼吸道的影响。

# 第八章　儿科循环系统常见病

## 第一节　高血压

小儿血压超过该年龄组平均血压的2个标准差以上，即在安静情况下，若动脉血压高于以下限值并确定无人为因素所致，应视为高血压（表8-1）。

表8-1　各年龄组血压正常值

| 年龄组 | 正常值（kPa） | 限值（kPa） |
| --- | --- | --- |
| 新生儿 | 10.7/6.7（80/50 mmHg） | 13.4/8（100/60 mmHg） |
| 婴儿 | 12.1/8（90/60 mmHg） | 14.7/9.4（110/70 mmHg） |
| ≤8岁 | (12.1～13.4)/(8～9.4)[(90～100)/(60～70)mmHg] | 16.1/10.2（120/70 mmHg） |
| >8岁 | (13.4～14.7)/(9.4～10.2)[(100～110)/(70～80)mmHg] | 17.4/12.1（130/90 mmHg） |

小儿高血压主要为继发性，肾脏实质病变最常见。其中尤以各种类型的急慢性肾小球肾炎多见，其次为慢性肾盂肾炎、肾脏血管疾病。此外，皮质醇增多症、嗜铬细胞瘤、神经母细胞瘤及肾动脉狭窄等亦是小儿高血压常见的病因。高血压急症系指血压（特别是舒张压）急速升高引起的心、脑、肾等器官严重功能障碍甚至衰竭，又称高血压危象。高血压危象发生的决定因素与血压增高的程度、血压上升的速度及是否存在并发症有关，而与高血压的病因无关。危象多发生于急进性高血压和血压控制不好的慢性高血压患儿。如既往血压正常者出现高血压危象往往提示有急性肾小球肾炎，而且血压勿需上升太高水平即可发生。如高血压合并急性左心衰竭，颅内出血时即使血压只有中度升高，也会严重威胁患儿生命。

### 一、病因

根据高血压的病因，分为原发性高血压和继发性高血压。小儿高血压80%以上为继发性高血压。

#### （一）继发性高血压

小儿高血压继发于其他病因者为继发性高血压。继发性高血压中80%可能与肾脏疾病有关，如急性和慢性肾功能不全、肾小球肾炎、肾病综合征、肾盂肾炎。其他涉及心血管疾病，如主动脉缩窄、大动脉炎；内分泌疾病，如原发性醛固酮增多症、库欣综合征、嗜铬细胞瘤、神经母细胞瘤等；中枢神经系统疾病及铅、汞中毒等。

#### （二）原发性高血压

病因不明者为原发性高血压，与下列因素有关。

1.遗传

根据国内外有关资料统计，高血压的遗传度在60%～80%，随着年龄增长，遗传效果更明显。检测双亲均患原发性高血压的正常血压子女的去甲肾上腺素、多巴胺浓度明显高于无高血压家族史的相应对照组，表明原发性高血压可能存在有遗传性交感功能亢进。

2.性格

具有A型性格(A型性格行为的主要表现是具有极端竞争性、时间紧迫性、易被激怒或易对他人怀有进攻倾向)行为类型的青少年心血管系统疾病的发生率高于其他类型者。

3.饮食

钠离子具有一定的升压作用，而食鱼多者较少患高血压病。因此，对高危人群应限制高钠盐饮食，鼓励多食鱼。

4.肥胖

肥胖者由于脂肪组织的堆积，使毛细血管床增加，引起循环血量和心排血量增加，心脏负担加重，日久易引起高血压和心脏肥大。另外高血压的肥胖儿童，通过减少体重可使血压下降，亦证明肥胖对血压升高有明显影响。

5.运动

对少儿运动员的研究表明，体育锻炼使心排血量增加、心率减慢、消耗多余的热量，从而有效地控制肥胖、高血脂、心血管适应能力低下等与心脑血管疾病有关的危险因素的形成与发展，为成人期心脑血管疾病的早期预防提供良好的基础。

## 二、临床表现

轻度高血压患儿常无明显症状，仅于体格检查时发现。血压明显增高时可有头晕、头痛、恶心、呕吐等，随着病情发展可出现脑、心脏、肾脏、眼底血管改变的症状。脑部表现以头痛、头晕常见，血压急剧升高常发生脑血管痉挛而导致脑缺血，出现头痛、失语、肢体瘫痪；严重时引起脑水肿、颅内压增高，此时头痛剧烈，并有呕吐、抽搐或昏迷，这种情况称为高血压脑病。心脏表现有左心室增大，心尖部可闻及收缩期杂音，出现心力衰竭时可听到舒张期奔马律。肾脏表现有夜尿增多、蛋白尿、管型尿，晚期可出现氮质血症及尿毒症。眼底变化，早期见视网膜动脉痉挛、变细，以后发展为狭窄，甚至眼底出血和视盘水肿。某些疾病有特殊症状：主动脉缩窄，发病较早，婴儿期即可出现充血性心力衰竭，股动脉搏动明显减弱或消失，下肢血压低于上肢血压；大动脉炎多见于年长儿，有发热、乏力、消瘦等全身表现，体检时腹部可闻及血管性杂音；嗜铬细胞瘤有多汗、心悸、血糖升高、体重减轻、发作性严重高血压等症状。

## 三、实验室检查

(1)尿常规、尿培养、尿儿茶酚胺定性。

(2)血常规和心电图、胸部正侧位照片。

(3)血清电解质测定，特别是钾、钠、钙、磷。

(4)血脂测定。总胆固醇、甘油三酯、高密度脂蛋白胆固醇、低密度脂蛋白胆固醇、载脂蛋白A、载脂蛋白B。

(5)血浆肌酐、尿素氮、尿酸、空腹血糖测定。

(6)肾脏超声波检查。如血压治疗未能控制，或有继发性高血压的相应特殊症状、体征，经综合分析，可选择性进行下列特殊检查。

### (一)静脉肾盂造影

快速序列法,可见一侧肾排泄造影剂迟于对侧,肾轮廓不规则或显著小于对侧(直径相差1.5 cm以上),造影剂密度大于对侧,或输尿管上段和肾盂有压迹(扩张的输尿管动脉压迫所致)。由于仅能半定量估测肾脏大小和位置,且有假阳性和假阴性,目前已多不用。

### (二)放射性核素肾图

$^{131}$I-Hippuran($^{131}$I-马尿酸钠)肾图,测$^{131}$I-Hippuran从尿中排泄率,反映有效肾血流量。$^{99m}$Tc-DTPA肾扫描,反映肾小球滤过率。肾动脉狭窄时双肾血流量不对称,一侧大于对侧40%～60%;一侧同位素延迟出现;双肾同位素浓度一致,排泄一致。

### (三)卡托普利-放射性核素肾图

卡托普利为血管紧张素转换酶(ACEI)抑制剂,由于阻止血管紧张素Ⅱ介导的肾小球后出球小动脉的收缩,因此服用卡托普利后行放射性核素肾图检查,可发现患侧肾小球滤过率急剧降低,而血浆流量无明显改变。

### (四)肾动脉造影

可明确狭窄是双侧或单侧,狭窄部位在肾动脉或分支,并可同时行球囊扩张肾动脉成形术。如患儿肌酐超过119 mmol/L,则造影剂总量应限制,并予适当水化和扩充容量。

### (五)肾静脉血浆肾素活性比测定

手术前准备:口服呋塞米,成人每次40 mg,1d,2次,小儿每次1 mg/kg,1d,2次,共1～2d,并给予低钠饮食,停用β受体阻滞剂,30min前给予单剂卡托普利,口服。结果患侧肾静脉肾素活性大于对侧1.5倍以上。

### (六)血浆肾素活性测定

口服单剂卡托普利60min后测定血浆肾素活性,如大于12 mg/(mL·h),可诊断肾血管性高血压,注意不能服用利尿剂等降压药物。

### (七)内分泌检查

血浆去甲肾上腺素、肾上腺素和甲状腺功能测定。

## 四、诊断

目前小儿血压尚缺乏统一的标准,判断儿童高血压的标准常有3种。

(1)国内沿用的标准:学龄前期高于14.6/9.3 kPa(110/70 mmHg),学龄期高于16.0/10.7 kPa(120/80 mmHg),13岁及以上则18.7/12.0 kPa(140/90 mmHg)。

(2)WHO标准:小于13岁者为高于18.7/12.0 kPa(140/90 mmHg),13岁及以上者为18.7/12.0 kPa(140/90 mmHg)。

(3)按Londe建议,收缩压和舒张压超过各年龄性别组的第95百分位数。目前倾向于应用百分位数。百分位是美国小儿血压监控工作组推荐的,根据平均身高、年龄、性别组的标准,凡超过第95百分位为高血压。具体标准见表8-2。

诊断高血压后进一步寻找病因,小儿高血压多数为继发性。通过详细询问病史,仔细体格检查,结合常规检查和特殊检查,常能做出明确诊断。经过各种检查均正常,找不出原因者可诊断为原发性高血压。

表 8-2　小儿高血压的诊断标准 kPa(mmHg)

| 年龄(岁) | 男 | 女 |
|---|---|---|
| 3 | 14.5/8.7(109/65) | 14.2/9.1(107/68) |
| 5 | 14.9/9.5(112/71) | 14.7/9.5(110/71) |
| 7 | 15.3/10.1(115/76) | 15.1/9.9(113/74) |
| 9 | 15.3/10.5(115/79) | 15.6/10.3(117/77) |
| 11 | 16.1/10.7(121/80) | 16.2/10.5(121/79) |
| 15 | 17.4/11.1(131/83) | 17.1/11.1(128/83) |
| 17 | 18.1/11.6(136/87) | 17.2/11.2(129/84) |

## 五、高血压急症处理原则

(1)处理高血压急症时,治疗措施应该先于复杂的诊断检查。

(2)对高血压脑病、高血压合并急性左心衰竭等高血压危象应快速降压,旨在立即解除过高血压对靶器官的进行性损害。恶性高血压等长期严重高血压者需比正常略高的血压方可保证靶器官最低限度的血流灌注,过快过度地降低血压可导致心、脑、肾及视网膜的血流急剧减少而发生失明、昏迷、抽搐、心绞痛或肾小管坏死等严重持久的并发症。故对这类疾病患儿降压幅度及速度均应适度。

(3)高血压危象是因全身细小动脉发生暂时性强烈痉挛引起的血压急骤升高所致。因此,血管扩张剂如钙通道阻滞剂、血管紧张素转换酶抑制剂及 α 受体、β 受体抑制剂的临床应用,是治疗的重点。这些药物不仅给药方便(含化或口服),起效迅速,而且在降压同时,还可改善心、肾的血流灌注。尤其是降压作用的强度随血压下降而减弱,无过度降低血压之虑。

(4)高血压危象常用药物及高血压危象药物的选择参考,见表 8-3 和表 8-4。

表 8-3　高血压危象常用药物

| 药物 | 剂量及用法 | 起效时间 | 持续时间 | 不良反应 | 相对禁忌 |
|---|---|---|---|---|---|
| 硝苯地平 | 0.3～0.5 mg/kg | 含化 5min;口服 30min | 6～8h | 心动过速,颜面潮红 | |
| 卡托普利 | 1～2 mg/(kg·d) | 口服 30min | 4～6 | 皮疹、高钾血症,发热 | 肾动脉狭窄 |
| 柳胺苄心定(LB) | 20～80 mg 加入糖水中,2 mg/min 静脉滴注(成人剂量) | 5～10min | | 充血性心力衰竭、哮喘心动过速、AVB 二度以上 | |
| 硝普钠(NP) | 1 μg/(kg·min)开始静脉滴注,无效可渐增至 8 μg/(kg·min) | 即时 | 停后 2min | 恶心,精神症状,肌肉痉挛 | 高血压、脑病 |
| 氯苯甲噻二嗪 | 每次 5 mg/kg 静脉注射,无效 30min可重复 | 1～2min | 4～24h | 高血糖呕吐 | |
| 肼屈嗪(HD) | 每次 0.1～0.2 mg/kg静脉注射或肌肉注射 | 10min | 2～6h | 心动过速,恶心呕吐 | 充血性心力衰竭,夹层主动脉瘤 |

表 8-4　高血压急症药物选择

| 高血压危象 | 药物选择 | 高血压危象 | 药物选择 |
| --- | --- | --- | --- |
| 高血压脑病 | NF、CP、LB、diazoxide、NP | 急性左心衰竭 | NP、CP、NF |
| 脑出血 | LB、CP、NF | 急进性高血压 | CP、NF、HD |
| 蛛网膜下腔出血 | NF、LB、CP、diazoxide | 嗜铬细胞瘤 | PM(酚妥拉明)、LB |

## 六、高血压急症的表现

在儿童期高血压急症的主要表现为：①高血压脑病。②急性左心衰竭。③颅内出血。④嗜铬细胞瘤危象等。现分析如下。

### (一)高血压脑病

高血压脑病为一种综合征，其特征为血压突然升高伴有急性神经系统症状。虽任何原因引起的高血压均发生本病，但最常见为急性肾炎。

1.临床表现

头痛并伴有恶心、呕吐，出现精神错乱，定向障碍、谵妄、痴呆；亦可出现烦躁不安，肌肉阵挛性颤动，反复惊厥甚而呈癫痫持续状态。也可发生一过性偏瘫，意识障碍如嗜睡、昏迷；严重者可因颅内压明显增高发生脑疝。眼底检查可见视网膜动脉痉挛或视网膜出血。脑脊液压力可正常亦可增高，蛋白含量增加。

本症应与蛛网膜下腔出血、脑肿瘤、癫痫大发作等疾病鉴别。蛛网膜下腔出血常有脑膜刺激症状，脑脊液为血性而无严重高血压。脑肿瘤、癫痫大发作亦无显著的血压升高及眼底出血。临床确诊高血压脑病最简捷的办法是给予降压药治疗后病情迅速好转。

2.急症处理

一旦确诊高血压脑病，应迅速将血压降至安全范围之内为宜[17.3/12.1 kPa(130/91 mmHg)左右]，降压治疗应在严密的观察下进行。

(1)降压治疗。①常用的静脉注射药物为：柳胺苄心定，是目前唯一能同时阻滞 α、β 肾上腺素受体的药物，不影响心排血量和脑血流量。因此，即使合并心脑肾严重病变亦可取得满意疗效。本品因独具 α 和β 受体阻滞作用，故可有效地治疗中毒性甲亢和嗜铬细胞瘤所致的高血压危象。二氮嗪：因该药物可引起水钠潴留，可与呋塞米并用增强降压作用。又因本品溶液呈碱性，注射时勿溢到血管外。硝普钠：也颇为有效，但对高血压脑病不做首选。该药降压作用迅速，维持时间短，应根据血压水平调节滴注速度。使用时应避光并新鲜配制，溶解后使用时间不宜超过 6h，连续使用不要超过 3d，当心硫氰酸盐中毒。②常用口服或含化药物为硝苯地平。通过阻塞细胞膜钙离子通道，减少钙内流，从而松弛血管平滑肌使血压下降。神志清醒，合作患儿可舌下含服，意识障碍或不合作者可将药片碾碎加水 0.5～1 mL 制成混悬剂抽入注射器中缓慢注入舌下。巯甲丙脯酸为血管紧张素转换酶抑制剂，对于高肾素恶性高血压和肾血管性高血压降压作用特别明显，对非高肾素性高血压亦有降压作用。

(2)保持呼吸道通畅，镇静，制止抽搐。可用苯巴比妥钠(8～10 mg/kg，肌肉注射，必要时6h后可重复)、地西泮(0.3～0.5 mg/kg 肌内或静脉缓注，注射速度在3 mg/min以下，必要时30min后可重复)等止惊药物，但须注意呼吸。

(3)降低颅内压:可选用20%甘露醇(每次1 g/kg,每4h或6h,1次)、呋塞米(每次1 mg/kg)及25%血清清蛋白(20 mL,每天1～2次)等,减轻脑水肿。

**(二)颅内出血(蛛网膜下腔出血或脑实质出血)**

1.临床表现及诊断

蛛网膜下腔出血起病突然,伴有严重头疼、恶心呕吐及不同程度意识障碍。若出血量不大,意识可在几分钟到几小时内恢复,但最后仍可逐渐昏睡或谵妄。若出血严重,可以很快出现颅内压增高的表现,有时可出现全身抽搐,颈项强直是很常见的体征,甚至是唯一的体征,伴有脑膜刺激征。眼底检查可发现新鲜出血灶。腰椎穿刺脑脊液呈均匀的血性,但发病后立即腰穿不会发现红细胞,要等数小时以后红细胞才到达腰部的蛛网膜下腔。1～3d后可由于无菌性脑膜炎而发热,白细胞增高似与蛛网膜下腔出血的严重程度呈平行关系,因此,不要将诊断引向感染性疾病。CT脑扫描检查无改变。

脑实质出血起病时常伴头痛呕吐,昏迷较为常见,腰椎穿刺脑脊液压力增高,血性者占80%以上。除此而外,可因出血部位不同伴有如下不同的神经系统症状。

(1)壳核-内囊出血:典型者出现“三偏症”,出血对侧肢体瘫痪和中枢性面瘫,出血对侧偏身感觉障碍,出血对侧的偏盲。

(2)脑桥出血:初期表现为交叉性瘫痪,即出血侧面瘫和对侧上、下肢瘫痪,头眼转向出血侧。后迅速波及两侧,出现双侧面瘫痪和四肢瘫痪,头眼位置恢复正中,双侧瞳孔呈针尖大小,双侧锥体束征。早期出现呼吸困难且不规则,常迅速进入深昏迷,多于24～48h死亡。

(3)脑室出血:表现为剧烈头痛呕吐,迅速进入深昏迷,瞳孔缩小,体温升高,可呈去大脑强直,双侧锥体束征。四肢软瘫,腱反射常引不出。

(4)小脑出血:临床变化多样,但是走路不稳是常见的症状。常出现眼震颤和肢体共济失调症状。

颅内出血可因颅内压增高发生心动过缓,呼吸不规则,严重者可发生脑疝。多数颅内出血的患儿心电图可出现巨大倒置T波,Q-T间期延长。血常规可见白细胞升高,尿常规可见蛋白、红细胞和管型,血中尿素氮亦可见升高。在诊断中尚需注意,颅内出血本身可引起急性高血压,即使患儿以前并无高血压史。此外,尚需与癫痫发作、高血压脑病及代谢障碍所致昏迷相区别。

2.急症处理

(1)一般治疗:绝对卧床,头部降温,保持气道通畅,必要时做气管内插管。

(2)控制高血压:对于高血压性颅内出血的患儿,应及时控制高血压。但由于颅内出血常伴颅内压增高,因此,投予降压药物应避免短时间内血压下降速度过快和幅度过大,否则脑灌注压将受到明显影响。一般低压不宜低于出血前水平。舒张压较低,脉压过大者不宜用降压药物。降压药物的选择以硝苯地平、卡托普利和柳胺苄心定较为合适。

(3)减轻脑水肿:脑出血后多伴脑水肿并逐渐加重,严重者可引起脑疝。故降低颅内压,控制脑水肿是颅内出血急性期处理的重要环节。疑有继续出血者可先采用人工控制性过度通气、静脉注射呋塞米等措施降低颅内压,也可给予渗透性脱水剂如20%甘露醇(1 g/kg,每4～6h,1次)及25%的血清清蛋白(20 mL,每天1～2次)。短程大剂量激素有助于减轻脑水肿,但对高血压不利,故必须要慎用,更不宜长期使用。治疗中注意水电解质平衡。

(4)止血药和凝血药:止血药对脑出血治疗尚有争议,但对蛛网膜下腔出血,对羧基苄胺及6-氨基己酸能控制纤维蛋白原的形成,有一定疗效,在急性期可短时间使用。

(5)其他:经检查颅内有占位性病灶者,条件允许时可手术清除血肿,尤其对小脑出血、大脑半球出血疗效较好。

### (三)高血压合并急性左心衰竭

1.临床表现及诊断

儿童期血压急剧升高时,造成心脏后负荷急剧升高。当血压升高到超过左心房所能代偿的限度时就出现左心衰竭及急性水肿。急性左心衰竭时,动脉血压,尤其是舒张压显著升高,左心室舒张末期压力、肺静脉压力、肺毛细血管压和肺小动脉楔压均升高,并与肺淤血的严重程度呈正相关。当肺小动脉楔压超过4.0 kPa(30 mmHg)时,血浆自肺毛细血管大量渗入肺泡,引起急性肺水肿。急性肺水肿是左心衰竭最重要的表现形式。患儿往往面色苍白、口唇青紫、皮肤湿冷多汗、烦躁、极度呼吸困难,咯大量白色或粉红色泡沫痰,大多被迫采取前倾坐位,双肺听诊可闻大量水泡音或哮鸣音,心尖区特别在左侧卧位和心率较快时常可闻及心室舒张期奔马律等。在诊断中应注意的是,即使无高血压危象的患儿,急性肺水肿本身可伴有收缩压及舒张压升高,但升高幅度不会太大,且肺水肿一旦控制,血压则自行下降。而急性左心衰竭肺水肿患儿眼底检查如有出血或渗出时,考虑合并高血压危象。

2.急症处理

(1)体位:患儿取前倾坐位,双腿下垂(休克时除外),四肢结扎止血带。止血带压力以低于动脉压又能阻碍静脉回流为度,相当于收缩压及舒张压之间,每 15min 轮流将一肢体的止血带放松。该体位亦可使痰较易咳出。

(2)吗啡:吗啡可减轻左心衰竭时交感系统兴奋引起的小静脉和小动脉收缩,降低前、后负荷。对烦躁不安、高度气急的急性肺水肿患儿,吗啡是首选药物,可皮下注射盐酸吗啡0.1～0.2 mg/kg,但休克、昏迷及呼吸衰竭者忌用。

(3)给氧:单纯缺氧而无二氧化碳潴留时,应给予较高浓度氧气吸入,活瓣型面罩的供氧效果比鼻导管法好,提供的 $FiO_2$ 可达 0.3～0.6。肺水肿时肺部空气与水分混合,形成泡沫,妨碍换气。可使氧通过含有乙醇的雾化器,口罩给氧者乙醇浓度为 30%～40%,鼻导管给氧者乙醇浓度为 70%,1 次不宜超过20min。但乙醇的去泡沫作用较弱且有刺激性。近年有报道用二甲硅油消泡气雾剂治疗,效果良好。应用时将瓶倒转,在距离患儿口腔 8～10 cm 处,于吸气时对准咽喉或鼻孔喷雾20～40 次。一般 5min 内生效,最大作用在15～30min。必要时可重复使用。如低氧血症明显,又伴有二氧化碳潴留,应使用间歇正压呼吸配合氧疗。间歇正压呼吸改善急性肺水肿的原理,可能由于它增加肺泡压与肺组织间隙压,降低右心房充盈压与胸腔内血容量;增加肺泡通气量,有利于清除支气管分泌物,减轻呼吸肌工作,减少组织氧耗量。

(4)利尿剂:宜选用速效强效利尿剂,可静脉注射呋塞米(每次 1～2 mg/kg)或依他尼酸钠(1 mg/kg,20 mL液体稀释后静脉注射),必要时 2h 后重复。对肺水肿的治疗首先由于呋塞米等药物有直接扩张静脉作用,增加静脉容量,使静脉血自肺部向周围分布,从而降低肺静脉压力,这一重要特点在给药 5min 内即出现,其后才发挥利尿作用,减少静脉容量,缓解肺淤血。

(5)洋地黄及其他正性肌力药物:对急性左心衰竭患儿几乎都有指征应用洋地黄。应采用作用迅速的强心剂如毛花苷C静脉注射,1次注入洋地黄化量的1/2,余1/2分为2次,每隔4～6h,1次。如需维持疗效,可于24h后口服地高辛维持量。如仍需继续静脉给药,每6h注射1次1/4洋地黄化量。毒毛旋花子苷K,1次静脉注射0.007～0.01 mg/kg,如需静脉维持给药,可8～12h重复1次。使用中注意监护,以防洋地黄中毒。

多巴酚丁胺为较新、作用较强、不良反应较小的正性肌力药物。用法:静脉滴注5～10 mg/(kg·min)。

(6)降压治疗:应采用快速降压药物使血压速降至正常水平以减轻左心室负荷。硝普钠为一种强力短效血管扩张剂,直接使动脉和静脉平滑肌松弛,降低周围血管阻力和静脉贮血。因此,硝普钠不仅降压迅速,还能减低左心室前、后负荷,改善心脏功能,为高血压危象并急性左心衰竭较理想的首选药物。一般从1 μg/(kg·min)开始静脉滴注,在监测血压的条件下,无效时每3～5min调整速度渐增至8 μg/(kg·min)。此外,也可选用硝苯地平或卡托普利,但忌用柳胺苄心定和肼屈嗪,因柳胺苄心定对心肌有负性肌力作用,而后者可反射性增快心率和心排血量,加重心肌损害。

# 第二节　心力衰竭

心力衰竭(简称"心衰")是由于多种病因所致的综合征。正常心脏不断收缩和舒张以维持血液循环的动态平衡,由于某些因素破坏了这种平衡,同时心脏负荷过重,超越了心脏代偿功能时,出现体循环、肺循环淤血,心排血量降低,则产生一系列临床症状和体征,称之为心力衰竭。是儿科的急症之一,如不及时诊断和处理,可危及患儿的生命。

## 一、病因

引起心衰的原因很多,分类如下。

### (一)心源性

各种先天性心脏病及后天的风湿性心脏病、心肌炎、心肌病、心包炎及各种心律失常等。

### (二)肺源性

重症肺炎、毛细支气管炎、喘息性支气管炎、哮喘、支气管扩张等。

### (三)肾源性

急性肾炎、慢性肾炎与肾血管畸形等所致的高血压。

### (四)其他

大量输血、输液、电解质紊乱、维生素 $B_1$ 缺乏症、严重贫血、甲状腺功能亢进、缺氧等皆可引起心衰。

## 二、病理生理

### (一)心肌收缩力减低

在心肌有病变、缺血、肥厚、炎症等时,使心肌收缩力减低,则心室排血量减少。

### (二)心前负荷过重

心前负荷过重又称容量负荷,是指心肌收缩前所承受的负荷,与心室开始收缩前的血容量有关。如房间隔缺损、动脉导管未闭等。

### (三)心后负荷过重

心后负荷过重亦称压力负荷或阻力负荷,是指心室收缩时所遇到的阻力。如肺动脉瓣狭窄、主动脉缩窄、梗阻型心肌病、高血压、肺动脉高压等。

### (四)心律失常

如心率加快如甲状腺功能亢进;过慢、节律不齐等。

## 三、临床表现

由于发生心衰的部位不同,临床表现亦有差别,为便于叙述,常分为左心衰竭、右心衰竭。临床上婴幼儿全心衰竭多见,年长儿可左心、右心单独发生,但左心衰竭终将导致右心衰竭。

### (一)左心衰竭

以肺循环淤血为主而产生肺水肿。

1.咳嗽

先干咳后有泡沫样痰,年长儿可有血痰。

2.呼吸困难

表现为呼吸急促、短而快,每分钟可达 60 次,平卧时加重,直抱或俯肩上则好转。年长儿可有端坐呼吸及心源性喘息。

3.青紫

为肺水肿、氧交换量降低所致,有些先天性心脏病为右向左分流,属于中心性青紫。

4.体征

有哮鸣音,晚期可有各种湿啰音,以肺底明显。

5.其他

面色苍白、四肢发凉、血压下降等。

### (二)右心衰竭

以体循环淤血为主的表现。

1.肝大

短期内较前增大 1.5 cm 以上,边缘钝,常有触痛。

2.颈静脉曲张

婴幼儿颈短,皮下脂肪丰满,多不易见到,年长儿较易发现。

3.水肿

婴幼儿血管床容量大而分布均匀,皮下脂肪丰满,皮肤弹性好,常不易见到指凹性水肿。有时可见到面部、手背、足背部水肿。婴幼儿以体重迅速增加、尿量减少作为水肿的指标。年长儿可有下肢及骶尾部水肿,重症可有胸腔积液、腹水及心包积液。

4.青紫

因血流淤滞于末梢,组织摄氧量增加,还原血红蛋白增加所致,属周围性青紫。唇、指、趾、鼻尖等处明显。

### (三)心脏体征

心界大、心率快、有奔马律、心音低钝及其他原发病的相应杂音或脉搏细弱、血压下降等。

### (四)新生儿及小婴儿心衰特点

起病急、病情重、进展快,左、右心同时衰竭。有烦躁不安、面色苍白、面色发灰或青紫、呻吟、拒乳、多汗、呼吸急促、喘息、心率快、奔马律及肝大等。

## 四、辅助检查

### (一)胸部X线

心影扩大,搏动弱,肺纹理增多及肺淤血。

### (二)心电图

可提示心房、心室有肥大劳损、心律的变化及洋地黄作用等。

### (三)超声心动图

可见心室及心房的扩大,心室收缩时间延长,射血分数降低,另外对心衰的病因也有帮助。

## 五、诊断标准

### (一)具备以下4项可考虑心衰

(1)呼吸急促:婴儿>60次/min,幼儿>50次/min,儿童>40次/min。

(2)心动过速:婴儿>180次/min,幼儿>160次/min,儿童>120次/min。

(3)心扩大(体检,X线或超声心动图)。

(4)烦躁、喂哺困难、体重增加、尿少、水肿、青紫、呛咳、阵发性呼吸困难(2项以上)。

### (二)确诊心衰

具备以上4项加以下1项或具备以上2项加以下2项,即可确诊心衰。

(1)肝大:婴幼儿肋下≥3 cm,儿童>1 cm;进行性肝大或伴有触痛者更有意义。

(2)肺水肿。

(3)奔马律。

## 六、治疗

### (一)一般治疗

1.休息

卧床休息可减轻心脏负担和减少心肌耗氧量,年长儿可取半卧位,小婴儿可抱起,使下肢下垂,减少静脉回流。

2.镇静

对烦躁和哭闹的患儿,可适当应用巴比妥类、氯丙嗪、地西泮等镇静剂。

3.吸氧

有气急和青紫者应给予吸氧,采用40%～50%氧气湿化后经鼻导管或面罩吸入。

4.饮食

应限制盐量,一般每天饮食中的钠量应减至0.5～1 g。给予容易消化及富于营养的食物,宜少量多餐。

5.限制液体入量

每天总液量不应超过60 mL/kg,以10%葡萄糖溶液为主,电解质入量应根据生理需要及血液电解质浓度而定。有酸中毒者,碱性药一般用常规计算量的一半。

**(二)洋地黄类药物**

洋地黄通过抑制心衰心肌细胞膜 $Na^+$-$K^+$-ATP 酶的活性,使心肌细胞内钠水平增高,促进$Na^+/Ca^{2+}$交换,使细胞内 $Ca^{2+}$ 水平增高,发挥正性肌力作用。使心排血量增加,心室舒张末期压力下降,尿量增加,从而改善心排血量不足和静脉淤血,同时副交感传入神经、$Na^+$-$K^+$-ATP 酶受抑制,使中枢神经下达的兴奋性减弱,使心率减慢。

1.剂型选择及用法

小儿时期以急性心力衰竭常见,应选用快速洋地黄制剂,使迅速洋地黄化。首选地高辛,急救用毛花苷 C 静脉注射,但毒毛花苷 K 更方便,适用于基层,用法简单,一次静脉注射即可达全效量。小儿常用剂量及用法(表 8-5)。

**表 8-5 洋地黄药物的临床应用**

| 洋地黄类制剂 | 给药方法 | 洋地黄化总量(mg/kg) | 每天维持剂量 | 显效时间(min) | 效力最大时间 | 中毒作用消失时间 |
|---|---|---|---|---|---|---|
| 地高辛 | 口服 | <2 岁 0.05～0.06;>2 岁 0.03～0.05(总量不超过 1.5 mg) | 1/5 化量 | 120 | 4～8h | 1～2 天 |
| | 静脉 | 口服量 1/2～2/3 | | 10 | 1～2h | |
| 毛花苷 C | 静脉 | <2 岁 0.03～0.04;>2 岁 0.02～0.03 | 1/4 化量 | 10～30 | 1～2h | 1 天 |
| 毒毛花苷 K | 静脉 | 0.007～0.01 | | | | |

用药的基本原则是首先达到洋地黄化量,然后根据病情需要继续用维持量。小儿心力衰竭大多急而重,故一般采用快速饱和量法,即首次给洋地黄化量的 1/2,余量分成两次,每隔 4～6h1 次,多数患儿可于 8～12h 内达到洋地黄化。通常从首次给药 24h 后(或洋地黄化后 12h)给维持量,维持量为饱和量的 1/5～1/4。对轻度或慢性心力衰竭患儿,也可开始就采用地高辛每天维持量法,经 5～7d 以后缓慢洋地黄化。

2.心力衰竭获得基本控制的临床表现

(1)心率、呼吸减慢。

(2)肝脏缩小,边缘变锐。

(3)尿量增加,水肿消退或体重减轻。

(4)食欲、精神好转。

3.使用洋地黄的注意事项

(1)了解患儿在 2～3 周洋地黄使用情况,所有剂型、用量及用法等,以防药物过量中毒。

(2)各种病因引起的心肌炎患儿对洋地黄耐受性差,一般按常规剂量减去 1/3,且饱和时间不宜过快。

(3)未成熟儿及<2 周的新生儿,因肝肾功能发育尚未完全,洋地黄剂量应减小,可按婴儿量的1/3～1/2计算。

(4)钙对洋地黄有协同作用,故在用药过程中不应与钙剂同时应用。

(5)低血钾可促使洋地黄中毒,应予注意。

4.洋地黄的毒性反应如下

(1)心律失常:心率过缓、节律不齐、传导阻滞、二联律等。

(2)胃肠道反应:恶心、呕吐及腹泻。

(3)神经系统症状:嗜睡、头晕、色视等。发现洋地黄中毒时应立即停用洋地黄及利尿剂,同时补充钾盐,小剂量的钾盐能控制洋地黄引起的多种快速型心律失常。但肾功能不全及传导阻滞禁用静脉补钾。

**(三)利尿剂**

钠、水潴留为心力衰竭的一个重要病理生理改变,故合理应用利尿剂为治疗心力衰竭的一项重要措施。在应用一般治疗及洋地黄类药后心力衰竭仍未控制时,或对严重水肿、急性肺水肿的病例,应在使用洋地黄类药物的同时兼用快速利尿剂如呋塞米或依他尼酸,其作用快而强,可排除较多的 $Na^+$,而 $K^+$ 的损失相对较少。

**(四)血管扩张剂**

其机制是扩张小动脉,使外周阻力下降,以减轻心脏后负荷,增加心排血量;同时扩张小静脉使回心血量减少,以减轻心脏的前负荷,从而达到改善心功能,治疗心力衰竭的目的。目前较常用的有酚妥拉明、哌唑嗪、硝普钠、卡托普利等,均有一定疗效。与正性心肌收缩力作用药物配伍如多巴胺、间羟胺等能提高疗效。目前认为血管扩张药物无正性心肌收缩力作用,所以单用血管扩张药物不能代替洋地黄类药物对心衰的治疗。

**(五)β受体激动剂**

此类药物通过作用于β交感神经受体而产生强烈正性肌力作用,使心肌收缩力加强,心排血量增加。多用于紧急情况,尤其是心力衰竭伴有低血压时。常用药物有多巴胺,每分钟5～10 μg/kg。必要时剂量可适量增加,一般不超过每分钟 30 μg/kg。

**(六)其他**

能量合剂及极化液、激素、大剂量维生素 C 等,可改善心肌代谢,可作为辅助治疗。近年应用辅酶 $Q_{10}$ 治疗充血性心力衰竭有一定效果。

**(七)病因治疗**

心衰为急症,首先是治疗,同时要查出心衰的原因和诱因,如治疗肺炎、风湿热、心肌炎等。有些先天性心脏病心衰好转后应做外科手术解除病因,否则难以避免心衰再发。

# 第三节　风湿性心脏病

## 一、概述

风湿性心脏病是风湿热反复发作造成的心脏损害,是后天获得性心脏病的主要疾病之一。急性期表现为风湿性心肌炎,如累及心脏瓣膜而引起瓣膜的炎症反应,经过渗出期、增生期和瘢痕期,可造成瓣膜永久性的病变,导致瓣膜口狭窄和关闭不全,继而引起心脏扩大、心力衰竭和心律失常,二尖瓣最常受累,其次为主动脉瓣,为慢性风湿性心瓣膜病。

## 二、病因

风湿性心脏病是由A族溶血性链球菌感染后所发生的自身免疫性疾病。不断的链球菌感染、风湿热反复发作或持续时间长,风湿性心脏病的发生率明显增加。一般认为本病的发生与3个因素的相互作用有关:①A族β溶血性链球菌致病的抗原性:链球菌M蛋白与人体组织特别是心肌组织的抗原有交叉的免疫反应。②易感组织器官的特性及免疫机制:通过急性风湿热患者瓣膜表面的内皮细胞研究发现,除了抗体和补体触发炎症之外,还发现T淋巴细胞通过活化瓣膜表面的内皮细胞浸润,在组织内参与了炎症反应。③宿主易感性:以往的研究发现,即使是较严重的A族链球菌感染流行,也仅有1%~3%未治疗的A族链球菌感染咽炎患者患病,提示存在宿主易感性。

## 三、诊断

根据病史、临床表现及辅助检查即可做出诊断。在诊断过程中,要注意评判是否伴发风湿活动。注意发现并发症,如心力衰竭、感染性心内膜炎、心律失常、栓塞等。

### (一)病史

风湿性心脏病多有风湿热病史,部分呈隐匿经过。

### (二)临床表现

1.二尖瓣关闭不全

二尖瓣关闭不全是儿童期风湿性心脏病最常见的瓣膜病,轻度关闭不全可无症状,中重度关闭不全可出现疲倦、乏力等症状,疾病进展可出现心力衰竭症状。查体心前区隆起,心尖冲动弥散,可触及收缩期震颤,心界向左下扩大,第一心音降低,第二心音亢进且明显分裂,可闻及第三心音。心尖区闻及Ⅲ/Ⅵ级全收缩期粗糙的吹风样杂音,向左腋部及背部、肩胛下传导,左心室扩大者产生二尖瓣相对狭窄,心尖部可闻及舒张中期杂音。

2.二尖瓣狭窄

由于瓣膜口狭窄的程度、病情进展速度及代偿的差异,临床表现可有不同,主要症状包括呼吸困难、咳嗽、反复呼吸道感染、生长发育迟缓、心力衰竭等。查体第一心音亢进,心尖部及胸骨左缘第4肋间处可闻及开瓣音,心尖部舒张期隆隆样杂音,随着二尖瓣口狭窄加重,肺动脉瓣区第二心音亢进。

3.主动脉瓣关闭不全

往往伴有二尖瓣病变,很少单独存在。轻度患者可无症状,重度患者在病变多年后出现症状。心悸为早期症状,严重者可出现心绞痛症状,多在左心衰竭后出现。体征包括周围血管征及主动脉瓣听诊区或胸骨左缘3、4肋间闻及叹气样高频舒张期杂音,呈递减型;严重关闭不全时心尖部可闻及低频、舒张早期隆隆样杂音,即Austin-Flint杂音。

4.主动脉瓣狭窄

轻症可无症状,中重度可出现发育迟缓、易疲劳、活动后气促、胸痛、晕厥等。查体主动脉瓣区可触及收缩期震颤,闻及喷射性收缩期杂音,伴有收缩期喀喇音。

### (三)辅助检查

1.心电图

可明确患者的心律,有无心肌缺血改变,是否合并有心房颤动等。

2.胸部X线

可以了解心脏大小和肺部的改变。

3.超声心动图

作为一种无创方法，已经是评价各瓣膜病变的主要手段之一，不仅可以测定心腔大小、心室功能，也可以测定跨瓣膜压差、瓣膜开口面积、肺动脉压力等指标。

4.心导管造影

目前超声心动图技术已能比较全面地观察瓣膜的厚度、活动度及狭窄等情况，如合并重度肺动脉高压，或者心脏复杂畸形，可行心导管检查了解肺动脉高压的性质及协助明确诊断。

## 四、鉴别诊断

风湿性心脏病应与以下几种疾病鉴别。

(1)左心房黏液瘤：本病可出现与风湿性心脏病相似体征，但杂音往往呈间歇性出现，随体位而改变，无风湿热史，有昏厥史，易出现反复动脉栓塞现象。超声心动图可见左心房内有云雾状光团往返于左心房和二尖瓣口。

(2)尚需与左向右分流型先天性心脏病、贫血性心脏病、扩张型心脏病等所致的相对性二尖瓣狭窄相鉴别。根据病史、体格检查及超声心动图检查，不难做出鉴别。

## 五、治疗

### (一)一般治疗

慢性心脏瓣膜病轻者可不必严格限制活动，中重度者需严格限制活动，避免剧烈活动诱发的心力衰竭、心绞痛及晕厥。

饮食方面，除高热量膳食外，应给予足够的蛋白质及维生素A和维生素C。

### (二)抗生素治疗

(1)风湿热诊断明确后尽早开始治疗，应立即给予1个疗程的青霉素治疗(对青霉素无变态反应者)以清除链球菌。

(2)长期足疗程的抗生素治疗，预防风湿热复发，抗生素疗程不少于5年，最好到成人期。

### (三)抗风湿治疗

对于风湿活动者，抗风湿治疗是必要的。常用药物为水杨酸制剂及肾上腺皮质激素。

### (四)充血性心力衰竭的治疗

除给予吸氧、镇静外，可给予利尿剂、血管扩张剂和强心剂的治疗，洋地黄制剂的剂量应偏小(1/3～1/2量)。

### (五)心律失常的药物治疗

根据病情选用胺碘酮、洋地黄、β受体阻滞剂等。合并慢性心房颤动者，宜长期口服阿司匹林以抗血小板聚集。

### (六)外科治疗

风湿性心瓣膜病变内科治疗无效者应行外科手术或介入手术，包括瓣膜修复成形术、瓣膜置换术或球囊扩张术等。手术一般在心力衰竭症状有所改善、病情稳定后进行，风湿活动或感染性心内膜炎者在治愈后3～6个月才能手术。

# 第四节　先天性心脏病

先天性心脏病的发病率约为0.7%。轻症可无任何症状或症状不明显,一般是在体格检查时发现心脏杂音的。多数患儿在3岁以前,特别是1岁以内出现症状,包括体重和身长增长缓慢,活动耐受差,易患肺炎,口唇和甲床发绀,婴儿时期喂养困难、气急、多汗、声音嘶哑等。先天性心脏病可根据有无青紫分成三大类:无青紫型、潜在青紫型和青紫型。

## 一、室间隔缺损

室间隔缺损是先天性心脏病中最常见的类型,约占总数的25%。

### (一)血流动力学

由于左心室的收缩压显著高于右心室,分流方向为左心室到右心室,室间隔缺损的血流动力学改变与缺损大小及肺血管床状况有关。缺损小时,左向右分流量很小,血流动力学改变不明显。中等大小的室间隔缺损时,有明显的左向右分流,肺动脉压正常或轻度升高;大型的室间隔缺损时,分流量大,肺循环的血流量可为体循环的3~5倍。随着病程进展,肺小动脉痉挛,产生动力性肺动脉高压,渐渐引起继发性肺小动脉内膜增厚及硬化,形成阻力性肺动脉高压。左向右分流量显著减少,继而呈现双向分流,甚至反向分流,临床上出现发绀,发展成为艾森门格综合征。

### (二)临床表现

1.症状

中型及大型室间隔缺损在新生儿后期及婴儿期即可出现喂养困难、多汗、体重不增、反复呼吸道感染,出生后半年内常发生充血性心力衰竭。

2.体格检查

发现胸骨左缘下方响亮、粗糙的全收缩期杂音,向心前区及后背传导,并有震颤,心尖部伴随较短的舒张期隆隆样杂音。肺动脉第二心音可增强,提示肺动脉高压。当有明显肺动脉高压或艾森门格综合征时,临床上出现发绀,并逐渐加重。此时心脏杂音往往减轻,肺动脉第二心音显著亢进。小型室间隔缺损多无临床症状。40%左、右心室间隔缺损可能在3~4岁自行关闭。膜周部、肌部缺损容易自然愈合。

### (三)诊断

根据病史及临床表现和心脏杂音特点多可做出临床诊断,进一步可做心电图、胸部X线片、超声心动图确诊。如有重度肺动脉高压需做心导管检查。

1.心电图

大型缺损为左心室、右心室肥大。

2.X线检查

大型室间隔缺损,心影呈中度或中度以上增大,肺动脉段明显突出,血管影增粗,搏动强烈,左心室、右心室增大,左心房也增大,主动脉影正常或较小,肺动脉高压以右心室增大为主。

3.超声心动图

二维超声心动图可探查室间隔缺损的部位、大小和数目，结合叠加彩色多普勒心动图还可以明确分流方向、速度。在无肺动脉口狭窄的病例，尚可利用多普勒技术无创性估测肺动脉压力。

4.心导管检查及选择性左心室造影

单纯性室间隔缺损者不需施行创伤性心导管检查。如有重度肺动脉高压、主动脉瓣脱垂、继发性右心室漏斗部狭窄或合并其他心脏畸形时，才需要做心导管检查。

**（四）治疗原则**

婴儿期间发生的心力衰竭，应用洋地黄、利尿剂、扩血管药物等内科治疗。任何年龄的大型缺损内科治疗无效、婴儿期已出现肺动脉高压、Qp/Qs＞2：1，以及脊上型室间隔缺损等均为外科手术指征。小型室间隔缺损因是感染性心内膜炎（IE）的危险因素，也应在学龄前手术修补。如出现艾森门格综合征则无手术指征。

## 二、房间隔缺损

房间隔缺损约占先天性心脏病发病总数的10％，是成人时期最常见的先天性心脏病。根据解剖病变部位的不同，可分为3种类型：第1孔型（原发孔）缺损、第2孔型（继发孔）缺损和静脉窦型缺损。房间隔缺损可单独存在，也可合并其他畸形，较常见的为肺静脉异位引流、肺动脉瓣狭窄及二尖瓣裂缺。

**（一）血流动力学**

房间隔缺损时左向右分流量取决于缺损的大小，两侧心室的相对顺应性和体循环、肺循环的相对阻力。小型房间隔缺损时，两心房压相差无几，分流量小；大型房间隔缺损时，左心房水平大量含氧量高的血流向右心房分流，右心房接受腔静脉回流血量加上左心房分流的血量，导致右心室舒张期容量负荷过重，小部分病例当分流量已超过肺血管床容量的限度，可产生动力性肺动脉高压。

**（二）临床表现**

1.症状

婴儿期房间隔缺损大多无症状。一般由常规体格检查时闻及心脏杂音而发现此病。儿童期可表现为乏力，活动后气促，易患呼吸道感染。大分流量病例在成人可能发生心力衰竭和发绀。

2.体征

心前区较饱满，右心搏动增强，胸骨左缘第2～3肋间可闻收缩中期Ⅱ～Ⅲ级喷射性杂音。肺动脉瓣区第二心音固定分裂，分流量大时，造成三尖瓣相对狭窄，胸骨左缘下方可闻及舒张期隆隆样杂音。如同时合并二尖瓣脱垂，心尖区可闻及全收缩期或收缩晚期杂音，并向腋下传导。

**（三）诊断和鉴别诊断**

1.诊断

根据病史及临床表现和心脏杂音特点多可做出临床诊断。进一步可做心电图、胸部X线片、超声心动图确诊。一般无须心导管检查。

(1)心电图:电轴右偏,右心室肥大,右侧心前区可有不完全右束支传导阻滞,PR间期延长,少数可有P波高尖。如果电轴左偏,提示原发孔型房间隔缺损。

(2)X线检查:右心房、右心室、肺动脉均可扩大,肺门血管影增粗,搏动强烈。

(3)超声心动图:右心房、右心室流出道扩大,室间隔与左心室后壁呈矛盾运动或室间隔于收缩期呈异常向前运动。大多数单纯房间隔缺损经超声心动图诊断后,无须心导管检查而可直接行矫治手术。

(4)心导管检查:当临床资料与诊断不一致,或怀疑有肺动脉高压时,需做心导管检查。

2.鉴别诊断

需与其他类型先天性心脏病相鉴别。

### (四)治疗

单纯性房间隔缺损有明显临床症状或无症状,但肺循环血流量(Qp)为体循环血流量(Qs)的1倍以上者,均应在2～6岁行手术修补治疗,或应用蘑菇伞装置堵闭缺损。婴儿症状明显或并发心力衰竭者可早期施行手术治疗,手术死亡率<1%。

## 三、动脉导管未闭

动脉导管未闭(PDA)为小儿先天性心脏病常见类型之一,占先天性心脏病发病总数的15%。出生后,动脉导管渐渐关闭,经数月到1年,在解剖学上也完全关闭。若持续开放,并产生病理、生理改变,即称动脉导管未闭。

### (一)血流动力学

左向右分流量的大小与导管的粗细及主动脉、肺动脉的压差有关。由于主动脉在收缩期和舒张期的压力均超过肺动脉,因而通过未闭动脉导管的左向右分流的血液连续不断,使肺循环及左心房、左心室、升主动脉的血流量明显增加,左心负荷加重。长期大量血流向肺循环的冲击,肺小动脉可有反应性痉挛,形成动力性肺动脉高压;继之管壁增厚硬化导致阻力性肺动脉高压、右心室肥厚,甚至衰竭。当肺动脉压力超过主动脉压时,产生肺动脉血流逆向分流入主动脉,患儿出现差异性发绀,即两下肢发绀较显著,左上肢有轻度青紫,右上肢正常。

### (二)临床表现

1.症状

动脉导管细小者临床上可无症状,导管粗大者可有咳嗽、气急、喂养困难及生长发育落后等。

2.体征

胸骨左缘上方有一连续性"机器"样杂音,占整个收缩期与舒张期,于收缩末期最响,杂音向左锁骨下、颈部和背部传导。分流量大者因相对性二尖瓣狭窄而在心尖部可闻及较短的舒张期杂音。肺动脉瓣区第二心音增强,由于舒张压降低,脉压增宽,可出现周围血管体征,如水冲脉、指甲床毛细血管搏动等。

### (三)诊断和鉴别诊断

1.诊断

根据病史、临床表现和心脏杂音特点多可做出临床诊断。进一步可做心电图、胸部X线片、超声心动图确诊。一般无须心导管检查。

（1）心电图：分流量大者可有不同程度的左心室、左心房肥大，显著肺动脉高压者左心室、右心室肥厚，严重者甚至仅见右心室肥厚。

（2）X线检查：动脉导管细者心血管影可正常。分流量大者示心胸比率增大，左心室增大，心尖向下扩张，左心房亦轻度增大，肺血增多，肺动脉段突出，肺门血管影增粗。肺动脉高压时肺门处肺动脉总干及其分支扩大，而远端肺野肺小动脉狭小，主动脉弓正常或凸出。

（3）超声心动图：对诊断极有帮助。可以直接探查到未闭合的动脉导管，脉冲多普勒也可探测到典型的收缩期与舒张期连续性湍流频谱。彩色多普勒可见红色流柱出自降主动脉。

（4）心导管检查：当肺血管阻力增加或疑有其他合并畸形时有必要施行心导管检查，它可发现肺动脉血氧含量较右心室为高。有时心导管可以从肺动脉通过未闭导管插入降主动脉。

（5）心血管造影：逆行主动脉造影对复杂病例的诊断有重要价值，在主动脉根部注入造影剂可见主动脉与肺动脉同时显影，未闭动脉导管也能显影。

2.鉴别诊断

需与其他类型先天性心脏病相鉴别。

#### （四）并发症

感染性动脉炎、充血性心力衰竭、心内膜炎等是常见的并发症。

#### （五）治疗原则

为防止心内膜炎，有效治疗和控制心功能不全和肺动脉高压，不同年龄、大小的动脉导管均应手术或经介入方法予以关闭。早产儿动脉导管未闭伴有症状者，出生后1周内使用吲哚美辛治疗。采用介入疗法可选择弹簧圈、蘑菇伞等堵闭动脉导管。

### 四、肺动脉狭窄

肺动脉狭窄（PS）是先天性心脏病之一，占先天性心脏病的10％～20％，包括肺动脉瓣狭窄、漏斗部狭窄和肺动脉分支狭窄。其中，以肺动脉瓣狭窄最常见。

#### （一）血流动力学和病理生理变化

肺动脉狭窄，右心室排血受阻，收缩期负荷加重，致右心室压力增高，右心室出现代偿性增厚，狭窄后的肺动脉压力降低，形成右心室与肺动脉之间的压力阶差。右心室代偿失调后可出现右心衰竭，右心房压力增高。如合并房间隔缺损或卵圆孔未闭，可产生右向左分流，出现发绀。

#### （二）临床表现

1.症状

症状和狭窄的严重程度及年龄有关。早期可无症状，狭窄较轻者可无症状。主要表现为劳累后气急、乏力、心悸，少数发生水肿、晕厥。

2.体征

轻度狭窄者一般不影响生长、发育。心脏可见心前区隆起，胸骨左缘下方搏动较强。肺动脉瓣区可扪及收缩期震颤，并可闻及Ⅱ～Ⅳ级收缩期喷射性杂音，向颈部传导。肺动脉瓣区第二心音减低。如发生右心衰竭，可有颈静脉曲张、肝大、下肢水肿。

### (三)诊断和鉴别诊断

1.诊断

根据临床表现,X线、心电图、超声心动图检查,一般可明确诊断。右心导管检查可测定右心室与肺动脉之间的压力阶差,结合右心室造影可鉴别有无漏斗部狭窄。

2.鉴别诊断

需与其他类型先天性心脏病相鉴别。

### (四)治疗原则

轻度狭窄一般可以随访,中重度狭窄首选经心导管球囊扩张肺动脉瓣多可以获得满意疗效。介入治疗效果不佳,合并漏斗部狭窄者可用外科手术治疗。

## 五、法洛四联征

法洛四联征是存活婴儿中最常见的青紫型先天性心脏病,占先天性心脏病的10%~15%。法洛四联征由以下4种畸形组成。

(1)肺动脉狭窄:以漏斗部狭窄多见,其次为漏斗部和瓣膜合并狭窄。

(2)室间隔缺损(VSD):多属高位膜周部缺损。

(3)主动脉骑跨:主动脉骑跨于左右两心室之上。

(4)右心室肥厚:为肺动脉狭窄后右心室收缩期阻力负荷增大的结果。

以上4种畸形中以肺动脉狭窄最重要。

### (一)血流动力学

由于肺动脉口狭窄,血液从右心室进入肺循环受阻,引起右心室的肥厚,右心室压力增高。右心室的静脉血部分射入骑跨的主动脉,导致青紫。同时因肺循环的血流减少,更加重了青紫的程度。由于进入肺循环的血流减少,增粗的支气管动脉与血管间常形成侧支循环。

### (二)临床表现

1.症状

在动脉导管关闭前,肺循环血流量减少程度较轻,青紫可不明显。动脉导管的关闭和漏斗部狭窄随年龄增长而逐渐加重,青紫日益明显,并出现杵状指(趾)。因血含氧量下降,活动耐力差,啼哭、情绪激动、体力活动时即可出现气急及青紫加重。患儿多有蹲踞症状,蹲踞时下肢屈曲,使静脉回心血量减少,减轻了心脏负荷。同时下肢动脉受压,体循环阻力增加,使右心室流向主动脉的血流量减少,从而缺氧症状暂时得以缓解。1岁以内婴儿则喜欢取蜷曲卧位,其道理与蹲踞症状相同。长期缺氧致使指、趾端毛细血管扩张增生,局部软组织、骨细胞、骨组织也增生肥大,随后指(趾)端膨胀如鼓槌状。年长儿常诉头痛、头昏,与脑缺氧有关。婴儿有时在吃奶或哭闹后出现阵发性呼吸困难,严重者可引起突然昏厥、抽搐。这是由于在肺动脉漏斗部狭窄的基础上,突然发生该处肌部痉挛,引起一时性肺动脉口梗阻,使脑缺氧加重所致,称为缺氧发作。此外,可因红细胞增加,血黏稠度高,血流变慢而引起脑血栓,若为细菌性血栓,则易形成脑脓肿。法洛四联征常见并发症为脑血栓、脑脓肿及感染性心内膜炎。

2.体征

体格发育多落后。体格检查时胸骨左缘中部可闻及Ⅱ~Ⅲ级喷射性收缩期杂音,其响度取决于肺动脉狭窄程度。漏斗部痉挛时,杂音暂时消失。肺动脉第二心音均减弱或消失。但主动脉骑跨时位置靠近胸壁,故有时在肺动脉瓣区仅可听到来自主动脉瓣关闭时响亮而单一的第二心音。

### (三)诊断和鉴别诊断

1.诊断

根据病史及临床表现和心脏杂音特点多可做出临床诊断,进一步可做心动图、胸部X线片、超声心动图确诊。必要时施行心导管检查。

(1)心电图检查:电轴右偏,右心室肥大,狭窄严重者往往出现S-T段和T波异常,亦可见右心房肥大。

(2)胸部X线片:心脏大小正常或稍增大,心尖圆钝上翘,肺动脉段凹陷,构成“靴状”心影,肺门血管影缩小,两侧肺野透亮度增加。侧支循环丰富者两肺野呈现网状血管影。

(3)超声心动图:主动脉骑跨于室间隔之上,内径增宽。右心室内径增大,流出道狭窄,右心室壁和室间隔呈对称性增厚。左心室内径缩小。多普勒彩色血流显像可见右心室直接将血液注入骑跨的主动脉。

(4)心导管检查:可测定右心室与肺动脉之间的压力差。将造影剂注于右心室,可见主动脉与肺动脉几乎同时显影。主动脉阴影增粗,且位置偏前、稍偏右。此外,尚可显示肺动脉狭窄的部位和程度及肺动脉分支的形态。造影对制定手术方案有较大帮助。

2.鉴别诊断

需与其他类型先天性心脏病相鉴别。

### (四)治疗

须行根治手术。

# 第五节　心律失常

## 一、窦性心动过速

### (一)临床要点

窦性心动过速指窦房结发出激动的频率超过正常心率范围的上限。其原因有生理性,如哭闹、运动、情绪紧张等;病理性主要有发热、贫血、甲状腺功能亢进、心肌炎、风湿热、心力衰竭等。一般无临床症状,年长儿有时可诉心悸。

### (二)心电图特征

窦性心律,心率超过该年龄正常心率范围。婴儿心率每分钟大于140次,1～6岁心率每分钟大于120次,6岁以上心率每分钟大于100次。

### (三)治疗

心律失常主要针对病因。有症状者可用β受体阻滞剂或镇静剂。

## 二、窦性心动过缓

### (一)临床要点

窦性心动过缓指窦房结发出激动的频率低于正常心率。多由于迷走神经张力过高、颅内压增高、甲状腺功能减退、β受体阻滞剂作用所致，少数为窦房结本身的病变。一般无症状，心率显著缓慢时可有头晕、胸闷，甚至晕厥。

### (二)心电图特征

窦性心律，心率低于该年龄正常心率范围；1岁以内(婴儿)心率每分钟小于100次，1～4岁每分钟小于80次，3～8岁每分钟小于70次，8岁以上每分钟小于60次。

### (三)治疗

主要针对病因。心率明显缓慢或有症状者，可口服阿托品，剂量每次0.01～0.02 mg/kg，每天3～4次。

## 三、期前收缩(早搏)

按其早搏起源部位的不同分为房性、房室交界区性及室性期前收缩。期前收缩既可见于明确病因，如各种感染、器质性心脏病、缺氧、药物作用及自主神经功能不稳定等，也可见于健康小儿。

### (一)临床特点

多数小儿无症状，少数有心悸、胸闷、心前区不适。心脏听诊可听到心跳提早搏动之后有较长的间歇，脉搏短绌。期前收缩于运动后增多，提示同时有器质性心脏病。

### (二)心电图特征

1.房性期前收缩

(1)提前出现的房性P波房性，P波形态与窦性P波略有不同。P'R＞0.10 s。

(2)P'波后有QRS波，一般形态正常，P'引起QRS波有时增宽变形，似右束支传导阻滞图形称房性期前收缩伴室内差异性传导。

(3)P'波后无QRS波时称房性期前收缩未下传，P'波可出现在前一个窦性T波中，T波形态轻度异常。

(4)期前收缩后代偿间歇多为不完全性。

2.房室交界区性期前收缩

(1)提前出现的QRS波，形态正常。

(2)在QRS波之前、中或后有逆行P'波，但P'R＜0.10 s，QRS波之后则RP'＜0.20 s。

(3)代偿间期往往为不完全性。

3.室性期前收缩

(1)提前出现的宽大畸形QRS-T波群，期前收缩前无P'波；T波与QRS主波方向相反。

(2)代偿间歇常为完全性。

(3)同一导联出现两种或两种以上形态的期前收缩，而配对间期固定者称多形性期前收缩。

(4)若同一导联出现两种或两种以上形态的期前收缩，且配对间期也不相等者称多源性期前收缩。

室性期前收缩有以下情况应视为器质性期前收缩：①先天性或后天性心脏病基础上出现期前收缩或心功能不全出现期前收缩。②室性期前收缩、房性期前收缩或房室交界性期前收缩同时存在。③心电图同时有QT间期延长或RONT现象(提前的QRS波落在T波上)。

④有症状的多源、频发期前收缩，特别是心肌炎、心肌病等患者。对判断器质性室性期前收缩有困难时，应进行 24h 动态心电图检测。

### (三)治疗

包括病因治疗和应用抗心律失常药。

1.房性期前收缩

大多数偶发、无症状者属良性，不需药物治疗。如频发者可给予普罗帕酮或β受体阻滞剂。1 岁以内的婴儿频发房性期前收缩，易发生心房扑动和室上性心动过速，可用地高辛，无效时可加用普萘洛尔。

2.房室交界区性期前收缩

不需特殊治疗。

3.室性期前收缩

未发现器质性心脏病又无症状者不需用抗心律失常药。有器质性期前收缩应予治疗。可选用美西律口服，每天 2～5 mg/kg，每 8h1 次。普罗帕酮每次 5～7 mg/kg，每 6～8h1 次口服。胺碘酮每天 5～10 mg/kg，分 3 次，口服 1～2 周后逐渐减量至原来的 1/3，每天 1 次，服 5d，停 2d。普萘洛尔每天1～3 mg/kg，分 3 次。洋地黄中毒和心脏手术后发生的室性期前收缩，选用苯妥英钠每次2～4 mg/kg，缓慢静脉注射，可于 15～20min 后重复 1 次，总量为 15 mg/kg。肥厚性心肌病的室性期前收缩，用钙离子拮抗剂维拉帕米，每天1～3 mg/kg，分 3 次口服。

## 四、阵发性室上性心动过速

阵发性室上性心动过速，其发生机制多数为折返激动，其次为心房或房室结自律性增高。室上性心动过速多见于无器质性心脏病者，可因呼吸道感染、疲劳、情绪激动等诱发。室上性心动过速也可发生于某些器质性心脏病、心肌炎、洋地黄中毒、电解质紊乱、心导管检查及心脏手术后。预激综合征的患儿50％～90％可发生阵发性室上性心动过速。

### (一)临床要点

1.症状

阵发性室上性心动过速突然发生突然停止，婴儿常烦躁不安、拒食、呕吐、面色灰白、呼吸急速，肺部有啰音，心率每分钟 200～300 次，一次发作数秒钟或数小时，如发作时间长达 24h 以上可导致心力衰竭或休克，易误诊为重症肺炎。儿童常诉心悸、头晕、疲乏、烦躁，伴有恶心、呕吐、腹痛，少数可有短暂昏厥，但较少发生心力衰竭和休克。

2.心电图特征

(1)心室率快而匀齐，婴儿常为每分钟 230～300 次，儿童常为每分钟 160～200 次，R-R 间期绝对匀齐。

(2)P' 波可与 QRS 波重叠，若见到 P' 波形态异常，为逆行 P' 波。

(3)QRS 波群绝大多数形态正常，少数合并室内差异传导或逆向型房室折返心动过速时 QRS 波增宽。

(4)可有继发 ST-T 改变。

### (二)治疗

包括终止发作和预防复发。

1.终止发作

(1)用兴奋迷走神经的方法:小婴儿用冰水毛巾敷面部,每次 10～15 s。儿童可深吸气屏住呼吸;刺激咽后壁,使作呕;或压迫一侧颈动脉窦。

(2)抗心律失常药:①普罗帕酮。对折返性心动过速和自律性增高均有效,剂量为 1～2 mg/kg加入 10%葡萄糖溶液 10 mL 中缓慢静脉注射。首剂未转复者,隔 10min 可重复,不可超过 3 次。有心力衰竭或传导阻滞者忌用。②维拉帕米。为钙通道阻滞剂,通过延长房室结不应期而阻断折返。若年龄>1 岁,未并发心力衰竭者可选用。剂量为 0.1～0.2 mg/kg,一次量不超过 5 mg,加入葡萄糖溶液中缓慢静脉注射。未转复者隔 15～20min 可重复 1 次,有心力衰竭、低血压、房室传导阻滞者忌用。③三磷酸腺苷(ATP)。婴儿每次 3～5 mg,儿童每次 7～15 mg,加入 10%葡萄糖 1～5 mL 中于 2 s 内快速静脉推注。有时此药伴严重不良反应,如心脏停搏。④地高辛。有心力衰竭者宜选用,用量与治疗急性心力衰竭相同。⑤普萘洛尔。剂量为 0.1 mg/kg 加 10%葡萄糖溶液稀释,缓慢静脉注射。

(3)同步直流电击复律。

(4)射频消融术:对上述药物治疗难奏效或频繁复发者可用射频消融术治疗。

2.预防复发

在终止发作后继续口服药物,常用药物有地高辛、普萘洛尔、普罗帕酮、胺碘酮等,口服维持量6～12 个月。

## 五、阵发性室性心动过速

阵发性室性心动过速(VT)是一种严重的快速心律失常,可导致血流动力学障碍。根据波形特征,分单形和多形性室性心动过速。每次发作时间 30 s 内自行终止为非持续性室性心动过速;大于 30 s 或患者发生晕厥者为持续性室性心动过速。

### (一)临床意义

室性心动过速急性多见于缺氧、酸中毒、感染、药物、高(低)血钾,慢性多见于有器质性心脏病者,如心肌炎、心肌病、二尖瓣脱垂、原发心脏肿瘤、Q-T 间期延长、心导管检查及心脏手术后、冠状动脉起源异常、右心室发育不全。少数小儿原因不明。特发性室性心动过速无器质性心脏病的临床证据,用射频消融治疗有效。

### (二)诊断

1.临床表现

临床表现有突发、突止的特点,症状常有发作性头晕、心悸、疲乏、心前区疼痛,严重者可晕厥、抽搐或猝死。婴儿易出现心力衰竭或休克。

2.心电图特征

(1)连续 3 次或 3 次以上的期前 QRS 波群,时限增宽,形态畸形,心室率每分钟 150～250 次,R-R 间期可略有不齐。

(2)房室分离,可见窦性 P' 波与 QRS 波各自独立,无固定时间关系,呈干扰性房室脱节,心室率快于心房率。

(3)常出现心室夺获及室性融合波。

3.治疗

包括终止室性心动过速发作,预防室性心动过速复发。

(1)消除病因:如药物不良反应、电解质紊乱等。

(2)危重患儿首选同步直流电击复律,用量为2～5 mg/kg,婴儿每次<50 mg,儿童每次<100 mg,无效者隔20～30min重复1次。洋地黄中毒者忌电击治疗。

(3)抗心律失常药物。①利多卡因:首选,剂量1 mg/kg,稀释后缓慢静脉注射。无效者隔5～10min可重复1次,总量3～5 mg/kg。室性心动过速纠正后每分钟20～30 μg/kg静脉滴注维持。②普罗帕酮:1～2 mg/kg,稀释后缓慢静脉注射。无效可重复1～3次。③苯妥英钠:2～4 mg/kg加生理盐水稀释后缓慢静脉注射,无效可重复1～3次,总量为15 mg/kg。其对洋地黄中毒及心脏手术者效果较好。④胺碘酮:对上述药物无效的顽固性室性心动过速可采用胺碘酮,每次1 mg/kg,静脉注射10min,无效隔5～10min重复同样剂量,总量24h<10 mg/kg。或用负荷量2.5～5 mg/mg,静脉注射30～60min,可重复1次,总量24h≤10 mg/kg。

(4)射频消融术:对顽固病例并被证实为折返激动所致,尤其是特发性室性心动过速可用射频消融治疗。

(5)预防复发:对有复发倾向者可口服普罗帕酮、普萘洛尔、胺碘酮等有效药物。

## 六、房室传导阻滞

房室传导阻滞(AVB)是小儿较常见的缓慢性心律失常,按房室传导阻滞的程度可分为一、二、三度房室传导阻滞。病因有急性感染、心肌炎、心肌病、电解质紊乱、洋地黄或其他药物中毒及心脏手术等。少数为先天性房室结发育畸形或胎儿期房室结病变所致,称先天性完全性房室传导阻滞。一度和二度Ⅰ型可为迷走神经张力增高所致。

### (一)一度房室传导阻滞

1.临床要点

一度房室传导阻滞临床一般无症状,听诊第一心音低钝。有时健康小儿亦可出现一度房室传导阻滞。

2.心电图特征

PR间期超过正常最高值,即1岁内PR>0.14 s,学龄前PR>0.16 s,学龄期PR >0.18 s,青春期PR>0.20s。其正常值与心率有关。

3.治疗

针对病因治疗,不需用抗心律失常药。随着病因的消除,一度房室传导阻滞可消失。

### (二)二度房室传导阻滞

1.临床要点

Ⅱ度房室传导阻滞的临床症状视传导阻滞的严重程度及心室率的快慢而定,可无症状或有心悸、头晕等。

2.心电图特征

二度房室传导阻滞分为Ⅰ型(莫氏Ⅰ型)和2型(莫氏Ⅱ型)。

(1)二度Ⅰ型:①P-R间期随每次心搏逐次延长,直至P'波后脱落一个QRS波群(心室漏搏)。周而复始,呈规律性改变。②P-R间期逐次延长的同时,R-R间期逐次缩短,继以一个较长的R-R间期。③伴有心室漏搏的长R-R间期小于任何2个R-R间期之和。

(2)二度Ⅱ型:①P-R间期正常或稍延长,但固定不变。②P'波按规律出现,QRS波呈周期性脱落,伴有心室漏搏的长R-R为短R-R间隔的倍数。③房室间传导比例多为2∶1或3∶1下传。

3.治疗

主要针对病因治疗,二度Ⅰ型是暂时的,多可恢复,而Ⅱ度2型可逐渐演变为Ⅲ度房室传导阻滞。

**(三)三度(完全性)房室传导阻滞**

1.临床特征

三度(完全性)房室传导阻滞除有原发病、病毒性心肌炎、先天性心脏病等的表现外,婴儿心率每分钟<80次,儿童每分钟<60次。当心室率每分钟<40次时有疲乏、无力、眩晕,严重者可发生阿-斯综合征或心力衰竭。

2.心电图特征

(1)P波与QRS波无固定关系,心室率慢于心房率。

(2)QRS波群形态与阻滞部位有关。若起搏点在房室束分支以上,QRS波群不宽。若起搏点在希氏束以下,QRS波群增宽。

3.治疗

(1)无症状先天性者不需治疗。

(2)病因治疗:如心肌炎或手术暂时损伤者,用肾上腺皮质激素治疗。

(3)提高心率:阿托品每次0.01~0.03 mg/kg,每天3~4次,口服或皮下注射。异丙基肾上腺素加入5%葡萄糖溶液按每分钟0.1~0.25 μg/kg,静脉滴注,或用5~10 mg舌下含服。

(4)放置人工起搏器的适应证:①阿-斯综合征或伴心力衰竭。②心室率持续显著缓慢,新生儿每分钟<55次,婴儿每分钟<50次,儿童每分钟<45次。③室性心动过速心律失常,阻滞部位在希氏束以下。④对运动耐受量低的患儿。

# 第六节　心肌梗死

小儿心肌梗死(MI)由Stryker于1946年首先描述。近年来,小儿MI实际发病率及检出率均较前显著增加,已成为小儿猝死的重要病种之一。从出生后第一天至青少年期,健康儿或有基础疾病者,均可发生MI。有资料表明,未经手术的先天性心脏病患儿尸解证实近75%有MI的证据,无先天性心脏病小儿尸解发现冠状动脉病变为主要死因者占总数的2%以上。

## 一、病因

病因与年龄相关。

### (一)新生儿期

先天性心脏病,特别是冠状动脉起源异常是此期致MI最重要的因素。冠状动脉起源异常发生率1%～2%,多数患儿无临床表现。有学者分析7 857例重要冠状动脉异常(ACAS)死亡小儿后指出,最常见的ACAS为冠状动脉异位起源于主动脉(43%)与冠状动脉左前降支发自肺主动脉(ALCAPA,Bland-White-Garland综合征)(40%),ALCAPA小儿常在出生后第1年内发生充血性心力衰竭,多于出生后14年内死亡。ACAS死亡病例中45%为猝死,部分存活至青少年期者遗留陈旧性MI,全部病例均有前外侧壁近端的铊201(TL-201)灌注异常。右冠状动脉异常以先天性瘘管多见。

次常见原因有肺动脉闭锁而室间隔完整者、永存动脉干、大动脉转位及修复后等;少见原因如心内膜弹力纤维增生症、冠状动脉中层钙质沉着。日本1970—1995年全国105 755例川崎病患儿中1%～2%猝死,猝死主要原因为MI,尸检证明为冠状动脉血栓性脉管炎和动脉瘤破裂,年龄≤30日龄者6例,最小发病日龄为20d。

### (二)一岁至青春期前

川崎病很可能是此期MI的最重要病因,亚裔小儿更易罹患。发病的第7天起即可检出冠状动脉异常扩张,其中的15%～25%患儿发展为冠状动脉瘤,近70%小儿的动脉瘤在1～2年消退。MI发生率为1.9%,通常发生于患病后第一年(72.8%),其中39.5%发生在患病后3个月内。63%于休息或睡眠时发病,14%于玩耍、活动、走路时发病。22%的患者在第一次MI期间死亡。发病10d内大剂量免疫球蛋白联合阿司匹林治疗较单用阿司匹林使冠状动脉病变发生率由20%降至4%,10%的个体对该方案无效应。日本全国范围的调查发现,本病复发率约3%,12.2%的复发者伴心脏并发症,以男性、首次发病有心脏并发症者为主,但复发者无一例为MI。

其他非外科病因常见有心肌病、心肌炎(含风湿性心肌炎)、胶原血管性疾病(特别是系统性红斑狼疮、高安病、结节性动脉炎);次常见者包括肾病综合征、隐伏的恶性肿瘤(尤其是淋巴瘤纵隔放疗后)、败血症、William综合征(主动脉瓣上狭窄)、感染性心内膜炎、同型半胱氨酸血症,以及甲型血友病以凝血酶原复合物浓缩剂或Ⅷ因子抑制物旁路活性(FEIBA)治疗者、特发性心内膜下MI。某些非常罕见的病因有遗传性疾病如早老症、弹性纤维假黄瘤、黏多糖病、Fabry病、尿黑尿酸症、Hurler综合征、糖原累积病Ⅱ型及冠状动脉肌纤维发育不良、主动脉瓣乳头肌弹性纤维瘤继发MI、衣原体肺炎、幽门螺杆菌感染,有报道一名11岁西班牙裔男童因痉挛性喉炎(croup)吸入消旋肾上腺素后20min发生MI。

部分手术或创伤后导致MI的原因包括在体外循环时冠状动脉灌注不良、心脏移植并发症如排异、钝性胸部创伤。曾报告一接受骨髓移植的7岁小儿发生曲菌性全心炎,其冠状动脉见曲菌栓塞而继发急性大面积MI。

### (三)青少年

MI的病因除下列3点外与儿童类似:①川崎病在该年龄组发病较少;②应考虑有无吸食可卡因或嗅吸胶水的可能;③冠状动脉粥样硬化是否致小儿MI仍有争议,但已知纯合子型家族性高胆固醇血症(发病率为1/100万)、家族性混合性高脂血症、低仪脂蛋白血症、高载脂B脂蛋白血症者,其冠状动脉病变早发,并在20岁前即可发生MI。对青少年(平均16岁)杂合子型高胆固醇血症(发病率 1/500)患者以TL-201扫描提示 22%的病例伴 MI。某些烟雾病患儿也可发生 MI。

## 二、临床表现

常见症状如:哭闹、难以哺喂、呼吸困难、呕吐、绞痛、易激惹、休克等。4 岁以下患儿 17%、而 4 岁以上 83%主诉有胸痛、胸部压榨感。研究发现小儿胸痛部位及放射较疼痛性质对心绞痛诊断有帮助,因为小儿往往将疼痛描述为锐痛,且对此复述时有出入。疼痛放射至左肩者则更可能是心源性。摩擦音、颈静脉扩张被认为是有高度特异性的体征,而发绀、大汗、灌注不良、心动过速、啰音、焦虑等提示 MI 的敏感程度尚难确定。MI 小儿常伴发心律失常,可有上腹痛、腹部压痛、晕厥及易疲劳等不同的表现形式。由于移植后的心脏已失去神经支配,故缺血不表现为胸痛,而是咳嗽、充血性心力衰竭、心律失常或猝死。

## 三、辅助检查

### (一)心电图(ECG)检查

小儿 MI 的 ECG 表现与成人并无大异,但正常变异时的 T 波改变、先天性心脏病者的 ECG 可类似于 MI。小儿 MI 的 ECG 诊断指标:①除 aVR 外任一导联,尤其是Ⅰ、aVL、$V_5$、$V_6$ 导联,ST 段改变>2 mV,ST 在任一导联抬高,其对应导联 ST 段压低;②异常 Q 波;③异常 T 波倒置;④室性心律失常,特别是室性心动过速;⑤QTc>0.48 秒;⑥心肌肥厚可能提示先天性心脏病,且是 MI 的一个危险因子。

川崎病小儿 MI 的 Q 波振幅和持续时间(≥0.04 s)对诊断特异性为 97%~100%,Q 波振幅单项指标有 86%的特异性,Q 波间期因 MI 发生部位不同其灵敏度及特异性有差异,如下壁者较低,前壁则可高达 88%。但要与非缺血的病理状态时的 Q 波改变相鉴别,如"容量负荷过重"所致左心室肥厚者的 $V_5$~$V_6$ 导联、所致右心室肥厚者的 $V_1$~$V_2$ 导联均可有宽大 Q 波。婴幼儿Ⅰ、aVL 或 $V_5$~$V_7$ 任一导联出现宽大 Q 波均提示左冠状动脉的起源异常,其他 Q 波>0.12 s者尚须考虑心肌炎、心肌纤维化、肥厚型心肌病、Duchenne 肌营养不良性心肌病、心内膜弹力纤维增生症,尤其是特发性主动脉下闭锁等。

ST 段除 aVR 导联抬高>2 mV 应考虑急性 MI,小儿急性 MI,ST 段与 T 波前肢形成弓背向上抬高 ST 段压低通常特异性较低,但出现与对应导联呈近乎 180°相反方向"镜像"关系时对确定梗死部位有重要意义,强烈提示 MI。后壁心梗可无 ST 段抬高,而仅有 V4R~V2 导联的 ST 段压低。

Ⅱ、Ⅲ、aVF 倒置对下壁心梗诊断有很高的特异性和敏感性,如在同时见深的 Q 波,伴或不伴 T 波倒置,亦能提示 MI。

小儿 MI 室性心律失常较之成人并发症的发生更为常见,以室性心动过速、心室颤动为主,死亡率为 80%。

应用信号平均心电图后电位技术评价小儿心肌缺血及 MI,应用 VCM-3000 系统,用一频带为 40~300hz 的滤波器,将 200 次电位叠加、平均与记录,检查经 TI-201 心脏扫描证实的有无心肌缺血及 MI 的滤波后 QRS 间期(f-QRSd,ms)、滤波后均方根电压(RMS,μV)和 QRS 终末 40 μV 以下低振幅的间期(LAS,ms),按体表面积(BSA,$m^2$)分成 4 组。发现当 BSA<0.3 $m^2$ 时如 f-QRSd>95 ms,RMS<30 μV,LAS>25 ms;当 BSA0.3~0.5 $m^2$ 时

f-QRSd＞110 ms，RMS＜251 μV，LAS＞30 ms；当 BSA 0.5～1.2 $m^2$ 时 f-QRSd＞115 ms，RMS＜20 μV，LAS＞30 ms；当 BSA≥1.2 $m^2$ 时 f-QRSd＞125 ms，RMS＜20 μV，LAs＞30 ms时，均可认为是阳性后电位。其阳性率在无冠脉损害组为 0，缺血组为56.3%，陈旧性 MI 组为 69.2%，特异性及灵敏度远高于以成人标准用于小儿者，且重复性为 100%。对难以行心血管造影检查的婴幼儿患者不失为替代方法之一。

**（二）实验室检查**

1.心肌酶谱（CK-MB、SGOT、LDH）

CK-MB 在评估 MI 有一定参考价值。有报道 CK-MM3/MM1 异构体在 MI 胸痛发作时即升高，2～6 小时达峰值，且易于检测。

2.心肌钙蛋白Ⅰ及 T

均有显著升高，尤以前者更特异、更灵敏（两者均近乎 100%）、窗口期更长。

**（三）器械检查**

（1）TL-201 闪烁照相或 TL-201 单光子发射体层成像（SPECT）即使在小婴儿亦能提示心脏某部位的灌注或摄取缺欠、心肌坏死，且可鉴别充血性心肌病的病因。若由 AL-CAPA 所致者，则有灌注异常；若为其他因素所致，则灌注正常或造影剂不规则广泛分布。宫川等提出双嘧达莫-TI-201SPECT 对川崎病心脏并发症（含 MI）的诊断与长期随访安全、有效。

（2）电影磁共振通过快速连续放映，可了解心脏及瓣膜的活动情况。MRI 亦可做出 MI 诊断。

（3）二维/三维心脏超声：借以了解心室壁的运动情况及是否存在室壁瘤、二尖瓣反流。仔细观察也可发现冠状动脉的异常和乳头肌梗死。

（4）心血管造影能提示冠状动脉有无栓塞、闭锁、扩张及冠状动脉瘤和心脏的情况，儿科尤其是婴幼儿应用有一定局限性。

## 四、诊断与鉴别诊断

目前尚无小儿 MI 统一的诊断标准，根据文献，宜从以下诸方面考虑本病的诊断：①病史：有无提示 MI 的基础疾病，如既往有心力衰竭样表现，既往如有胸部创伤及创伤后 ECG 表现，免疫紊乱及是否服用肾上腺皮质激素或免疫抑制剂，是否接受过雄激素治疗，有无相关手术史（如房室分流术后引流管闭塞致颅内压增高），有无毒蜘蛛（如黑寡妇蜘蛛或棕色寡妇蜘蛛）叮咬史；②家族史：有无心血管病危险因素（脂蛋白异常、高血压、肥胖、Ⅰ级亲属心绞痛、MI 病史等）；③症状、体征；④ 相关检查：ECG、心肌酶谱、心肌钙蛋白、心脏超声、TL-201 及心血管造影。

符合 1～3 者可拟诊，结合 4 中至少 2 项以上阳性可确诊，注意排除假性 MI。

屡有报告病毒性心肌炎临床、ECG、甚至 TL-201 结果与 MI 近似而误诊为 MI。但前者胸痛较轻，心血管造影无异常。其他假性 MI 有肥厚性心肌病、Duchenne 型肌营养不良等。

## 五、治疗

对小儿治疗的研究不多，故治疗多模仿成人，包括静脉补液及多巴酚丁胺、保证心排血量、给氧、纠正电解质紊乱、缓解疼痛、溶栓（华法林、链激酶）。及时处理呼吸衰竭、心律失常、心源性休克、充血性心力衰竭等并发症。有人对 15 例川崎病并发巨大冠状动脉血管瘤患儿，以尿激酶8 000～10 000 U/kg 行冠脉内插管溶栓治疗，10min 给药完毕，结果 3 例完全、5 例部分溶栓，最快者给药完毕即部分溶栓。15 例中4 例再栓，随访 2～8 年(平均 3.3 年)无一例再发 MI 及死亡。禁食以保护缺血肠管。治疗中，尚应探寻小儿的病因以便针对性治疗。

### 六、预后

小儿 MI 后康复的概率大于成人，预后与心肌损伤及治疗措施、治疗效果有关。小儿 MI 尚难确定与基础心脏疾病类型的关系。Johnsrude 对 96 例心脏病伴发 MI 的存活者，平均随访4.9 年，无一例表现严重的复发性室性心律失常及猝死。

再梗死的死亡率很高，加藤对 152 例 MI 存活者观察，24 例再发 MI，再发死亡 15 例(死亡率62.5%)，再发后存活的 9 例中又有 6 例第三次发 MI，仅 1 例幸存(死亡率 83.3%)。提示预防再梗死是 MI 后长期存活的关键。治疗与小儿 MI 相关的基础疾病可能更有效地预防 MI。

## 第七节　感染性心内膜炎

### 一、病因及发病机制

#### (一)病因

1.心脏的原发病变

感染性心内膜炎患儿中绝大多数均有原发性心脏病，其中以先天性心脏病最为多见。室间隔缺损最易罹患心内膜炎，其他依次为法洛四联征、主动脉瓣狭窄、主动脉瓣二叶畸形，动脉导管未闭、肺动脉瓣狭窄等。后天性心脏病中，风湿性瓣膜病占 14%，通常为主动脉瓣及二尖瓣关闭不全。二尖瓣脱垂综合征也可并发感染性心内膜炎。发生心内膜炎的心脏病变常因心室或血管内有较大的压力阶差，产生高速的血液激流，而经常冲击心膜面使之遭受损伤所致。心内膜下胶原组织暴露，血小板及纤维蛋白在此凝聚、沉积，形成无菌性赘生物。当菌血症时，细菌在上述部位黏附、定居并繁殖，形成有菌赘物，受累部位多在压力低的一例，如室间隔缺损感染性赘生物在缺损的右缘，三尖瓣的隔叶与肺动脉瓣、动脉导管未闭在肺动脉侧，主动脉关闭不全在左心室等。约 8%患儿无原发性心脏病变，通常由于毒力较强的细菌或真菌感染引起，如金黄色葡萄状球菌、念珠菌等，见于 2 岁以下婴儿及长期应用免疫抑制剂者。

2.病原体

过去以草绿色(溶血性)链球菌最多见，占半数以上。近年来，葡萄球菌有增多趋势；其次为肠球菌、肺炎双球菌、β 型溶血性链球菌，还有大肠埃希菌、绿脓杆菌及嗜血杆菌。真菌性心内膜炎的病原体以念珠菌属、曲霉菌属及组织胞质菌属较多见。人工瓣膜及静脉注射麻醉剂的药瘾者，以金黄色葡萄球菌、绿脓杆菌及念珠菌属感染多见。

3.致病因素

在约 1/3 患儿的病史中可追查到致病因素，主要为纠治牙病及扁桃体摘除术。口腔及上呼吸道手术后发生的心内膜炎多为草绿色链球菌感染；脓皮病、甲沟炎、导管检查及心脏手术之后的心内膜炎，常为金黄色或白色葡萄球菌感染；而肠道手术后的心内膜炎，则多为肠球菌或大肠埃希菌感染。

### (二)发病机制

1.喷射和文丘里效应

机械和流体力学原理在发病机制中似乎很重要。试验证明,将细菌气溶胶通地文丘里管喷至气流中,可见高压源将感染性液体推向低压槽中,形成具有特征性的菌落分布。在喷出高压源小孔后的低压槽中总是出现最大的沉淀环。这一模型有助于解释发生在不同心瓣膜和室间隔病损分布,亦可解释二尖瓣关闭不全发生感染性心内膜炎时瓣膜心房面邻近部位的特征性改变。当血流从左心室通过关闭不全的二尖瓣膜时,可发生文丘里效应,即血流通过狭窄的瓣膜孔后,压强降低,射流两侧产生涡流,悬浮物沉积两侧,使心房壁受到损害。主动脉瓣关闭不全时赘生物易发生在主动脉小叶心室面或腱索处。小型室内隔缺损,损害常发生右心室面缺损处周围或与缺损相对的心室壁,后者为高速血流喷射冲击引起的损伤。其他如三尖瓣关闭不全、动静脉瘘、动脉导管未闭亦可根据文丘里效应预测其心内膜受损的部位。心脏先天性缺损血液分流量小或充血性心衰时,因缺损两侧压力阶差不大,故不易发生心内膜炎,这可能就是为什么单纯性房间隔缺损罕见心内膜炎,而小型室间隔缺损较易发生的原因。

2.血小板-纤维素栓

喷射文丘里效应损伤心脏心内膜面。在此基础上发生血小板-纤维素栓,而形成无菌性赘生物。

3.菌血症和凝集抗体

正常人可发生一过性菌血症,多无临床意义。但当侵入细菌的侵袭力强,如有循环抗体凝集素可有大量细菌黏附于已有的血小板-纤维素血栓上定居、繁殖,即可发病。

4.免疫学因素

感染性心内膜炎的发病与免疫学因素有关。许多感染性心内膜患者血液中 IgG、IgM、巨球蛋白、冷球蛋白升高,类风湿因子阳性。肾脏损害,动脉内膜炎均支持免疫发病机制。有人对该症的淤血、条纹状出血、皮下小结做镜检,发现血管用围有细胞浸润及其他血管炎的表现,认为可能为过敏性血管炎。

## 二、临床表现及辅助检查

### (一)临床表现

1.病史

大多数患者有器质性心脏病,部分患者发病前有龋齿、扁桃体炎、静脉插管或心内手术史。

2.临床症状

可归纳为 3 个方面:①全身感染症状;②心脏症状;③栓塞及血管症状。

(1)一般起病缓慢,开始时仅有不规则发热,患者逐渐感觉疲乏、食欲减退,体重减轻,关节痛及肤色苍白。病情进展较慢,数天或数周后出现栓塞征象,瘀点见于皮肤与黏膜,指甲下偶尔见线状出血,或偶尔在指、趾的腹面皮下组织发生小动脉血栓,可摸到隆起的紫红色小结节,略有触痛,称欧氏小结。病程较长者则见杆状指、趾,故非青紫型先天性心脏病患儿出现杵状指、趾时,应考虑本病。

(2)心脏方面若原有杂音的,其性质可因心瓣膜的赘生物而有所改变,变为较响较粗;原无杂音者此时可出现杂音,杂音特征为乐音性且易多变。约一半患者由于心瓣膜病变、中毒性心肌炎、心肌脓肿等而导致充血性心力衰竭。

(3)其他症状:视栓塞累及的器官而异,一般为脾脏增大、腹痛、便血、血尿等,脾增大有时很显著,但肝的增大则不明显。并发于先天性心脏病时,容易发生肺栓塞,则有胸部剧痛、频咳与咯血,叩诊有实音或浊音,听诊时呼吸音减弱,须与肺炎鉴别。往往出现胸腔积液,可呈血色,并在短期内屡次发作上述肺部症状,约30%患者发生脑动脉栓塞,出现头痛、呕吐,甚至偏瘫、失语、抽搐及昏迷等。由脑栓塞引起的脑膜炎,脑脊液细曲培养往往阴性,糖及氯化物也可正常,与结核性或病毒性脑膜炎要仔细鉴别。神经症状的出现一般表示患者垂危。

(4)毒力较强的病原体如金黄色葡萄球菌感染,起病多急骤,有寒战、高热、盗汗及虚弱等全身症状,以脓毒败血症为主:肝、肾、脾、脑及深部组织可发生脓疡,或并发肺炎、心包炎、脑膜炎、腹膜炎及骨髓炎等,累及心瓣膜时可出现新杂音、心脏扩大及充血性心力衰竭,栓塞现象较多见。病情进展急剧时,可在数天或数周危及生命。如早期抢救,可在数周内恢复健康。心瓣膜损伤严重者,恢复后可遗留慢性心脏瓣膜病。

### (二)辅助检查

1.一般血液检查

常见的血常规为进行性贫血与白细胞增多,中性粒细胞升高。血沉增快,C-反应蛋白阳性。血清球蛋白常常增多,甚至清蛋白、球蛋白比例倒置,免疫球蛋白升高,循环免疫复合物及类风湿因子阳性。

2.血培养

血液培养是确诊的关键,对疑诊者不应急于用药,宜于早期重复地做血培养,并保留标本至2周之久,从而提高培养的阳性率,并做药敏试验。有人认为,在体温上升前1～2h,10～15min采血1次,连续6次,1～2天内多次血培养的阳性率较分散于数天做血培养为高。血培养阳性率可达90%,如已用抗生素治疗,宜停用抗生素3d后采取血标本做培养。

3.超声心动图

能检出赘生物的额外回波,大于2 mm的赘生物可被检出。应用M型超声心动图仪或心脏超声切面实时显像可探查赘生物的大小及有关瓣膜的功能状态,后者显示更佳。超声检查为无害性方法,可重复检查,观察赘生物大小及瓣膜功能的动态变化,了解瓣膜损害程度,对决定是否做换瓣手术有参考价值。诊断依据以上临床表现,实验室检查栓塞现象和血培养阳性者即可确诊。

## 三、治疗

### (一)抗生素

应争取及早应用大剂量抗生素治疗,不可因等待血培养结果而延期治疗,但在治疗之前必先做几次血培养,因培养出的病原菌及其药物敏感试验的结果,对选用抗生素及剂量有指导意义;抗生素选用杀菌力强,应两种抗生素联合使用,一般疗程为4～6周。对不同的病原菌感染应选用不同的抗生素,参考如下。

1.草绿色链球菌

首选青霉素G 20万～30万U/(kg·d),最大量2 000万U/d,分4次静脉滴注,1次/6h,疗程4～6周。并加用庆大霉素4～6 mg/(kg·d),静脉滴注,1次/8h,疗程2周。疗效不佳,可于5～7d后加大青霉素用量。对青霉素过敏者，可换用头孢菌素类或万古霉素。

2.金黄色葡萄球菌

对青霉素敏感者选用青霉素2 000万U/d，加庆大霉素，用法同草绿色链球菌治疗，青霉素疗程6～8周。耐药者用新青霉素B或新青霉素Ⅲ200～300 mg/(kg·d)，分4次静脉滴注，1次/6h，疗程6～8周，加用庆大霉素静脉滴注2周。或再加利福平口服15～30 mg/(kg·d)，分2次，疗程6周。治疗不满意或对青霉素过敏者可用头孢菌素类，选用头孢菌素Ⅰ(头孢噻吩)、头孢菌素Ⅴ(头孢唑啉)或头孢菌素Ⅳ(头孢雷定)200 mg/(kg·d)，分4次，每6h静脉滴注，疗程6～9周，或用万古霉素40～60 mg/(kg·d)，每天总量不超过2 g，1次/(8～12h)，分2、3次静脉滴注，疗程6～8周。表皮葡萄球菌感染治疗同金黄色葡萄球菌。

3.革兰氏阴性杆菌或大肠埃希菌

用氨苄西林300 mg/(kg·d)。分4次静脉滴注，1次/6h，疗程4～6周；或用第2代头孢菌素类，选用头孢哌酮或头孢曲松200 mg/(kg·d)，分4次静脉滴注，1次/6h；头孢曲松可分2次注射，疗程4～6周；并加用庆大霉素2周，绿脓杆菌感染也可加用羟苄西林200～400 mg/(kg·d)，分4次静脉滴注。

4.肠球菌

用青霉素2 000万U/d，或氨苄西林300 mg/(kg·d)，分4次，1次/6h静脉滴注，疗程6～8周，并加用庆大霉素。对青霉素过敏者，可换用万古霉素或头孢菌素类。

5.真菌

用两性霉素B，开始用量0.1～0.25 mg/(kg·d)，以后每天逐渐增加1 mg/(kg·d)，静脉滴注1次。可合用5-氟胞嘧啶50～150 mg/(kg·d)，分3～4次服用。

6.病菌不明或术后者

用新青霉素Ⅲ加氨苄西林及庆大霉素，或头孢菌素类头孢曲松或头孢哌酮，或用万古霉素。

**(二)其他治疗**

其他治疗包括休息、营养丰富的饮食、铁剂等，必要时可输血。并发心力衰竭时，应用洋地黄、利尿剂等。并发于动脉导管未闭的感染性动脉内膜炎病例，经抗生素治疗仍难以控制者，手术矫正畸形后，继续抗生素治疗常可迅速控制并发动脉内膜炎。

在治疗过程中，发热先退，自觉症状好转，瘀斑消退，尿中红细胞消失较慢，约需1个月或更久；白细胞恢复也较慢，血沉恢复需1.5个月左右，终止治疗的依据为：体温、脉搏正常，自觉情况良好，体重增加，栓塞现象消失，血常规及血沉恢复正常等，如血培养屡得阴性，则更可靠。停止治疗后，应随访2年。以便对复发者及时治疗。

## 第八节　原发性心肌病

原发性心肌病分为扩张(充血)型心肌病、肥厚型心肌病和限制型心肌病。扩张型以心肌细胞肥大、纤维化为主,心脏和心腔扩大,心肌收缩无力。肥厚型以心肌肥厚为主,心室腔变小,舒张期容量减少。若以心室壁肥厚为主,为非梗阻性肥厚型心肌病;以室间隔肥厚为主,左心室流出道梗阻,为梗阻性肥厚型心肌病。限制型以心内膜及心内膜下心肌增厚、纤维化,心室以舒张障碍为主,此型小儿少见。

## 一、诊断要点

### (一)扩张(充血)型心肌病

1.临床表现

多见于学龄前及学龄儿童,部分病例可能是病毒性心肌炎发展而来。缓慢起病,早期活动时感乏力,头晕,进而出现呼吸困难、咳嗽、心慌、胸闷、水肿、肝大等心力衰竭症状。心动过速,心律失常,心尖部第一心音减弱,有奔马律,脉压低。易出现脑、肺及肾栓塞。

2.X 线

心影增大如球形,心搏减弱,肺淤血。

3.心电图

左心室肥大最多,ST 段、T 波改变,可有室性期前收缩、房室传导阻滞等。

4.超声心动图

心腔普遍扩大,左心室为著。左心室壁运动幅度减低。

### (二)肥厚型心肌病

1.临床表现

可有家族史,缓慢起病,非梗阻型症状较少,以活动后气喘为主。梗阻型则有气促、乏力、头晕、心绞痛或昏厥,可致猝死。心脏向左扩大,胸骨左缘 2～4 肋间有收缩期杂音。

2.X 线

心影稍大,以左心室增大为主。

3.心电图

左心室肥厚及 ST 段、T 波改变,Ⅰ、aVL 及 $V_5$、$V_6$ 导联可出现 Q 波(室间隔肥厚所致),室性期前收缩等心律失常。

4.超声心动图

心肌非对称性肥厚,向心腔突出;室间隔厚度与左心室后壁厚度的比值大于 1.3∶1;左心室流出道狭窄,左心室内径变小;收缩期二尖瓣前叶贴近增厚的室间隔。

### (三)限制型心肌病

1.临床表现

缓慢起病,活动后气促。以右心室病变为主者,出现类似缩窄性心包炎表现,如肝大、腹水、颈静脉曲张及水肿;以左心室病变为主者,有咳嗽、咳血、端坐呼吸等。

2.X 线

心影扩大,肺淤血。

3.心电图

P 波高尖,心房肥大,房性期前收缩,心房纤颤,ST-T 改变,PR 间期延长及低电压。

4.超声心动图

示左右心房扩大;心室腔正常或略变小;室间隔与左心室后壁有向心性增厚;心内膜回声增粗;左心室舒张功能异常。

**二、鉴别诊断**

(1)扩张(充血)型心肌病应与风湿性心脏病、先天性心脏病、心包积液相鉴别。风心病有风湿热及瓣膜性杂音;先心病常较早出现症状,心脏杂音大多较响;心包积液在超声心动图检查时可见积液。

(2)肥厚型心肌病应与主动脉瓣狭窄相鉴别。主动脉瓣狭窄有主动脉瓣区收缩期喷射性杂音,第二心音减弱,X线升主动脉可见主动脉瓣狭窄后扩张,超声心动图检查示主动脉瓣开口小。

(3)限制型心肌病应与缩窄性心包炎相鉴别。缩窄性心包炎有急性心包炎病史,X线心包膜钙化,超声心动图示心包膜增厚。

**三、治疗**

(1)有感染时应积极控制感染。

(2)有心律失常时,治疗心律失常。

(3)促进心肌能量代谢药如三磷酸腺苷、辅酶A、细胞色素C、辅酶$Q_{10}$、维生素C、极化液(10%葡萄糖注射液250 mL、胰岛素6 U、10%氯化钾5 mL),有辅助治疗作用。

(4)心力衰竭时按心力衰竭处理,但洋地黄类药剂量宜偏小(用一般量的1/2～2/3),并宜长期服用维持量。

(5)对发病时间较短的早期患儿,或并发心源性休克、严重心律失常或严重心力衰竭者,可用泼尼松开始量2 mg/(kg·d),分3次口服,维持1～2周逐渐减量,至8周左右减量至0.3 mg/(kg·d),并维持此量至16～20周,然后逐渐减量至停药,疗程半年以上。

(6)梗阻性肥厚型心肌病,可用β-受体阻滞药降低心肌收缩力,以减轻流出道梗阻,并有抗心律失常作用,可选用普萘洛尔3～4 mg/(kg·d),分3次口服,根据症状及心律调节剂量,可增加到每天120 mg,分3次服。一旦确诊,调节适当剂量后,应长期服用。因洋地黄类药及异丙肾上腺素等可加重流出道梗阻,应避免使用,利尿药和血管扩张药物均不宜用。流出道梗阻严重的可行手术治疗或心脏移植。

# 第九节 病毒性心肌炎

病毒性心肌炎是病毒侵犯心脏所致的以心肌炎性病变为主要表现的疾病,可伴有心包或心内膜炎症改变。近年来国内发病有增多趋势,是小儿常见的心脏疾病。本病临床表现轻重不一,预后大多良好,少数可发生心力衰竭、心源性休克,甚至猝死。

**一、病因**

近年来动物试验及临床观察表明,可引起心肌炎的病毒有20余种,其中以柯萨奇B组病毒(1～6型)最常见。另外,柯萨奇A组病毒、埃可病毒、脊髓灰质炎病毒、腺病毒、传染性肝炎病毒、流感和副流感病毒、麻疹病毒、单纯疱疹病毒及流行性腮腺炎病毒等也可引起本病。

## 二、发病机制

本病的发病机制尚不完全清楚。一般认为与病毒直接侵犯心脏和免疫反应有关:①疾病早期,病毒及其毒素可经血液循环直接侵犯心肌细胞,产生变性、坏死。临床上可从心肌炎患者的鼻咽分泌物或粪便中分离出病毒,并在恢复期血清中检出相应的病毒中和抗体有4倍以上升高;从心肌炎死亡病例的心肌组织中可直接分离出病毒,用荧光抗体染色技术可在心肌组织中找到特异性病毒抗原,电镜检查可发现心肌细胞有病毒颗粒。这些均强有力地支持病毒直接侵犯心脏的学说。②病毒感染后可通过免疫反应造成心肌损伤。临床观察,往往在病毒感染后经过一定潜伏期才出现心脏受累征象,符合变态反应规律;患者血清中可测到抗心肌抗体增加;部分患者表现为慢性心肌炎,部分可转成扩张性心肌病,符合自身免疫反应;尸体解剖病例免疫荧光检查在心肌组织中有免疫球蛋白(IgG)及补体沉积。以上现象说明本病的发病机制中还有变态反应或自身免疫参与。

## 三、临床表现

发病前1～3周常有呼吸道或消化道病毒感染史,患者多有轻重不等的前驱症状,如发热、咽痛、肌痛等。

临床表现轻重不一,轻型患儿一般无明显自觉症状,仅表现心电图异常,可见早搏或ST-T改变。心肌受累明显时,可有心前区不适、胸闷、气短、心悸、头晕及乏力等症状,心脏有轻度扩大,伴心动过速、心音低钝或奔马律,心电图可出现频发早搏、阵发性心动过速或Ⅱ度以上房室传导阻滞,可导致心力衰竭及昏厥等。反复心衰者,心脏明显扩大,可并发严重心律失常。重症患儿可突然发生心源性休克,表现为烦躁不安、面色苍白、皮肤发花、四肢湿冷、末梢发绀、脉搏细弱、血压下降、闻及奔马律等,可在数小时或数天内死亡。

体征主要为心尖区第一音低钝,心动过速,部分有奔马律,一般无明显器质性杂音,伴心包炎者可听到心包摩擦音,心界扩大。危重病例可有脉搏微弱、血压下降、两肺出现啰音及肝脏肿大,提示循环衰竭。

## 四、辅助检查

### (一)心电图检查

常有以下几种改变:①ST段偏移,T波低平、双向或倒置。②QRS低电压。③房室传导阻滞或窦房传导阻滞、束支传导阻滞。④各种早搏,以室性早搏最常见,也可见阵发性心动过速、房性扑动等。

### (二)X线检查

轻者心脏大小正常,重者心脏向两侧扩大,以左侧为主,搏动减弱,可有肺淤血或肺水肿。

### (三)心肌酶测定

血清肌酸磷酸激酶(CK)早期多有增高,其中以来自心肌的同工酶(CK-MB)特异性强,且较敏感。血清谷草转氨酶(AST)、d-羟丁酸脱氢酶(d-HBDH)、乳酸脱氢酶(LDH)在急性期也可升高,但恢复较快,其中乳酸脱氢酶特异性较差。

### (四)病原学诊断

疾病早期可从咽拭子、咽冲洗液、粪便、血液、心包液中分离出病毒,但需结合血清抗体测定才有意义。恢复期血清抗体滴度比急性期增高4倍以上或病程早期血中特异性IgM抗体滴度在1∶128以上均有诊断意义。应用聚合酶链反应(PCR)或病毒核酸探针原位杂交法自血液中查到病毒核酸可作为某一型病毒存在的依据。

## 五、诊断

全国小儿心肌炎心肌病学术会议对病毒性心肌炎诊断标准进行了重新修订。

### (一)临床诊断依据

(1)心功能不全、心源性休克或心脑综合征。

(2)心脏扩大(X线、超声心动图检查具有表现之一)。

(3)心电图改变:以R波为主的2个或2个以上主要导联(Ⅰ、Ⅱ、aVF,$V_5$)ST-T改变持续4周以上伴动态变化,出现窦房、房室传导阻滞,完全性右束支或左束支传导阻滞,成联律、多形、多源、成对或并行早搏,非房室结及房室折返引起的异位心动过速,低电压(新生儿除外)及异常Q波。

(4)血清CK-MB升高或心肌肌钙蛋白(cTnI或cTnT)阳性。

### (二)病原学诊断依据

1.确诊指标

自患儿心内膜、心肌、心包(活检、病理)或心包穿刺液中发现以下之一者可确诊为病毒性心肌炎:①分离到病毒。②用病毒核酸探针查到病毒核酸。③特异性病毒抗体阳性。

2.参考指标

有以下之一者结合临床可考虑心肌炎系病毒引起;①自患儿粪便、咽拭子或血液中分离到病毒,且恢复期血清同型抗体滴度较第1份血清升高或降低4倍以上。②病程早期患儿血清型特异性IgM抗体阳性。③用病毒核酸探针自患儿血中查到病毒核酸。

如具备临床诊断依据2项,可临床诊断。发病同时或发病前2～3周有病毒感染的证据支持诊断:①同时具备病原学确诊依据之一者,可确诊为病毒性心肌炎。②具备病原学参考依据之一者,可临床诊断为病毒性心肌炎。③凡不具备确诊依据,应给予必要的治疗或随诊,根据病情变化,确诊或除外心肌炎;④应除外风湿性心肌炎、中毒性心肌炎、先天性心脏病、结缔组织病及代谢性疾病的心肌损害、甲状腺功能亢进症、原发性心肌病、原发性心内膜弹力纤维增生症、先天性房室传导阻滞、心脏自主神经功能异常、β受体功能亢进及药物引起的心电图改变。

## 六、治疗

本病目前尚无特效疗法,可结合病情选择下列处理措施。

### (一)休息

急性期至少应休息到热退后3～4周,有心功能不全及心脏扩大者应绝对卧床休息,以减轻心脏负担。

### (二)营养心肌及改善心肌代谢药物

1.大剂量维生素C和能量合剂

维生素C能清除氧自由基,增加冠状动脉血流量,增加心肌对葡萄糖的利用及糖原合成,改善心肌代谢,有利于心肌炎恢复,一般每次100～150 mg/kg加入10%葡萄糖液静脉滴注,

1次/d,连用15d。能量合剂有加强心肌营养、改善心肌功能的作用,常用三磷酸腺苷(ATP)、辅酶A、维生素$B_6$与维生素C加入10%葡萄糖液中一同静脉滴注。因ATP能抑制窦房结的自律性,抑制房室传导,故心动过缓、房室传导阻滞时禁用。

2.泛癸利酮(辅酶$Q_{10}$)

有保护心肌作用,每次10 mg,3岁以下1次/d,3岁以上2次/d,肥胖年长儿3次/d,疗程3个月。部分患者长期服用可致皮疹,停药后可消失。

3.1,6-二磷酸果糖(FDP)

FDP是一种有效的心肌代谢酶活性剂,有明显保护心肌代谢作用。150～250 mg/(kg·d)静脉滴注,1次/d,10～15d为1个疗程。

**(三)维生素E**

维生素E为抗氧化剂,小剂量短疗程应用,每次5 mg,3岁以下1次/d,3岁以上2次/d,疗程1个月。

**(四)抗生素**

急性期应用青霉素清除体内潜在细菌感染病灶,20万U/(kg·d)静脉滴注,疗程7～10d。

**(五)肾上腺皮质激素**

在病程早期(2周内),一般病例及轻型病例不主张应用,因其可抑制体内干扰素的合成,促进病毒增殖及病变加剧。对合并心源性休克、心功能不全、心脏明显扩大、严重心律失常(高度房室传导阻滞、室性心动过速)等重症病例仍需应用,有抗炎、抗休克作用,可用地塞米松0.2～1 mg/kg或氢化可的松15～20 mg/kg静脉滴注,症状减轻后改用泼尼松口服,1～1.5 mg/(kg·d),逐渐减量停药,疗程3～4周。对常规治疗后心肌酶持续不降的病例可试用小剂量泼尼松治疗,0.5～1 mg/(kg·d),每2周减量1次,共6周。

**(六)积极控制心力衰竭**

由于心肌炎患者对洋地黄制剂极为敏感,易出现中毒现象,故多选用快速或中速制剂,如毛花苷C或地高辛等,剂量应偏小,饱和量一般用常规量的1/2～2/3,洋地黄化量时间不能短于24h,并需注意补充氯化钾,因低钾时易发生洋地黄中毒和心律失常。

**(七)抢救心源性休克**

静脉推注大剂量地塞米松0.5～1 mg/kg或大剂量维生素C 200～300 mg/kg常可获得较好效果。及时应用血管活性药物,如多巴胺[(1 mg/kg加入葡萄糖液中用微泵3～4h内输完,相当于5～8 mg/(kg·min)]、间羟胺等可加强心肌收缩力、维持血压及改善微循环。持续氧气吸入,烦躁者给予苯巴比妥、地西泮或水合氯醛等镇静剂。适当输液,维持血液循环。

**(八)纠正心律失常**

对严重心律失常除上述治疗外,应针对不同情况及时处理。①房性或室性早搏:可口服普罗帕酮每次5～7 mg/kg,每隔6～8h服用1次,足量用2～4周。无效者可选用胺碘酮,5～10 mg/(kg·d),分3次口服。②室上性心动过速:普罗帕酮每次1～1.5 mg/kg加入葡萄糖液中缓慢静脉推注,无效者10～15min后可重复应用,总量不超过5 mg/kg。③室性心动过速:多采用利多卡因静脉滴注或推注,每次0.5～1.0 mg/kg,10～30min后可重复使用,总量不超过5 mg/kg。对病情危重，药物治疗无效者，可采用同步直流电击复律。④房室传导阻滞：可应用肾上腺皮质激素消除局部水肿，改善传导功能，地塞米松 0.2～0.5 mg/kg，静脉注射或静脉滴注。心率慢者口服山莨菪碱(654-2)、阿托品或静脉注射异丙肾上腺素。

# 第十节　急性心包炎

急性心包炎是心包脏层和壁层的急性炎症。病因大都继发于全身性疾病，在新生儿主要原发病为败血症，婴幼儿多为肺炎、脓胸、败血症，4～5 岁儿童多为风湿热、结核及其他化脓菌感染。

## 一、诊断

### (一)病史

应详细了解患儿有无感染、结缔组织病、心脏手术、肿瘤、尿毒症等疾病的存在。

### (二)临床症状

(1)全身症状：感染性心包炎者，多有毒血症状，如发热、畏寒、多汗、困乏、食欲缺乏等。非感染性心包炎的毒血症状较轻，肿瘤性者可无发热。

(2)心前区疼痛：较大儿童常自述心前区刺痛或压迫感，平卧时加重，坐起或前俯位可减轻，疼痛可向肩背及腹部放射。婴幼儿常表现为烦躁不安，哭闹。

(3)心包积液压迫症状：表现为眩晕、气促与气闷，有大量积液时可压迫食管或喉返神经，引起吞咽困难或失音。

### (三)体格检查

(1)心包摩擦音：在整个心前区均可听到，以胸骨左缘下端最为清楚。

(2)心包积液：①心包积液本身体征表现为心尖冲动微弱或消失，心界扩大，心音遥远。②心脏压塞征表现为患者呈急性病容；呼吸困难，发绀；心尖冲动消失，心浊音界扩大，心率加快，心音遥远；动脉压下降，脉压变小，静脉压升高，并出现奇脉，表现为吸气时脉搏幅度减弱；颈静脉曲张，肝大，腹水，双下肢水肿等。迅速发生的大量心包积液可导致心源性休克。③左肺受压征表现为大量心包积液压迫左肺下叶时，可产生肺不张，体检时可发现左肩胛的内下方有一浊音区，并伴有语颤增强及支气管呼吸音，亦称 Ewart 征。

### (四)并发症

急性心包炎短时间内积液量大时可并发心脏压塞、肺不张、心源性休克等并发症。

### (五)辅助检查

(1)胸部 X 线检查：心影呈烧瓶状或梨形，左右心缘各弓消失，腔静脉影增宽，卧位时心底部心影增宽。

(2)心电图：QRS 低电压，ST-T 改变并呈动态变化，病初除 aVR 和 $V_1$ 外 ST 段均呈弓背向上的抬高，持续数天恢复到基线水平，T 波普遍性低平，有平坦转变为倒置，持续数天到数周。

(3)超声心动图：可探知心包积液的有无及判断积液量的多少。

(4)心包穿刺:经上述检查提示有心包积液时可进行心包穿刺,目的是了解积液的性质及致病菌,解除心脏压塞及治疗化脓性心包炎时局部注射抗生素和引流。

### (六)诊断

(1)急性心包炎的诊断并不困难,但婴幼儿心包炎不典型易误诊,在诊断时必须结合病史进行全面检查以防误诊、漏诊。最易误诊为心肌病,也应与慢性心力衰竭、营养不良性水肿及肝硬化、结核性腹膜炎等进行鉴别。

(2)急性心包炎如果积液量少往往不引起临床症状,此时心电图及X线检查也常无改变。而超声心动图检查是行之有效的可靠方法。

(3)心包穿刺是诊断和治疗心包积液的重要手段。既可明确有无积液,又能明确心包积液的量、部位及性质。但属创伤性检查,选择该项时应慎重。一般从剑突与左肋弓交界处穿刺比较安全。

(4)化脓性心包炎多见于婴幼儿,年长儿的化脓性心包炎不易找到原发感染灶,容易误诊、漏诊。一定要进行全面临床检查,如全身感染中毒症状较重、高热、呼吸困难、心动过速、肝大等时应考虑到本病。

## 二、鉴别诊断

### (一)急性心肌炎

临床症状、胸部X线片及心电图与急性心包炎相似,但一般不出现心包摩擦音及奇脉,心肌酶及肌钙蛋白明显升高。

### (二)纵隔肿瘤

可压迫上腔静脉、气管、支气管等,出现颈静脉曲张及呼吸困难等,但胸部X线平片及CT扫描检查可明确诊断。

## 三、治疗

急性心包炎的处理关键是治疗原发病,各项处理措施主要是针对心包积液的吸收和促进炎症消退并且防止心脏压塞和心包粘连的发生。

### (一)一般治疗

患儿应卧床休息,呼吸困难时应采取半卧位并吸氧,胸骨疼痛应给予对症处理,必要时给予止痛药。

### (二)病因治疗

(1)化脓性心包炎:应及早应用敏感有效的抗生素,采用两种抗生素联合使用,并每隔1～2d心包穿刺排脓,同时进行冲洗,并心脏内注射抗生素及琥珀酸氢化可的松。

(2)结核性心包炎:宜用抗结核疗法,必要时进行心包穿刺抽出渗液以减轻严重症状。

(3)风湿性心包炎:按风湿热处理原则进行治疗,心包炎症可消退。

(4)病毒性心包炎:一般应用对症处理,症状明显时可加用阿司匹林。

(5)肾上腺糖皮质激素:适用于各型心包炎,以促进渗出液或脓液的吸收,从而减少继发性缩窄性心包炎。

(6)心脏压塞:应紧急进行心包穿刺或心包切开引流术,以解除心脏压塞症状。

# 第九章　儿科泌尿系统常见病

## 第一节　急性肾小球肾炎

急性肾小球肾炎(AGN)简称急性肾炎,是儿科常见的一种与感染有关的急性免疫反应性肾小球疾病。其临床主要表现为急性起病,水肿、少尿、血尿和不同程度蛋白尿、高血压或肾功能不全,病程多在1年内。

本病在我国是一常见的儿科疾病,占小儿泌尿系统疾病的首位。多见于儿童及青少年,2岁以内者少见,男女之比为2∶1。发病以秋冬季节较多。绝大多数预后良好,少部分可能迁延。

### 一、病因与发病机制

本病绝大多数由链球菌感染后引起,故又称急性链球菌感染后肾炎(APSGN)。其他细菌、病毒、原虫或肺炎支原体等也可导致急性肾炎,但较少见。故本节主要介绍APSGN。

目前已明确本病的发生与A组β型溶血性链球菌中的致肾炎菌株感染有关。所有致肾炎菌株均有共同的致肾炎抗原性,包括菌壁上的M蛋白内链球菌素、"肾炎菌株协同蛋白(NSAP)"。

其主要发病机制为抗原抗体免疫复合物引起肾小球毛细血管炎症病变,有循环免疫复合物致病学说、原位免疫复合物致病学说和某些链球菌通过神经氨酸酶的作用或其产物如某些菌株产生的唾液酸酶,与机体的IgG结合,改变了IgG的化学组成或其免疫原性,产生自身抗体和免疫复合物而致病学说。

上述链球菌有关抗原诱发的免疫复合物或链球菌的菌体外毒素激活补体系统,在肾小球局部造成免疫病理损伤,引起炎性过程。APSGN的发病机制见图9-1。

### 二、病理

主要病理特点为急性、弥漫性、渗出性、增殖性肾小球肾炎。光镜下可见肾小球体积增大、毛细血管内皮细胞和系膜细胞增生肿胀,基质增生。急性期有多型核白细胞浸润,毛细血管腔狭窄甚至闭锁、塌陷。部分患儿可见上皮细胞节段性增生所形成的新月体,使肾小囊腔受阻。肾小管病变较轻,呈上皮细胞变性,间质水肿及炎症细胞浸润。电镜检查可见电子致密物呈驼峰状在上皮细胞下沉积,为本病的特征。免疫荧光检查在急性期可见粗颗粒状的IgG、$C_3$沿肾小球毛细血管襻和/或系膜区沉积,有时也可见到IgM和IgA沉积。

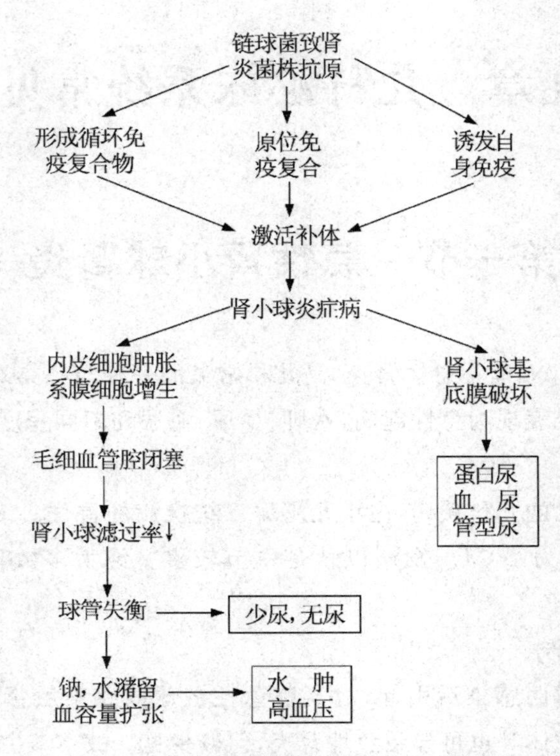


图 9-1 急性链球菌感染后肾炎的发病机制

## 三、临床表现

急性肾炎临床表现轻重悬殊,轻者仅表现为无症状性镜下血尿,重者可呈急进性过程,短期内出现肾功能不全。

### (一)前驱感染

90%病例有前驱感染史,以呼吸道及皮肤感染为主。在前驱感染后经 1～3 周无症状的间歇期而急性起病。间歇期长短与前驱感染部位有关,咽炎引起者 6～12d,平均 10d,多有发热、颈部淋巴结大及咽部渗出。皮肤感染者 14～28d,平均 20d。

### (二)典型表现

起病时可有低热、乏力、头痛、头晕、恶心呕吐、食欲减退、腹痛及鼻出血等症状,体检在咽部、皮肤等处发现前驱感染未彻底治愈的残迹。典型表现如下。

1.水肿少尿

70%的病例病初表现为晨起颜面及眼睑水肿,重者 2～3d 遍及全身。水肿多呈非凹陷性。水肿同时伴尿量减少。

2.血尿

50%～70%患儿有肉眼血尿,酸性尿呈烟灰水样或茶褐色,中性或弱碱性尿呈鲜红色或洗肉水样,1～2 周后转为镜下血尿。镜下血尿可持续 1～3 个月 ,少数可持续半年或更久。同时常伴有不同程度的蛋白尿,一般尿蛋白定量<3 g/d,有 20%病例可达肾病水平。

3.高血压

30%～80%的病例有高血压,一般呈轻中度增高,为 16.0～20.0/10.7～14.7 kPa(120～

150/80～110 mmHg)，1～2 周后随尿量增多血压恢复正常。

### (三)严重表现

少数病例在疾病早期(2 周内)可出现下列严重症状，应及早发现，及时治疗。

1.严重循环充血

多发生在起病 1 周内，主要是由于水钠潴留，血容量增加使循环负荷过重所致。轻者仅表现为气急、心率增快，肺部出现少许湿啰音等。严重者可出现呼吸困难，端坐呼吸，颈静脉曲张，频咳、吐粉红色泡沫痰，两肺满布湿啰音，心脏扩大，甚至出现奔马律，肝大压痛，水肿加剧。如不及时抢救，可在数小时内迅速出现肺水肿而危及患儿生命。

2.高血压脑病

在疾病早期，由于脑血管痉挛，导致脑缺血缺氧、血管渗透性增高发生脑水肿。近年亦有人认为是脑血管扩张所致。血压(尤其是舒张压)急剧升高＞18.7/12.0 kPa(140/90 mmHg)，伴视力障碍、惊厥或昏迷三项之一者即可诊断。年长儿可诉剧烈头痛、呕吐、复视或一过性失明。高血压控制后上述症状迅速消失。

3.急性肾功能不全

主要由于肾小球内皮细胞和系膜细胞增生，肾小球毛细血管腔变窄、甚至阻塞，肾小球血流量减少，滤过率降低所致。表现为少尿、无尿等症状，引起暂时性氮质血症、电解质紊乱和代谢性酸中毒。一般持续 3～5d，不超过 10d 迅速好转。

若持续数周仍不恢复，则预后严重，病理上可能有大量新月体形成。

## 四、辅助检查

### (一)尿液检查

尿蛋白可在＋～＋＋＋，且与血尿的程度相平行，尿镜检除多少不等的红细胞外，可见透明、颗粒或红细胞管型，疾病早期可见较多白细胞及上皮细胞，并非感染。尿常规一般 4～8 周恢复正常，12h 尿细胞计数 4～8 个月恢复正常。急性期尿比重多增高。

### (二)血常规检查

常有轻、中度贫血，与血容量增多、血液稀释有关，待利尿消肿后即可恢复正常。白细胞轻度升高或正常。血沉增快，一般 2～3 个月恢复正常。

### (三)肾功能及血生化检查

血尿素氮和肌酐一般正常，明显少尿时可升高。肾小管功能正常。持续少尿、无尿者，血肌酐升高，内生肌酐清除率降低，尿浓缩功能受损。早期还可有轻度稀释性低钠血症，少数出现高血钾及代谢性酸中毒。

### (四)抗链球菌溶血素 O(ASO)抗体测定

50％～80％患儿 ASO 升高，通常于链球菌感染 2～3 周开始升高，3～5 周达高峰，50％于 3～6个月恢复正常，75％于 1 年内恢复正常。判断结果时应注意：①早期应用抗生素治疗者可影响阳性率；②某些致肾炎菌株可能不产生溶血素 O；③脓皮病患者 ASO 常不增高。

### (五)血清补体测定

80％～90％的急性期患儿血清补体 $C_3$ 下降，6～8 周恢复正常。若超过 8 周补体持续降低，应考虑为膜增殖性肾小球肾炎。血清补体下降程度与急性肾炎病情轻重无明显相关性，但对急性肾炎的鉴别诊断有重要意义。

### (六)肾活组织病理检查

急性肾炎出现以下情况时考虑肾活检:①持续性肉眼血尿在3个月以上者;②持续性蛋白尿和血尿在6个月以上者;③发展为肾病综合征者;④肾功能持续减退者。

## 五、诊断和鉴别诊断

典型病例诊断不难,根据:①起病前1～3周有链球菌前驱感染史;②临床表现有水肿、少尿、血尿、高血压;③尿检有蛋白、红细胞和管型;④急性期血清$C_3$下降,伴或不伴有ASO升高即可确诊。但应注意与下列疾病鉴别。

### (一)其他病原体感染后引起的肾炎

多种病原体感染可引起急性肾炎,如细菌(葡萄球菌、肺炎球菌等)、病毒(乙肝病毒、流感病毒、EB病毒、水痘病毒和腮腺炎病毒等)、支原体、原虫等。可从原发感染灶及各自的临床特点进行鉴别。如病毒性肾炎,一般前驱期短,3～5d,临床症状轻,无明显水肿及高血压,以血尿为主,补体$C_3$不降低,ASO不升高。

### (二)IgA肾病

以血尿为主要症状,表现为反复发作性肉眼血尿,常在上呼吸道感染后1～2d出现血尿,多无水肿、高血压、血清$C_3$正常,确诊依靠肾活检。

### (三)慢性肾炎急性发作

患儿多有贫血、生长发育落后等体征。前驱感染期甚短或不明显,肾功能持续异常,尿比重低且固定可与急性肾炎鉴别。尿液改变以蛋白增多为主。

### (四)特发性肾病综合征

具有肾病综合征表现的急性肾炎需与特发性肾病综合征鉴别。若患儿呈急性起病,有明确的链球菌感染证据,血清$C_3$降低,肾活检病理为毛细血管内增生性肾炎,有助于急性肾炎的诊断。

### (五)其他

还应与急进性肾炎或其他系统性疾病引起的肾炎如紫癜性肾炎、系统性红斑狼疮性肾炎、乙肝病毒相关性肾炎等鉴别。

## 六、治疗

本病为自限性疾病,无特异治疗。主要是对症处理,清除残留感染病灶,纠正水电解质紊乱,防止急性期并发症,保护肾功能,以待自然恢复。重点把好防治少尿和高血压两关。

### (一)严格休息

急性期(起病2周内)绝对卧床休息,水肿消退、血压正常、肉眼血尿消失,即可下床做轻微活动或室外散步。血沉正常可上学,但3个月内应避免重体力活动。待12h尿沉渣细胞绝对计数正常后方可恢复体力活动。

### (二)合理饮食

有水肿及高血压者应限盐,食盐限制在1～2 g/d。对有严重少尿、循环充血者,每天水分摄入一般以不显性失水加尿量计算。有氮质血症者应限蛋白入量,可给予优质动物蛋白0.5 g/(kg·d)。供给高糖饮食以满足小儿热量需要。待尿量增加、水肿消退、血压正常、氮质血症消除后应尽早恢复正常饮食，以保证小儿生长发育的需要。

### （三）控制感染

应用抗生素的目的是彻底清除体内感染灶，对疾病本身无明显作用。疾病早期给予青霉素10～14d或据培养结果换用其他敏感抗生素，应注意勿选用对肾有损害的药物。

### （四）对症治疗

1.利尿

经控制水盐入量仍水肿、少尿者可用噻嗪类利尿剂，如氢氯噻嗪1～2 mg/(kg·d)，分2～3次口服。无效时可静脉注射强效的襻利尿剂，如每次呋塞米1 mg/kg，每天1～2次，静脉注射剂量过大时可有一过性耳聋。

2.降压

凡经休息、利尿及限制水盐后，血压仍高者应给予降压药。首选硝苯地平，开始剂量为0.25 mg/(kg·d)，最大剂量1 mg/(kg·d)，分3次口服。亦可用卡托普利等血管紧张素转换酶抑制剂，初始剂量为0.3～0.5 mg/(kg·d)，最大剂量5～6 mg/(kg·d)，分3次口服，与硝苯地平交替使用降压效果更佳。严重病例用利舍平，首剂0.07 mg/kg（每次最大量不超过2 mg）肌肉注射，必要时间隔12h重复1次，用1～2剂后改为0.02～0.03 mg/(kg·d)，分2～3次口服。

### （五）严重循环充血的治疗

（1）严格限制水盐入量和应用强利尿剂呋塞米，促进液体排出，矫正水钠潴留，恢复正常血容量，而不在于应用洋地黄制剂。

（2）有肺水肿表现者，除一般对症治疗外，可加用硝普钠5～20 mg溶于5%葡萄糖液100 mL中，以1 μg/(kg·min)速度静脉滴注，严密监测血压，随时调整药液的滴速，不宜超过8 μg/(kg·min)，防止发生低血压。滴注时药液、针筒、输液管等须用黑纸覆盖，以免药物遇光分解。

（3）对难治病例可采用腹膜透析或血液透析治疗。

### （六）高血压脑病的治疗

原则为选用降压效力强而迅速的药物。首选硝普钠，用法同上。通常用药后1～5min内可使血压明显下降，抽搐立即停止，并同时静脉注射呋塞米每次2 mg/kg。有惊厥者给予地西泮止痉，每次0.3 mg/kg，总量不超过10 mg，缓慢静脉注射。如在静脉注射苯巴比妥钠后再静脉注射地西泮，应注意发生呼吸抑制可能。

### （七）急性肾功能不全的治疗

（1）应严格限制液体入量，掌握“量出为入”的原则。每天液量＝前一天尿量＋不显性失水量＋异常丢失液量－内生水量。不显性失水按400 mL/($m^2$·d)，内生水量按100 mL/($m^2$·d)计算。

（2）注意纠正水电解质酸碱平衡紊乱；积极利尿，供给足够热量，以减少组织蛋白质分解。

（3）必要时及早采取透析治疗。

## 七、预后与预防

急性肾炎预后好。95%APSGN病例能完全恢复，小于5%的病例可有持续尿异常，死亡率低于1%。目前主要死因是急性肾衰竭。远期预后小儿比成人佳，一般认为80%～95%终将痊愈。

影响预后的因素可能有：①与病因有关，一般病毒所致者预后较好；②散发者较流行者差；③成人比儿童差，老年人更差；④急性期伴有重度蛋白尿且持续时间久，肾功能受累者预后差；⑤组织形态学上呈系膜显著增生，40%以上肾小球有新月体形成者，“驼峰”不典型（如过大或融合）者预后差。最根本的是预防链球菌感染。平时应加强锻炼，注意皮肤清洁卫生，减少呼吸道及皮肤感染。一旦发生感染则应及早彻底治疗。感染后1～3周内应注意反复查尿常规，以便及早发现异常，及时治疗。

## 第二节　慢性肾小球肾炎

慢性肾小球肾炎是指各种原发性或继发性肾炎病程超过1年，伴有不同程度的肾功能不全和/或持续性高血压、预后较差的肾小球肾炎。其病理类型复杂，常见有膜性增殖性肾炎、局灶节段性肾小球硬化、膜性肾病等。此病在儿科少见，为慢性肾功能不全最常见的原因。

### 一、临床表现

慢性肾小球肾炎起病缓慢，病情轻重不一，临床一般可分为普通型、肾病型、高血压型、急性发作型。

#### （一）共同表现

1.水肿

均有不同程度的水肿。轻者仅见于颜面部、眼睑及组织松弛部位，重者则全身普遍水肿。

2.高血压

部分患者有不同程度的高血压。血压升高为持续性或间歇性，以舒张压中度以上升高为特点。

3.蛋白尿和/或尿沉渣异常

持续性中等量的蛋白尿和/或尿沉渣异常，尿量改变，夜尿增多，尿比重偏低或固定在1.010左右。

4.贫血

中-重度贫血，乏力，生长发育迟缓，易合并感染、低蛋白血症或心功能不全。

5.其他

不同程度的肾功能不全、电解质紊乱。

#### （二）分型

凡具备上述各临床表现均可诊断为慢性肾小球肾炎。

1.普通型

无突出特点者。

2.高血压型

高血压明显且持续升高者。

3.肾病型

突出具备肾病综合征特点者。

4.急性发作型

感染劳累后短期急性尿改变加重和急剧肾功能恶化，经过一段时期后，恢复至原来的状态者。

### (三)实验室检查

1.尿常规

尿蛋白+～++++，镜检有红细胞及各类管型，尿比重低且固定。

2.血常规

呈正色素、正细胞性贫血。

3.肾功能检查

肾小球滤过率下降，内生肌酐清除率、酚红排泄试验均降低；尿素氮及肌酐升高，尿浓缩功能减退。

4.其他

部分患者尿 FDP 升高，血清补体下降，红细胞沉降率增快，肾病型可示低蛋白血症、高胆固醇血症。

## 二、诊断

肾小球肾炎病程超过 1 年，尿变化包括不同程度的蛋白尿、血尿和管型尿，伴有不同程度的肾功能不全和/或高血压者，临床诊断为慢性肾炎。尚需排除引起小儿慢性肾功能不全的其他疾病，如泌尿系统先天发育异常或畸形、慢性肾盂肾炎、溶血尿毒综合征、肾结核、遗传性肾病等。

## 三、治疗

目前尚无特异治疗，治疗原则为去除已知病因，预防诱发因素，对症治疗和中西医结合的综合治疗。有条件的最好根据肾组织病理检查结果制订其具体治疗方案。

### (一)一般措施

加强护理，根据病情合理安排生活制度。

### (二)调整饮食

适当限制蛋白的摄入，以减轻氮质血症。蛋白质以每天 1 g/kg 为宜，供给优质的动物蛋白如牛奶、鸡蛋、鸡、鱼等。根据水肿及高血压的程度，调整水和盐的摄入。

### (三)防治感染

清除体内慢性病灶。

### (四)慎重用药

必须严格掌握各种用药的剂量及间隔时间，勿用肾毒性药物。

### (五)激素及免疫抑制剂

尚无肯定疗效。常规剂量的激素和免疫抑制剂治疗无效。但大剂量的激素可加重高血压和肾功能不全，应慎用。

有报道用：①甲泼尼龙冲击疗法。②长程大剂量泼尼松治疗，每天 1.5～2 mg/kg，每天晨服，持续5～23个月以后减量至0.4～1 mg/kg，隔天顿服，间断加用免疫抑制剂或双嘧达莫，抗凝治疗，经3～9年的长程持续治疗，使部分患儿症状减轻、病情进展缓慢，以延长生命。

### (六)透析治疗

病情发展至尿毒症时，可以进行透析治疗，等待肾移植。

# 第三节　肾小管性酸中毒

肾小管性酸中毒(RTA)是由于近端肾小管再吸收 $HCO_3^-$ 和/或远端肾小管泌 $H^+$ 功能障碍所致酸碱平衡失调的一组临床综合征。其主要表现为：①慢性高氯性酸中毒。②电解质紊乱。③肾性骨病。④尿路症状等。原发性者为先天缺陷，多有家族史，早期无肾小球功能障碍。继发性者可见于许多肾脏和全身疾病。

RTA一般分为4个临床类型：①远端肾小管性酸中毒(RTA-Ⅰ)。②近端肾小管性酸中毒(RTA-Ⅱ)。③混合型肾小管性酸中毒(RTA-Ⅲ)。④高钾型肾小管性酸中毒(RTA-Ⅳ)。

## 一、远端肾小管性酸中毒(Ⅰ型)

远端肾小管性酸中毒(DRTA)是由于远端肾小管排泌 $H^+$ 障碍，尿 $NH_4^+$ 及可滴定酸排出减少所致酸碱平衡失调，引起一系列临床表现。

### (一)病因

1.原发性

见于先天性肾小管功能缺陷，多为常染色体显性遗传，也有隐性遗传和特发病例。

2.继发性

见于很多疾病，如肾盂肾炎、特发性高γ-球蛋白血症、干燥综合征、原发性胆汁性肝硬化、系统性红斑狼疮、纤维素性肺泡炎、甲状旁腺功能亢进、甲状腺功能亢进、维生素D中毒、特发性高钙尿症、肝豆状核变性、药物性或中毒性肾病、肾髓质囊性病、珠蛋白生成障碍性贫血、碳酸酐酶缺乏症等。

### (二)发病机制

正常情况下远曲小管 $HCO_3^-$ 重吸收很少，排泌的 $H^+$ 主要与管腔液中 $Na_2HPO_3$ 交换 $Na^+$，形成 $NaH_2PO_4$，与 $NH_3$ 结合形成 $NH_4^+$。$H_2PO_4^-$ 与 $NH_4^+$ 不能弥散至细胞内，因此产生较陡峭的小管腔液-管周间 $H^+$ 梯度。dRTA时各种原因导致了远端肾小管排泌 $H^+$ 和维持小管腔液，管周间 $H^+$ 梯度功能障碍，使尿液酸化功能障碍，尿 pH＞6，净酸排泄减少，故使 $H^+$ 储积，而体内 $HCO_3^-$ 储备下降，血液中 $Cl^-$ 代偿性增高，发生高氯性酸中毒。由于泌 $H^+$ 障碍，$Na^+$-$H^+$ 交换减少。必然导致 $Na^+$-$K^+$ 交换增加，大量 $K^+$、$Na^+$ 被排出体外，造成低钾、低钠血症，患者由于长期处于酸中毒状态，致使骨质脱钙、骨骼软化而变形，骨质游离出的钙可导致肾钙化或尿路结石。

### (三)临床表现

1.原发性病例

可在出生后即有临床表现。

(1)慢性代谢性酸中毒:患儿表现为厌食、恶心、呕吐、腹泻、便秘、生长发育迟缓,尿 pH >6。

(2)电解质紊乱:主要为高氯血症和低钾血症,患者出现全身肌无力和周期性瘫痪。

(3)骨病:常表现为软骨病或佝偻病,出牙延迟或牙齿早脱,维生素 D 治疗效果差。患者常有骨痛和骨折,小儿可有骨畸形和侏儒等。

(4)尿路症状:由于肾结石和肾钙化,患儿可有血尿、尿痛等表现,易导致继发感染与梗阻性肾病。肾脏浓缩功能受损时,患者还常有多饮、多尿、烦渴等症状。

2.继发性病例

在基础疾病的基础上出现的上述与原发性病例相似的临床表现。

**(四)实验室检查**

1.血液生化检查

包括:①血浆 pH、$HCO_3^-$ 或 $CO_2$-CP 降低。②血 $Cl^-$ 升高;血 $K^+$、$Na^+$、$Ca^{2+}$、$P^{3+}$ 均可有降低;阴离子间隙正常。③AKP 升高。

2.尿液检查

包括:①尿比重低。②pH>6。③尿 $K^+$、$Na^+$、$Ca^{2+}$ 和 $P^{3+}$ 增多。④尿铵显著减少。

3.$HCO_3^-$ 排泄分数

(FE $HCO_3^-$)检测值<5%。

4.氯化铵负荷试验

尿 pH 始终>5.5。

5.肾功能检查

早期肾小球功能正常而肾小管功能降低;待肾钙化后,肾小球滤过率降低,血 Cr 和 BUN 升高。

**(五)影像学检查**

1.X 线检查

骨骼显示密度普遍降低和佝偻病表现,可见陈旧性骨折;腹部平片可见肾发育不良及泌尿系统结石影,晚期见肾钙化。

2.超声波检查

约 1/4 病例可见肾发育不良,半数可见双侧肾脏钙盐沉积,表现为双肾集合系统回声增强、肾结构模糊;也可见尿路结石及其引起的肾盂积水。

**(六)治疗**

1.纠正酸中毒

给予 2.5~7 mmol/(kg·d)的碱性药物。常用口服碳酸氢钠或用复方枸橼酸溶液(Shohl 液,含枸橼酸 140 g,枸橼酸钠 98 g,加水 1 000 mL),每毫升 Shohl 液相当于 1 mmol 的碳酸氢钠盐。开始剂量 2~4 mmol/(kg·d),最大可用至 5~14 mmol/(kg·d),直至酸中毒纠正。

2.纠正电解质紊乱

低钾血症可服 10%枸橼酸钾 0.5~1 mmol/(kg·d),每天 3 次。不宜用氯化钾,以免加重高氯血症。

3.肾性骨病的治疗

可用维生素D、钙剂。维生素D剂量5 000～10 000 IU/d,或1,25$(OH)_2D_3$。但应注意:①从小剂量开始,缓慢增量。②监测血药浓度及血钙、尿钙浓度,及时调整剂量,防止高钙血症的发生。

4.利尿剂

氢氯噻嗪1～3 mg/(kg·d),分3次口服。

5.补充营养

保证热量,控制感染及原发疾病的治疗。

## 二、近端肾小管性酸中毒(Ⅱ型)

近端肾小管性酸中毒(PRTA)是由于近端肾小管重吸收$HCO_3^-$功能障碍所致。

### (一)病因

1.原发性

多为常染色体显性遗传,亦可与隐性遗传和X-连锁遗传有关,多见于男性,部分为散发性病例。

2.继发性

可继发于重金属盐中毒、过期四环素中毒、甲状旁腺功能亢进、高球蛋白血症、半乳糖血症、胱氨酸尿症、肝豆状核变性、干燥综合征、肾髓质囊性病变、多发性骨髓瘤等。

### (二)临床表现

临床症状与Ⅰ型肾小管性酸中毒相似,但较轻。其特点为。①生长发育落后,但大多数无严重的骨骼畸形,肾结石、肾钙化少见。②明显的低钾表现。③高氯性代谢性酸中毒。④常有多尿、脱水、烦渴症状。⑤少数病例只有尿的表现,而无代谢性酸中毒。

### (三)实验室检查

1.血液生化检查

包括:①血$HCO_3^-$和$K^+$显著降低,$CO_2$-CP低下。②血氯显著增高,但阴离子间隙可以正常。

2.尿液检查

包括:①尿比重和渗透压降低。②血$HCO_3^- < 16$ mmol/L时,尿pH可降至5.5以下。

3.$HCO_3^-$排泄分数

FE $HCO_3^- > 15\%$。

4.氯化铵负荷试验

尿pH能降至5.5以下,即氯化铵试验阴性。

### (四)治疗

1.纠正酸中毒

补碱10～15 mmol/(kg·d)。

2.纠正低血钾

纠正低血钾。

3.低钠饮食加氢氯噻嗪

1～3 mg/(kg·d)口服。

## 第四节　药物性肾损害

药物性肾损害是指在应用药物对疾病进行诊断、预防、治疗过程中，出现由药物引起的肾脏结构或功能损害，并具有相应临床表现的一类疾病。肾脏是药物代谢和排泄的重要器官，药物引起的肾损害日趋增多，主要表现为肾毒性反应及变态反应。

### 一、病因

#### （一）肾脏易发生药源性损害的原因

肾脏对药物毒性反应特别敏感，其原因主要有以下几种。

1.肾脏血流丰富

占心排血量的20%～25%。按单位面积计算，是各器官血流量最大的一个，因而大量的药物可进入肾脏，肾脏受药物毒性作用影响也大。

2.肾内毛细血管的表面积大

易发生抗原-抗体复合物的沉积。

3.排泄物浓度

作用于肾小管表面的排泄物浓度高，这是由于血流浓缩系统的作用所致，此外近端小管对多种药物有分泌和重吸收作用，也增加了药物与肾小管上皮细胞的作用机会。

4.肾小管的代谢率高

在其分泌和重吸收过程中，药物常集中于肾小管表面或细胞内，易发生药物中毒。

5.对药物敏感

肾脏耗氧量大，对缺血、缺氧敏感，因此对影响血流的药物敏感。

6.易感性

肾脏疾病增加了对药物损害的易感性，低清蛋白血症增加了游离型药物的浓度，肾功能不全又使药物的半衰期延长，肾脏疾病易感特殊人群，如肾脏储备功能较低的婴幼儿、老龄人。

#### （二）小儿肾储备力不足

小儿肾小球、肾小管到一定年龄才发育成熟，特别在新生儿期，本身肾储备力不足，更易受多种因素影响。

#### （三）易致肾损害的常见药物

1.抗生素及磺胺类

氨基糖苷类如庆大霉素、链霉素、卡那霉素、新霉素等，各种半合成青霉素均可诱发肾脏损害。头孢霉素类以第一代头孢霉素最明显。

2.非甾体抗炎药物(NSAIDs)

包括阿司匹林、布洛芬、保泰松、萘普生、吲哚美辛、吡罗昔康。

3.X 线造影剂

主要为含碘造影剂。

4.抗肿瘤药物

顺铂、氨甲蝶呤、环磷酰胺、亚硝基脲类等。

5.利尿剂

渗透性利尿剂、呋塞米及右旋糖酐-40 等。

6.生物制品

α 干扰素、疫苗、血清、免疫球蛋白等。

7.抗惊厥药

苯妥英钠、卡马西平等。

8.止痛剂

吗啡、哌替啶等。

9.免疫抑制剂

环孢素、他可克莫司等。

10.抗甲状腺功能亢进药物

丙硫氧嘧啶、甲巯咪唑等。

11.重金属

汞、铅、钾、金、砷等。

12.中草药及中药制剂

含马兜铃酸类中药如关木通、广防己、青木香、马钱子、雷公藤、龙胆泻肝丸等。

## 二、诊断

### (一)临床表现分型

1.急性肾衰竭综合征

药物肾毒性所致急性肾衰竭综合征多为非少尿型者,但血肌酐、尿素氮快速升高,肌酐清除率下降,尿比重及尿渗透压下降,可伴代谢性酸中毒及电解质紊乱。重症、病情复杂者,常不可恢复而渐演变成慢性肾功能不全,需依靠透析治疗以维持生命。

2.急性过敏性间质性肾炎综合征

由于药物过敏所致用药后出现各种临床表现。①全身变态反应,包括药物热、药疹、全身淋巴结大及关节酸痛,血嗜酸性粒细胞升高,血 IgE 升高。②肾脏变态反应,表现为无菌性白细胞尿。③肾小管功能损害,重症可致急性肾衰竭。④及时停药,应用泼尼松等免疫抑制剂或脱敏药物,可使肾功能恢复,尿检正常。

3.急性肾炎综合征或肾病综合征

由于药物引起免疫反应导致肾小球肾炎,临床表现呈蛋白尿、血尿、血压升高及水肿,少数病例高度水肿呈肾病综合征表现。

4.急性梗阻性肾病

由于药物引起尿路梗阻,致使突然发生无尿及血尿素氮迅速升高,一旦梗阻解除,尿量增多,血尿素氮可降至正常。

### (二)实验室检查

1.尿酶增高和肾小管性蛋白尿

这是诊断药物性肾损害早期敏感指标,无法确定时考虑肾活检肾病理学检查。

2.病理学检查

肾小球病变轻,肾小管、间质病变重,易致慢性间质纤维化,注意血管病变。

## 三、鉴别诊断

### (一)非药物急性肾小管坏死

药物性肾损害以急性肾小管坏死最为常见,需与其他原因导致的急性肾小管坏死相鉴别。如有明显用药史,用药过程中或用药后肌酐清除率较正常下降 50%以上,B 型超声显示双肾增大或正常,在除外肾前性与肾后性氮质血症应考虑药物性肾小管坏死。

### (二)急性肾衰竭

药物所致急性肾衰竭应与由急性肾小球肾炎、急进性肾炎、原发性肾病综合征及狼疮性肾炎及小血管炎相关性肾炎所致的急性肾衰竭相鉴别。其鉴别要点是,上述非药物性急性肾衰竭均有肾小球滤过率下降的共同表现,但各自还有原发病的特征性表现,病理变化也具有相应特点。肾脏损害多发生于使用药物之前。

### (三)急性间质性肾炎

药物性急性间质性肾炎有可疑的过敏药物应用史,有全身过敏表现,尿检可见无菌性白细胞尿(其中嗜酸性粒细胞占 1/3)和/或蛋白尿,肾功能检查肾小球滤过功能在短期内出现进行性下降,伴近端和/或远端肾小管功能的部分损伤。血中 IgE 升高有助于诊断,肾活检有助于确诊。

### (四)急性肾小球肾炎

药物性肾损害有时可表现为急性肾炎综合征,出现蛋白尿、血尿、血压升高及水肿,与急性肾小球肾炎临床表现相似,有时难以鉴别。但急性肾炎常出现于感染后,而药物性肾损害多有明确的用药史。

### (五)良性小动脉性肾硬化

一些药物如止痛剂的肾损害进展相对缓慢,临床表现有轻度蛋白尿、尿浓缩功能减退和血压升高,与高血压引起的良性小动脉性肾硬化易于混淆。但良性小动脉性肾硬化先有高血压病史,起病缓慢,高血压病史 5～10 年后才出现肾损害。

## 四、治疗

### (一)停用引起肾损害的药物

一旦疑诊药物性肾损害,应立即减量甚至停药,患儿肾功能常可迅速恢复,尿改变逐渐消失。

### (二)饮水利尿

磺胺、抗肿瘤药物形成结晶损害肾脏时可以采用大量饮水、应用呋塞米(每次 2 mg/kg)来清除阻塞肾小管的结晶。但表现为肾衰竭的患儿则不宜大量饮水,以免增加容量负荷。

### (三)肾上腺皮质激素

对于青霉素类抗生素、抗癌药和 NSAIDs 引起的急性过敏性间质肾炎可以使用糖皮质激素,如泼尼松 1～2 mg/(kg·d),疗程 1～2 周,可明显改善肾功能。对于表现为肾病综合征或肾炎综合征的药物性肾损害也可酌情使用肾上腺皮质激素。

**(四)免疫抑制剂**

用于由 NSAIDs 所引起的间质性肾炎,且肾上腺皮质激素治疗效果不满意时使用。对马兜铃酸肾病,可阻止肾损害进展,ACEI 及血管紧张素受体抑制剂具有抗炎及抗纤维化作用,对于丙硫氧嘧啶、甲巯咪唑引起血管炎,病理表现为新月体肾炎患儿,甲泼尼龙冲击联合霉酚酸酯,有较好疗效。

**(五)透析疗法**

急性肾衰竭时采用血液净化或腹膜透析治疗,透析还有助于药物的清除。

**五、预后**

药物性肾损害预后良好。如能及时诊断及正确治疗,多数药物性肾损害患者肾功能可恢复正常,患者可完全康复。但个别重症肾衰竭、病情复杂或原有肾功能不全者常难以恢复,表现为进行性肾功能不全,最终发展为终末期肾衰竭。此外,本病的预后与导致本病的药物有关。

## 第五节　肾病综合征

肾病综合征(NS)简称肾病,是由多种原因引起的肾小球滤过膜通透性增高,致使大量血浆蛋白质从尿中丢失,从而引起一系列病理生理改变的一种临床综合征。其临床特征为大量蛋白尿、低清蛋白血症、高脂血症和不同程度的水肿。

本病是小儿常见的肾疾病,发病率仅次于急性肾炎。多见于学龄前儿童,3～5 岁为发病高峰。男女比例为 3.7∶1。NS 按病因可分为原发性、继发性和先天性 3 种类型。原发性 NS 占小儿时期 NS 总数的 90%以上,故本节主要介绍原发性 NS(PNS)。

**一、病因及发病机制**

尚未完全阐明。近年来研究已证实肾小球毛细血管壁结构或电荷变化可导致蛋白尿。微小病变时肾小球滤过膜阴离子大量丢失,静电屏障破坏,使大量带阴电荷的中分子血浆清蛋白滤出,形成高选择性蛋白尿。亦可因分子滤过屏障损伤,大中分子量的多种蛋白从尿中丢失,形成低选择性蛋白尿。非微小病变型则常见免疫球蛋白和/或补体成分在肾内沉积,局部免疫病理过程损伤滤过膜正常屏障作用,形成蛋白尿。而微小病变型的肾小球则无以上沉积,其滤过膜静电屏障损伤可能与细胞免疫功能紊乱有关。患者外周血淋巴细胞培养上清液经尾静脉注射可使小鼠发生肾病的病理改变和大量蛋白尿,表明 T 淋巴细胞异常参与了本病的发病。

近年来研究发现 NS 的发病具有遗传基础。国内报道糖皮质激素敏感型患儿以 HLA-DR7 抗原频率高达 38%,频复发患儿则与 HLA-DR9 相关。另外 NS 还有家族性表现,且绝大多数是同胞患病。在流行病学调查发现,黑种人患 NS 症状表现重,对激素反应差。提示 NS 发病与人种及环境有关。

## 二、病理生理

原发性肾损害使肾小球通透性增加引起蛋白尿，而低蛋白血症、高脂血症及水肿是继发的病理生理改变。其中大量蛋白尿是 NS 最主要的病理生理改变，也是导致本病其他三大特点的根本原因。

### (一)低蛋白血症

低蛋白血症是 NS 病理生理改变的中心环节，对机体内环境(尤其是渗透压和血容量)的稳定及多种物质代谢产生多方面的影响。主要原因是：①大量血浆蛋白从尿中丢失；②大部分从肾小球滤过的清蛋白被肾小管重吸收并分解成氨基酸；③另外一些因素，如肝清蛋白的合成和分解代谢率的改变，使血浆清蛋白失衡，也可形成低蛋白血症。

### (二)高脂血症

高脂血症是 NS 的实验室特征，血浆胆固醇、甘油三酯、低密度脂蛋白(LDL)和极低密度脂蛋白(VLDL)均增高；血清高密度脂蛋白(HDL)正常。但高胆固醇血症和高甘油三酯血症的严重性与低蛋白血症和蛋白尿的严重性密切相关。高脂血症的原因：①大多数认为是由于低蛋白血症刺激肝合成大量各种蛋白质，其中也包括脂蛋白，因其分子量较大，不能从肾小球滤出，使之在血中蓄积而增高；②还可能由于肾病时脂蛋白酯酶活力下降，造成脂蛋白分解代谢障碍所致。持续高脂血症，脂质由肾小球滤出导致肾小球硬化和肾间质纤维化。

### (三)水肿

水肿是 NS 的主要临床表现。其发生机制是复杂的，可能是多因素综合作用的结果，不同的患者，不同的病期机制不一。主要理论有：①低蛋白血症使血浆胶体渗透压下降，血浆中水分自血管渗入组织间隙直接造成局部水肿，当血浆清蛋白低于 25 g/L 时，液体在间质区滞留，低于 15 g/L 时，则有腹水或胸腔积液形成；②由于血浆胶体渗透压下降，体液转移使有效血液循环量减少，刺激容量和压力感受器，引起肾素-血管紧张素-醛固酮和抗利尿激素分泌增加，心钠素减少导致水钠潴留；③低血容量，交感神经兴奋性增高，近端肾小管吸收 $Na^+$ 增加；④某些肾内因子改变了肾小管管周体液平衡机制使近曲小管吸收 $Na^+$ 增加。

### (四)其他

(1)NS 患儿体液免疫功能下降与血清 IgG 和补体系统 B、D 因子从尿中大量丢失有关，亦与 T 淋巴细胞 B 淋巴细胞 IgG 合成转换有关。

(2)抗凝血酶Ⅲ丢失，Ⅳ、Ⅴ、Ⅷ因子、纤维蛋白原增多，使患儿处于高凝状态。

(3)钙结合蛋白降低，血清结合钙也降低；当 25-(OH)$D_3$ 结合蛋白同时丢失时，游离钙亦降低；另一些结合蛋白的降低可使结合型甲状腺素($T_3$、$T_4$)、血清铁、铜及锌等微量元素下降，转铁蛋白减少可发生小细胞低色素性贫血。

PNS 主要病理改变在肾小球，大致有 5 种类型：微小病变，局灶性节段性肾小球硬化，膜性增生性肾小球肾炎，系膜增生性肾小球肾炎，膜性肾病。儿童 NS 最主要的病理变化是微小病变型：光镜下检查肾小球无明显变化，或仅有轻微病变。电镜下可见肾小球脏层上皮细胞足突广泛融合变平。免疫荧光显微镜观察绝大多数未见到任何免疫球蛋白或补体成分在肾小球内沉积。有时在系膜区和肾小球血管极处有少量 IgM 沉积，并有 IgE 沉积的报告。除肾小球病变外，NS 也可有不同程度的肾小管和间质病变，如肾小管上皮变性，间质水肿、单核细胞浸润和纤维化等。

## 三、临床表现

一般起病隐匿，常无明显诱因。30%左右有病毒或细菌感染病史。单纯性肾病较多见，约占68.4%。发病年龄多见于2～7岁小儿，男多于女，约为2∶1。主要表现为水肿，呈凹陷性。轻者表现为晨起眼睑水肿，重者全身水肿，常合并腹水、胸腔积液。男孩阴囊水肿可使皮肤变薄而透明，甚至有液体渗出。水肿同时伴有尿量减少，尿色变深。一般无明显血尿及高血压。

肾炎性肾病约占31.6%。发病年龄多为7岁以上小儿。水肿不如单纯性肾病明显，多伴有血尿、不同程度的高血压和氮质血症。此外，患儿长期从尿中丢失蛋白可引起蛋白营养不良，出现面色苍白、皮肤干燥、精神萎靡、倦怠无力等症状。

## 四、并发症

NS治疗过程中可出现多种并发症，是导致病情加重或肾病复发的重要原因，应及早诊断和及时处理。

### (一)感染

感染是最常见的并发症。常见感染有呼吸道、皮肤、泌尿道和原发性腹膜炎等，尤以上呼吸道感染最多见，占50%以上。其中病毒感染常见，细菌感染以肺炎链球菌为主，结核杆菌感染亦应引起重视。另外医院内感染不容忽视，以呼吸道和泌尿道感染最多见，致病菌以条件致病菌为主。

### (二)电解质紊乱和低血容量休克

常见的电解质紊乱有低钠、低钾和低钙血症。最常见的为低钠血症，患儿表现为厌食、乏力、嗜睡、血压下降甚至出现休克、抽搐等。可能因患儿不恰当长期禁盐、过多使用利尿剂及感染、呕吐及腹泻等因素有关。另外，由于低蛋白血症，血浆胶体渗透压下降、显著水肿而常有血容量不足，尤其在各种诱因引起低钠血症时易出现低血容量性休克。

### (三)血栓形成

肾病时血液高凝状态易致各种动、静脉血栓形成。以肾静脉血栓最常见，表现为突发腰痛、腹痛、肉眼血尿或血尿加重，少尿甚至发生肾衰竭。但临床以不同部位血栓形成的亚临床型更多见，包括下肢动脉或深静脉血栓、肺栓塞和脑栓塞等。

### (四)急性肾衰竭

5%微小病变型肾病可并发急性肾衰竭。

### (五)肾小管功能障碍

除原有肾小球基础病变外，由于大量尿蛋白的重吸收，可导致肾小管(尤其是近曲小管)功能障碍，出现肾性糖尿或氨基酸尿，严重者呈Fanconi综合征。

## 五、辅助检查

### (一)尿液分析

尿蛋白定性多为＋＋＋以上，24h尿蛋白定量≥50 mg/kg，尿蛋白/尿肌酐(mg/mg)＞3.5。单纯性肾病偶见少量红细胞，肾炎性肾病可见较多红细胞及透明管型、颗粒管型。

### (二)血浆蛋白、胆固醇和肾功能测定

血浆总蛋白低于50 g/L，清蛋白低于30 g/L可诊断为NS的低总蛋白血症和低清蛋白血

症。血清蛋白电泳显示：清蛋白和 $\gamma$ 球蛋白明显降低，$\alpha_2$ 和 $\beta$ 球蛋白明显增高。IgG 降低。血浆胆固醇和 LDL、VLDL 增高，HDL 多正常。血沉多在 100 mm/ h 以上。单纯性肾病尿量极少时有暂时性 BUN、Cr 升高，肾炎性肾病时则有 BUN、Cr 升高，晚期可有肾小管功能损害。

### （三）血清补体测定

单纯性肾病血清补体正常，肾炎性肾病补体多下降。

### （四）经皮肾穿刺组织病理学检查

大多数 NS 患儿不需要进行诊断性肾活检。NS 肾活检指征：①对糖皮质激素治疗耐药或频繁复发者；②临床或实验室证据支持肾炎性肾病或继发性肾病综合征者。

## 六、诊断与鉴别诊断

依据中华医学会儿科学会肾病学组再次修订的儿童肾小球疾病临床分类诊断标准：大量蛋白尿（尿蛋白＋＋＋～＋＋＋＋，1 周内 3 次，24h 尿蛋白定量≥50 mg/kg）；血浆清蛋白低于30 g/L；血浆胆固醇高于 5.7 mmol/L；不同程度水肿。上述 4 项中大量蛋白尿和低清蛋白血症是必备条件。

凡具有以下 4 项之一或多项者属于肾炎性肾病：①2 周内分别进行 3 次以上离心尿检查，其 RBC≥10 个/HP，并证实为肾小球源性血尿者；②反复或持续高血压，学龄儿童≥17.3/12.0 kPa（130/90 mmHg），学龄前儿童≥16.0/10.7 kPa（120/80 mmHg），并排除糖皮质激素等原因所致；③肾功能不全，所并排除由于血容量不足等所致；④持续低补体血症。

PNS 还需与继发于全身性疾病的。肾病综合征鉴别，如狼疮性肾炎、变应性紫癜性肾炎、乙型肝炎病毒相关性肾炎、药源性肾炎等，均可伴有肾病样表现。有条件的医疗单位应开展肾活检以确定病理诊断。

## 七、治疗

本病病情迁延，易复发，要求家长和患儿树立信心，坚持系统而正规的治疗，同时应积极防治并发症。目前小儿 NS 的治疗主要是以糖皮质激素为主的综合治疗。

### （一）一般治疗

1.休息

除高度水肿或严重高血压、并发感染外，一般不需卧床休息。病情缓解后逐渐增加活动量。

2.饮食

显著水肿和高血压者应短期限制水钠摄入，病情缓解后不必继续限盐，活动期病例供盐 1～2 g/d。蛋白质摄入 1.5～2 g/(kg·d)，以高生物价的优质蛋白如乳、鱼、蛋、牛肉等为宜。应用糖皮质激素期间每天应给予维生素 D 400 U 及适量钙剂。

3.防治感染

肾病患儿一旦发生感染应及时治疗，但不主张预防性应用抗生素。各种预防接种可导致肾病复发，故应推迟到完全缓解且停用激素 3 个月后进行。患儿应避免去人多的公共场所，更不宜与急性传染病患者接触。

4.利尿消肿

一般对激素敏感伴轻度水肿者，应用激素 7～14d 后多数可利尿消肿。但对激素耐药或使用激素之前，水肿较重伴尿少者可使用利尿剂，但需密切观察出入水量、体重变化及电解质紊乱。开始可用氢氯噻嗪 1～2 mg/(kg·d)，每天 2～3 次。对顽固性水肿，一般利尿无效者，可用右旋糖酐-40 每次5～10 mL/kg，加入多巴胺10 mg、酚妥拉明 10 mg 静脉滴注，多巴胺滴速控制在3～5 μg/(kg·min)，滴毕静脉注射呋塞米每次 1～2 mg/kg。近年注意到反复输入血浆或清蛋白可影响肾病的缓解，对远期预后不利。只有当血浆清蛋白＜15 g/L、一般利尿无效、高度水肿或伴低血容量者可给无盐清蛋白0.5～1 g/kg静脉滴注，滴后静脉注射呋塞米。

**(二)糖皮质激素**

临床实践证明，激素仍是目前诱导肾病缓解的首选药物。应用激素总原则为始量要足，减量要慢，维持要长。

*1.初治病例诊断确定后尽早选用泼尼松治疗*

(1)短程疗法：泼尼松 1.5～2 mg/(kg·d)，最大量 60 mg/d，分 3 次服用，共 4 周。4 周后不管效应如何，均改为 1.5 mg/kg 隔天晨顿服，共 4 周，全疗程共 8 周，然后骤然停药。因短程疗法易复发，国内较少采用，欧美国家多用此法。

(2)中、长程疗法：国内大多采用此方案，用于各种类型的肾病综合征。先以泼尼松 2 mg/(kg·d)，最大量 60 mg/d，分次服用。若 4 周内尿蛋白转阴，则自转阴后至少巩固 2 周后方始减量，以后改为隔天2 mg/kg早餐后顿服，继用 4 周，以后每 2～4 周减总量 2.5～5 mg，直至停药。疗程必须达 6 个月(中程疗法)，开始治疗后 4 周尿蛋白未转阴者可继续服至尿蛋白阴转后 2 周，一般不超过 8 周。以后再改为隔天 2 mg/kg 早餐后顿服，继用 4 周，以后每2～4 周减量一次，直至停药。疗程 9 个月(长程疗法)。

激素疗效判断：①激素敏感型，以泼尼松足量治疗≤8 周尿蛋白转阴者；②激素耐药型，以泼尼松足量治疗 8 周尿蛋白仍阳性者；③激素依赖型，对激素敏感，但减量或停药 2 周内复发，恢复用量或再次用药又缓解并重复 2～3 次者；④频复发：是指病程中半年内复发≥2 次，或 1 年内复发≥3 次。

*2.频复发和激素依赖性肾病的治疗*

(1)调整激素的剂量和疗程，激素治疗后或在减量过程中复发的病例，原则上再次恢复到初始治疗剂量或上一个疗效剂量。或改隔天疗法为每天疗法，或将激素减量的速度放慢，延长疗程。同时注意查找患儿有无感染或影响激素疗效的其他因素。

(2)更换激素制剂，对泼尼松疗效较差的病例，可换用其他制剂，如地塞米松、阿赛松、康宁克 A 等，亦可慎用甲泼尼龙冲击治疗。

**(三)免疫抑制剂治疗**

主要用于 NS 频繁复发、激素依赖、激素耐药或激素治疗出现严重不良反应者，在小剂量激素隔天使用的同时选用。最常用为环磷酰胺(CTX)，剂量为 2～2.5 mg/(kg·d)，分 3 次口服，疗程 8～12 周，总量不超过 200 mg/kg。或用环磷酰胺冲击治疗，剂量 10～12 mg/(kg·d)加入 5%葡萄糖盐水 100～200 mL 内静脉滴注 1～2h，连续 2d 为 1 个疗程，每 2 周重复 1 个疗程，累积量＜150 mg/kg。CTX 近期不良反应有胃肠道反应、白细胞减少、脱发、肝功能损害、出血性膀胱炎等，少数可发生肺纤维化。远期不良反应是对性腺的损害。因此应根据病情需要小剂量、短疗程、间断用药，用药期间多饮水；每周查血常规，白细胞＜4.0×10 g/L时暂停用药,避免青春期前和青春期用药。

其他免疫抑制剂有苯丁酸氮芥、雷公藤总苷、环孢素 A 或霉酚酸酯等,可酌情选用。

**(四)其他治疗**

1.抗凝疗法

NS 往往存在高凝状态及纤溶障碍,易并发血栓形成,需用抗凝和溶栓治疗。

(1)肝素:1 mg/(kg·d)加入 10%葡萄糖液 50~100 mL 中静脉滴注,每天 1 次,2~4 周为1 个疗程。亦可用低分子肝素。病情好转后改口服抗凝药物维持治疗。

(2)尿激酶:一般剂量 3 万~6 万 U/d 加入 10%葡萄糖液 100~200 mL 中静脉滴注,1~2 周为 1 个疗程,有直接激活纤溶酶溶解血栓的作用。

(3)口服抗凝药:双嘧达莫 5~10 mg/(kg·d),分 3 次饭后服,6 个月为 1 个疗程。

2.免疫调节剂

左旋咪唑 2.5 mg/kg,隔天用药,疗程 6 个月。一般作为激素的辅助治疗,特别是常伴感染、频复发或激素依赖病例。不良反应有胃肠不适,流感样症状、皮疹、周围血中性粒细胞下降,停药后即可恢复。亦可用大剂量丙种球蛋白,用于激素耐药和血浆 IgG 过低者。国内多主张400 mg/(kg·d),共 5d。

3.血管紧张素转换酶抑制剂(ACEI)治疗

对改善肾小球局部血流动力学,减少尿蛋白,延缓肾小球硬化有良好作用。尤其适用于伴有高血压的 NS。常用制剂有卡托普利、依那普利、福辛普利等。

**八、预后**

肾病综合征的预后转归与其病理变化和对糖皮质激素治疗反应密切相关。微小病变型预后最好,局灶节段性肾小球硬化预后最差。微小病变型 90%~95%的患儿对首次应用糖皮质激素有效。其中 85%可有复发,病后第 1 年比以后更常见。3~4 年未复发者,其后有 95%的机会不复发。微小病变型预后较好,但要注意严重感染和糖皮质激素的严重不良反应。局灶节段性。巨小球硬化者如对糖皮质激素敏感,可改善其预后。

# 第六节　泌尿系统结石

小儿和成人相似,在泌尿系统各部位均可发生尿路结石。含钙结石占 50%~80%,尿酸结石占5%~10%。小儿尿结石较少见。小儿尿石症中以膀胱结石和尿道结石较多见,主要是男孩发病。

**一、肾结石**

**(一)临床表现**

1.急性发作

(1)腰部绞痛:突然发病,主要位于患侧腰部,并向下腹部及股部放射,疼痛可持续数分钟至几小时。部分患儿可合并恶心、呕吐、腹胀、出汗等症状。

(2)血尿:多在绞痛发作时出现。

(3)发热、脓尿:说明有尿路有继发感染。

2.缓解期或静止期

(1)腰部隐痛或不痛:后者见于肾内结石或大而不活动之结石。

(2)血尿:多在患儿剧烈活动后出现。

(3)泌尿系统感染征象:除脓尿外,尚有低热、食欲缺乏、生长发育迟缓等。

**(二)诊断与鉴别诊断**

X线片有时可发现结石影,可以做出确切诊断。部分患儿可通过IVP、B超、CT协助诊断,了解有无泌尿系统畸形,了解有无肾积水,提供鉴别肿瘤、血块、结石的资料。MSCT对X线片阴性结石的诊断更为准确。尿常规检查以镜下血尿为主。

根据患儿临床症状和上述检查结果可以获得诊断。但注意排除肾肿瘤、肾结核钙化。右肾结石须与胆囊结石鉴别。

**(三)治疗**

1.急性发作期镇痛

可使用哌替啶、山莨菪碱、阿托品解痉镇痛,尚可选用以下方法。

(1)吲哚美辛疗法:该药有解除输尿管结石引起绞痛的作用,每次0.5～1 mg/kg,每天2～3次,可内服,也可以用肛门栓剂。

(2)黄体酮疗法:该药能使泌尿系统平滑肌普遍松弛扩张,并有利尿作用。5～20 mg/次,肌肉注射,每天2次,连续3～7d。

(3)硝苯地平疗法:该药为钙通道阻滞剂,可使输尿管平滑肌松弛,每次2.5～10 mg,舌下含服。

(4)针刺:可选用肾俞、三阴交、京门穴。

2.中药

疼痛止后可服中药,以清热利湿、排尿通淋为治则。

3.抗感染

可酌情选用青霉素、头孢呋辛钠、头孢曲松钠等。

4.手术治疗

结石大或有梗阻导致肾积水及急性梗阻性无尿、少尿应考虑手术。

5.体外冲击波碎石术(ESWL)

注意事项如下:①术前做静脉肾盂造影,排除结石以下有尿路梗阻之可能;②身高不到1.2 m的患儿应慎重实施;③排除肾功能不全、心衰、心律不齐等禁忌证;④结石过大可配合其他方法一起治疗;⑤2次治疗间隔7～10d;⑤及时治疗碎石术后出现的血尿、绞痛、发热等情况。

6.改变尿pH

服用碳酸氢钠或枸橼酸钠碱化尿液。

7.肾结石微创PCNL治疗

出血量极少,手术时间短,术后恢复快,可以多次、反复地进行,适用于2～4岁的小儿。

8.注意治疗原发病

如甲状旁腺功能亢进、尿路梗阻、异物等。

## 二、输尿管结石

### (一)临床表现

输尿管结石多发生在输尿管下段,可出现典型的绞痛,并常伴有血尿。

### (二)诊断与鉴别诊断

根据患儿临床症状和X线片、IVP、B超检查可以获得诊断。但注意右侧输尿管结石易与急性阑尾炎相混淆,两者的鉴别要点见表9-1。

**表9-1　右侧输尿管结石易与急性阑尾炎混淆的鉴别要点**

| | 右侧输尿管结石 | 急性化脓性阑尾炎 | 急性梗阻性阑尾炎 |
|---|---|---|---|
| 疼痛主要部位 | 下腰部及右下腹 | 右下腹 | 右下腹 |
| 疼痛特点 | 阵发性绞痛 | 阵发性疼痛,有转移痛特点 | 阵发性绞痛 |
| 合并放射痛 | (+) | (-) | (-) |
| | 右侧输尿管结石 | 急性化脓性阑尾炎 | 急性梗阻性阑尾炎 |
| 右下腹压痛 | 轻,与腹痛不成比例 | (++) | (++) |
| 腹肌紧张 | 轻或无 | (+) | 腹肌敏感 |
| 服镇静药后触诊 | 腹软 | 压痛,肌紧张同前 | 有时可触及痉挛索状物 |
| 血尿特点 | 可有肉眼血尿 | 偶见镜下血尿 | 无 |
| 末梢血常规 | 白细胞计数略升高 | 白细胞计数升高 | 白细胞计数正常或略升高 |
| 体温 | 合并尿路感染者升高 | 升高 | 正常或略高 |
| X线片 | 可有结石影(阳性结石) | (-) | 偶见粪石影,但不及结石影像重 |
| B超 | X线阴、阳性结石均可显影 | 阑尾肿胀,有时见大网膜包裹 | 阑尾腔远端肿胀明显,有时见粪石影 |

注:(-)无症状;(+)有较典型症状;(++)症状明显。

### (三)治疗

同肾结石之处理。若结石直径＜4 mm,中药配合针刺治疗效果较好。若结石直径,＞4 mm,自然排出的可能性很小,应采取外科干预,包括ESWL和URS(输尿管镜技术)及手术取石。

## 三、膀胱结石

### (一)临床表现

膀胱结石多见于2～7岁男孩。主要症状是排尿困难和排尿痛,有时有尿中断或尿淋漓现象。常有继发感染,出现脓尿和尿频,血尿不太多见。较大的结石,肛门指诊有时可触及。

泌尿系统平片及膀胱区B超检查对诊断大有帮助。

### (二)治疗

主要原则同肾结石。此外应注意:①遇有尿中断病例,可令患儿变换体位排尿;②遇有膀胱颈部结石嵌顿者,因合并急性尿潴留,可考虑耻骨上膀胱穿刺或行急诊膀胱切开取石术;③较小的膀胱结石可试用中药排石;④部分结石经纤维膀胱镜碎石后排出。

## 四、尿道结石

### (一)临床表现

主要症状为排尿困难和排尿痛,有时有排尿中断或尿滴沥现象。尿道结石一般是单个,多从上段尿路进入尿道,引起急性尿潴留。

1.前尿道结石

常在阴茎腹侧触及结石,部分病例结石卡在尿道口处,可直接看到。

2.后尿道结石

有时在会阴部触及。

3.导尿管触及结石

尿潴留时,插导尿管经常受阻,插金属导尿管有触及结石感觉。

### (二)诊断

本病诊断多无困难。化验尿时除有红细胞外尚有白细胞。B超及X线平片对诊断大有帮助。

### (三)治疗

尿道结石,男性尿道有3处狭窄部位,就是尿道出口、尿道膜部和尿道外口处。尿道结石多发生在此3个部位。如结石在后尿道部位,可用尿道探子将结石推入膀胱,再切开膀胱取石。如结石在接近尿道口附近,可应用纹氏钳将结石取出。结石在尿道膜部或球部且嵌顿在尿道内引起尿潴留者,则需在局部切开取石,用可吸收线缝合尿道,尿道内放硅胶尿管2周。

# 第十章　儿科内分泌系统常见病

## 第一节　甲状腺炎

甲状腺炎为甲状腺组织发生炎症病理改变而引起的一系列临床病症，包括感染性和自身免疫性甲状腺炎。急性甲状腺炎是因细菌感染引起甲状腺化脓性改变，亚急性甲状腺炎是病毒感染引起炎性反应，慢性甲状腺炎一般为自身免疫性疾病。

### 一、亚急性甲状腺炎

亚急性甲状腺炎又称 de Quer vain 甲状腺炎。儿科较少见，多见于病毒感染后，血中腮腺炎病毒、腺病毒、肠道病毒、流感病毒、麻疹病毒抗体常升高。发病原因未完全清楚，目前认为病毒感染造成甲状腺损伤，并与自身免疫有关。

#### (一)诊断步骤

1.病史采集要点

(1)起病情况：起病较缓慢。

(2)主要临床表现：有怕冷、寒战、发热、食欲缺乏；甲状腺局部疼痛、压痛，并向颌下、耳后、颈部放射；个别患者早期有甲亢表现如心悸、多汗等。

(3)既往病史：发病前数周内常有呼吸道感染史。

2.体格检查要点

主要有甲状腺肿大、质硬，有压痛。

3.门诊资料分析

(1)血常规：白细胞和中性粒细胞大多数正常或稍高。

(2)血沉：明显加快。

(3)甲状腺功能：早期血 $T_3$，$T_4$，$FT_3$，$FT_4$ 升高，后期可下降。

4.进一步检查项目

(1)甲状腺吸碘率可降低。

(2)甲状腺球蛋白升高。

#### (二)诊断对策

1.诊断要点

根据病前呼吸道感染史，甲状腺局部疼痛、压痛、放射痛，血 $T_3$，$T_4$，$FT_3$，$FT_4$ 升高，$^{131}I$ 吸收率降低伴血沉升高可考虑诊断本病。

2.鉴别诊断要点

需与慢性淋巴细胞性甲状腺炎鉴别，慢性淋巴细胞性甲状腺炎抗甲状腺球蛋白抗体(TGAb)和抗微粒体抗体(TMAb)阳性可帮助鉴别。

### (三)治疗对策

1.治疗原则

(1)糖皮质激素:用于症状严重者。

(2)对症处理:必要时用解热镇痛剂;心率加快等甲亢症状者,予普萘洛尔。

(3)监测甲状腺功能减退的发生。

2.治疗计划

泼尼松:1 mg/kg,一般用1～2个月。普萘洛尔:有甲亢症状者服用适量普萘洛尔。甲状腺素片:有甲低症状者加服甲状腺片40～80 mg/d。

## 二、慢性淋巴细胞性甲状腺炎

慢性淋巴细胞性甲状腺炎(CLT)亦称为慢性自身免疫性甲状腺炎或桥本甲状腺炎(HT),以甲状腺肿大和腺体内弥漫性淋巴细胞浸润为特征,常伴不同程度的甲状腺功能减退,为自身免疫性甲状腺疾病中最常见的类型之一。本病多见于女性,男女之比为1∶(4～9),确切发病率不清楚,实际病例数比临床诊断的多。

本病为在遗传易感性基础上出现免疫监视缺陷,造成免疫功能紊乱。目前认为HLA基因的多态性和编码细胞毒T细胞抗原-4的基因与本病的遗传易感性有关。患者体内存在多种自身抗体,常见有抗甲状腺球蛋白抗体(TGAb)、甲状腺过氧化酶抗体(TPOAb)等。其他可有甲状腺兴奋性抗体(TSAb)和甲状腺阻断性抗体(TBAb)。桥本甲状腺炎的自身免疫机制与Graves病不同,本病主要导致甲状腺组织的破坏,体液免疫和细胞免疫均参与其细胞损伤过程,包括补体依赖的细胞毒作用、致敏淋巴细胞对甲状腺细胞的直接杀伤作用和抗体依赖细胞介导的细胞毒作用。此外,TBAb与TSHR结合后,阻断了TSH的作用,可导致甲减,当TB-Ab浓度随时间延长逐渐减少或消失时,患者甲状腺功能恢复正常。部分患者血循环中TSAb和TBAb相继或交替出现,临床上相继表现为甲亢和甲减,或甲亢与甲减交替出现。自身抗体除介导甲状腺细胞的损伤外,对甲状腺合成亦有影响,TGAb与TG结合位点上存在酶的催化位点,具有酶活性,可催化TG水解,使血循环中及甲状腺内TG减少。正常情况下,甲状腺素合成依赖甲状腺过氧化酶对天然TG的识别,因此TO减少会导致$T_3$、$T_4$合成减少。此外,TPOAb与TPO结合后,可抑制TPO的酶活性,使甲状腺素合成减少,故认为自身抗体对甲状腺素合成直接或间接的抑制作用可能参与了本病发展为甲状腺功能减退的过程。

### (一)诊断步骤

1.病史采集要点

(1)起病情况:起病缓慢,青春期多见,6岁前较少发病,6岁后逐渐增多。

(2)主要临床表现:大部分患者无明显症状,部分发展为甲状腺功能减退,部分患者早期表现为一过性甲状腺功能亢进,少数患者有喉部压迫感或异物感,在咽唾液时感到有阻塞感。

2.体格检查要点

甲状腺呈弥漫性增大,质地坚韧,发展为萎缩性甲状腺炎者表面可凹凸不平,但无结节及触痛,无血管杂音。

3.门诊资料分析

甲状腺功能测定早期$T_3$、$T_4$水平正常或增高,后期下降。

4.进一步检查项目

(1)血 TGAb、TMAb:90%～95%病例可呈阳性。

(2)血沉:增快。

(3)血浆 γ 球蛋白:升高。

(4)甲状腺显像:如 B 超、放射性核素显像,可呈现甲状腺形态大小及光点、放射性分布欠均匀。

(5)甲状腺细针穿刺活组织检查:有诊断价值,但不作为常规检查,对甲状腺囊肿、肿瘤有鉴别价值。

**(二)诊断对策**

1.诊断要点

根据上述临床特点和实验室特点综合判断可做出诊断,甲状腺细针穿刺活组织检查对诊断有帮助。

2.鉴别诊断要点

(1)单纯性甲状腺肿:患者血中抗体阴性,血沉、血浆 γ 球蛋白均正常,甲状腺功能正常。

(2)亚急性甲状腺炎:患者甲状腺局部有疼痛,血中抗体阴性,泼尼松治疗有效。

(3)Graves 病:该病患者 $T_3$、$T_4$ 持续升高,而桥本甲状腺炎 $T_3$、$T_4$ 为一过性升高或正常或下降,血中 TGAb,TMAb 浓度高。

**(三)治疗对策**

1.治疗原则

维持患儿正常的甲状腺功能。对症处理。

2.治疗计划

(1)有甲低表现者给予甲状腺素,剂量必须个体化,要求血清 $T_4$ 浓度维持在正常值上限,TSH 抑制到正常值。

(2)有一过性甲亢者可用普萘洛尔对症处理。

(3)中、重度甲亢可短期应用小剂量抗甲状腺药物。

(4)甲状腺明显肿大产生压迫症状如呼吸困难、吞咽困难、声音嘶哑或疑有癌变考虑手术治疗。

# 第二节　先天性甲状腺功能减退症

## 一、概述

先天性甲状腺功能减退症(简称先天性甲减)是由于甲状腺激素合成不足或其受体缺陷所造成的一种疾病,是引起儿童智力发育及体格发育落后的常见小儿内分泌疾病之一,新生儿筛查患病率约为 1/2 050。

## 二、病因

先天性甲减的分类按病变部位可分为原发性甲减、继发性甲减和外周性甲减。

### (一)原发性甲减

即为甲状腺本身的疾病所致,其特点是血促甲状腺激素(TSH)升高和游离甲状腺激素($FT_4$)降低。甲状腺先天性发育异常是最常见的病因,包括甲状腺发育异常(甲状腺缺如、甲状腺发育不良、单叶甲状腺、甲状腺异位等),甲状腺异位是甲状腺在下移过程中停留在其他部位形成异位甲状腺,引起甲状腺功能部分或完全丧失。甲状腺发育异常绝大部分为散发,造成甲状腺发育异常的原因尚未阐明,近年发现部分原因与遗传性基因突变有关,例如 TTF-1、TTF-2 和 PAX8 等基因异常可造成甲状腺发育异常。甲状腺激素合成障碍多见于甲状腺激素合成和分泌过程中酶(碘钠泵、甲状腺过氧化物酶、甲状腺球蛋白、碘化酪氨酸脱碘酶、过氧化氢合成酶等)的基因突变,造成甲状腺素合成不足。多为常染色体隐性遗传病,临床表现常有甲状腺肿大。

地方性甲减多见于甲状腺肿流行的山区,是由于该地区水、土和食物中缺乏碘,甲状腺激素合成缺乏原料碘所致,临床表现常有甲状腺肿大。随着我国碘化食盐的广泛应用,其发病率已明显下降。

### (二)继发性甲减

病变部位在下丘脑和垂体,亦称中枢性甲减或下丘脑-垂体性甲减,因垂体分泌 TSH 障碍而引起,特点为 $FT_4$ 降低,TSH 正常或者下降。继发性甲减包括:TSH 缺乏(β 亚单位突变),腺垂体发育相关的转录因子缺陷(PROP1、PIT-1、LHX4、HESX1 等),TRH 分泌缺陷(垂体柄中断综合征、下丘脑病变),TRH 抵抗(TRH 受体突变)。以 TRH 不足较多见。TSH 单一缺乏者少见,常与 GH、催乳素(PRL)、黄体生成素(LH)等其他垂体激素缺乏并存,临床上称之为多种垂体激素缺乏症(MPHD)。

### (三)外周性甲减

因甲状腺激素受体功能缺陷,甲状腺或靶器官对甲状腺激素反应低下,包括甲状腺激素抵抗(甲状腺受体 β 突变或信号传递通路缺陷)、甲状腺激素转运缺陷(MCT8 突变)等,临床较为罕见。

先天性甲减按疾病转归又可分为持续性甲减及暂时性甲减。持续性甲减指由于甲状腺激素持续缺乏,患者需终生替代治疗,甲状腺先天性发育异常、甲状腺激素合成和分泌过程中酶缺陷及下丘脑-垂体缺陷导致的继发性甲减都属这一类。暂时性甲减指由于母亲甲状腺疾病,例如母亲用抗甲状腺药物治疗、母源性 TSH 受体阻断抗体(TRB-Ab)、母亲缺碘等,或者早产儿发育不成熟、感染、窒息等各种原因,致使出生时甲状腺激素分泌暂时性缺乏,甲状腺功能可恢复正常的患者。

在新生儿筛查和临床中会发现部分患者血 TSH 增高而 $FT_4$ 水平在正常范围,称为高 TSH 血症。高 TSH 血症的临床转归可能为 TSH 恢复正常、高 TSH 血症持续及 TSH 进一步升高,$FT_4$ 水平下降,发展到甲减状态。

## 三、诊断

### (一)病史

需询问母亲孕期甲状腺疾病史,了解地方性碘缺乏流行病史,极少部分患儿有家族史。有的患儿母亲怀孕时常感到胎动少,新生儿常为过期产、巨大儿。

### (二)临床表现

1.新生儿期

多数患儿出生时无特异性临床症状或症状轻微,生后可出现黄疸较重或黄疸消退延迟、嗜睡、少哭、哭声低下、纳呆、吸吮力差、皮肤花纹(外周血液循环差)、面部臃肿、前后囟较大、便秘、腹胀、脐疝、心率缓慢、心音低钝等。如果中枢性甲减合并其他垂体促激素缺乏,可表现为低血糖、小阴茎、隐睾及面中线发育异常,如唇裂、腭裂、视神经发育不良等。

2.婴幼儿及儿童期

临床主要表现为智力落后及体格发育落后。患者常有严重的身材矮小,可有特殊面容(眼距宽、塌鼻梁、唇厚舌大、面色苍黄)、皮肤粗糙、黏液性水肿、反应迟钝、脐疝、腹胀、便秘及心功能及消化功能低下、贫血等表现。

### (三)实验室检查

1.新生儿筛查

采用出生72h的新生儿干血滴纸片检测TSH浓度,一般结果大于10 mU/L(须根据筛查实验室阳性切割值决定)时,再检测血清$T_4$、TSH以确诊。该筛查方法只能检出TSH增高的原发性甲减,无法检出中枢性甲减及TSH延迟升高的患儿。因此,对筛查阴性的临床病例,如有可疑症状,仍应采血检测甲状腺功能。

2.血清$FT_4$、$FT_3$、TSH测定

任何新生儿筛查结果可疑或临床可疑的小儿都应检测血清$FT_4$、TSH浓度。如$FT_4$降低、TSH明显升高,诊断为先天性甲减。若血TSH持续增高、$FT_4$正常,可诊断为高TSH血症。若TSH正常或降低,$FT_4$降低,诊断为继发性甲减或者中枢性甲减。

3.甲状腺B超

可评估甲状腺发育情况,但对异位甲状腺判断不如放射性核素显像。甲状腺肿大常提示甲状腺激素合成障碍或缺碘。

4.核素检查

甲状腺放射性核素显像可判断甲状腺的位置、大小、发育情况及摄取功能。甲状腺摄碘缺乏结合B超可以明确甲状腺是否缺如。碘-123($^{123}$I)或锝-99m($^{99m}$Tc)由于放射性低常用于新生儿甲状腺核素扫描。需注意不要因为做此检查而推迟新生儿甲减的开始治疗时间。甲状腺摄碘缺乏也可见于TSHβ基因缺陷或受体缺陷、碘转运障碍,结合甲状腺B超和血清甲状腺球蛋白检测,可对先天性甲减的病因进行进一步分析判断。若核素扫描提示甲状腺增大,需除外甲状腺激素合成障碍,结合进一步的过氯酸盐排泄试验明确甲状腺碘的氧化和有机化缺陷。

5.甲状腺球蛋白(TG)测定

TG可反映甲状腺组织存在和活性,甲状腺发育不良患者TG水平明显低于正常对照。甲状腺摄碘缺乏而TG升高者提示甲状腺存在,需考虑TSH受体突变、碘转运障碍或存在母源性TRB-Ab,而非甲状腺发育不良。

6.其他检查

中枢性甲减应做其他垂体激素检查,例如ACTH、皮质醇、促性腺激素等,以及下丘脑-垂体部位磁共振成像(MRI)检查。

## 四、鉴别诊断

根据典型的临床症状和甲状腺功能测定,诊断不难。但在新生儿期临床表现无特异性,不易确诊,应对新生儿进行群体筛查。年长儿应与下列疾病鉴别。

### (一)先天性巨结肠

患儿出生后即开始便秘、腹胀,并常有脐疝,但其面容、精神反应及哭声等均正常,钡灌肠可见结肠痉挛段与扩张段,甲状腺功能测定可鉴别。

### (二)21-三体综合征

患儿智能及动作发育落后,但有特殊面容:眼距宽、外眼眦上斜、鼻梁低、舌伸出口外,皮肤及毛发正常,无黏液性水肿,且常伴有其他先天畸形。染色体核型分析可鉴别。

### (三)佝偻病

患儿有动作发育迟缓、生长落后等表现。但智能正常,皮肤正常,有佝偻病的体征,血生化、X线片及甲状腺功能测定可鉴别。

### (四)骨骼发育障碍的疾病

如骨软骨发育不良、黏多糖病等都有生长迟缓症状,骨骼X线片和尿中代谢物检查可资鉴别。

## 五、治疗

无论是先天性原发性甲减还是继发性甲减,一旦确定诊断都应该立即治疗。新生儿筛查发现的阳性患者应早期诊断,尽早治疗,以避免先天性甲减对脑发育的损害。一旦诊断确立,应终身服用甲状腺制剂。

治疗首选左甲状腺素(L-$T_4$),新生儿期初始治疗剂量10～15 μg/(kg·d),每天1次口服,尽早使$FT_4$、TSH恢复正常,$FT_4$最好在治疗2周内,TSH在治疗后4周内达到正常。对于伴有严重先天性心脏病的患儿,初始治疗剂量应减少。治疗后2周抽血复查,根据血$FT_4$、TSH浓度调整治疗剂量。

在随后的随访中,甲状腺激素维持剂量须个体化。血$FT_4$应维持在平均值至正常上限范围之内,TSH应维持在正常范围内。L-$T_4$治疗剂量应随静脉血$FT_4$、TSH值调整,婴儿期一般在5～10 μg/(kg·d),1～5岁5～6 μg/(kg·d),5～12岁4～5 μg/(kg·d)。

患儿一般治疗数周后食欲好转,腹胀消失,心率维持在正常范围,活动增多,语言进步,智能及体格发育改善。药物过量患儿可有颅缝早闭和甲状腺功能亢进临床表现,如烦躁、多汗等,需及时减量,4周后再次复查。

对于TSH大于10 mU/L,而$FT_4$正常的高TSH血症,复查后TSH仍然增高者应予治疗,L-$T_4$起始治疗剂量可采用维持剂量,4周后根据TSH水平调整。对于TSH始终维持在6～10 mU/L的婴儿的处理方案目前仍存在争议,在出生头几个月内TSH可有生理性升高。对这种情况的婴儿,需密切随访甲状腺功能。

对于$FT_4$和TSH测定结果正常,而总$T_4$降低者,一般不需治疗。多见于TBG缺乏、早产儿或者新生儿有感染时。

对于幼儿及年长儿下丘脑-垂体性甲减,L-$T_4$治疗需从小剂量开始。如伴有肾上腺皮质功能不足者,需同时给予生理需要量可的松治疗,防止突发性肾上腺皮质功能衰竭。如发现有其他内分泌激素缺乏，应给予相应替代治疗。

# 第三节 甲状腺功能亢进症

甲状腺功能亢进症是由于甲状腺激素分泌过多，导致全身各系统代谢率增高的一种综合征。临床上包括两种主要病变：弥漫性甲状腺肿伴突眼者又称毒性弥漫性甲状腺肿，也称Graves病；另一种为甲状腺呈结节性肿大，以后继发甲状腺功能亢进症状，称毒性结节性甲状腺肿。目前儿童甲亢有增多趋势。

## 一、病因

Graves病是一种器官特异性自身免疫性疾病，为自身免疫性甲状腺疾病中的一种。其发病与遗传有关，亲属中可有同样疾病者，且抗甲状腺抗体阳性。另外与免疫系统功能紊乱有关，在环境因素及应激等条件下，激发细胞免疫及体液免疫功能紊乱，其体内有针对甲状腺细胞上TSH受体的自身抗体(TRAb)，TSH受体抗体能刺激甲状腺增生，甲状腺素合成和分泌增多而导致甲亢的发生。同时在Graves病中还可测出甲状球蛋白抗体(TGAb)、甲状腺微粒体抗体(TMAb)及甲状腺过氧化物酶抗体(TPOAb)。另外精神刺激、情绪波动、思想负担过重及青春发育、感染等均可诱发本病。

## 二、临床表现

### (一)症状

1.基础代谢率增高

产热多，食欲亢进，易饥饿，但体重反而下降。大便次数增多、消瘦、乏力、怕热、多汗。

2.交感神经兴奋症状

常感到心悸，两手有细微震颤，脾气急躁，心率加快，心音亢进，可伴有心律失常。

3.眼球突出

多数为轻、中度突眼，恶性突眼少见。还可伴有上眼睑退缩、眼睑不能闭合、瞬目减少、辐辏反应差，少数伴眼肌麻痹。

4.甲亢危象

常因急性感染、创伤、手术、应激及不恰当停药而诱发。起病突然且急剧进展，表现为高热、大汗淋漓、心动过速、频繁呕吐及腹泻，严重者可出现谵妄、昏迷。常死于休克、心肺功能衰竭及电解质紊乱。

### (二)体征

甲状腺肿大，多数为整个腺体弥漫性肿大、两侧对称(部分患儿甲状腺肿大可不对称)、质地中等、无结节、无疼痛，在肿大时甲状腺上可闻及血管杂音或扪及震颤。

## 三、诊断和鉴别诊断

### (一)诊断

典型甲亢病例根据病史、症状和体征诊断并不难。如下辅助检查有助确诊。

1.甲状腺功能测定

血清甲状腺激素总 $T_3$（$TT_3$）、总 $T_4$（$TT_4$）、游离 $T_3$（$FT_3$）、游离 $T_4$（$FT_4$）均可升高，特别是 $FT_4$ 升高对早期诊断价值更高。$TT_3$ 和 $FT_3$ 升高对 $T_3$ 型甲亢诊断有特殊意义。促甲状腺激素（TSH）水平则明显降低。

2.抗体测定

TRAb、TGAb、TMAb、TPOAb 等抗体升高，提示自身免疫引起的甲亢。

3.RH 兴奋试验

甲亢患者 TSH 无反应，少数患者反应减低。

4.其他检查

血生化可有肝功能损害。心电图提示窦性心动过速或心律失常。

5.甲状腺 B 超检查

B 超示弥漫性肿大，血流丰富。

### (二)鉴别诊断

1.单纯性甲状腺肿

多发生在青春期前和青春期，女性多于男性，临床除甲状腺轻度肿大外，一般无其他临床表现。甲状腺功能检查大多正常。

2.慢性淋巴细胞性甲状腺炎

慢性淋巴细胞性甲状腺炎又称自身免疫性甲状腺炎或桥本病，临床表现多样。甲状腺功能可正常、减低或出现一过性甲亢表现。有自然发生甲状腺功能减低的趋势。甲状腺呈弥漫性增大伴质地坚韧，无结节及触痛。TGAb、TPOAb 阳性，血沉增快，γ-球蛋白升高。

3.甲状腺结节及肿瘤

可通过甲状腺功能检测及甲状腺扫描和 B 超检查帮助明确甲状腺结节或肿块的性质。儿童甲状腺癌非常少见。必要时可穿刺活检助诊。

4.其他疾病所致突眼

除眼部本身疾病外，血液病（绿色瘤、黄色瘤）所致突眼应同时伴有其他骨质破坏和血常规异常。

5.心脏疾病

心肌炎、心律失常等心脏疾病可表现心动过速，但甲状腺功能正常。故心动过速者应常规检查甲状腺功能，以除外甲亢的可能。

## 四、治疗和预后

### (一)治疗

甲亢有 3 种治疗方法，即抗甲状腺药物，甲状腺次全切除术和放射性核素 $^{131}I$ 治疗，后两种方法在儿科很少应用，主要采用药物治疗。

1.一般治疗

甲亢急性期注意卧床休息，减少体力活动。加强营养，多食蛋白质、糖类食物，特别是富含维生素的新鲜蔬菜和水果。避免食用含碘高的食物，如海带、紫菜等。最好用无碘盐，若没有无碘盐，可将含碘盐热炒后去除碘再用。

2.药物治疗

(1)咪唑类:甲巯咪唑,每天0.5～1.0 mg/kg,治疗2～3个月待甲状腺功能正常后须减量,逐渐减到维持量,每天0.3～0.6 mg/kg。注意剂量个体化,以期获得最佳疗效。

(2)硫脲类衍生物:丙硫氧嘧啶每天4～6 mg/kg,维持量每天1～3 mg/kg。需注意以上药物的毒性作用,定期复查血常规、肝功能,遇有皮肤变态反应者,酌情更换药物。大剂量时还需注意对肝肾功能的损害。一般总疗程在2～5年。

(3)β受体阻滞剂:心动过速者可加用普萘洛尔治疗。

(4)甲亢危象治疗:①立即鼻饲丙硫氧嘧啶每次200～300 mg,6h1次。②1h后静脉输入碘化钠每天1～2 g。③地塞米松每次1～2 mg,6h1次。④静脉注射普萘洛尔,每次0.1 mg/kg,最大量5 mg,每10min1次,共4次。⑤肌肉注射利舍平,每次0.07 mg/kg,最大量1 mg,必要时4～6h重复。⑥高热者积极物理降温,必要时采用人工冬眠疗法、给氧。⑦纠正脱水,补充电解质,供给热量及大量维生素。⑧有感染者给予抗生素治疗。

**(二)预后**

本病为自身免疫性疾病,有一定自限性。儿童应用抗甲状腺药物治疗的永久缓解率报道不一,一般在38%～60%。

# 第四节 低血糖

低血糖是指某些病理或生理原因使血糖下降至低于正常水平。低血糖症的诊断标准是血糖在婴儿和儿童＜2.8 mmol/L,足月新生儿＜2.2 mmol/L,当出生婴儿血糖＜2.2 mmol/L就应开始积极治疗。

正常情况下,血糖的来源和去路保持动态平衡,血糖水平在正常范围内波动,当平衡被破坏时可引起高血糖或低血糖。葡萄糖是脑部的主要能量来源,由于脑细胞储存葡萄糖的能力有限,仅能维持数分钟脑部活动对能量的需求,且不能利用循环中的游离脂肪酸作为能量来源,脑细胞所需要的能量几乎全部直接来自血糖。因此,持续时间过长或反复发作的低血糖可造成不可逆性脑损伤,甚至死亡,年龄越小,脑损伤越重,出现低血糖状态时需要紧急处理。

## 一、诊断

### (一)病史采集要点

1.起病情况

临床症状与血糖下降速度、持续时间长短、个体反应性及基础疾病有关。通常血糖下降速度越快,持续时间越长,原发病越严重,临床症状越明显。

2.主要临床表现

交感神经过度兴奋症状:恶心、呕吐、饥饿感、软弱无力、紧张、焦虑、心悸、出冷汗等。

急性脑功能障碍症状:轻者仅有烦躁不安、焦虑、淡漠,重者出现头痛、视物不清,反应迟钝,语言和思维障碍,定向力丧失,痉挛、癫痫样小发作,偶可偏瘫。新生儿和小婴儿低血糖的症状不典型,并且无特异性,常被忽略。

小婴儿低血糖可表现为青紫发作、呼吸困难、呼吸暂停、拒乳，突发的短暂性肌阵挛、衰弱、嗜睡和惊厥，体温常不正常。儿童容易出现行为的异常，如注意力不集中，表情淡漠、贪食等。

### （二）体格检查要点

面色苍白、血压偏高、手足震颤，如低血糖严重而持久可出现意识模糊，甚至昏迷，各种反射消失。

### （三）门诊资料分析

血糖：婴儿和儿童＜2.8 mmol/L，足月新生儿＜2.2 mmol/L 时说明存在低血糖症。

### （四）进一步检查

1.同时测血糖和血胰岛素

当血糖＜2.24 mmol/L(40 mg/dL)时正常人血胰岛素应＜5 mU/L，而不能＞10 mU/L。如果有2 次以上血糖低而胰岛素＞10 mU/L 即可诊断为高胰岛素血症。

2.血酮体和丙氨酸检测

禁食 8～16h 出现低血糖症状，血和尿中酮体水平明显增高，并有血丙氨酸降低时应考虑酮症性低血糖。

3.血促肾上腺皮质激素(ACTH)、皮质醇、甲状腺素和生长激素监测

如检测的水平减低说明相应的激素缺乏。

4.酮体、乳酸、丙酮酸及 pH、尿酮体

除低血糖外还伴有高乳酸血症，血酮体增多，酸中毒时要考虑是否为糖原累积病。

5.腹部 CT

发现胰岛细胞腺瘤有助诊断。

6.腹部 B 超

发现腺瘤回声图有助于诊断。

## 二、诊断

### （一）诊断要点

有上述低血糖发作的临床表现，立即检测血糖，在婴儿和儿童＜2.8 mmol/L，足月新生儿＜2.2 mmol/L，给予葡萄糖后症状消除即可诊断。

### （二）病因鉴别诊断要点

低血糖发作确诊后必须进一步查明病因，然后才能针对病因进行治疗和预防低血糖再发。

1.高胰岛素血症

高胰岛素血症可发生于任何年龄，患者血糖低而胰岛素仍＞10 mU/L，可因胰岛 β 细胞增生、胰岛细胞增殖症或胰岛细胞腺瘤所引起。胰岛细胞腺瘤的胰岛素分泌是自主性的，胰岛素呈间断的释放，与血糖浓度无相关关系。胰岛细胞增生是分泌胰岛素的 β 细胞增生，胰岛细胞增殖症是胰腺管内含有胰岛的四种细胞，呈分散的单个细胞或是细胞簇存在的腺样组织，为未分化的小胰岛或微腺瘤。腹部 B 超发现腺瘤回声图、腹部 CT 可能发现胰岛细胞腺瘤有助于诊断，确诊需要依靠病理组织检查。

2.酮症性低血糖

为最多见的儿童低血糖，多在晚餐进食过少或未进餐，伴有感染或胃肠炎时发病。次日晨

可出现昏迷、惊厥，尿酮体阳性。患儿发育营养较差，不耐饥饿，禁食 12～18h 就出现低血糖，空腹血丙氨酸降低，注射丙氨酸 2 mg/kg 可使血葡萄糖、丙酮酸盐及乳酸盐上升。至 7～8 岁可能因肌肉发育其中所含丙氨酸增多，可供糖异生之用而自然缓解。

3.各种升糖激素缺乏

生长激素、皮质醇不足及甲状腺激素缺乏，均可出现低血糖。由于这些激素有降低周围组织葡萄糖利用，动员脂肪酸和氨基酸以增加肝糖原合成，并有拮抗胰岛素的作用。根据症状和体征临床疑诊升糖激素缺乏者可测定相应的激素，包括生长激素激发试验，血甲状腺激素、ACTH、皮质醇及胰高糖素水平检测。

4.糖类代谢障碍

(1)糖原累积病：除低血糖外还有高乳酸血症，血酮体增多和酸中毒。其Ⅰ型、Ⅲ型、Ⅳ型和 O 型均可发生低血糖，以Ⅰ型较为多见。Ⅰ型为葡萄糖-6-磷酸酶缺乏，该酶是糖原分解和糖异生最后一步产生葡萄糖所需的酶，此酶缺乏使葡萄糖的产生减少而发生严重的低血糖。Ⅲ型为脱酶缺乏，使糖原分解产生葡萄糖减少，但糖异生途径正常，因此低血糖症状较轻。Ⅳ型为肝磷酸化酶缺乏，可发生于糖原分解中激活磷酸化酶的任何一步，偶有低血糖发生，肝功有损害。O 型为糖原合成酶缺乏，肝糖原合成减少，易发生空腹低血糖和酮血症，而餐后有高血糖和尿糖。

(2)糖异生的缺陷：糖异生过程中所需要的许多酶可发生缺陷，如果糖-1，6-二磷酸醛缩酶缺乏时可发生空腹低血糖，以磷酸烯醇式丙酮酸羧化酶缺乏时低血糖最为严重，此酶为糖异生的关键酶，脂肪和氨基酸代谢的中间产物都不能转化成葡萄糖，因而发生空腹低血糖。

(3)半乳糖血症是一种常染色体隐性遗传病，因缺乏 1-磷酸半乳糖尿苷转移酶，使 1-磷酸半乳糖不能转化成 1-磷酸葡萄糖，前者在体内积聚，抑制磷酸葡萄糖变位酶，使糖原分解出现急性阻滞，患儿于食乳后发生低血糖。患儿在食乳制品或人乳后发生低血糖，同时伴有呕吐腹泻、营养差、黄疸、肝大、酸中毒、尿糖及尿蛋白阳性、白内障，给予限制半乳糖饮食后尿糖、尿蛋白转阴，肝脏回缩，轻度白内障可消退，酶学检查有助于确诊。

(4)果糖不耐受症：因缺乏 1-磷酸果糖醛缩酶，1-磷酸果糖不能进一步代谢，在体内积聚。本病主要表现在进食含果糖食物后出现低血糖和呕吐。患儿食母乳时无低血糖症状，在添加辅食后由于辅食中含果糖，不能进行代谢，临床出现低血糖、肝大和黄疸等。血中乳酸、酮体和游离脂肪酸增多，甘油三酯减低。

5.氨基酸代谢障碍

因支链氨基酸代谢中 α-酮酸氧化脱羧酶缺乏，亮氨酸、异亮氨酸和缬氨酸的 α-酮酸不能脱羧，以致这些氨基酸及其 α-酮酸在肝内积聚，引起低血糖和重度低丙氨酸血症。临床多有酸中毒、吐泻、尿味异常，可查血、尿氨基酸确诊。

6.脂肪代谢障碍

各种脂肪代谢酶的先天缺乏可引起脂肪酸代谢缺陷，使脂肪代谢中间停滞而不能生成酮体，发生低血糖、肝大、肌张力低下、心肌肥大，除低血糖外可合并有酸中毒，血浆卡尼汀水平降低，酮体阴性，亦可有惊厥。

7.新生儿暂时性低血糖

新生儿尤其早产儿和低出生体重儿低血糖发生率较高,主要原因是糖原贮备不足,体脂储存量少,脂肪分解成游离脂肪酸和酮体均少,因而容易发生低血糖。糖尿病母亲婴儿由于存在高胰岛素血症及胰高糖素分泌不足,内生葡萄糖产生受抑制而易发生低血糖。

8.糖尿病治疗不当

糖尿病患者因胰岛素应用不当而致低血糖是临床最常见的原因,主要是胰岛素过量,其次与注射胰岛素后未能按时进餐、饮食量减少、剧烈活动等因素有关。

9.其他

严重的和慢性的肝脏病变、小肠吸收障碍等亦可引起低血糖。

## 三、治疗对策

### (一)治疗原则

(1)一经确诊低血糖,应立即静脉给予葡萄糖。

(2)针对病因治疗。

### (二)治疗计划

1.尽快提高血糖水平

静脉推注25%(早产儿为10%)葡萄糖,每次1～2 mL/kg,继以10%葡萄糖液滴注,按5～8 mg/(kg·min)用输液泵持续滴注,严重者可给15 mg/(kg·min),注意避免超过20 mg/(kg·min)或一次静脉推注25%葡萄糖4 mL/kg。一般用10%葡萄糖,输糖量应逐渐减慢,直至胰岛素不再释放,防止骤然停止引起胰岛素分泌再诱发低血糖。

2.升糖激素的应用

如输入葡萄糖不能有效维持血糖正常,可用皮质激素增加糖异生,如氢化可的松5 mg/(kg·d),分3次静脉注射或口服,或泼尼松1～2 mg/(kg·d),分3次口服。效果不明显时改用胰高糖素30 μg/kg,最大量为1 mg,促进肝糖原分解,延长血糖升高时间。肾上腺素可阻断葡萄糖的摄取,对抗胰岛素的作用,用量为1∶2 000肾上腺素皮下注射,从小量渐增,每次<1 mL。二氮嗪10～15 mg/(kg·d)分3～4次口服,对抑制胰岛素的分泌有效。

3.高胰岛素血症的治疗

(1)糖尿病母亲婴儿由于存在高胰岛素血症,输入葡萄糖后又刺激胰岛素分泌可致继发性低血糖,因此葡萄糖的输入应维持到高胰岛素血症消失才能停止。

(2)非糖尿病母亲的新生儿、婴儿或儿童的高胰岛素血症时应进行病因的鉴别,应按以下步骤进行治疗,静脉输入葡萄糖急救后开始服用皮质激素,效果不明显时试用人生长激素每天肌肉注射1 U,或直接改服二氮嗪,连服5d。近年报道长效生长抑素治疗能抑制胰岛素的释放和纠正低血糖。药物治疗效果不明显时需剖腹探查,发现胰腺腺瘤则切除,如无胰腺瘤时切除85%～90%的胰腺组织。

4.酮症性低血糖的治疗

以高蛋白、高糖饮食为主,在低血糖不发作的间期应监测尿酮体,如尿酮体阳性,预示数小时后将有低血糖发生,可及时给含糖饮料,防止低血糖的发生。

5.激素缺乏者治疗

应补充有关激素。

6.糖原代谢病的治疗

夜间多次喂哺或胃管连续喂食，后者予每天食物总热量的1/3，于8～12h连续缓慢滴入，尚可服用生玉米淀粉液，粉量每次1.75 g/kg，每6h1次，于餐间、睡前及夜间服用，可使病情好转。

7.枫糖尿症患者

饮食中应限制亮氨酸、异亮氨酸及缬氨酸含量，加服维生素$B_1$，遇感染易出现低血糖时予输注葡萄糖。

# 第五节　糖尿病

糖尿病(DM)是由于胰岛素绝对或相对缺乏所造成的糖、脂肪、蛋白质代谢紊乱，致使血糖增高、尿糖增加的一种疾病。糖尿病可分为1型、2型和其他类型糖尿病，儿童糖尿病大多为1型。

## 一、病因及发病机制

### (一)病因

1型糖尿病的发病机制目前尚未完全阐明，认为与遗传、自身免疫反应及环境因素等有关。其中，环境因素可能有病毒感染(风疹、腮腺炎、柯萨奇病毒)、化学毒素(如亚硝铵)、饮食(如牛奶)、胰腺遭到缺血损伤等因素的触发。机体在遗传易感性的基础上，病毒感染或其他因子触发易感者产生由细胞和体液免疫都参与的自身免疫过程，最终破坏了胰岛G细胞，使胰岛分泌胰岛素的功能降低以致衰竭。

### (二)发病机制

人体中有6种涉及能量代谢的激素：胰岛素、胰高糖素、肾上腺素、去甲肾上腺素、皮质醇和生长激素。胰岛素是其中唯一降低血糖的激素(促进能量储存)，其他5种激素在饥饿状态时均可升高血糖，为反调节激素。1型糖尿病患儿β细胞被破坏，致使胰岛素分泌不足或完全丧失，是造成代谢紊乱的主要原因。

胰岛素能够促进糖的利用，促进蛋白质、脂肪合成，抑制肝糖原和脂肪分解等。当胰岛素分泌不足时，葡萄糖的利用量减少，而增高的胰高糖素、生长激素和氢化可的松等又促进肝糖原分解和糖异生作用，脂肪和蛋白质分解加速，使血液中的葡萄糖增高，当血糖浓度超过肾糖阈值时(10 mmol/L或180 mg/dL)导致渗透性利尿，引起多尿，可造成电解质紊乱和慢性脱水；作为代偿，患儿渴感增加，导致多饮；同时由于组织不能利用葡萄糖，能量不足而使机体乏力、软弱，易产生饥饿感，引起多食；同时由于蛋白质合成减少，体重下降，生长发育延迟和抵抗力降低，易继发感染。胰岛素不足和反调节激素增高促进了脂肪分解，使血中脂肪酸增高，机体通过脂肪酸供能来弥补不能有效利用葡萄糖产生能量，而过多的游离脂肪酸在体内代谢，导致乙酰乙酸、β-羟丁酸和丙酮酸等在体内堆积，形成酮症酸中毒。

## 二、临床表现

### (一)儿童糖尿病特点

起病较急剧,部分患儿起病缓慢,表现为精神不振、疲乏无力、体重逐渐减轻等。多数患儿表现为多尿、多饮、多食和体重下降等“三多一少”的典型症状。学龄儿可因遗尿或夜尿增多而就诊。

约有40%患儿首次就诊即表现为糖尿病酮症酸中毒,常由于急性感染、过食、诊断延误或突然中断胰岛素治疗等而诱发,且年龄越小者发生率越高。表现为恶心、呕吐、腹痛、食欲缺乏等胃肠道症状及脱水和酸中毒症状:皮肤黏膜干燥,呼吸深长,呼吸中有酮味(烂苹果味),脉搏细速,血压下降,随即可出现嗜睡、昏迷甚至死亡。

### (二)婴幼儿糖尿病特点

遗尿或夜尿增多,多饮多尿不易被察觉,很快发生脱水和酮症酸中毒。

## 三、辅助检查

### (一)尿液检查

尿糖阳性,通过尿糖试纸的呈色强度或尿常规检查可粗略估计血糖水平;尿酮体阳性提示有酮症酸中毒;尿蛋白阳性提示可能有肾脏的继发损害。

### (二)血糖

空腹全血或血浆血糖分别≥6.7 mmol/L(120 mg/dL)、≥7.8 mmol/L(140 mg/dL)。1d内任意时刻(非空腹)血糖≥11.1 mmol/L(200 mg/dL)。

### (三)糖耐量试验

本试验适用于空腹血糖正常或正常高限,餐后血糖高于正常而尿糖偶尔阳性的患儿。试验方法:试验前避免剧烈运动、精神紧张,停服氢氯噻嗪、水杨酸等影响糖代谢的药物,试验当日自0时起禁食;清晨按1.75 g/kg口服葡萄糖,最大量不超过75 g,每克加温水2.5 mL,于3~5min内服完;喝糖水时的速度不宜过快,以免引起恶心、呕吐等胃肠道症状;在口服前(0分)和服后60、120、180min各采血测定血糖和胰岛素含量。结果判定见表10-1。

表10-1 糖耐量试验结果判定

| | 0min | 60min | 120min |
|---|---|---|---|
| 正常人 | <6.2 mmol/L(110 mg/dL) | <10 mmol/L(180 mg/dL) | <7.8 mmol/L(140 mg/dL) |
| 糖尿病患儿 | >6.2 mmol/L(110 mg/dL) | — | >11 mmol/L(200 mg/dL) |

### (四)糖化血红蛋白(HbA1c)检测

该指标反应患儿抽血前2~3个月血糖的总体水平。糖尿病患儿此指标明显高于正常(正常人<7%)。

### (五)血气分析

pH<7.30,$HCO_3$<15 mmol/L时证实患儿存在代谢性酸中毒。

### (六)其他

胆固醇、甘油三酯及游离脂肪酸均增高,胰岛细胞抗体可呈阳性。

## 四、诊断

典型病例根据“三多一少”症状，结合尿糖阳性，空腹血糖≥7.0 mmol/L(126 mg/dL)即可诊断。糖化血红蛋白等测定有助于诊断。

## 五、鉴别诊断

### (一)婴儿暂时性糖尿病

病因不明。多数在出生后6周左右发病。表现为发热、呕吐、体重不增、脱水等症状。血糖升高，尿糖和酮体阳性。经补液等一般处理后即可恢复。

### (二)非糖尿病性葡萄糖尿症

Fanconi综合征、肾小管酸中毒等患儿都可发生糖尿，鉴别主要靠空腹血糖测定，肾功能检查，必要时行糖耐量试验。

### (三)与酮症酸中毒昏迷相鉴别的疾病

如重度脱水、低血糖、某些毒物的中毒等。可根据原发病及病史鉴别。

## 六、治疗

### (一)治疗原则与目标

治疗原则与目标包括：①消除糖尿病症状。②防止酮症酸中毒、避免低血糖。③保证患儿正常生长发育和青春期发育，防止肥胖。④早期诊断与预防急性并发症，避免和延缓慢性并发症的发生和发展。⑤长期、系统管理和教育，包括胰岛素的应用、计划饮食、身体锻炼和心理治疗，并使患儿和家属学会自我管理，保持健康心理，保证合理的学习生活能力。

### (二)胰岛素的应用

1型糖尿病患儿必须终身使用胰岛素治疗。

1.常用制剂及用法

有短效的胰岛素(RI)，中效的珠蛋白胰岛素(NPH)和长效的鱼精蛋白锌胰岛素(PZI)三类制剂。PZI在儿童中很少单独使用。

应用方法：①短效胰岛素(RI)初剂量0.5～1.0 U/(kg·d)，年龄<3岁用0.25 U/(kg·d)，分3～4次，于早、中、晚餐前30min及睡前皮下注射(睡前最好用NPH)；②NPH与RI混合(NPH占60%，RI占40%)在早餐前30min分2次注射，早餐前注射总量的2/3，晚餐前用1/3。根据尿糖定性，每2～3d调整剂量1次，直至尿糖定性不超过++。每次调整2～4个单位为宜。也有人主张年幼儿使用每天2次的方法，年长儿每天注射3～4次。

2.胰岛素笔

为普通注射器的改良，用喷嘴压力和极细的针头将胰岛素推入皮下，操作简便，注射剂量准确。

3.胰岛素泵

胰岛素泵即人工胰岛，通过模拟正常人胰岛β细胞，按照不同的速度向体内持续释放胰岛素，适用于血糖波动较大、分次胰岛素注射不易控制者。

4.胰岛素治疗中易发生的问题

(1)注射部位萎缩：由于反复在同一部位注射所致，影响胰岛素的治疗效果。应选用双上臂前外侧、双下肢大腿前外侧、脐两侧和臀部轮换注射，每针间距2 cm，1个月内不应在同一部位重复注射。

(2)低-高血糖反应(Somogyi 现象):由于慢性胰岛素过量,夜间低血糖后引发的高血糖现象。此时应逐步减少胰岛素用量使血糖稳定。

(3)黎明现象是一种在早晨5—9点空腹血糖升高,而无夜间低血糖发生的情况,为晚间胰岛素用量不足所致。可加大晚间胰岛素剂量或将NPH注射时间稍往后移即可。

(4)低血糖:胰岛素用量过大,或使用胰岛素后未按时进食,或剧烈运动后,均易发生低血糖。久病者肾上腺素分泌反应延迟,也是易发生低血糖的因素。严重的低血糖很危险,可造成永久性脑组织损伤,如不及时抢救,可危及生命。一旦发生,立即给予葡萄糖口服或静脉注射。

**(三)饮食管理**

合理的饮食是治疗糖尿病的重要环节之一,在制订饮食计划时,既要使血糖控制在正常范围,又要满足小儿生长发育的需要。每天所需热量(kcal)为1 000+(年龄×80～100)。饮食供热量按蛋白质占15%～20%,糖类占50%～55%,脂肪占30%。蛋白质宜选用动物蛋白,脂肪应以植物油为主,糖类最好以米饭为主。全日热量分三餐供应,分别占1/5、2/5、2/5,并由每餐中留少量食物作为餐间点心。

**(四)运动疗法**

胰岛素注射、计划饮食和运动锻炼被称为糖尿病治疗的三要素。运动可使热量平稳并控制体重,减少冠心病的发生。但糖尿病患儿必须在血糖得到控制后才能参加运动,运动应安排在胰岛素注射及进餐后2h之间,防止发生低血糖。若发生视网膜病变时应避免头部剧烈运动,以防发生视网膜出血。

**(五)糖尿病的长期管理和监控**

由于本病需要终生饮食控制和注射胰岛素,给患儿带来各种压力和心理负担,因此医务人员应介绍有关知识,定期讲座,帮助患儿树立信心,使其坚持有规律的治疗和生活。国内有举办糖尿病夏令营的经验,证实这种活动有助于患儿身心的康复。对患儿的监控内容主要包括以下几项。

1.建立病历

定期复诊,做好家庭治疗记录。

2.监控内容和时间

监控内容和时间包括以下几方面。①血糖或尿糖和尿酮体:尿糖应每天查4次(三餐前和睡前,至少2次),每周1次凌晨2～3点钟的血糖。无血糖仪者测尿糖同时测酮体。定期测24h尿糖,至少每年1次。②糖化血红蛋白:每2～3个月1次,1年4～6次。③尿微量清蛋白:病情稳定后2～3个月或每年1～2次。④血脂:最好每半年1次,包括总胆固醇、甘油三酯、HDL、LDL、VLDL。⑤体格检查:每次复诊均应测量血压、身高、体重和青春期发育状况。⑥眼底:病程5年以上或青春期患者每年1次。

3.控制监测

主要目的是使患儿维持尿糖定性在(+)～(-)之间;尿酮体(-),24h尿糖≤5 g;保证小儿正常生长发育,并早期发现并发症。予以及时处理:关于血糖的监测见表10-2。

表 10-2　糖尿病患儿血糖控制监测表

| 项目 | 理想 | 良好 | 差 | 需调整治疗 |
| --- | --- | --- | --- | --- |
| 空腹血糖(mmol/L) | 3.6～6.1 | 4.0～7.0 | ＞8 | ＞9 |
| 餐后 2h 血糖(mmol/L) | 4.0～7.0 | 5.0～11.0 | 11.1～14.0 | ＞14 |
| 凌晨 2～4 时血糖(mmol/L) | 3.6～6.0 | ≥3.6 | ＜3.0 或＞9 | ＞9 |
| 糖化血红蛋白(%) | ＜6.05 | ＜7.6 | 7.9～9.0 | ＞9.0 |

**(六)移植治疗**

1.胰腺移植

多采用节段移植或全胰腺移植，文献报道 1 年成活率可达 80%，肾、胰腺联合移植成活率更高。

2.胰岛移植

采用人或猪胚胎胰岛细胞，可通过门静脉或肾被膜下移植于 IDDM 患者，移植后的胰岛细胞可以生存数月，可停止或减少胰岛素用量。

**(七)酮症酸中毒的治疗**

原则为纠正脱水，控制高血糖，纠正电解质紊乱和酸碱失衡；消除诱因，防治并发症。

酮症酸中毒是引起儿童糖尿病急症死亡的主要原因。主要治疗措施是补充液体和电解质、胰岛素治疗和重要并发症的处理。

1.液体和电解质的补充

治疗酮症酸中毒最重要的是扩充血容量以恢复心血管功能和排尿。

(1)纠正丢失的液体按100 mL/kg计算，输液开始的第 1h，按 20 mL/kg 输入 0.9%氯化钠溶液，在第 2～3h，输入0.45%氯化钠溶液，按 10 mL/kg 静脉滴注。当血糖＜17 mmol/L时用含有 0.2%氯化钠的 5%葡萄糖液静脉滴注，治疗最初 12h 内补充丢失液体总量的50%～60%，以后的 24h 内补充继续丢失量和生理需要量。

(2)钾的补充：在患儿开始排尿后应立即在输入液体中加入氯化钾作静脉滴注，其浓度为0.1%～0.3%。一般按每天 2～3 mmol/kg(150～225 mg/kg)补给。

(3)纠正酸中毒：碳酸氢钠不宜常规使用，仅在血 pH＜7.1、$HCO_3^-$＜12 mmol/L 时，按2 mmol/kg给予1.4%碳酸氢钠溶液静脉滴注，当 pH≥7.2 时即停用。

2.胰岛素治疗

现多数采用小剂量胰岛素静脉滴注，胰岛素(RI)最初剂量 0.1 U/kg 静脉注射，继之持续滴注0.1 U/(kg·h)，即将胰岛素 25 U 加入等渗盐水 250 mL 中输入。当血糖＜17 mmol/L时，改输含0.2%氯化钠的 5%葡萄糖液，RI 改为皮下注射，每次 0.25～0.5 U/kg，每4～6小时 1 次，根据血糖浓度调整胰岛素用量。

# 第六节　儿童青少年血脂异常

## 一、概述

儿童青少年血脂异常是指儿童青少年时期血浆脂质代谢紊乱，主要表现为高脂血症，包括血浆总胆固醇(TC)、甘油三酯(TG)、低密度脂蛋白-胆固醇(LDL-C)的升高及高密度脂蛋白-胆固醇(HDL-C)的降低。儿童青少年血脂异常不仅可导致代谢综合征、脂肪肝、胰腺炎、脂质肾病等,还与成人动脉粥样硬化(AS)密切相关,是成人心脑血管疾病的独立危险因素。儿童青少年血脂异常并非少见,其发病率在个别发达国家已达 15%~20%,我国也在 10%左右。北京地区的流行病学调查显示,儿童青少年(6~18 岁)高脂血症的发病率为 9.8%,其中城区发病率为 10.55%(男生10.16%,女生 10.94%),郊区发病率为 8.62%(男生 6.11%,女生 11.18%)。

## 二、病因

儿童青少年血脂异常分原发性和继发性两类。原发性者病因尚不明确,目前有两种推测:①遗传因素,占小儿高脂血症的绝大多数。由于先天性遗传基因缺陷,使参与脂蛋白转运和代谢的受体、酶或载脂蛋白异常,影响血浆脂质水平。患儿可以是单基因遗传,如家族性高胆固醇血症系由 LDL-C 受体缺如引起,家族性高乳糜微粒血症系由脂蛋白脂酶(LPL)基因缺陷引发;也可以是多基因遗传,如家族性多基因高胆固醇血症等。②机体与环境因素(饮食习惯、生活方式等)长期相互作用,如长期过量摄入糖类,可影响胰岛素分泌,加速肝脏极低密度脂蛋白的合成,引起高甘油三酯血症;长期过量摄入胆固醇和动物脂肪,则易引起高胆固醇血症。正因为此,原发性高脂血症也可能有一定的种族性、地域性倾向。

继发性血脂异常的病因分为外源性和内源性两种。①外源性因素:包括长期应用影响脂质代谢的药物(如糖皮质激素、抗惊厥药)、乙醇(经常过量饮酒)和吸烟(及被动吸烟)等。②内源性因素:主要指全身系统疾病影响血脂代谢。常见有内分泌和代谢性疾病,如肥胖、代谢综合征、甲状腺功能减低、皮质醇增多症、糖尿病等;也可因癌症化疗、肾病综合征或胆道阻塞性疾病如胆管狭窄、胆汁性肝硬化引起。

## 三、诊断

儿童青少年血脂异常发病隐匿,进展缓慢,症状体征多不明显,其诊断主要依靠实验室检查。

### (一)临床表现

严重的家族性高脂血症儿童可能有以下临床表现:①黄色瘤,系脂质在真皮内沉积形成;呈丘疹或结节样皮肤隆起,黄色或橘黄色,直径 2~5 mm,多出现在肘、股、臀部。②脂性角膜弓,系脂质在角膜沉积形成。③肝脾大,由于肝脾巨噬细胞大量吞噬吸收脂蛋白所致;肝脏超声可显示脂肪肝。④早发冠心病或脑卒中,由于脂质在血管内皮沉积引起 AS 所致;儿童青少年时期虽少见,但确有报道。当患儿出现不能解释的胸痛、左肩放射痛或头痛时,应引起警惕。⑤血管超声多普勒:颈动脉、腹主动脉可能显示血管内膜毛糙、中层增厚、血流频谱改变。

### (二)高危人群血脂筛查

儿童青少年血脂异常的高危人群包括:①遗传因素(有心血管疾病或血脂异常的家族史者)。②饮食因素(高脂肪、高胆固醇饮食)。③疾病因素(高血压、肥胖/超重、糖尿病、代谢综合征、川崎病、终末期肾病、癌症化疗等)。④长期应用影响血脂代谢的药物(如糖皮质激素等)。⑤吸烟与被动吸烟者。

对有上述高危因素的儿童青少年,建议每 3~5 年筛查 1 次血脂,即检测清晨空腹血 TC、TG、LDL-C、HDL-C 水平。如发现异常,1~2 周内应再次复查。

### （三）血脂异常分类

实验室检查确定高脂血症后，应进一步明确系原发性抑或继发性高脂血症，并按临床分类法进行血脂异常分类，以利于选择药物及对因治疗。临床分类法如下。

(1)高胆固醇血症：空腹血 TC↑。

(2)高甘油三酯血症：空腹血 TG↑。

(3)混合性高脂血症：空腹血 TC、TG 均↑。

(4)低高密度脂蛋白血症：空腹血 HDL-C↓。

## 四、鉴别诊断

儿童血脂异常的鉴别诊断主要是继发性高脂血症的鉴别。引起儿童高脂血症的最常见疾病包括单纯性肥胖症、代谢综合征、肾病综合征等。

### （一）单纯性肥胖症

患儿由于进食多、活动少而导致体内脂肪积聚过多，可伴血脂升高，皮下脂肪增厚，体重超过按身高计算的平均标准体重的 20%，或超过按年龄计算的平均标准体重加上两个标准差(SD)以上。

### （二）代谢综合征

代谢综合征是一组复杂的代谢紊乱综合征，主要临床表现为中心型肥胖，伴高血压、高血脂及高血糖等。

### （三）肾病综合征

肾病综合征是由多种病因引起的以肾小球基膜通透性增加为主要改变的一组临床综合征。典型表现为“三高一低”，即大量蛋白尿、低蛋白血症、高度水肿、高脂血症。

## 五、治疗

### （一）饮食干预

针对儿童血脂异常，不论何种原因，饮食干预都是必要和首选的治疗措施。要调整饮食结构，改变饮食习惯，采取合理的营养模式，要减少饱和脂肪酸和胆固醇的摄入。其目的是降低血中胆固醇水平，尽可能实现 LDL-C＜110 mg/dL(2.85 mg/L)、TC＜170 mg/dL(4.40 mg/L)的理想目标。

对饮食干预的种类、程度和开始时间，应考虑患儿的年龄、高脂血症类型、治疗的反应性和顺应性等多种因素，制订个体化方案，并加强监测。必须满足儿童的生长发育所需，不宜过分限制胆固醇的摄取，同时确保供给足够的能量、维生素和矿物质。由于多链不饱和脂肪酸可促进肝内胆固醇氧化为胆酸而排出，故应以食用多链不饱和脂肪酸为主(如亚油酸、亚麻油酸、花生油、玉米油等)，这比单纯限制胆固醇摄入量更为重要。实施饮食干预要循序渐进、分步进行。如开始只是减少富含高胆固醇与饱和脂肪酸的食品摄入，少食动物内脏、蛋黄、猪油、洋快餐等；进一步则减少畜肉摄入，改食鱼肉、鸡肉、鸭肉等；重症高脂血症患者，应逐步过渡到以谷类、豆类、水果、蔬菜为主。烹调方法则宜采用烘、烤、蒸、煮，尽量不要油煎。

通常不主张对 2 岁以下的婴幼儿进行饮食干预，以防能量摄取不足和脂质维生素缺乏而导致生长发育障碍。但美国血脂异常管理和动脉粥样硬化预防指南认为，婴幼儿如果有肥胖或心血管疾病家族史，可以从 12 个月龄就开始建议饮用低脂牛奶。

### (二)运动干预

儿童青少年血脂异常的另一行之有效的非药物治疗方法是规律运动,对于肥胖或代谢综合征伴发的高脂血症,运动干预尤其适用。有氧运动(快走、慢跑、游泳等)不仅能控制体重,还可通过降低血清 TC、TG 和 LDL-C 水平,提高 HDL-C 比例和载脂蛋白 A1 的活性,改善血脂紊乱。国内已制定了适合中国儿童体质、切实可行的运动处方。每天至少锻炼 30min,每周至少活动 5 天,长期坚持。但要注意小儿运动防护,最好在专门教练的带领下进行,避免发生骨骼肌肉损伤。

儿童的饮食干预与运动干预不宜单独实施,两者同时并举,再配合家庭学校教育以改变小儿的不良生活习性,可收到非药物治疗的最佳效果。

### (三)药物治疗

既往对儿童青少年血脂异常的药物治疗时期和方法存在较多争议。《儿童青少年血脂异常防治专家共识》提出,儿童青少年高脂血症可以应用药物治疗,但有以下严格适应证:10 岁以上儿童,饮食治疗 6 个月～1 年无效,LDL-C≥4.92 mmol/L(190 mg/dL)或者 LDL-C ≥4.14 mmol/L(160 mg/dL)并伴有:①确切的早发冠心病家族史(一级男性亲属发病时<55 岁,一级女性亲属发病时<65 岁)。②同时存在两个或两个以上的冠心病危险因素儿童,且控制失败,可采用药物治疗。对纯合子型家族性高胆固醇血症,药物降脂治疗的年龄可适当提前到 8 岁。

儿童青少年宜采用的降脂药物包括以下几种。

1.他汀类药物

他汀类药物即胆固醇生物合成限速酶抑制剂(HMG-CoA 还原酶抑制剂),对家族性高胆固醇血症患儿尤为适用。其主要作用是抑制肝脏合成内源性胆固醇,不影响酶类和激素分泌,不干扰生长发育和性成熟。用法:从最低剂量开始,睡前服用,4 周后检测空腹血脂水平,治疗目标是 LDL-C <3.35 mmol/L(130 mg/dL)。若治疗目标实现,继续用药,8 周、3 个月后复查;如未实现,则剂量加倍,4 周后复查,逐渐加量至推荐的最大剂量。治疗的理想目标是 LDL-C <2.85 mmol/L(110 mg/dL)。用药过程中要防止药物不良反应,特别是肌病和肝损害,应注意监测磷酸肌酸激酶(CK)和肝功能。

2.胆汁酸螯合剂

胆汁酸螯合剂又称胆酸结合树脂,系一种碱性阴离子交换树脂。其作用是与胆酸结合,影响肝肠循环,增加胆固醇与胆酸排泄,同时增强肝脏 LDL-C 受体活性,降低血中 LDL-C 水平。该药不被机体吸收,高效安全,适合儿童用药。代表药为考来烯胺,用法:0.3 g/(kg·d),口服,每天2 次,根据反应,逐步调整剂量,维持量不超过 2～4 g/d。该药无明显不良反应,口服有点异味,可能影响儿童服用;少数患儿发生脂肪痢;长期服用可能影响脂溶性维生素的吸收,故用药同时应补充维生素 A、D、E、K。

3.烟酸

成人高脂血症防治指南建议常规用药。其在体内烟酰胺腺嘌呤二核苷酸(NAD)辅酶系统中转变为 NAD 后发挥降脂效应,可使 TC、LDL-C 和 TG 水平下降,并使 HDL-C 水平上升。我国《儿童青少年血脂异常防治专家共识》虽未推荐烟酸作为儿童青少年常规降脂药物,但因其临床不良反应较小,《诸福棠实用儿科学》提出儿童可以应用,剂量:0.15 mg/(kg·d)。

**(四)原发病治疗**

小儿继发性高脂血症,既要治表,更要治本,即积极治疗原发病。常见有内分泌或代谢性疾病,如甲状腺功能减退、皮质醇增多症、糖尿病、肾病综合征、脂肪营养不良等;胆汁阻塞性疾病,如胆管狭窄、胆汁性肝硬化等;肾脏疾病,如肾病综合征、慢性肾衰竭等。

# 第七节 性早熟

性早熟是一种生长发育异常;表现为青春期特征提早出现。一般认为女孩在 8 岁以前、男孩在 9 岁以前出现第二性征,或女孩月经初潮发生在 10 岁以前即属性早熟。女孩发生性早熟较男孩高 4～5 倍。

正常的青春发育过程是受下丘脑-垂体-性腺轴控制的。下丘脑的神经分泌细胞产生促性腺激素释放激素(GnRH),刺激垂体分泌促性腺激素,包括卵泡刺激素(FSH)和黄体生成素(LH),后两者再刺激卵巢分泌雌二醇($E_2$)和睾丸分泌睾酮(T),以促进生殖器官及性征的发育。目前认为中枢神经系统通过神经递质调节着下丘脑的神经分泌,如去甲肾上腺素促进 GnRH 的分泌而 $\gamma$-氨基丁酸(GABA)及 5 羟色胺(5-HT)则抑制GnRH的分泌。松果体产生的褪黑激素(MLT)也抑制 GnRH 的分泌,而 5-HT 即是松果体合成 MLT 的前体物质。此外,下丘脑分泌 GnRH 还受血中性激素水平的负反馈调节。幼儿至学龄期的儿童下丘脑-垂体-性腺轴处于抑制状态,这主要是由于此时中枢神经系统的抑制因素占优势,以及下丘脑对性激素的负反馈抑制作用高度敏感所致。接近青春期时中枢神经系统的这种抑制性影响逐渐解除,且随着下丘脑的发育成熟,其受体对性激素负反馈抑制的敏感性显著下降,使下丘脑-垂体-性腺轴功能被激活,导致青春发动。青春期早期主要表现为睡眠时出现阵发性脉冲式的 GnRH 及 LH 释放,随着青春期的进程,白天也出现 GnRH 及 LH 的释放,且脉冲式分泌的频率及振幅也逐渐增加,至青春期后期达到成人的形式,一天中大约每 2h 出现 1 次脉冲式的 GnRH 及 LH 释放。女性在青春期后期,当血中 $E_2$ 浓度升高到一个临界水平并持续一定时间后,即引起 GnRH、LH 及 FSH 分泌突然剧增,达到峰值,从而诱发排卵,这种正反馈机制的形成是月经周期的基础。不过正反馈机制的成熟及规则的月经周期的建立往往要到初潮后 2—5 年才能实现。

正常青春期开始的年龄,女孩为 10～11 岁,男孩为 12～13 岁,但个体差异很大,与遗传、营养状况、疾病及心理因素均有关。

青春期后,在性激素的影响下,生殖器官及性征迅速发育。乳房发育是女孩首先出现的第二性征,继之大小阴唇发育、色素沉着,阴道分泌物增多,阴腋毛出现。月经初潮发生在13 岁左右。睾丸增大则是男孩青春发动的最早征象,继之阴茎增大,阴囊皮肤变松、着色,阴腋毛出现,接着出现胡须、喉结及变声。首次遗精平均发生在 15 岁左右。临床上通常按性征发育的程度作青春发育的分期(Tanner 分期)(表 10-3、表 10-4)。

表 10-3 女性性征发育分期

| 青春发育 | | 乳房 | | 阴毛 | |
|---|---|---|---|---|---|
| 分期 | 阶段 | 分期 | 形态 | 分期 | 形态分布 |
| $P_1$ | 期前 | $B_1$ | 幼儿型 | PH1 | 无 |
| $P_2$ | 早期 | $B_2$ | 芽孢状隆起,乳晕增大 | $PH_2$ | 稀少,分布于大阴唇 |
| $P_3$ | 中期 | $B_3$ | 乳房、乳晕继续增大 | PH3 | 卷曲,延至阴阜 |
| $P_4$ | 后期 | $B_4$ | 乳晕突出乳房面 | PH4 | 卷曲,增多、增粗 |
| $P_5$ | 成年 | $B_5$ | 成人型,乳晕与乳房在同一丘面 | PH5 | 成人倒三角形分布 |

表 10-4 男性性征发育分期

| 青春期发育 | | 外生殖器 | | | | 阴毛 | |
|---|---|---|---|---|---|---|---|
| 分期 | 阶段 | 分期 | 睾丸长径(cm) | 阴茎长度(cm) | 阴囊 | 分期 | 形态分布 |
| $P_1$ | 期前 | $G_1$ | <2.5 | 3～4 | 幼儿型 | PH1 | 无 |
| $P_2$ | 早期 | $G_2$ | 2.5～3.3 | 5 | 表皮变松、变薄 | $PH_2$ | 稀少,分布于阴茎根部 |
| $P_3$ | 中期 | $G_3$ | 3.3～4.0 | 6 | 增大 | PH3 | 卷曲,延至阴阜 |
| $P_4$ | 后期 | $G_4$ | 4.0～4.5 | 7 | 继续增大,色素变深 | PH4 | 卷曲,增多,增粗 |
| $P_5$ | 成年 | $G_5$ | >4.5 | 8 | 成人型 | PH5 | 成人菱形分布 |

生长突增也是青春发育的重要标志,表现在体格和体态的发育等诸方面。其中身高的增长最具代表性,经历起始期、快速增长期及减慢增长期,其总增长量男性平均约为 28 cm,女性约为 25 cm。女孩月经初潮是开始性成熟的标志,并意味着身高快速增长期的结束。此外,由于性激素对蛋白质和脂肪合成代谢的不同促进作用,导致男性身材较高、肩部较宽、肌肉发达,而女性身材较矮、臀部较宽、体脂丰满的不同体态。

## 一、病因与分类

性早熟的病因分类见表 10-5。

### (一)真性性早熟

由下丘脑-垂体-性腺轴提前发动、功能亢进所致,可导致生殖能力提前出现,其中非器质性病变所致者称为特发性或体质性性早熟。

### (二)假性性早熟

由于内源性或外源性性激素的作用,导致第二性征提早出现,在女孩甚至引起阴道出血,但血中存在的大量性激素对下丘脑-垂体产生显著的抑制作用,故患儿并不具备生殖能力。

### (三)部分性性早熟

乳房或阴毛提早发育,但不伴有其他性征的发育。第二性征与遗传性别一致者为同性性早熟,相矛盾时则为异性性早熟,如男孩出现乳房发育等女性化表现,或女孩出现阴蒂肥大、多毛、肌肉发达等男性化表现。

表10-5　性早熟的病因分类

| 真性性早熟 | 假性性早熟 | 部分性性早熟 |
| --- | --- | --- |
| 1.特发性(体质性)<br>2.中枢神经系统病变<br>颅内肿瘤<br>脑炎,结核性脑膜炎<br>脑外伤<br>3.原发性甲状腺功能减低 | 1.性腺肿瘤<br>卵巢肿瘤<br>睾丸肿瘤<br>2.肾上腺疾病<br>先天性肾上腺皮质增生症<br>后天性肾上腺皮质增生症<br>肾上腺肿瘤<br>3.异位产生促性腺激素的肿瘤<br>4.摄入外源性激素<br>5.McCune-Albright 综合征 | 1.单纯性乳房早发育<br>2.单纯性阴毛早现 |

## 二、临床表现

### (一)真性性早熟

1.特发性性早熟

以女孩多见,占女孩性早熟的80%以上,男孩性早熟的40%。部分患儿有家族性。绝大多数在4～8岁出现,但也有婴儿期发病者。发育顺序与正常青春发育相似,但提前并加速。女孩首先出现乳房发育,可有触痛,继而外生殖器发育、阴道分泌物增多及阴毛生长,然后月经来潮和腋毛出现。开始多为不规则阴道出血,亦无排卵,以后逐渐过渡到规则的周期性月经,故有妊娠的可能。男孩首先出现睾丸及阴茎增大,以后可有阴茎勃起及排精,并出现阴毛、痤疮和声音低沉,体力较一般同龄儿强壮。

在性发育的同时,患儿的身高及体重增长加快,骨骼生长加速,故身材常较同龄儿高,然而由于其骨骼成熟加速,骨骺提前融合,成年后身材将比正常人矮小,约有1/3患儿最终身高不足150 cm。患儿的智能及心理状态则与其实际年龄相称。不同患儿临床表现及其发展速度快慢可有较大差异。少数轻症病例,经1～2年自行缓解。

2.颅内肿瘤

男孩远多于女孩。往往先出现性早熟表现,病情发展至一定阶段方出现中枢占位性症状,故应警惕。肿瘤多位于第三脑室底、下丘脑后部,故常可伴有多饮、多尿、过食、肥胖等下丘脑功能紊乱的表现。常见者为下丘脑错构瘤、胶质瘤、颅咽管瘤、松果体瘤等。

3.原发性甲状腺功能减低

部分甲状腺功能减低的女孩乳房发育,男孩睾丸增大,但生长仍缓慢,骨龄仍延迟,可能由于$T_4$分泌减少,负反馈作用减弱,导致下丘脑TRH分泌增多,刺激垂体PRL、TSH分泌增加,且可能FSH、LH分泌也同时增加之故。

### (二)假性性早熟

1.卵巢肿瘤

因瘤体自律性分泌大量雌激素所致。患儿乳房发育,乳晕及小阴唇色素沉着,阴道分泌物增多并可有不规则阴道出血。恶性肿瘤有卵巢颗粒细胞瘤及泡膜细胞瘤,良性的多为卵巢囊肿。切除后阴道出血停止,第二性征可完全消退。有的卵巢囊肿也可自行消退。

2.先天性肾上腺皮质增生症

在男孩引起同性性早熟,但睾丸不增大,女孩则为异性性早熟(假两性畸形)伴原发性闭经。因肾上腺皮质21-羟化酶或11β-羟化酶缺陷引起脱氢异雄酮分泌过多所致。男性患儿用皮质激素替代治疗开始过晚者,往往发展为真性性早熟。

3.后天性肾上腺皮质增生症及肿瘤

除雄激素增多表现外,还伴有库欣征。

4.异位产生促性腺激素的肿瘤

绒毛膜上皮癌或畸胎瘤可产生绒毛膜促性腺激素,肝母细胞瘤可产生类似LH样物质,均可引致性激素分泌过多。但患儿并无下丘脑-垂体-性腺轴的真正发动,也不具备生殖能力,故属假性性早熟。

5.外源性

因摄入含性激素的药物或食物,如避孕药,含蜂王浆、花粉、鸡胚、蚕蛹等的制剂所引起,近年来有逐渐增多的趋势。摄入的雌激素过多,可致乳房发育、乳晕色素沉着,女孩还可出现小阴唇色素沉着,阴道分泌物增多,甚至阴道出血。停止摄入后,上述征象会逐渐自行消退。

6.Mc Cune-Albright综合征

几乎皆为女孩,除性早熟外还伴有单侧或双侧多发性的骨纤维结构不良,同侧肢体皮肤有片状棕褐色色素沉着(牛奶咖啡斑),也可伴有多种内分泌腺的功能异常,如结节性甲状腺肿性甲亢、肾上腺皮质增生症、高催乳素血症等。其性早熟是由卵巢黄体化的滤泡囊肿自主性产生过多的雌激素所致。本征的发病机制是胚胎早期的体细胞内编码细胞膜上$G_5$蛋白α亚基的基因发生点突变,使其内在的GTP酶活性显著降低,引起腺苷酸环化酶持续的激活,导致cAMP水平的增高与累积,从而诱生激素反应细胞的增殖及自主性的功能亢进。

### (三)部分性性早熟

1.单纯性乳房早发育

女孩为主,多在4岁以前出现,2岁以下更多。乳房增大但无乳头、乳晕增大或色素沉着,不伴有其他性征发育及生长加速。可能与此年龄期下丘脑稳定的负反馈机制尚未建立而有FSH及$E_2$增高有关。病程呈自限性,大多于数月或数年内回缩,或持续存在,个别的发展为真性性早熟。

2.单纯性阴毛早现

女孩多见,自5～6岁即有阴(腋)毛出现,可伴生长加速,但无其他性征发育。可能与肾上腺皮质过早分泌脱氢异雄酮或阴(腋)毛囊受体对后者过早敏感有关。

## 三、诊断与鉴别诊断

对性征过早出现的患儿,首先应确定是同性还是异性,其次确定性征发育程度及各性征是否相称,再应区分真性还是假性,最后则区分其病因系特发性还是器质性。

详细询问病史,全面体格检查,并选择下列有关的实验室检查做出鉴别诊断。

### (一)骨龄

骨龄代表骨骼的成熟度,能较准确地反映青春发育的成熟程度。真性性早熟及先天性肾上腺皮质增生症骨龄往往较实际年龄提前,单纯性乳房早发育骨龄不提前,而原发性甲状腺功能减低则骨龄显著落后。

### (二)盆腔B超

可观察子宫的形态,测定子宫、卵巢体积,卵泡直径,了解内生殖器官发育情况,并可确定卵巢有无占位性病变。

### (三)性激素测定

性激素分泌有显著的年龄特点。男孩血清T、女孩血清$E_2$均在2岁前较高,2岁后下降并持续维持在低水平,至青春期再度升高,其水平与发育程度密切相关。性早熟者性激素水平较正常同龄儿显著升高,而性腺肿瘤者则性激素往往增加极甚。先天性肾上腺皮质增生者血17α-羟孕酮及尿17-酮类固醇显著升高。

### (四)促性腺激素测定

测定促性腺激素水平对鉴别真性和假性性早熟意义较大。真性者水平升高,假性者水平低下,而分泌促性腺激素肿瘤者则显著升高。FSH、LH的分泌也具有与性激素类似的年龄差异,此外,在青春期早期其分泌特点为睡眠诱发的脉冲式释放,因此一次血标本往往不能反映其真正的分泌水平,如留取24h尿标本测定则意义较大。

### (五)促性腺激素释放激素(GnRH)兴奋试验

对鉴别真性和假性性早熟很有价值。真性者静脉注射GnRH后15～30min,FSH、LH水平成倍升高,而假性者无此反应。单纯性乳房早发育者仅稍有增高。

### (六)其他

头颅磁共振显像(MRI)及眼底检查可协助鉴别颅内肿瘤,长骨摄片则可鉴别McCune-Albright综合征。

## 四、治疗

### (一)药物治疗

1.促性腺激素释放激素拟似剂(GnRH agonist)

是目前治疗真性性早熟最有效的药物。这类药物系将天然的GnRH的肽链序列作化学改变后产生,可引起对受体的亲和力增加,并增强对酶降解的抵抗力,从而使活性增高,半衰期延长。用药后最初2～3周刺激促性腺激素分泌,但接着便引起垂体促性腺细胞的GnRH受体发生降调节,造成受体位点显著减少,使垂体对内源性GnRH失敏,促性腺激素分泌减少,从而使性激素水平下降,性征消退,并能有效地延缓骨骼的成熟,防止骨骺过早融合,有利于改善最终身高,这种抑制作用是高度可逆的。

早期的制剂需每天皮下注射或鼻腔吸入,近年来又研制出长效的控释制剂,可供肌肉注射,每月1次,较为方便。常用的几种为亮丙瑞林,曲普瑞林剂量分别为140～300 μg/kg和50～100 μg/kg,每月1次肌肉注射。布舍瑞林,那法瑞林剂量分别为每天1 200～1 800 μg和800～1 600 μg,分次鼻腔吸入。

2.甲孕酮

能反馈抑制垂体分泌促性腺激素,使性激素水平下降,从而使性征消退,但不能控制骨骼生长过速,故不能防止身材矮小。口服剂量为20～60 mg/d,分次服用,或肌肉注射100～150 mg,每2周1次。甲地孕酮效价较高,疗效较好,剂量为4～8 mg/d,分次服用。出现疗效后减量。

3.环丙氯地孕酮

能反馈抑制垂体分泌促性腺激素并拮抗雄激素对靶器官的作用,使性征消退并可能对控制骨骼生长过速有一定效果。剂量为每天 70～150 mg/m²,分次服用。

上述孕酮类药物长期使用可能抑制垂体分泌 ACTH,使皮质激素分泌减少。

4.睾内酯

系芳香化酶的竞争性抑制剂,可阻止雄激素向雌激素转化,使雌激素水平降低,可有效地治疗 Mc Cune-Albright 综合征。剂量为开始用每天 20 μg/kg,4 周后加量至 40 μg/kg。

5.中药

中医认为性早熟的病机为肾阴虚相火旺,给予滋阴泻火中药,如大补阴丸、知柏地黄丸等有一定疗效。

**(二)手术治疗**

(1)颅内肿瘤所致的真性性早熟,可采用立体定向放射外科技术(X 刀、γ 刀或高能粒子加速器等)治疗。经头颅 MRI 将肿瘤准确定位后,由计算机自动控制的了射线或高能粒子束聚焦在病灶部位。经照射治疗后肿瘤显著缩小、机化,性征明显消退,而对病灶周围正常的中枢神经组织损伤很小。由于这种“手术”安全、不良反应小、并发症少而疗效肯定,因此使此类患儿的预后大为改观。

(2)确诊性腺、肾上腺肿瘤所致的假性性早熟,应尽早手术切除。

# 第八节　矮小症

## 一、概述

矮小症是各种原因引起的生长障碍,通常是不良健康状态的早期征象,指在相似生活环境下,同种族、同性别和同年龄的个体身高低于正常人群平均身高 2 个标准差者(－2*SD*),或低于第 3 百分位数(－1.88*SD*)。年生长速率低于－2～－1*SD*。

人的身高及线性生长是复杂的程序化发育过程,是遗传和环境因素共同调控和作用的结果。遗传方面是大量的生长高度和速度基因程序化调控的结果,已发现数百种基因与身高有关,尚有大量的生长高度和速度基因未被鉴定。环境因素方面与社会经济状况、饮食营养、感染、疾病、战争等密切相关。

## 二、矮小症的分类

**(一)原发性生长障碍(原发性矮小症)**

即原发生长板的原因导致的生长障碍。

**(二)继发性生长障碍(继发性矮小症)**

即导致生长板的环境发生改变的原因导致的生长障碍。

**(三)特发性生长障碍(特发性矮小症)**

现阶段未发现明确原因的生长障碍,进一步分为家族性和非家族性矮小症。

## 三、矮小症的病因

导致矮身材的因素甚多,可多因素共同作用所致,亦有不少矮身材的机制迄今尚未阐明。

### (一)原发性生长障碍

1.临床综合征

(1)先天性卵巢发育不全(特纳综合征)。

(2)Cornelia de Lange 综合征。

(3)DiDeorge 综合征(软腭-心-面综合征)。

(4)唐氏综合征。

(5)Noonan 综合征。

(6)1 型神经纤维瘤。

(7)Prader-Willi-abhart 综合征。

(8)Silver-Russell 综合征等。

2.追赶生长失败的宫内发育迟缓(SGA)

(1)胰岛素样生长因子 1 缺乏、胰岛素样生长因子抵抗。

(2)有明确病因的 SGA:如宫内感染、药物、吸烟及酗酒。

(3)原因不明的 SGA。

3.骨骼发育异常

(1)软骨发育不全。

(2)软骨发育不良。

(3)Leri-Weill 软骨骨生成障碍,以及其他同源矮身材(SHOX)基因缺陷。

(4)成骨不全。

(5)黏多糖病。

(6)黏脂病。

### (二)继发性生长障碍

(1)营养不良。

(2)器官系统性疾病。①心脏疾病:如先天性心脏病;②肺脏疾病:如囊性纤维化;③肝脏疾病:如慢性肝病、肝硬化;④肠道疾病:如克罗恩病吸收不良综合征、短肠综合征;⑤肾脏疾病:如范科尼综合征、肾性酸中毒;⑥慢性贫血:如地中海贫血。

(3)其他的生长激素-IGF 轴异常(原发性 lGF1 缺乏与抵抗)①生物活性异常性生长激素;②生长激素受体异常(生长激素不敏感综合征、Laron 综合征);③生长激素信号传递异常,如 STAT5B 缺陷;④酸敏感性亚单位(ALS)缺陷;⑤IGF-1 缺乏;⑥IGF 抵抗(IGFIR 缺陷、受体后缺陷)。

(4)其他内分泌疾病:①库欣综合征;②甲状腺功能减退症;③矮妖精貌综合征;④控制不良的糖尿病;⑤骨龄提前导致的成人性矮身材:如性早熟、甲状腺功能亢进症、先天性肾上腺皮质增生症、外源性雌激素或雄激素。

(5)代谢异常:①钙磷代谢异常;②糖代谢异常;③脂代谢异常;④蛋白质代谢异常。

(6)精神心理性异常:①情感剥夺;②神经性厌食;③抑郁症。

(7)医源性:①糖皮质激素疗法:全身性或局部性;②抗肿瘤治疗;③全身放疗;④化疗。

**(三)特发性矮身材(ISS)**

(1)家族性 ISS。

(2)非家族性 ISS。

(3)生长激素缺乏:①特发性;②遗传性(HESX1、PROP1、POU1F1、LHX3、LHX4.GHRHR、GH 等基因异常);③合并综合征,合并颅脑畸形、面部畸形:如透明隔视神经发育不良。空蝶鞍综合征;④宫内感染:如风疹;⑤颅内肿瘤:颅咽管瘤、生殖细胞瘤、错构瘤;⑥颅脑损伤;⑦中枢神经系统感染;⑧肉芽肿性疾病:如组织细胞增生症。

## 四、诊断流程

矮小症的诊断程序主要分为 3 个步骤(图 10-1)。

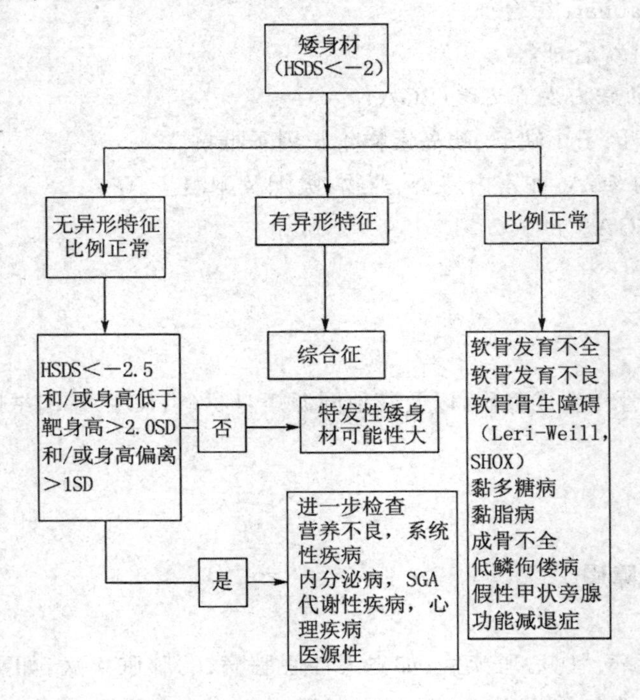


**图 10-1 矮身材诊断流程**

**(一)全面的病史询问和仔细的体格检查,以明确原因,以利治疗**

1.病史

应仔细询问患儿母亲的妊娠情况;患儿出生史;出生身长和体重;生长发育史;父母亲的青春发育和家庭中矮身材情况等。询问提示系统性疾病的症状、体征;精神心理性疾病的症状。

2.体格检查

目的在于发现矮小症病因的线索。所有测量的正常参考值应选用同种族、最新、最可靠的参考值。除常规体格检查外,应正确测量和记录以下各项:①当前身高和体重的测定值和百分位数;②身高年增长速率(观察 3 个月以上);③根据其父母身高测算的靶身高;④BMI 值;

⑤性发育分期；⑥其他：包括头围、坐高、指端间距和身材比例。因短前臂是 SHOX 异常的重要标志，怀疑 SHOX 异常时应测量前臂长。异常的身材比例常提示骨骼疾病。仔细检查面部和身体的异形特征有助于综合征的诊断。

## (二)选择实验室检查

根据病史体检中发现的特征性线索进行特异性相关检查。如身材比例异常常提示骨骼疾病，进行 X 线摄片分析以获得具体可能的诊断或指导诊断、鉴别诊断，进行进一步相关基因分析以确诊。当发现异形特征线索时，提示综合征性矮小症，进一步进行相关检查。如发现 Turner 综合征的症状特征，将进行染色体检查。对大多数矮小症患者未发现特征性线索，应进行非特异性 X 线摄片分析和实验室筛查。

1.骨龄(BA)判定

BA 是评估生物体发育情况的良好指标，骨龄即是各年龄时的骨成熟度。目前国内外使用最多的方法是 G-P 法(Greulich&Pyle)和 TW3 法(Tanner-Whitehouse)，我国临床上多数采用 G-P 法。正常情况下，骨龄与实际年龄的差别应在±1 岁之间，落后或超前过多即为异常。

2.分析生长曲线、遗传身高和预测身高评价

男孩遗传身高＝(父亲身高＋母亲身高＋13)÷2 女孩遗传身高＝(父亲身高＋母亲身高－13)÷2

3.常规检查

应常规进行血尿常规、血沉、C 反应蛋白检查和肝肾功能、电解质、微量元素等检测；疑诊肾小管中毒者宜做血气分析；为排除亚临床甲状腺功能减退，应常规检测甲状腺激素水平。

4.染色体核型分析

对疑有染色体畸变的患儿都应进行核型分析。未发现特征性线索时，目前推荐矮小症女性应常规进行染色体检查，而在男性推荐有外生殖器异常和严重矮小者进行染色体检查。

5.生长激素-胰岛素样生长因子-1 轴(GHIGF-1)功能测定

GH 峰值在药物刺激试验中＜5 μg/L 即为生长激素完全缺乏(GHD)；介于 5～10 μg/L 为部分缺乏(pGHD)；＞10 μg/L 则属正常。由于任何一种刺激试验都有 15%的假阳性率(指 GH 分泌低下)，因此必须在两项刺激试验结果都不正常时方能确诊 GHD。目前多数主张选择作用方式不同的两种药物试验，如胰岛素、精氨酸、溴吡斯的明可刺激生长抑素分泌，可联合其他兴奋生长激素释放激素的药物联合试验，两种药物试验可分 2 天进行，也可一次同时给予。

6.胰岛素样生长因子-1(IGF-1)和胰岛素样生长因子结合蛋白-3(IGFBP-3)测定

两者的血清浓度随年龄增长和发育进程而增高，且与营养等因素相关，各实验室应建立自己的参比数据。

7.IGF-1 生成试验

对疑为 GH 抵抗(Laron 综合征)的患儿，可用本试验检测 GH 受体功能。①方法 1：按

0.075～0.15 U/(kg·d)每晚皮下注射 rhGH 1 周，于注射前、注射后第 5 天和第 8 天各采血样 1 次，测定 IGF-1；②方法 2：按 0.3 U/(kg·d)每晚皮下 rhGH，共 4 天，于注射前和末次注射后各采血样 1 次，测定 IGF-1，正常者血清 IGF-1 在注射后会较其基值增高 3 倍以上，或达到与其年龄相当的正常值。

8.其他内分泌激素的检测

依据患儿的临床表现，可视需要对患儿的其他激素选择进行检测。

9.下丘脑、垂体的影像学检查

矮身材儿童均应进行颅部 MRI 检查，以排除先天发育异常或肿瘤的可能性。

10.基因分析

疑诊综合征性矮小症时，应进行相关基因分析。

## 五、治疗

### (一)病因治疗

治疗措施取决于其病因。去除病因，如精神心理性、肾小管酸中毒等患儿在相关因素被消除后，其身高增长率即见增高。

### (二)生长激素

基因重组人生长激素(rhGH)治疗为治疗矮小症的有效方法。

1.目前获准采用 rhGH 治疗的适应证

(1)生长激素缺乏症。

(2)慢性肾功能衰竭。

(3)先天性卵巢发育不全。

(4)Prader-Willi 综合征。

(5)小于胎龄儿(SGA)出生后 2～3 年未能追赶生长者。

(6)特发性矮身材，即非 GH 缺乏的原因不明者；身高低于同性别、同年龄儿正常参比值 2.25 *SD*以上；预计其成人期终身高在－2*SD* 以下。

(7)短肠综合征。

(8)SHOX 基因缺失。

(9)Noonan 综合征。此外，有报道显示性早熟、先天性肾上腺皮质增生症、先天性甲状腺功能减退症经原发病治疗后，持续生长落后、预测成人身高明显受损的患者应用生长激素可改善身高。

2.剂量

生长激素的剂量应根据不同的病因、疗效及生化检测结果进行个体化调整。宜从小剂量开始，最大不宜超过 0.2 U/(kg·d)。目前国内常用剂量是 0.1～0.15 U/(kg·d)，对青春发育期患儿、Turner 患儿、小于胎龄儿、部分特发性矮身材患儿的应用剂量为 0.15～0.20 U/(kg·d)。

3.用法

每晚睡前皮下注射 1 次，常用注射部位为大腿中部 1/2 的外、前侧面，每次注射应更换注射点，避免短期内重复而引致皮下组织变性。

4.疗程

生长激素治疗矮身材的疗程视病情需要而定，应至少治疗 1 年以上，时间过短对其终身高作用不大。

5.不良反应

常见的不良反应如下。

(1)甲状腺功能减退：在开始注射数月后发生，可予 L-甲状腺素片治疗。

(2)糖代谢改变：长期较大量使用可导致空腹血糖受损和糖耐量受损，停用生长激素数月后即可恢复，极少数可发展为糖尿病，对有糖尿病家族史者和肥胖儿须注意。

(3)良性颅内压升高：生长激素可引起钠水潴留，个别患者会出现可逆性良性颅内压升高和血压升高，多发生于慢性肾衰竭、Turner 综合征和 GH 缺乏症治疗过程中，暂停后症状消失，重者可加用小剂量脱水剂或利尿剂(如氢氯噻嗪)降低颅内压。

(4)抗体产生：由于制剂纯度的不断提高，目前抗体产生率已减少。

(5)股骨头滑脱、坏死：因为骨骼在治疗后生长加速、肌力增强，运动增多时易引起股骨头滑脱、无菌性坏死，致跛行，亦可出现膝关节、髋关节疼痛。

(6)脊柱侧凸、手脚变大：可发生脊柱侧凸或加重已有的脊柱侧凸，应注意监测，及时纠正。

(7)色素痣：有报道可增加色素痣，但不会导致皮肤癌的发生风险增高。

(8)注射局部红肿或皮疹：甚少见，通常在数天内消失，可继续使用。

(9)诱发肿瘤的可能性：国外的大型数据库及学术机构的大量流行病学资料显示，无潜在肿瘤危险因素存在的儿童，GH 治疗不增加无肿瘤患者新发恶性肿瘤，对肿瘤已治愈者，rhGH 治疗不增加肿瘤的再发风险，不影响肿瘤的复发，但 rhGH 治疗可导致白血病和中枢神经系统肿瘤患者的 2 年内继发肿瘤风险增加，故不提倡颅内肿瘤治疗后 2 年内进行 rhGH 治疗，对患肿瘤正接受治疗的患者，禁用 rhGH 治疗。对曾有肿瘤、有家族肿瘤发生遗传倾向、畸形综合征，长期超生理剂量 GH 应用史时需谨慎，治疗过程中应密切监测血清 IGF-1 水平，超过正常参照值+2*SD* 者宜暂时停用。治疗前常规头颅 MRI 检查除外颅内肿瘤。

6.rhGH 与其他药物联合应用

(1)疗程中应注意钙、微量元素等的补充，以供骨生长所需。

(2)蛋白同化激素：常与生长激素并用治疗男性青春期发育迟缓和部分 Turner 综合征，国内大多使用司坦唑醇(康力龙)，常用剂量为 0.025～0.05 mg/(kg · d)，需注意骨龄增长情况。

(3)芳香酶抑制剂(来曲唑)等通过抑制雌激素产生，延缓骨龄而利于身高增长，亦曾被用于治疗矮身材，国内目前无足够资料分析，故不建议常规应用。

7.随访

所有确诊矮身材患儿都应进行长期随访。使用生长激素治疗者每 3 个月应随访 1 次：测量身高(最好测算 SD)，此外还要进行 IGF-1、IGFBP-3、$T_4$、TSH、血糖和胰岛素等检测，以便及时调整 GH 剂量和补充甲状腺素。每年检查骨龄 1 次。疗程中应观察性发育情况，按需处理。疑有颅内病变者应注意定期重复颅部 MRI 扫描。

# 第九节　青春期发育延迟

## 一、概述

青春期发育延迟是指男孩开始睾丸增大或女孩开始乳房发育的年龄晚于人群平均开始发育年龄(通常男孩为14岁,女孩为13岁)的2～2.5个标准差。临床上,男孩出现青春期发育延迟的可能性更大。此外,有些儿童表现为青春期过程中的任一阶段延迟,持续2年以上。

青春期发育延迟的原因较为复杂,其中体质性青春期发育延迟(CDGP)最为常见,尤其对于男孩。一项大规模人群调查显示,在青春期发育延迟的青少年中,大约65%的男孩和30%的女孩为CDGP,但实际比例可能更高。CDGP的原因还不清楚,遗传可能是重要原因。据估计50%～70%的CDGP患者有青春期发育延迟家族史。CDGP的遗传方式不确定,但是通常表现为常染色体显性遗传。

CDGP虽然常见,但诊断需除外其他原因导致的青春期延迟,尤其对于女孩。CDPG的鉴别诊断可分为3类。

(1)高促性腺激素性性腺发育不全:因缺乏性腺的负反馈导致的卵泡刺激素(FSH)和黄体生成素(LH)水平增高,如Turner综合征、Klinefelter综合征、性腺受化疗或放疗影响。

(2)永久性低促性腺激素性性腺发育不全:表现为下丘脑或垂体功能不全所导致的FSH和LH过低,其原因包括中枢神经系统肿瘤、浸润性病变、放疗或化疗、GnRH缺乏(单纯性低促性腺激素性性腺功能减退、Kallmann综合征)、联合垂体激素缺乏等。

(3)暂时性低促性腺激素性性腺发育不全又称功能性的低促性腺激素性性腺发育不全,常继发于系统性疾病,如炎症性肠病、乳糜泻、神经性厌食、甲状腺功能减退、过度运动等。

## 二、诊断流程及注意事项

### (一)评估方法

1.一线评估

用于青春期延迟的病因鉴别。

(1)病史:询问有无青春期延迟家族史、生长速度、营养状态、精神状态、智力水平、慢性疾病(如甲状腺疾病、慢性腹泻、肾病、厌食症、肿瘤等)、是否有化疗、放疗病史,出生时是否有隐睾、小阴茎,是否有嗅觉减退或缺失。

(2)体格检查:身高、体重、生长发育图、Tanner分期、男孩睾丸容积。

(3)生化检查:血常规、血沉、电解质、肝功能、肾功能、甲状腺功能。

(4)性激素:LH、FSH、IGF-1、睾酮(男孩)。

(5)骨龄、鞍区MRI。

2.二线评估

用于CDGP与单纯性低促性腺激素性性腺功能减退的鉴别:GnRH兴奋试验、HCG兴奋试验、血清抑制素B、血清PRL。

## (二)诊断流程

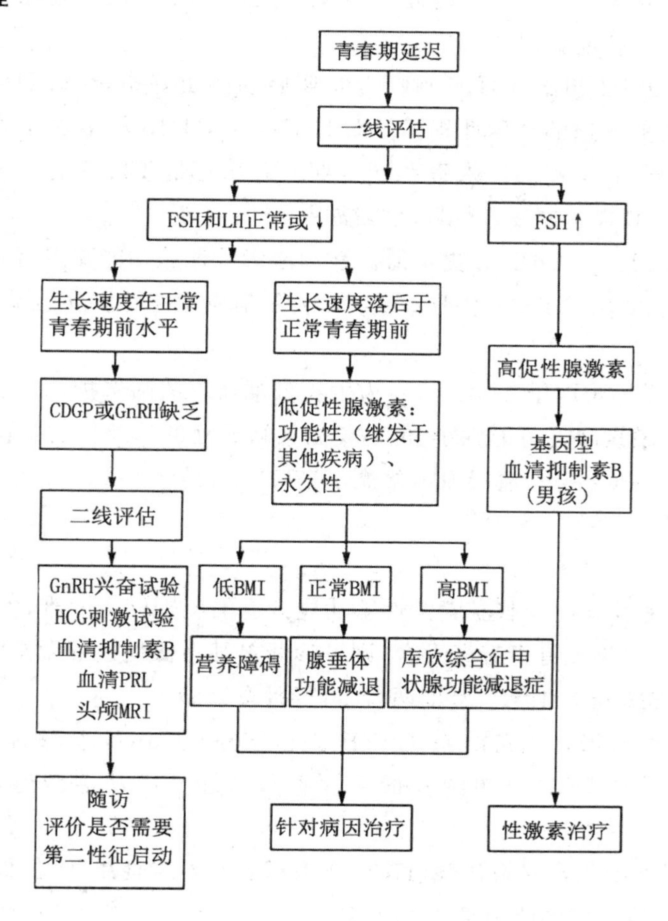


图 10-2　青春期发育延迟的诊治流程

## (三)诊断注意事项

1.一线评估

(1)超重肥胖男孩易于出现青春期发育迟缓。

(2)肾上腺功能初现指肾上腺分泌雄激素(DHEAS 及雄烯二酮)开始增多,常在青春期前 2 年开始,肾上腺功能初现与阴毛、腋毛的生长有关。CDPG 患儿肾上腺功能初现与性激素启动同时延迟,而单纯性低促性腺激素性性腺功能减退患儿肾上腺功能常在正常年龄初现。

(3)有无全垂体功能减退的征象,如中线器官缺损、低血糖症、低皮质醇血症等,常提示中枢神经系统器质性病变。

(4)生长速率:在男孩和女孩的青春期早期,年生长率＜3 cm 常提示生长抑制相关疾病(如 GH 缺乏、皮质醇增多症、甲状腺功能减退症等),但也可以见于 CDGP。

(5)Tanner 分期:女孩青春期启动的第一个体征是乳房发育 Tanner 分期 2 期(乳芽期)。男孩青春期启动的标志是睾丸容积＞3 mL,该体征较外阴 Tanner 分期 2 期(阴囊、睾丸开始增大,阴囊皮肤开始发红)更可靠。

(6)骨龄:CDPG 儿童常有骨龄延迟,但骨龄延迟也可见于慢性疾病,低促性腺激素性性腺功能减退和性腺本身的功能减退。

(7)血清 LH:与 FSH 相比,LH 是判断青春期启动的更好指标。LH<0.1 IU/L 并非低促性腺激素性性腺功能减退的特异性指标。而 LH>0.2 IU/L(化学发光法)是青春期启动的特异指标,但敏感性不高,一些已进入青春期早期的儿童可能 LH 未达 0.2 IU/L。对于青春期延迟的患儿,LH 增高提示原发性性腺功能减退。

(8)血清 FSH:FSH<0.2 IU/L 提示低促性腺激素性性腺功能减退,但并不能作为诊断指标。对于青春期延迟的患儿,FSH 水平超过正常上限是原发性性腺功能减退的敏感且特异的指标。

(9)血清胰岛素样生长因子-1(IGF-1):为生长激素缺乏的筛选指标。性激素治疗后,IGF-1 水平增高提示生长激素缺乏可能性小,但生长激素缺乏症的诊断仍需生长激素激发试验。

(10)血清睾酮水平(男孩):清晨血清睾酮水平>0.7 nmol/L(20 ng/dL)提示 12~15 个月将会出现青春期发育。

2.二线评价

(1)CDGP 与单纯性低促性腺激素性性腺功能减退的鉴别较为困难,无任何试验可以明确鉴别两者,如果到 18 岁仍没有青春期发育,则可诊断单纯性低促性腺激素性性腺功能减退。

(2)如果基础 FSH 和 LH 无法鉴别两者,可行兴奋试验。

(3)促性腺激素释放激素兴奋试验(GnRH 兴奋试验):GnRH 刺激后 LH>5 IU/L,提示中枢青春期的启动,但 CDGP 与单纯性低促性腺激素性性腺功能减退都可出现青春期前反应。

(4)人绒毛膜促性腺激素兴奋试验(HCG 兴奋试验):对男性患儿,低促性腺激素性性腺功能减退者 HCG 兴奋后睾酮的峰值低于 CDGP。

(5)血清抑制素 B:抑制素是一种由女性卵巢颗粒细胞及男性睾丸支持细胞分泌的异二聚体蛋白质激素。它选择性抑制 FSH 的分泌,对性腺也有局部旁分泌作用。青春期前基础血清抑制素 B>35 pg/mL 则 CDGP 的可能性大。男孩抑制素 B 明显降低常提示原发于睾丸的疾病。

(6)血清催乳素:水平增高提示下丘脑-垂体肿瘤导致的低促性腺激素性性腺功能减退。

(7)头颅 MRI:用于除外中枢神经系统疾病导致的发育延迟。低促性腺激素性性腺功能减退者常有嗅泡或嗅沟的发育不全,对于嗅觉正常或嗅觉评价较困难的患者,影像学检查有助于鉴别低促性腺激素性性腺功能减退。

## 三、临床试验

### (一)GnRH 兴奋试验

1.原理

GnRH 对垂体促性腺激素(LH 和 FSH)有兴奋作用,对于性腺轴已启动而促性腺激素基础值不高的儿童,GnRH 注射后,LH、FSH 水平增高。

2.方法

常规用 GnRH(戈那瑞林)2.5 μg/kg(最大 100 μg)在静息状态下(通常在上午 8 时)快速

静脉推注，在 0min、30min、60min 时采血样，测血清 LH 和 FSH 水平。如用合成的 GnRH 类似物刺激，需加测 90min 和 120min 血样。

3.结果判断

结果取决于促性腺激素的检测方法，如果采用化学发光法，LH 峰值>5.0 IU/L、LH 峰值/FSH峰值>0.6 提示进入青春期。CDGP 和低促性腺激素性性腺功能减退均可出现兴奋后促性腺激素水平增加不明显，但 CDGP 患儿刺激后仍高于后者。

**（二）HCG 兴奋试验**

1.原理

HCG 刺激可了解睾丸 Leydig 间质细胞合成分泌睾酮的储备能力，在本部分中用于协助鉴别男性患儿 CDGP 和低促性腺激素性性腺功能减退。

2.方法

可采用 3 日法或 19 日法。3 日法每天肌肉注射 HCG 1 500 U，19 日法在第 8 天、11 天、15 天、18 天还需注射 HCG 共 4d，在用药前及第 4 天、第 19 天测定血清睾酮。

3.判断方法

该鉴别方法并未常规推荐。Segal 等报道低促性腺激素性性腺功能减退者 HCG 兴奋后睾酮水平显著低于 CDGP 者。3 日法睾酮<1.04 μg/L，19 日法<2.75 μg/L 提示低促性腺激素性性腺功能减退。

## 四、治疗

**（一）CDGP**

（1）CDGP 患儿最终可出现自发的青春期启动和发展。通常反复确认和持续观察可确保患儿达到性成熟。但这些患儿因为未发育的外表和身高常易引起社会心理障碍。

（2）小剂量雄激素（男孩）或雌激素（女孩）治疗常可启动青春期发育，加速生长速率，改善社会心理状态，且没有明显不良反应，不会导致骨龄的快速发展影响成年身高。

（3）如无青春期发育，男孩可在 13～14 岁，女孩可在 12～13 岁开始性激素治疗。一般治疗 1～2 个疗程停药观察，CDGP 者常可继续自行发育进入青春期，而低促性腺激素性性腺功能减退者不再发育或停药后退化。

（4）男孩：庚酸睾酮或其他长效睾酮 50 mg 肌肉注射每月 1 次，连续注射 3～6 个月，以后每 1 个疗程增加 25～50 mg（总剂量每月不超过 100 mg）。不良反应包括注射部位局部反应、红细胞增多、痤疮、前列腺增生等，剂量过高可导致骨骺提前闭合。骨龄<10 岁者禁用。如无长效睾酮，亦可选用十一酸睾酮 40 mg/d。

（5）女孩：炔雌醇 2 μg/d，6～12 个月后加量为 5 μg/d；或戊酸雌二醇 0.5 mg/d 或选用结合雌激素 0.162 5 mg/d，连续 6～12 个月，再逐渐增加雌激素剂量，2～3 年后增至炔雌醇 10～20 μg/d，戊酸雌二醇 1～2 mg/d 或结合雌激素 0.625～1.25 mg/d。雌激素治疗 12～18 个月可考虑加用孕激素，具体时间个体化，雌激素加量慢者可较晚合用孕激素，有突破性阴道出血者可提前。孕激素有多种选择，一般用口服制剂，如可选择醋酸甲羟孕酮（5 mg/d）。开始周期性治疗后每月的前 21d 用雌激素，在第 12～21 天加用孕激素。

（6）合并身材矮小的 CDGP 患儿，如骨龄明显落后（如 FDA 建议<－2.25），可加用生长激

素。男孩身材矮小者还可加用芳香化酶抑制剂，如可用来曲唑 2.5 mg/d，但芳香化酶抑制剂未常规用于此类患儿，疗程、剂量等还需进一步研究。

**(二)低促性腺激素性性腺功能减退**

(1)性激素初始剂量同 CDGP，在 3 年内逐渐增加至成人剂量。

(2)对于促性腺激素性性腺功能减退的女孩来说，雌激素需要与黄体酮同时使用来维持子宫内膜的周期性脱落。

(3)成人后有生育要求者，需改用 GnRH 脉冲泵入或外源性促性腺激素治疗。

# 第十一章　儿科血液系统常见病

## 第一节　营养性贫血

### 一、缺铁性贫血

缺铁性贫血是由于体内贮铁不足致使血红蛋白合成减少而引起的一种低色素小细胞性贫血，又称为营养性小细胞性贫血。这是小儿时期最常见的一种贫血，多见于6个月—2岁的婴幼儿。

#### (一)病因及发病机制

1.铁在体内的代谢

铁是合成血红蛋白的重要原料，也是多种含铁酶(如细胞色素C、单胺氧化酶、琥珀酸脱氢酶等)中的重要物质。人体所需要的铁来源有两个。①衰老的红细胞破坏后所释放的铁，约80%被重新利用，20%贮存备用。②自食物中摄取：肉、鱼、蛋黄、肝、肾、豆类、绿叶菜等含铁较多。食物中的铁以二价铁形式从十二指肠及空肠上部被吸收，进入肠黏膜后被氧化成三价铁，一部分与细胞内的去铁蛋白结合成铁蛋白，另一部分通过肠黏膜细胞入血，与血浆中的转铁蛋白结合，随血循环运送到各贮铁组织，并与组织中的去铁蛋白结合成铁蛋白，作为贮存铁备用。通过还原酶的作用，铁自铁蛋白中释出，并经氧化酶作用氧化成为三价铁，再与转铁蛋白结合，转运至骨髓造血，在幼红细胞内与原卟啉结合形成血红素，后者再与珠蛋白结合形成血红蛋白。正常小儿每天铁的排泄量极微，不超过15 μg/kg。小儿由于不断生长发育，铁的需要量较多，4个月—3岁每天需由食物补充元素铁0.8～1.5 mg/kg。各年龄小儿每天摄入元素铁总量不宜超过15 mg。

2.导致缺铁的原因

(1)先天贮铁不足：足月新生儿自母体贮存的铁及出生后红细胞破坏释放的铁足够出生后3～4个月造血之需，如因早产、双胎、胎儿失血(如胎儿向母体输血，或向另一孪生胎儿输血)及母亲患严重缺铁性贫血均可使胎儿贮铁减少。出生后延迟结扎脐带，可使新生儿贮铁增多(约增加贮铁40 mg)。

(2)食物中铁摄入量不足：为导致缺铁的主要原因。人乳、牛乳中含铁量均低(小于0.2 mg/dL)。长期以乳类喂养、不及时添加含铁较多的辅食者，或较大小儿偏食者，易发生缺铁性贫血。

(3)铁自肠道吸收不良：食物中铁的吸收率受诸多因素影响，动物性食物中铁10%～25%被吸收，人乳中铁50%、牛乳中铁10%被吸收，植物性食物中铁吸收率仅约1%。维生素C、果糖、氨基酸等有助于铁的吸收。但食物中磷酸、草酸、鞣酸(如喝浓茶)等可减少铁的吸收。此外，长期腹泻、呕吐、胃酸过少等均可影响铁的吸收。

(4)生长发育过快：婴儿期生长快，早产儿速度更快，随体重增长血容量也增加较快，较易出现铁的不足。

(5)铁的丢失过多：如因对牛奶过敏引起小量肠出血（每天可失血约 0.7 mL），或因肠息肉、膈疝、肛裂、钩虫病等发生慢性小量失血，均可使铁的丢失过多而导致缺铁（每失血 1 mL 损失铁 0.5 mg）。

(6)铁的利用障碍：如长期或反复感染可影响铁在体内的利用，不利于血红蛋白的合成。

3.缺铁对各系统的影响

(1)血液：不是体内一有缺铁即很快出现贫血，而是要经过 3 个阶段。①铁减少期(ID)：体内贮铁虽减少，但供红细胞合成血红蛋白的铁尚未减少。②红细胞生成缺铁期(IDE)：此期红细胞生成所需铁已不足，但血红蛋白尚不减少。③缺铁性贫血期(IDA)：此期出现低色素小细胞性贫血。

(2)其他：肌红蛋白合成减少。由于多种含铁酶活力降低，影响生物氧化、组织呼吸、神经介质的分解与合成等，使细胞功能紊乱，引起皮肤黏膜损害、精神神经症状及细胞免疫功能降低等。

**(二)临床表现**

1.一般表现

起病缓慢。逐渐出现皮肤黏膜苍白，甲床苍白，疲乏无力，不爱活动，年长儿可诉头晕、耳鸣。易患感染性疾病。

2.髓外造血表现

常见肝、脾、淋巴结轻度肿大。

3.其他系统症状

食欲减退，易有呕吐、腹泻、消化功能不良，可有异食癖（如喜食泥土、墙皮等）。易发生口腔炎。常有烦躁不安或萎靡不振，精力不集中，智力多低于同龄儿。明显贫血时呼吸、心率加快，甚至引起贫血性心脏病。

**(三)实验室检查**

1.血常规

血红蛋白降低比红细胞减少明显，呈小细胞低色素性贫血，血涂片可见红细胞大小不等，以小细胞为主，中心浅染区扩大。网织红细胞、白细胞、血小板大致正常。

2.骨髓常规

幼红细胞增生活跃，以中、晚幼红细胞增生为主。各期红细胞均较小，胞质量少，染色偏蓝。其他系列细胞大致正常。

3.铁代谢检查

(1)血清铁蛋白(SF)：缺铁的 ID 期即降低（小于 12 μg/L），IDE、IDA 期更明显。

(2)红细胞游离原卟啉(FEP)：IDE 期增高（大于 0.9 μmol/L 或大于 50 μg/dL）。

(3)血清铁(SI)、总铁结合力(TIBC)：IDA 时 SI 降低（小于 9.0～10.7 μmol/L 或小于 50～60 μg/dL），TIBC 增高（大于 62.7 μmol/L 或大于 350 g/dL）。

(4)骨髓可染铁：骨髓涂片用普鲁蓝染色镜检，细胞外铁颗粒减少，铁粒幼细胞减少（小于 15%）。

### (四)诊断

根据临床表现、血常规特点结合喂养史,一般可做出诊断。必要时可做骨髓检查。铁代谢的生化检查有确诊意义。铁剂治疗有效可证实诊断。异常血红蛋白病、地中海贫血、铁粒幼红细胞性贫血等也可表现为低色素小细胞性贫血,应注意鉴别。

### (五)治疗

1.一般治疗

加强护理,改善喂养,合理安排饮食,纠正不合理的饮食习惯。避免感染,治疗引起慢性失血的疾病。

2.铁剂治疗

铁剂治疗为特效疗法。口服铁剂宜选用二价铁盐,因其比三价铁易于吸收。常用铁剂有硫酸亚铁(含元素铁 20%)、富马酸亚铁(含元素铁 33%)、葡萄糖酸亚铁(含元素铁 11%)等。每天口服元素铁4~6 mg/kg,分 3 次于两餐之间口服。同时服用维生素 C 以促进铁的吸收。一般于服药 3~4d 后网织红细胞上升,7~10d 达高峰,其后血红蛋白上升,3~4 周贫血可望纠正,但仍需继续服药 2 个月左右,以补充贮存铁。

个别重症病例或由于伴有严重胃肠疾病不能口服或口服无效者可应用铁剂(如右旋糖酐铁、山梨醇枸橼酸铁复合物等)肌肉注射。总剂量按 2.5 mg 元素铁/kg 可增加血红蛋白 1 g/kg 计算,另加 10 mg/kg 以补足贮铁量。将总量分次深部肌肉注射,首次量宜小,以后每次剂量不超过5 mg/kg,每 1~3d 注射1 次,于 2~3 周内注射完。

3.输血治疗

重症贫血并发心功能不全或重症感染者可予输血。

### (六)预防

缺铁性贫血主要预防措施如下。

(1)做好喂养指导,提倡母乳喂养,及时添加富含铁的辅助食品,纠正偏食习惯。

(2)对早产儿、低体重儿可自生后 2 个月给予铁剂预防,给元素铁 0.8~1.5 mg/kg,也可食用铁强化奶粉。

(3)积极防治慢性胃肠病。

## 二、营养性巨幼细胞性贫血

营养性巨幼细胞性贫血又称营养性大细胞性贫血,主要是由于缺乏维生素 $B_{12}$ 和/或叶酸所致。多见于喂养不当的婴幼儿。

### (一)病因及发病机制

1.发病机制

维生素 $B_{12}$ 和叶酸是 DNA 合成过程中的重要辅酶物质,缺乏时因 DNA 合成不足,使细胞核分裂时间延长(S 期和 $G_1$ 期延长),细胞增殖速度减慢,而胞质中 RNA 的合成不受影响,红细胞中血红蛋白的合成也正常进行,因而各期红细胞变大,核染色质疏松呈巨幼样变,由于红细胞生成速度减慢,成熟红细胞寿命较短,因而导致贫血。粒细胞、巨核细胞也有类似改变。此外,维生素 $B_{12}$ 缺乏尚可引起神经系统改变,可能与神经髓鞘中脂蛋白合成不足有关。

2.维生素 $B_{12}$、叶酸缺乏的原因

(1)饮食中供给不足:动物性食物如肉、蛋、肝、肾中含维生素 $B_{12}$ 较多;植物性食物如绿叶菜、水果、谷类中含叶酸较多,但加热后被破坏。各种乳类中含维生素 $B_{12}$ 及叶酸均较少,羊乳中含叶酸更少。婴儿每天需要量维生素 $B_{12}$ 为 0.5～1 μg,叶酸为 0.1～0.2 mg。长期母乳喂养不及时添加辅食容易发生维生素 $B_{12}$ 缺乏;长期羊乳、奶粉喂养不加辅食易致叶酸缺乏。

(2)吸收障碍:见于慢性腹泻、脂肪下痢、小肠切除等胃肠疾病时。慢性肝病可影响维生素 $B_{12}$、叶酸在体内的贮存。

(3)需要量增加:生长发育过快的婴儿(尤其是早产儿),或患严重感染(如肺炎)时需要量增加,易致缺乏。

**(二)临床表现**

本病约 2/3 病例见于 6～12 个月,2 岁以上少见。急性感染常为发病诱因。临床表现特点如下。

1.贫血及一般表现

面色蜡黄,虚胖,易倦,头发稀黄发干,肝脾可轻度肿大,重症可出现心脏扩大,甚至心功能不全。

2.消化系统症状

常有厌食、恶心、呕吐、腹泻、舌炎、舌面光滑。

3.神经系统症状

见于维生素 $B_{12}$ 缺乏所致者。表现为表情呆滞、嗜睡、反应迟钝、少哭不笑、哭时无泪、少汗、智力体力发育落后,常有倒退现象,不能完成原来已会的动作。可出现唇、舌、肢体震颤,腱反射亢进,踝阵挛阳性。

**(三)实验室检查**

1.血常规

红细胞数减少比血红蛋白降低明显。红细胞大小不等,以大者为主,中央淡染区不明显。重症白细胞可减少,粒细胞胞体较大,核分叶过多(核右移),血小板亦可减少,体积变大。

2.骨髓常规

红系细胞增生活跃,以原红及早幼红细胞增多相对明显。各期幼红细胞均有巨幼变,表现如胞体变大,核染色质疏松,副染色质明显,显示细胞核发育落后于胞质。粒细胞系及巨核细胞系也可有巨幼变表现。

3.生化检查

血清维生素 $B_{12}$ 及叶酸测定低于正常含量(维生素 $B_{12}$ 小于 100 ng/L,叶酸小于 3 μg/L)。

**(四)诊断**

根据贫血表现、血常规特点,结合发病年龄、喂养史,一般不难做出诊断。进一步做骨髓检查有助于确诊。少数情况下须注意与脑发育不全(无贫血及上述血常规、骨髓常规改变,自生后不久即有智力低下)及少见的非营养性巨幼细胞性贫血相鉴别。

**(五)治疗与预防**

(1)加强营养和护理,防治感染。

(2)维生素 $B_{12}$ 及叶酸的应用维生素 $B_{12}$ 缺乏所致者应用维生素 $B_{12}$ 肌肉注射，每次 50～100 μg，每周2～3 次，连用 2～4 周，或至血常规恢复正常为止。应用维生素 $B_{12}$ 2～3d 后可见精神好转，网织红细胞增加，6～7d 达高峰，约 2 周后降至正常。骨髓内巨幼红细胞于用药 6～72h内即转为正常幼红细胞，精神神经症状恢复较慢。由于叶酸缺乏所致者给予叶酸口服每次5 mg，每天 3 次，连服数周。治疗后血常规、骨髓常规反应大致如上所述。维生素 C 能促进叶酸的利用，宜同时口服。须注意单纯由于缺乏维生素 $B_{12}$ 所致者不宜加用叶酸，以免加重精神神经症状。重症贫血于恢复期应加用铁剂，以免发生铁的相对缺乏。

(3)输血的应用原则同缺铁性贫血。

(4)预防措施主要是强调改善乳母营养，婴儿及时添加辅食，避免单纯羊奶喂养，年长儿要注意食物均衡，防止偏食习惯。

### 三、营养性混合性贫血

营养性缺铁性贫血与营养性巨幼细胞性贫血同时存在时称为营养性混合性贫血，较常见于婴幼儿期。

#### (一)临床表现

具有两种贫血的混合表现，贫血程度一般较重。

#### (二)实验室检查

1.血常规

血红蛋白及红细胞近于平行降低，红细胞大小不等更明显，大者大于正常，小者小于正常，大红细胞中央浅染区扩大为本病红细胞典型表现。白细胞、血小板常减少。

2.骨髓常规

红细胞系具有两种贫血的表现，例如可见巨幼红细胞而胞质嗜碱性强，粒细胞、巨核细胞也可见巨幼细胞性贫血时的形态改变。

#### (三)治疗

需同时应用铁剂及维生素 $B_{12}$ 或叶酸治疗。

## 第二节　溶血性贫血

由于红细胞破坏过多，寿命缩短，骨髓造血功能不足以代偿红细胞的耗损而形成的贫血称为溶血性贫血。小儿时期发生的溶血性贫血可分为先天性和后天获得性两大类，各有不同病因和病种。

### 一、病因分类

#### (一)先天性溶血性贫血(由于红细胞内在缺陷所致)

1.红细胞膜缺陷

(1)遗传性球形细胞增多症。

(2)遗传性椭圆形细胞增多症。

(3)其他如遗传性口形细胞增多症等。

2.血红蛋白异常

(1)地中海贫血。

(2)其他血红蛋白病。

3.红细胞酶的缺陷

(1)红细胞葡萄糖-6-磷酸脱氢酶(G-6-PD)缺陷,包括蚕豆病、药物性溶血性贫血、Ⅰ型遗传性非球形细胞性溶血性贫血等。

(2)丙酮酸激酶(PK)缺乏(Ⅱ型遗传性非球形细胞性溶血性贫血)。

(3)其他红细胞酶缺乏。

### (二)获得性溶血性贫血(由于红细胞外在因素所致)

(1)同种免疫性溶血性贫血:如新生儿溶血症、血型不合溶血性贫血等。

(2)自身免疫性溶血性贫血(包括温抗体型、冷抗体型)。

(3)继发于感染(如败血症、疟疾)、化学物理因素、微血管病的非免疫性溶血性贫血。

## 二、诊断

一般可按以下步骤考虑诊断。

### (一)初步确定存在溶血性贫血

1.临床表现

主要特点是表现为不同程度的贫血和黄疸。急性溶血性贫血起病急,重者可有发热、寒战、恶心、呕吐,腰背四肢疼痛、头痛、腹痛,急剧发展的面色苍白。贫血重者可发生休克或心力衰竭、肾衰竭。慢性溶血性贫血起病缓慢,逐渐出现贫血、黄疸,但可短期内加重,其他全身症状不明显。由于溶血场所的不同(血管内溶血,或是血管外溶血),临床表现有不同特点(表11-1)。

表11-1 血管内、外溶血的不同表现

| | 血管内溶血 | 血管外溶血 |
|---|---|---|
| 病程 | 急 | 慢 |
| 病因 | 获得性溶血性贫血(如G-6-PD缺乏) | 先天遗传性溶血性贫血(如遗传性球形细胞增多症) |
| 溶血场所 | 红细胞在血管内破坏 | 红细胞在单核巨噬细胞系统中破坏 |
| 贫血程度 | 较重 | 较轻,发生溶血危象时加重 |
| 黄疸 | 明显 | 较轻,溶血危象时明显 |
| 肝大、脾大 | 不明显 | 显著,急性发作时更明显 |
| 血红蛋白尿 | 常见 | 无 |

2.实验室检查

(1)红细胞破坏增加的证据:①正细胞正色素性贫血。②血清未结合胆红素增高,乳酸脱氢酶活性增高,血浆游离血红蛋白增高,结合珠蛋白减少或消失。③尿血红蛋白阳性,尿胆原增加。④红细胞寿命缩短。

(2)红细胞代偿增加的证据:①外周血网织红细胞增高,出现嗜多色性点彩红细胞或有核红细胞。②骨髓红细胞系统增生旺盛。

### (二)进一步明确溶血性贫血的病因

1.先天遗传性溶血性贫血的诊断

(1)病史:可早至生后不久即发病,贫血、黄疸逐渐加重。有血管外溶血表现。多有家族史。

(2)体征:多有明显肝大、脾大,尤其是脾大。

(3)血常规:血涂片镜检红细胞有形态改变,如球形红细胞增多(见于遗传性球形细胞增多症)、椭圆形红细胞增多(见于遗传性椭圆形细胞增多症)等。

(4)红细胞脆性试验、溶血试验。

(5)红细胞酶活性测定:目前已能做多种酶的筛选试验,如 G-6-PD、PK、P5'N(嘧啶 5' 核苷激酶)等,可测出某种酶的缺陷。

(6)血红蛋白电泳:有助于诊断地中海贫血及异常血红蛋白病等。

(7)其他检查异常血红蛋白的试验:如异丙醇试验(检测不稳定血红蛋白)、变性珠蛋白小体生成率、血红蛋白结构分析等。

2.后天获得性溶血性贫血的诊断

(1)病史:发病诱因(如感染、药物史、输血史等)有助于诊断。

(2)实验室检查:Coombs 试验阳性提示免疫性溶血性贫血(如自身免疫性溶血性贫血)。酸溶血试验(Ham 试验)、蔗糖溶血试验有助于阵发性睡眠性血红蛋白尿症的诊断。

## 三、治疗原则

### (一)去除病因

例如 G-6-PD 缺乏症应避免应用氧化性药物、禁食蚕豆等。对自身免疫性溶血性贫血应积极控制感染。

### (二)适当应用输血

输血为急性溶血性贫血及慢性溶血性贫血发生再障危象或溶血危象时的重要急救措施。但对自身免疫性溶血性贫血应慎用,应用不当可使溶血加重。

### (三)肾上腺皮质激素的应用

适用于温抗体型自身免疫性溶血性贫血。

### (四)脾切除

主要用于遗传性球形细胞增多症及其他类型溶血性贫血(如地中海贫血、自身免疫性溶血性贫血)有切脾适应证者,手术年龄一般应大于 4 岁。

# 第三节　再生障碍性贫血

再生障碍性贫血(AA,简称再障)又称全血细胞减少症,是骨髓造血功能衰竭导致的一种全血减少综合征。在小儿时期比较多见。主要临床表现是贫血、出血和反复感染;3 种血红细胞同时减少,无肝脾和淋巴结肿大。

## 一、病因及发病机制

### (一)病因

本病分为原发性、继发性两类。再障的病因相当复杂,部分病例是由于化学、物理或生物因素对骨髓的毒性作用所引起,称为继发性再障。但在临床上半数以上的病例因找不到明显的病因,称为原发性再障。能引起继发性再障的原因包括以下几个方面。

1.药物及化学物质

药物引起的再障近几年逐渐增多,在发病因素中居首位。如抗癌药物、氯霉素、磺胺类药物、保泰松、阿司匹林等。

许多化学物质都有不同程度的骨髓抑制作用,如苯、二甲苯、杀虫剂、化肥、染料等。

2.物理因素

各种放射线如X线、γ射线或中子等均能引起骨髓细胞损害。骨髓抑制程度与接触的剂量与时间有关。

3.生物因素

再障可由病毒、细菌、原虫等感染引起,病毒所致者尤为多见。如丙型肝炎病毒、乙型肝炎病毒等。近年来发现,人类矮小病毒可直接感染骨髓,引致再障。此外,CB病毒、麻疹病毒等均可引起再障。

### (二)发病机制

本病的发病机理比较复杂,至今尚未明了。近年来国内外主要围绕着造血干细胞受损、造血微环境缺陷及免疫因素3个方面进行了大量研究。

1.干细胞受损

骨髓中多能干细胞是造血的原始细胞,自20世纪60年代Pluznik和Bradley在体外琼脂培养条件下,建立了人骨髓祖细胞的集落形成以来,得知造血祖细胞(GM-CFU)产率的正常值为$(164\pm10.4)/2\times10^9$细胞,正常人保持着较为恒定的数量和维持自身的增殖能力,且有一定的贮备能力.当骨髓受到一般性损害时尚不致发病,当骨髓受到严重损害时,则GM-CFU的产率明显下降,仅为正常值的10%或更低,还可有质的改变,导致染色体畸变,故当干细胞衰竭时骨髓移植有效。

2.造血微环境缺陷

骨髓干细胞的增殖与分化需要一个完整无损的骨髓微环境,因血细胞的生成需要细胞周围供应造血原料,如骨髓的血窦受损,骨髓造血干细胞的增殖受抑制,导致再障,有学者认为再障患者自主神经兴奋性差,骨髓神经兴奋性亦差,致骨髓血流缓慢,小血管收缩,毛细动脉减少,造成造血微环境缺陷。

3.免疫因素

近年来对这方面的研究最多,特别是关于T淋巴细胞的研究尤多,多数学者认为再障患者辅助性T细胞(Th)下降,抑制性T细胞(Tb)上升,Th/Ts比值降低。体外培养再障患者骨髓干细胞产率降低时,加入抗胸腺细胞球蛋白(ATG)后干细胞产率增加,说明T细胞起了抑制作用。某学者等对136例再障患者的免疫功能进行了研究,认为Ts细胞不仅能抑制骨髓造血干细胞的增殖与分化还能抑制B细胞向浆细胞方向分化,从而产生全细胞(包括淋巴细胞在内)的严重减少和低丙种球蛋白血症。淋巴细胞绝对数越低,预后越差,除此之外,IgG-y受体阳性细胞(Tr细胞)是由抑制性T细胞、细胞毒性T细胞、抗体依赖性细胞毒T细胞等组成的细胞群体,因此Tr细胞增多可抑制造血干细胞,导致再障,但Tr细胞必须被患者体内某种可溶性因子激活后才能对造血干细胞的增殖与分化起抑制作用。血清抑制因子亦能起到抑制造血干细胞的作用。Ts细胞还能使γ-干扰素、白细胞介素-2(IL-2)也增加,这些均可以抑制造血干细胞的正常功能。此外,再障患者铁的利用率不佳,表现为血清铁增高,未饱和铁结合率下降,铁粒幼细胞阳性率增高;血浆红细胞生成素增高,红细胞内游离原卟啉和抗碱血红蛋白较高等异常。再障患者甲状腺功能降低。可见再障的发病机制是复杂的,大多数再障的发病往往是多种因素共同参与的结果,例如,造血抑制性增强时,常伴随造血刺激功能下降,T细胞抑制造血干细胞与造血微环境缺陷可并存,细胞免疫与体液免疫缺陷可并存。

## 二、先天性再生障碍性贫血

先天性再生障碍性贫血又称范可尼综合征,是一种常染色体隐性遗传性疾病,除全血细胞减少外,还伴有多发性先天畸形。

### (一)临床表现及诊断

有多发性畸形,如小头畸形、斜小眼球,约3/4的患者有骨骼畸形,以桡骨和拇指缺如或畸形最多见,其次为第一掌骨发育不全、尺骨畸形、并趾等,并常伴有体格矮小,皮肤片状棕色素沉着、外耳畸形、耳聋。部分患儿智力低下,男孩约50%伴生殖器发育不全。家族中有同样患者。

血常规变化平均6～8岁出现,男多于女,贫血为主要表现,红细胞为大细胞正色素性,伴有核细胞和血小板减少。骨髓变化与后天性再生障碍性贫血相似。骨髓显示脂肪增多,增生明显低下,仅见分散的生血岛。血红蛋白F增多,5%～15%。骨髓培养,显示红系与粒系祖细胞增生低下。

本病有多发性畸形,易与获得性再障区别。

有5%～10%的患者最后发展为急性白血病,多为粒单型白血病。

### (二)治疗

治疗与一般再障相同。皮质激素与睾酮联合应用可使血常规好转,但停药后易复发,必须长期应用小剂量维持。严重贫血时可输红细胞悬液。骨髓移植5年存活率约50%。贫血缓解后,身长、体重、智力也明显好转。

## 三、获得性再生障碍性贫血

获得性再生障碍性贫血是小儿时期较多见的贫血之一,此类贫血可发生于任何年龄,但以儿童和青春期多见,无性别差异。获得性再障又分为原发性与继发性两类。

### (一)临床表现及辅助检查

1.临床表现

起病多缓慢。症状的轻重视病情发展的速度和贫血程度而异。常见面色苍白、气促、乏力。常出现皮下瘀点、瘀斑或鼻出血而引起注意,病情进展,出血症状逐渐加重,严重者出现便血和血尿。肝脾淋巴结一般不肿大。由于粒细胞减少而反复发生口腔黏膜溃疡、咽峡炎及坏死性口腔炎,甚至并发全身严重感染,应用抗生素也很难控制。起病急的病程短,进展快,出血与感染迅速加重,慢性病例可迁延数年,在缓解期贫血与出血可不明显。

2.实验室检查

全血细胞减少,红细胞和血红蛋白一般成比例减少,因起病缓慢,不易引起注意,诊断时血红蛋白多已降至30～70 g/L,呈正细胞正色素性贫血。网织红细胞减低,严重者血涂片中找不到网织红细胞。个别慢性型病例可见网织红细胞轻度增高。红细胞寿命正常。

白细胞总数明显减少,多在$(1.5\sim4.0)\times10^9/L$之间,以粒细胞减少为主,淋巴细胞相对升高,血小板明显减少,血块收缩不良,出血时间延长。

骨髓标本中脂肪增多。增生低下,细胞总数明显减少。涂片中非造血细胞增多(组织嗜碱性粒细胞、浆细胞),淋巴细胞百分比增高。部分患儿血红蛋白F轻度增高。血清铁增高,运铁蛋白饱和度增高,口服铁吸收减低,与贫血程度不成比例。

**(二)诊断及分型**

1.再障的诊断标准

(1)全血细胞减少、网织红细胞绝对值减少。

(2)一般无脾大。

(3)骨体检查显示至少一部位增生减低或重度减低(如增生活跃,须有巨核细胞明显减少,骨髓小粒成分中应见非造血细胞增多,有条件者应作骨髓活检等检查)。

(4)能除外其他引起全血细胞减少的疾病,如阵发性睡眠性血红蛋白尿、骨髓增生异常综合征中的难治性贫血、急性造血功能停滞、骨髓纤维化、急性白血病、恶性组织细胞病等。

2.再障的分型标准

(1)急性再生障碍性贫血(简称AAA):亦称重型再障星型(SAA-Ⅰ)。①临床表现:发病急,贫血呈进行性加剧,常伴严重感染、内脏出血。②血常规:除血红蛋白下降较快外,须具备以下3项中之2项。网织红细胞小于1%,绝对值小于$15\times10^9/L$。白细胞明显减少,中性粒细胞绝对值小于$0.5\times10^9/L$。血小板小于$20\times10^9/L$。③骨髓常规:多部位增生减低,三系造血细胞明显减少,非造血细胞增多,如增生活跃须有淋巴细胞增多。骨髓小粒非造血细胞及脂肪细胞增多。

(2)慢性再生障碍性贫血(CAA),有以下特点。①临床表现:发病慢,贫血、感染、出血较轻。②血常规:血红蛋白下降速度较慢,网织红细胞、白细胞、中性粒细胞及血小板值常较急性型为高。③骨髓常规:三系或两系减少,至少一个部位增生不良,如增生良好红系中常有晚幼红(炭核)比例增多,巨核细胞明显减少。骨髓小粒脂肪细胞及非造血细胞增加。

病程中如病情恶化,临床血常规及骨髓常规与急性再障相同,称重型再生障碍性贫血Ⅱ型(SAA-Ⅱ)。

**(三)预后**

因病因而异。高危病例预后较差,有50%～60%于发病数月内死于感染。高危的指征是发病急,贫血进行性加剧,常伴有严重感染,内脏出血。血常规:除血红蛋白下降较快外,必具备以下3项之2项,网织红细胞小于1%,绝对值小于$15\times10^9/L$;白细胞数明显减少,中性粒细胞绝对值小于$0.5\times10^9/L$;血小板小于$20\times10^9/L$。骨髓常规:多部位增生减低,三系造血细胞明显减少,非造血细胞增多,脂肪细胞增多。

病情进展缓慢，粒细胞与血小板减少，不严重，骨髓受累较轻，对雄激素有反应者，预后较好。

**(四)治疗**

首先应去除病因，其治疗原则为。①支持疗法，包括输红细胞、血小板和白细胞维持血液功能，有感染时采用有效的抗生素。②采用雄激素与糖皮质激素等刺激骨髓造血功能的药物。③免疫抑制剂。④骨髓移植。⑤冻存胎肝输注法。

1.支持疗法

大多数再障患者病程很长，应鼓励患者坚持治疗，避免诱发因素。要防止外伤引起出血。对于粒细胞低于 $0.5 \times 10^9$/L 的要严格隔离。有感染的患儿应根据血培养及鼻咽分泌物、痰或尿培养结果采用相应抗生素。无明显感染者不可滥用抗生素，以免发生菌群紊乱和真菌感染。

输血只适用于贫血较重(血红蛋白在 60 g/L 以下)且有缺氧症状者，最好输浓缩的红细胞。出血严重可考虑输血小板。多次输血或小板易产生抗血小板抗体，使效果减低。

2.雄激素

适用于慢性轻、中度贫血的病儿，对儿童疗效优于成人，雄激素有刺激红细胞生成的作用，可能是通过刺激肾脏产生更多的红细胞生成素，并可直接刺激骨髓干细胞使之对红细胞生成素敏感性增高。

常用丙酸睾酮 1～2 mg/(kg·d)，每天肌肉注射 1 次，用药不应少于半年，半合成制剂常用司坦唑醇，每次 1～2 mg，每天 3 次口服；或美雄酮，每次 15 mg，每天 3 次口服。后 2 种半合成制剂的男性化不良反应轻，但疗效稍差，肝损害较大。雄激素可加快骨髓成熟，使骨干和骨髓提前愈合，可使患者的身高受到影响。治疗有效者，先有网织红细胞增高，随之血红蛋白上升，继之白细胞增加，血小板上升最慢。

3.肾上腺皮质激素

近年来多认为本病应用大剂量肾上腺皮质激素对刺激骨髓生血并无作用，而有引起免疫抑制、增加感染的危险性。小量应用可以减少软组织出血。故一般用于再障患儿有软组织出血时，素的剂量一般为每天 0.5 mg/kg。对先天性再生低下性贫血病儿，则应首选肾上腺皮质激素治疗。泼尼松用量开始为每天 1～1.5 mg/kg，分 4 次口服。如果有效，在用药后 1～2 周即可出现效果。如果用药 2 周后仍不见效，还可适当加大剂量至每天 2～2.5 mg/L。如用药 1 个月仍无效，则可停用，但以后还可间断试用，因有的患者后期还可有效，有效病例在用药至血常规接近正常时，即逐渐减至最小量，并隔天 1 次。80%左右的病儿药量可减至 5～15 mg，并隔天 1 次，少数患者还可完全停药。如果小量隔天 1 次不能维持，而需大量应用激素时，可考虑改用骨髓移植治疗。

4.免疫抑制剂的应用

抗淋巴细胞球蛋白(ALG)及抗胸腺细胞球蛋白(ATG)为近年来治疗急性或严重型再障常用的药物之一。本制品最早应用于同种异体骨髓移植前作为预处理药物使用，1976 年有学者在应用 ALG 作为骨髓移植预处理治疗再障 27 例中，有 5 例骨髓虽未植活，但自身骨髓获得重建。以后陆续有一些单独应用 ALG 或 ATG 治疗严重再障的报告，其效果不完全一致。有报告统计治疗 400 例的结果有效率为 50%，完全缓解率 14%～32%，一年生存率为 16%。我国医学科学院血液病研究所报告用 ATG 治疗 23 例严重再障总有效率为30.4%。ALG 的一般剂量为每天 20～40 mg/kg，稀释于250～500 mL生理盐水中加适量激素静脉静脉注射，以每分钟 5～10 滴的速度滴入，10min 后如无反应，逐渐加快滴速，持续时间一般每天不短于 6h，1 个疗程 5～7d。间隔 2 周以上，如病情需要再注射时，应注意有无变态反应。如对一种动物的 ALG 制剂产生变态反应，可改换另一种动物的制剂。近年来国外有用甲泼尼松龙脉冲治疗代替 ALG 者。除了应用 ALG 或 ATG 外，同样道理也有应用环磷酰胺，长春新碱及环孢霉素 A 治疗严重再障取得成功的报告。目前多数学者认为 ATG 应用为急性再障Ⅰ型(SAA-Ⅰ)的首选治疗。

5.大剂量丙种球蛋白(HDIG)

可清除侵入骨髓干细胞微环境中并造成干细胞抑制的病毒，并可与 r-IFN 等淋巴因子结合，以去除其对干细胞生长的抑制作用，剂量为 1 g/(kg·d)静脉滴注，4 周 1 次，显效后适当延长间隔时间，共6～10 次。

6.造血干细胞移植

造血干细胞的缺乏是导致再障的一个重要原因，对这类患者进行造血干细胞移植是治疗的最佳选择，对于急重症的患者已成为最有效的方法。对于配型相合的骨髓移植，有 50%～80%的病儿得到长期缓解，但由于髓源不易解决，现胎肝移植，脐血干细胞移植开始临床应用，终将代替骨髓移植。

7.其他治疗

(1)抗病毒治疗：常用阿昔洛韦(ACV)15 mg/(kg·d)静脉滴注，疗效 10d。

(2)改善造血微环境：应用神经刺激剂或改善微循环的药物，对造血微环境可能有改善作用、如硝酸士的宁，每周连用 5 天，每天的剂量为 1 mg、2 mg、3 mg、3.4 mg 肌肉注射，休息 2d 后重复使用。山莨菪碱，0.5～2 mg/(kg·d)静脉滴注，于 2～3h 内滴完，并于每晚睡前服 654-2 等0.25～1 mg/kg，1 个月为 1 个疗程，休息 7d 重复使用。

(3)中医药治疗：用中药水牛角、生地、赤芍、丹皮、太子参、麦冬、女贞子、党参为主药加减，治疗效率可达 52.2%。

## 第四节　凝血障碍性疾病

凝血障碍可因凝血 3 个阶段中任何阶段异常所致，以凝血第一阶段异常最常见，包括血友病甲、血友病乙、血友病丙及血管性假性血友病。

血友病是一种 X 染色体连锁隐性遗传疾病，由于编码凝血因子的基因异常而导致凝血因子生成障碍，通常男性发病，女性携带。患者以自幼反复异常出血为主要表现，常见的出血部位为关节，占所有出血表现 70%～80%，反复关节出血可引起退行性改变、畸形，导致关节功能部分或完全丧失。

### 一、血友病甲

血友病甲又称血浆Ⅷ因子缺乏症。位于 X 染色体上的Ⅷ因子基因缺陷致血浆Ⅷ因子促凝成分(Ⅷ：C)减少，凝血第一阶段异常致出血。此病为伴性隐性遗传，男性发病，女性传递者Ⅷ：C活性也下降，但出血极少见。

**(一)诊断**

1.临床表现

(1)家族史：大部分有阳性家族史，患者的同胞兄弟、表兄弟、舅舅中有类似患者，20%～40%无家族史。

(2)发病时间：一般1岁左右患儿开始爬行时发病，严重者新生儿期即可出血，轻者5～6岁甚至成年后才发病，一旦发病即持续终身。

(3)出血症状：为创伤性小动脉出血，反复性关节出血为本病特征性表现，皮肤瘀斑、皮下血肿、鼻出血、口腔黏膜出血常见，单纯皮肤出血点罕见，严重者可有内脏出血。

2.辅助检查

(1)血小板数、出血时间、血块收缩、凝血酶原时间及纤维蛋白原定量正常。

(2)凝血时间及凝血酶原消耗试验：凝血时间检查不敏感，仅重型才延长。凝血酶原消耗不良，但轻型亦可正常。

(3)白陶土部分凝血活酶时间(KPTT)延长：此为血友病过筛试验，Ⅷ：C低于40%即可检出。

(4)简易凝血活酶生成试验(STGT)或Biggs凝血活酶生成试验(TGT)不良：本法较精确，血友病甲、乙、丙均异常，血友病甲可用正常硫酸钡吸附血浆纠正而血清不能纠正。

(5)Ⅷ：C活性测定：一般Ⅷ：C活性<10%。

(6)Ⅷ：Ag：正常或稍增高。

(7)Ⅷ：C/ⅧR：Ag：主要用于女性携带者诊断及产前诊断，女性携带者及血友病胎儿此值明显下降。

(8)基因检查。仅用于携带者及产前检查，所用方法有：①等位基因专一性寡核苷酸探针做分子杂交。②限制性片段长度多态性间接分析。③聚合酶链反应(PCR)与前两者综合应用。可检出血友病胎儿及女性携带者缺陷的血友病甲基因。

3.诊断

(1)产后诊断：据男性发病，阳性家族史，反复出血以皮肤血肿，关节出血为主考虑此病，做凝血机制检查确诊。据血浆Ⅷ：C水平本病分四型。①重型：Ⅷ：C<1%，自幼自发性出血，反复关节及深部组织出血，病程较长者有关节畸形。②中型：Ⅷ：C活性2%～5%，自发性出血倾向较重型轻，但轻微损伤可致严重出血，少数有关节内出血，一般不引起关节畸形。③轻型：Ⅷ：C活性5%～25%，创伤后出血难止，自发性出血和关节内出血罕见。④亚临床型：Ⅷ：C活性25%～45%，无出血症状，仅在大手术或严重外伤时出血较多，多在家系调查时发现。

(2)携带者诊断及产前诊断：家族中有血友病甲患者时，女性可能成为携带者，除据遗传规律推测概率外，可能查Ⅷ：C/ⅧR：Ag降低，基因检查带有异常血友病甲基因确定。

**(二)治疗**

本病为先天性遗传缺陷，尚无根治疗法。治疗包括预防及治疗出血、预防畸形。

1.预防出血

尽量避免手术及外伤;禁用抑制血小板功能药物。一般治疗无出血时应适量运动,可提高Ⅷ因子活性。

2.补充疗法

血友病以补充治疗为主,予输血、新鲜血浆或输第Ⅷ因子浓缩剂。根据治疗目的不同,分为按需治疗及预防治疗。①按需治疗:即发生出血时给予的暂时性补充治疗,其目的在于止血。浓缩Ⅷ因子制剂:Ⅷ因子用量为需达到的Ⅷ因子浓度×千克体重×0.5,12h后再输1/2~2/3量,一般闭合性血肿或关节出血,应将血浆Ⅷ因子提高到10%~20%;一般手术或严重出血,提高到25%~40%,每12h1次,维持2~3d;大手术或颅内出血提高到60%~100%,每12h补充1次,维持7~14d或更长。新鲜血及血浆:采血后6h内使用才有效,输全血2 mL/kg或血浆1 mL/kg可提高血浆Ⅷ因子活性2%,因引起血容量扩大,每天输血量应少于15 mL/kg,血浆少于30 mL/kg。此法仅适用于轻型出血患者。冷沉淀物:所含Ⅷ因子为新鲜血浆10倍以上。②预防治疗:研究结果显示预防治疗组的平均年关节出血次数及总体出血次数明显低于按需治疗组,世界卫生组织(WHO)及世界血友病联盟(WFH)将预防治疗推荐为重度血友病标准的治疗方法。

3.其他治疗

(1)局部止血。

(2)药物治疗:6-氨基乙酸、氨甲环酸、对羧基苄胺抑制已形成血块的溶解,有利于止血。肾脏出血者忌用。

(3)基因治疗:正在研究中。

(4)器官移植。

(5)重组Ⅷ因子:已用于临床。

(6)针对抗因子Ⅷ抗体的治疗。

## 二、血友病乙

血友病乙又称Ⅸ因子缺乏症,伴性隐性遗传,发病率为血友病甲的1/5。

### (一)诊断

1.临床表现

遗传特点同血友病甲,有轻度出血倾向的女性传递者较血友病甲常见。患者出血症状较轻,以软组织、关节出血为主,较常见。

2.辅助检查

凝血机制检查类似血友病甲,但TCT延长可被正常血清纠正而不被正常硫酸钡吸附血浆纠正,Ⅷ:C正常,Ⅸ:C活性下降。据Ⅸ因子水平将血友病乙分为4型,分型标准同血友病甲。

### (二)治疗

一般治疗同血友病甲。由于血中Ⅸ因子(PTC)达10%就不出血,达30%就可使严重创伤停止出血,因此治疗时首次输血量视出血程度及治疗目的决定。输浓缩的Ⅸ因子可使血浆PTC提高更快,多在输入一次后即可止血。今后有待于转基因治疗。

## 三、血友病丙

血友病丙又称血浆Ⅺ因子缺乏症，常染色体不完全隐性遗传，较少见。

### （一）临床表现

男女性均可发病，出血症状较血友病甲、乙轻，其中纯合子出血较重，可有皮肤瘀斑、鼻出血、外伤后出血不止，自发性出血少见；杂合子出血轻微，即使手术出血也不严重。

### （二）辅助检查

凝血功能检查似血友病甲，凝血异常较轻，TGT 异常可被正常硫酸钡吸附血浆和正常血清纠正。

## 四、血管性假性血友病

血管性假性血友病开始由 Von Willebrand 描述，故又称 Von Willebrand disease（VWD），常染色体不完全显性或隐性遗传，VW 因子（VWF）基因缺陷致 VWF 产生减少、分子结构或功能异常。VWF 为Ⅷ因子组成分之一，属糖蛋白，分布在血浆中及血小板 α 颗粒内，其通过在血管壁与血小板间起桥联作用调节血小板黏附，促进血栓形成，并与Ⅷ：C 结合。能稳定Ⅷ：C 活性。VWF 数量或质量异常则导致类似血友病甲的出血表现。

### （一）诊断

1.临床表现

出血一般较轻，最常见的症状是皮肤紫癜、反复鼻出血或出牙时出血。多数患者 4 岁之前发病，随年龄增长出血症状可逐渐减轻。皮下深部及肌肉血肿少见，极重者也可有关节腔出血、腹腔出血或颅内出血，不遗留关节畸形。

2.辅助检查

（1）血小板计数及形态正常，但出血时间延长，血小板黏附率降低，血小板加瑞斯托霉素不聚集。

（2）vW 因子（ⅧR：WF）缺乏，Ⅷ因子相关抗原（ⅧR：Ag）减少。

（3）Ⅷ因子活性（Ⅷ：C）降低，降低程度比血友病甲低。

（4）阿司匹林耐量实验阳性。

（5）束臂试验约 50%阳性。

（6）瑞斯托霉素辅因子降低。

3.诊断

据家族史，出血倾向，血小板数及形态正常而出血时间延长，进一步检查Ⅷ：C 与 VWF：Ag 下降即可确诊，如 VWF：Ag 正常，则需进一步检查 VWF 的结构与功能，排除Ⅱ型 VWD。

据 VWF 浓度、多聚体成分及 VWF 功能，VWD 分为 4 型。①Ⅰ型：常染色体显性遗传，临床症状轻度至中度，血浆 VWF 不同程度下降，但各多聚体成分均存在。②Ⅱ型：血浆 VWF 浓度正常但性质异常，除Ⅱ$_{\beta}$、Ⅱ$_{\beta}$ 变异型及血小板型外，其他亚型的 VWD 只与血小板 GP16 发生轻微反应或毫无反应，其中Ⅱ$_{A}$ 为常染色体显性遗传，血小板及血浆中缺乏大型多聚体，Ⅱ$_{C\text{-}H}$ 为常染色体隐性遗传，大型多聚体缺乏或减少。Ⅱ$_{B}$ 在无兴奋剂时即能与血小板 GP16 受体结合，大型多聚体与血小板结合被清除，致血浆中缺乏大型多聚体，Ⅱ$_{B}$ 变异型对低浓度瑞斯托霉素敏感性增加，但血浆中 VWF 多聚体各成分存在，血小板型又称假性 VWD，VWF 正常而血小板受体对正常 VWF 亲和力增高。③Ⅲ型：常染色体隐性遗传，重者婴儿期即有严重出血，血浆及血小板中均测不到 VWF。④未分类型：除与Ⅷ：C 结合力降低外，VWF 结构与功能异常。

**(二)治疗**

1.一般治疗

避免外伤及手术，忌用阿司匹林、双嘧达莫等。

2.补充治疗

用于出血不止或手术前后。可输新鲜全血、血浆或冷冻血浆。首剂新鲜血浆 10 mL/kg，可使Ⅷ因子提高至 30%左右。

# 第五节　弥散性血管内凝血

弥散性血管内凝血(DIC)是一种继发于多种疾病的出血综合征。在一些致病因素的作用下，血液中的凝血机制被激活，启动凝血过程，在毛细血管和小动脉、小静脉内大量的纤维蛋白沉积，血小板凝集，从而产生广泛的微血栓。由于凝血过程加速，大量的凝血因子和血小板被消耗，纤维蛋白溶解系统被激活，产生继发性纤溶亢进，临床上表现为广泛性出血倾向、微循环障碍、栓塞表现及溶血等。

## 一、诊断

**(一)病史**

常有原发病的病史，诱发弥散性血管内凝血的常见原发病有以下几方面。

1.各种感染

如细菌、病毒及疟原虫等。

2.组织损伤

如外科大手术、严重外伤、挤压伤，严重烧伤等。

3.免疫性疾病

如溶血性输血反应、流脑等所致的暴发性紫癜等。

4.某些新生儿疾病

如新生儿寒冷损伤综合征、新生儿窒息、新生儿溶血、新生儿呼吸窘迫综合征等。

5.其他

如巨大血管瘤、急性出血性坏死性小肠炎等。

**(二)临床表现**

有原发病的症状和体征，且有下述表现。

1.出血

皮肤黏膜出血，注射部位或手术野渗血不止，消化道、呼吸道出血。

2.休克

一过性或持续性血压下降，不能用原发病解释的微循环衰竭。婴幼儿常为精神萎靡、面色青灰、黏膜青紫、肢端冰冷、尿少等。

3.栓塞

表现为各脏器(如肾、肺、脑、肝等)功能障碍，出现如血尿、少尿、无尿或肾衰竭、发绀、呼吸困难、昏迷、抽搐、黄疸、腹水等。

4.溶血

表现为高热、黄疸、腰背痛及血红蛋白尿。

**(三)辅助检查**

由于凝血及纤溶系统均受累，有多种出、凝血方面检查的异常，主要诊断指标有以下几项。

1.血小板计数

血小板数量低于正常或进行性下降。

2.凝血酶原时间和白陶土部分凝血活酶时间

凝血酶原时间(PT)延长 3 s 以上或白陶土部分凝血活酶时间(KPTT)延长 10 s 以上。

3.纤维蛋白原

低于 1.6 g/L(肝病 DIC 时小于 1 g/L)，或进行性下降。

4.血浆鱼精蛋白副凝试验(3P 试验)

阳性或 FDP 大于 20 mg/L(肝病 DIC 时，FDP 大于 60 mg/L)。

5.血片中破碎红细胞

数值可大于 20%。

**(四)诊断标准**

存在易引起 DIC 的基础疾病，有出血、栓塞、休克、溶血表现，或对抗凝治疗有效，则要考虑 DIC 的可能性。实验室检查中的主要指标如有 3 项或 3 项以上异常即可确诊。如异常者少于3 项，则做进一步检查帮助确诊。DIC 低凝期及纤溶亢进期用上述指标确定，而高凝期因持续时间很短，临床不易发现，如在高凝期做检查，则表现为抽血时血液易凝固、凝血时间缩短、AFYF 缩短，血小板数可正常或稍增高，纤维蛋白原正常或稍增高。

第五届中华血液学会全国血栓与止血学术会议制订的诊断标准如下。

1.临床表现

(1)存在易引起 DIC 的基础疾病。

(2)有下列两项以上表现。①多发性出血倾向。②不易用原发病解释的微循环衰竭或休克。③多发性微血管栓塞的症状和体征，如皮肤、皮下、黏膜栓塞坏死及早期出现的肾、肺、脑等脏器功能不全。④抗凝治疗有效。

2.实验室检查

(1)主要诊断指标同时有下列 3 项以上异常。①血小板计数低于 $100\times10^9$/L 或呈进行性下降(肝病、白血病患者要求血小板数低于 $50\times10^9$/L)，或有下述两项以上血浆血小板活化产物升高：β 血小板球蛋白(β-TG)；血小板第 4 因子($PF_4$)；血栓素 $B_2$($TXB_2$)；颗粒膜蛋白(GMP)140。②血浆纤维蛋白原含量小于 1.5 g/L 或进行性下降或超过 4 g/L(白血病及其他恶性肿瘤小于1.8 g/L,肝病小于1.0 g/L)。③3P试验阳性或血浆FDP大于20 mg/L(肝病时FDP大于60 mg/L),或*D*-二聚体水平升高或阳性。④凝血酶原时间缩短或延长3 s以上,或呈动态变化(肝病者延长5 s以上)。⑤纤溶酶原含量及活性降低。⑥抗凝血酶Ⅲ(AT-Ⅲ)含量及活性降低。⑦血浆因子Ⅷ:C活性低于50%(肝病患者为必备项目)。

(2)疑难病例应有下列一项以上异常。①因子Ⅷ:C降低,vWF:Ag升高,Ⅷ:C/vWF:加比值降低。②血浆凝血酶-抗凝血酶试验(TAT)浓度升高或凝血酶原碎片1+2($F_{1+2}$)水平升高。③血浆纤溶酶与纤溶酶抑制复合物(PIC)浓度升高。④血(尿)中纤维蛋白肽A(FPA)水平增高。

## 二、鉴别诊断

与其他类似的微血管性溶血性贫血如血栓性血小板减少性紫癜和溶血尿毒综合征鉴别。

## 三、治疗

### (一)一般治疗

治疗引起DIC的原发病。

### (二)特异性治疗

1.肝素

(1)一般在DIC的早期使用,应用肝素的指征有以下几方面。①处于高凝状态者。②有明显栓塞表现者。③消耗性凝血期表现为凝血因子、血小板、纤维蛋白原进行性下降,出血逐渐加重,血压下降或休克者。④准备补充凝血因子如输血或血浆,或应用纤溶抑制药物而未能确定促凝物质是否仍在发挥作用者。

(2)以下情况应禁用或慎用肝素。①颅内出血或脊髓内出血、肺结核空洞出血、溃疡出血。②有血管损伤或新鲜创面者。③DIC晚期以继发性纤溶为主者。④原有重度出血性疾病,如血友病等。⑤有严重肝脏疾病者。肝素60～125 U/kg,每4～6h1次,静脉注射或静脉滴注,用药前后监测试管法凝血时间(CT),如果CT延长2倍以上,则应减量或停用,肝素过量者用等量鱼精蛋白中和。

2.抗血小板聚集药物

常用于轻型DIC、疑似DIC而未肯定诊断者或高凝状态者,常用药物有以下所述。

(1)阿司匹林:10～20 mg/(kg·d),分2～3次口服。用到血小板数恢复正常数天后才停药。

(2)双嘧达莫:5 mg/(kg·d),分2～3次口服,疗程同阿司匹林。

3.抗凝血因子

(1)抗凝血酶Ⅲ:常用于DIC的早期,补充减少抗凝血酶Ⅲ量,其有抗凝血酶及抑制活化的Ⅹ因子的作用,能保证肝素的疗效。常用剂量为首剂80～100 U/kg,1h内滴完,以后剂量减半,12h 1次,连用5d。

(2)蛋白C浓缩剂:对感染等所致的内毒素引起的DIC,应用蛋白C浓缩物可以提高肝素的疗效。

4.其他抗凝制剂

脉酸脂、MD-850、刺参酸性黏多糖、重组凝血酶调节蛋白、水蛭素等均有抗凝血作用,可用于 DIC 早期即高凝期。

5.血液成分输注

有活动性 DIC 时，可补充洗涤红细胞、浓缩血小板、清蛋白等。如果 DIC 过程已停止，或者肝素化后仍持续出血，应该补充凝血因子，可输注新鲜血浆、凝血酶原复合物。

6.抗纤溶药物

在 DIC 早期，为高凝状态时禁用抗纤溶药物，当病情发展到以纤溶为主时，可在肝素化的基础上慎用抗纤溶药，如 EACA、PAMBA 等。

### (三)对症治疗

(1)改善微循环：①右旋糖酐-40。②血管活性药物如山莨菪碱、多巴胺等。

(2)纠正酸中毒及水、电解质的平衡紊乱。

## 四、疗效评价

### (一)预后评估

DIC 的预后与原发病表现、DIC 治疗早晚等因素相关。

### (二)痊愈标准

1.痊愈

(1)出血、休克、脏器功能不全等 DIC 表现消失。

(2)低血压、瘀斑等体征消失。

(3)血小板计数、纤维蛋白原含量及其他实验室指标全部恢复正常。

2.显效

以上 3 项指标中，有 2 项符合要求者。

3.无效

经过治疗，DIC 症状和实验室指标无好转，或病情恶化死亡者。

# 参考文献

[1] 赵小然，代冰，陈继昌.儿科常见疾病临床处置[M].北京：中国纺织出版社，2021.
[2] 王艳霞.儿科疾病诊断要点[M].长春：吉林科学技术出版社，2020.
[3] 夏正坤，黄松明，甘卫华.儿科医师诊疗手册[M].北京：科学技术文献出版社，2021.
[4] 颜丽霞，姚家会，何学坤.儿科临床实践[M].长春：吉林科学技术出版社，2020.
[5] 杨作成.儿科疾病处方速查[M].北京：人民卫生出版社，2021.
[6] 周春清.儿科疾病救治与保健[M].南昌：江西科学技术出版社，2020.
[7] 孙锟.儿科临床决策支持手册[M].北京：人民卫生出版社，2021.
[8] 马惠芳.实用临床儿科与护理实践[M].北京：科学技术文献出版社，2020.
[9] 刘明君.实用儿科疾病诊断与治疗[M].天津：天津科学技术出版社，2020.
[10] 张淼.儿科疾病治疗与保健[M].南昌：江西科学技术出版社，2020.
[11] 于广军.基层儿科实用培训教程[M].北京：人民卫生出版社，2021.
[12] 凌春雨，等.儿科疾病应用与进展[M].天津：天津科学技术出版社，2020.
[13] 王春林，梁黎.实用儿科门急诊手册[M].杭州：浙江大学出版社，2021.
[14] 王立香.儿科学理论与实践[M].长春：吉林科学技术出版社，2020.
[15] 冯仕品，杨明，董建敏，等.儿科常见病诊断与治疗[M].济南：山东大学出版社，2021.
[16] 温杨.儿科常见感染性疾病循证释疑[M].成都：四川大学出版社，2021.
[17] 吕伟刚.现代儿科疾病临床诊治与进展[M].郑州：河南大学出版社，2021.
[18] 张少丹，郭文香，陈源.儿科急危重症诊疗手册[M].北京：中国医药科学技术出版社，2020.
[19] 吴超.现代临床儿科疾病诊疗学[M].郑州：河南大学出版社，2021.
[20] 李倩.临床儿科常见病诊疗精要[M].北京：中国纺织出版社，2020.
[21] 王伟丽.儿科与新生儿疾病诊疗实践[M].北京：科学技术文献出版社，2021.
[22] 王显鹤.现代儿科疾病诊治与急症急救[M].北京：中国纺织出版社，2020.
[23] 梅梅.儿科学基础与诊疗要点[M].北京：中国纺织出版社，2021.
[24] 王燕.临床用药与儿科疾病诊疗[M].长春：吉林科学技术出版社，2020.